Strahlenmedizin

herausgegeben von
Manfred G. Krukemeyer und Wolfgang Wagner

Strahlenmedizin

Ein Leitfaden für den Praktiker

herausgegeben von

Manfred G. Krukemeyer
Wolfgang Wagner

de Gruyter
Berlin · New York

Herausgeber

Dr. med. Manfred Georg Krukemeyer
Vorsitzender der Gesellschafterversammlung der
Paracelsus-Kliniken Deutschland GmbH
Sedanstraße 109
49076 Osnabrück

Prof. Dr. med. Wolfgang Wagner
Ärztlicher Leiter der Strahlenklinik und
Ärztlicher Direktor der Paracelsus-Klinik Osnabrück
Lürmannstraße 38–40
49076 Osnabrück

Das Werk enthält 91 Abbildungen und 35 Tabellen.

ISBN 3-11-018090-1

Bibliografische Information Der Deutschen Bibliothek

Die Deutsche Bibliothek verzeichnet diese Publikation in der Deutschen Nationalbibliografie; detaillierte bibliografische Daten sind im Internet über http://dnb.ddb.de abrufbar.

♾ Gedruckt auf säurefreiem Papier, das die US-ANSI-Norm über Haltbarkeit erfüllt.

Satz: Meta Systems Fotosatzsysteme GmbH, Wustermark.
Druck und Bindung: Buchbinderei „Thomas Müntzer" GmbH, Bad Langensalza.
Einbandgestaltung: +malsy, Kommunikation und Gestaltung, Bremen.

Vorwort

Die Medizin schreitet in allen ihren Bereichen seit Jahrzehnten von Erfolg zu Erfolg mit der Konsequenz, dass der klinisch tätige Arzt kaum die Fülle an Neuem erfassen und das für seine Patienten Relevante verwerten kann. In unserer Medizingesellschaft wächst zudem der Graben zwischen Verständnis- und Orientierungswissen und es fällt schwer, nur auf einem Gebiet der Medizin auf dem Laufenden zu bleiben. Zudem liegt die Halbwertzeit des Medizinwissens im Jahr 2004 bei fünf Jahren. Von daher richtet sich das vorliegende Buch an den Kollegen aus anderen Fachgebieten, der sich schnell informieren will, ohne die Zeit zu haben, bezüglich einzelner Fragestellungen längere Monographien zu lesen.

Das vorliegende Buch stellt den aktuellen Wissensstand der „alten" Strahlenmedizin dar, die heute in die Fachgebiete Röntgendiagnostik, Nuklearmedizin und Strahlentherapie aufgetrennt worden ist. Die Grenzen der neu entstandenen Disziplinen sind aber oft nicht transparent und teilweise überlappend, so dass in dieser Kurzdarstellung mit Bedacht ein Brückenschlag über alle drei Gebiete gewählt wurde. Durch die Gewinnung von ausgewiesenen Wissenschaftlern wurde ein Werk erarbeitet, das Ärzte und Medizinstudenten schnell und prägnant über den aktuellen Stand informiert und die essentiellen Fragen beantworten kann. Dies wird durch die Aufnahme von Marginalien noch verstärkt.

Wir danken den Autoren für ihre gut konzipierten Kapitel, in denen sie sich wiederum als Wegbereiter ihres Faches ausgewiesen haben. Nicht zuletzt danken wir dem Verlag de Gruyter für die verständnisvolle Hilfe, unzählige Anregungen und die zeitgemäße Ausstattung in Form von Layout und Bildqualität des vorliegenden Buches.

Osnabrück, Dezember 2004

Manfred G. Krukemeyer, Wolfgang Wagner

Autorenverzeichnis

Prof. Dr. med. I. Adamietz
Ruhr-Universität Bochum
Marienhospital – Universitätsklinik
Klinik für Strahlentherapie
und Radio-Onkologie
Hölkeskampring 40
44625 Herne

Dr. med. D. M. Aebersold
Klinik und Poliklinik für Radio-Onkologie
Universität Bern, Inselspital
3010 Bern
Schweiz

Dipl.-Phys. R. Baumann
Klinik für Strahlentherapie
und spezielle Onkologie
Medizinische Hochschule Hannover
Carl-Neuberg-Str. 1
30625 Hannover

Priv.-Doz. Dr. med. H. Bender
Röntgeninstitut Düsseldorf
Abteilung für Nuklearmedizin
Kaiserswerther Str. 89
40476 Düsseldorf

Prof. Dr. med. H. J. Biersack
Universitätsklinikum Bonn
Klinik und Poliklinik für Nuklearmedizin
Sigmund-Freud-Str. 25
53105 Bonn

Prof. Dr. med. R. Fietkau
Universität Rostock
Zentrum für Radiologie
Klinik und Poliklinik für Strahlentherapie
Südring 75
18059 Rostock

Prof. Dr. med. M. Fischer
Direktor der Nuklearmedizin
Klinikum Kassel
Mönchebergstr. 41–43
34125 Kassel

Prof. Dr. med. G. Gademann
Direktor der Klinik für Strahlentherapie
Otto-von-Guericke-Universität
Medizinische Fakultät
Leipziger Str. 44
39120 Magdeburg

Prof. Dr. med. D. Gottschild
Direktor der Abteilung für Nuklearmedizin
Klinikum der Friedr.-Schiller-Universität Jena
Klinik für Radiologie
Bachstr. 18
07740 Jena

Prof. Dr. med. R. Greiner
Direktor und Chefarzt
Klinik und Poliklinik für Radio-Onkologie
Universität Bern, Inselspital
3010 Bern
Schweiz

Prof. Dr. med. U. Jonas
Direktor der Klinik und Poliklinik
für Urologie/Kinderurologie
Medizinische Hochschule Hannover
Carl-Neuberg-Str. 1
30625 Hannover

Prof. Dr. med. J. H. Karstens
Direktor der Klinik für Strahlentherapie
und spezielle Onkologie
Medizinische Hochschule Hannover
Carl-Neuberg-Str. 1
30625 Hannover

Prof. Dr. med., Dr. med. univ. (H),
C.sc. (H) G. Kovács
Leiter des interdisziplinären Zentrums
des Universitäts-Klinikums
Schleswig-Holstein Campus Kiel
Stellvertretender Direktor und
leitender Oberarzt der
Klinik für Strahlentherapie (Radioonkologie)
des Universitäts-Klinikums
Schleswig-Holstein Campus Kiel
Arnold-Heller-Str. 9
21405 Kiel

Dipl.-Ing., Dipl.-Ing. D. Kuritke
Mitglied der Geschäftsleitung
Region Südwest
Leiter des Bereiches Medical
Solution Südwest
Siemens AG
Weissacher Str. 11
70499 Stuttgart

Dr. med. S. Machtens
Oberarzt der Klinik und Poliklinik
für Urologie/Kinderurologie
Medizinische Hochschule Hannover
Carl-Neuberg-Str.1
30625 Hannover

Prof. Dr. med. H. Madjar
Fachbereichsleiter
Deutsche Klinik für Diagnostik GmbH
Aukammallee 33
65191 Wiesbaden

Prof. Dr. med. K. Mathias
Direktor der Radiologische Klinik
des Klinikums Dortmund GmbH
Beurhausstr. 40
44137 Dortmund

Prof. Dr. Dr. Dr. h.c. E. Moser
Ärztlicher Direktor der
Abteilung Nuklearmedizin
Radiologische Universitätsklinik
Hugstetter Str. 55
79106 Freiburg

Prof. Dr. med. A. Mundinger
Chefarzt der Klinik für Radiologie
Marienhospital Osnabrück
Johannisfreiheit 2–4
49074 Osnabrück

Priv.-Doz. Dr. med. M. Niewald
Leitender Oberarzt
der Klinik für Strahlenmedizin
und Radioonkologie
Universitätsklinium des Saarlandes
Gebäude 49
66421 Homburg/Saar

Dr. med. H.-J. Ochel
Oberarzt
Klinik für Strahlentherapie
Otto-von-Guericke-Universität
Medizinische Fakultät
Leipziger Str. 44
39120 Magdeburg

Prof. Dr. med. Dr. h.c. M. Reiser
Direktor des Instituts für Klinische Radiologie
Klinikum der Universität
München-Großhadern
Marchioninistr. 15
81377 München

Priv.-Doz. Dr. med. B. Rodeck
Klinik für Kinderheilkunde
und Jugendmedizin
Marienhospital Osnabrück
Johannisfreiheit 2–4
49074 Osnabrück

Prof. Dr. med. Ch. Rübe
Direktor der Klinik für Strahlentherapie
und Radioonkologie
Universitätsklinikum des Saarlandes
Gebäude 49
66421 Homburg/Saar

Prof. Dr. med. Sauerwein
Ltd. Oberarzt der Klinik und Poliklinik
für Strahlentherapie
Universitätsklinikum Essen
Hufelandstr. 55
45122 Essen

Priv.-Doz. Dr. med. K. Scheidhauer
Klinikum rechts der Isar
Nuklearmedizinische Klinik und Poliklinik
Ismaninger Str. 22
81675 München

Dr. med. S. Schwarte
Institut für Diagnostische
und Interventionelle Radiologie
Universitätsklinikum Frankfurt
Theodor-Stern-Kai 7
60590 Frankfurt/Main

Prof. Dr. med. M. H. Seegenschmiedt
Ltd. Arzt der Klinik für Radioonkologie
und Strahlentherapie
Alfried-Krupp-Krankenhaus
Alfried-Krupp-Str. 21
45117 Essen

Dr. D. Vetterli
Klinik und Poliklinik für Radio-Onkologie
Universität Bern, Inselspital
3010 Bern
Schweiz

Prof. Dr. med. T. J. Vogl
Direktor des Instituts für Diagnostische und
Interventionelle Radiologie
Universitätsklinikum Frankfurt
Theodor-Stern-Kai 7
60590 Frankfurt/Main

Prof. Dr. med. T. Wendt
Direktor der Abteilung Strahlentherapie
Klinikum der Friedrich-Schiller-
Universität Jena
Klinik für Radiologie
Bachstr. 18
07740 Jena

Dr. med., Dipl.-Ing. A. Wieser
Assistenzarzt und wissenschaftlicher
Mitarbeiter
Institut für Klinische Radiologie
Klinikum der Universität
München-Großhadern
Marchioninistr. 15
81377 München

Priv.-Doz. Dr. med. B. Wowra
Gamma-Knife-Zentrum
Ingolstädter Str. 166
80939 München

Inhalt

Abkürzungsverzeichnis

^{18}FDG	^{18}Fluoro-2-Desoxy-D-Glukose
2D	zweidimensional
3D	dreidimensional
3D-CRT	3D-konformierende Radiotherapie
5-FU	5-Fluorouracil
A.	Arteria
ABS	American Brachytherapy Society
ACE	Angiotensin umwandelndes Enzym (angiotensin converting enzyme)
ADT	antiandrogene Therapie
AIO	Arbeitsgemeinschaft Internistische Onkologie
AK	Antikörper
AL	Aktivitätslinie
ARDS	„Schocklunge" (adult respiratory distress syndrome)
ARO	Arbeitsgruppe für Radiologische Onkologie
ASTRO	American Society for Therapeutic Radiology and Oncology
BC	biochemische Tumorfreiheit
BDU	Berufsverband der Deutschen Urologen e. V.
BERT	Beta-Energy Restenosis Trial
BfS	Bundesamt für Strahlenschutz
BGO	Wismutgermenat
BI-RADS	Breast Imaging Reporting and Data System
BVDSt	Berufsverband der Deutschen Strahlentherapeuten
CAD	computer aided detection
CAO	Chirurgische Arbeitsgemeinschaft Onkologie
CBDCA	Carboplatin
CCD	charge-coupled device
CCNU	Nitrosoharnstoff
cDDP	Cisplatin
CEA	karzinoembryonales Antigen
CE-MRA	Kontrastmittel-verstärkte Magnetresonanz-Angiographie
CHART	kontinuierliche, hyperfraktionierte, akzelerierte Radiotherapie
ChT	Chemotherapie
CMR	Kardio-Magnetresonanztomographie
CPT-11	Irinotecan
CR	computed radiography
CRC	kolorektales Karzinom
CRT-Monitor	Röhren-Monitor (cathode ray tube monitor)

CSS	symptomfreies Überleben (cancer-specific survival)
CT	Computertomographie
CTA	computertomographische Angiographie
CTV	clinical target volume
CUP-Syndrome	cancer of unknown primary syndrome
CW-Doppler	Continuous-Wave-Doppler
d	Tag
DAT	Demenz vom Alzheimer-Typ
DEGRO	Deutsche Gesellschaft für Radioonkologie
DES	Medikamente freisetzende Stents (drug-eluting stents)
DFS	tumorfreies Überleben (disease-free survival)
DGKHK	Deutsche Gesellschaft für Kardiologie, Herz- und Kreislauferkrankungen
DGU	Deutsche Gesellschaft für Urologie
DICOM	Digital Imaging and Communications in Medicine
DIP	distales Interphalangealgelenk
DISA	disseminierte Autonomie
DLR	Digitale Lumineszenz-Radiographie
DMSA	Dimercaptosuccinat
DNS	Desoxyribonukleinsäure
DOTA	Carboxymethyldextran
DPD	Dicarboxypropan-diphosphat
DQE	Leistungsfähigkeit eines digitalen Röntgenbild-Detektors (detective quantum efficiency)
DRG	diagnosis related groups
DSA	digitale Subtraktionsangiographie
DTC	differenziertes Schilddrüsenkarzinom
DTPA	Gadopentetat-Dimeglumin
DVA	developmental venous anomalies
EAU	European Association of Urology
EBM	Einheitlicher Bewertungsmaßstab (Fallpauschalensystem)
EBRT	externe Strahlentherapie (external beam radiation therapy)
ECD	Ethylencysteinat-Dimer
EDTA	Ethylendiamintetraessigsäure
EDTMP	Ethylendiamintetra (methylenphosphonsäure)
EF	Ejektionsfraktion
EHIDA	2,6-Diethylphenyl-carbamoylmethyl-iminodiazetat
EO	endokrine Orbitopathie
EORTC	European Organisation for Research and Treatment of Cancer
ER	endoplasmatisches Retikulum
ESPAC	European Study Group for Pancreatic Cancer
ESTRO	European Society for Therapeutic Radiology and Oncology
fA	funktionelle Autonomie
FDA	United States Food and Drug Administration
FLT	^{18}Fluorothymidin

fMRT	funktionelle Magnetresonanztomographie
FNH	fokal-noduläre Hyperplasie
FP-CIT	Kokain-Analogon
GAMMA I	erste Multicenter-Studie zur Gamma-Bestrahlung von In-Stent Restenosen
GFR	glomeruläre Filtrationsrate
GITSG	Gastrointestinal Tumors Study Group der Deutschen Krebsgesellschaft
GTV	gross tumor volume
h	Stunde
HD	Herddosis
HDR	high dose rate
HDR-IORT	intraoperative Strahlentherapie mittels Brachytherapie (high dose rate-intraoperative radiotherapy)
HE	Hounsfield-Einheit
HEDP	1-Hydroxyethandiphosphonsäure
HIMSS	Healthcare Information and Management Systems Society
HMPAO	Hexamethylpropylenaminooxin
i. m.	intramuskulär
i. v.	intravenös
IALT	International Adjuvant Lung Cancer Trial
IBZM	Iodobenzamin
ICD	Internationale Klassifikation der Krankheiten (international classification of diseases)
ICH	immunogene Hyperthyreose
ICRU	International Commission on Radiation Units
IDA	Imidoessigsäure
IHE	Integrating the Healthcare Enterprise
IMRT	intensitätsmodulierte Strahlentherapie
INHIBIT	Intimal Hyperplasia Inhibition with Beta In-Stent Trial
IOERT	intraoperative Strahlentherapie mit Elektronen (intraoperative electron radiotherapy)
IORT	intraoperative Radiotherapie (intraoperative radiotherapy)
iPSA	initialer Wert des prostataspezifischen Antigens
IPSS	Internationaler Prostata-Symptomen-Score
IT	Informations-Technologie
IUP	Intrauterinpessar
IVUS	intravasale Ultraschalluntersuchung
KHT	Kopf-Hals-Tumoren
KIS	Krankenhaus-Informationssystem
KM	Kontrastmittel
LAO	left anterior oblique
LCD-Monitor	Flüssigkristall-Monitor, TFT-Monitor (liquid crystal display monitor)
LDR	low dose rate
LONG-WRIST	Washington Radiation for In-Stent Restenosis Trial for Long Lesions
LR	Lokalrezidiv
LSO	Lutetium-oxyorthosilikat

MAA	Makroalbumin-Aggregat
MAG_3	Mercaptoacetyltriglycin
MCP	Metacarpophalangealgelenk
MFA	multifokale Autonomie
MG	malignes Gliom
MIBG	Metaiodbenzylguanidin
MIBI	Methoxy-isobutyl-isonitril
MIP	maximum intensity projection
MMC	Mitomycin C
MPR	multiplanare Rekonstruktionen
MRA	Magnetresonanz-Angiographie
MRI	magnetic resonance imaging
MRS	Magnetresonanz-Spektroskopie
MRT	Magnetresonanztomographie
MSCT	Mehrschicht-Spiral-CT
MTP	Metatarsophalangealgelenk
MX-DTPA	N-[2-bis (carboxymethyl) amino]-3-p-isothiocyanatophenyl)-propyl-N-[2-bis (carboxymethyl) -amino-2-(methyl)-ethyl]-glycin
NED	ohne Hinweis auf Rezidive (no evidence of disease)
NHL	Non-Hodgkin-Lymphom
NMR	nuclear magnetic resonance
NSABP	National Surgical Adjuvant Breast and Bowel Project
NSCLC	nichtkleinzelliges Bronchialkarzinom (non small cell lung cancer)
OAR	Risikoorgane (organs at risk)
OP	Operation
OPS	Operationen- und Prozedurenschlüssel
ORR	Ansprechrate auf Therapie (overall response rate)
OS	Gesamtüberleben (overall survival)
OSF	osteoklastenstimulierender Faktor
OSG	oberes Sprunggelenk
p. i.	post injectionem
p. o.	per os
PCA	Phasenkontrast-Angiographie
PDR	pulsed dose rate
PDT	photodynamische Therapie
PET	Positronen-Emissions-Tomographie
PIN	perkutane intraspinale Navigation
PIP	proximales Interphalangealgelenk
PREVENT	Proliferation Reduction with Vascular Energy Trial
PSA	prostataspezifisches Antigen
PTCA	perkutane transluminale koronare Angioplastie
PTV	planning target volume
PW-Doppler	Pulsed-Wave-Doppler
RChT	Radiochemotherapie

RENO-Register	European Surveillance Registry with the Beta-Cath™-System
RES	reticuloendotheliales System
RF	Radiofrequenz
RFA	Radiofrequenz-Ablation
rhTSH	rekombinantes humanes Thyreotropin
RI	radioaktives Iod
RIS	Radiologisches Informationssystem
RITA	Radiofrequency Interstitial Tumor Ablation
RITx	Radioiodtherapie
ROC	receiver-operator-curve
ROI	regions of interest
RSNA	Radiological Society of North America
RSO	Radiosynoviorthese
RT	Radiotherapie
RTOG	Radiation Therapy Oncology Group
SCRIPPS	Scripps Coronary Radiation to Inhibit Proliferation Post-Stenting
SPECT	Single Photon Emission Computed Tomography
SSD	shaded surface display
START	In-Stent and Restenosis Trial
SUV	standardisierter Aufnahmewert (standard uptake value)
SVG WRIST	Saphinous Vein Graft Washington Radiation for In-Stent Restenosis
TcTU	technetium thyroid uptake
TER	tubuläre Extraktionsrate
TG	Thyreoglobulin
TIPS	transjugulärer intrahepatischer portosystemischer Shunt
TLR	target lesion revascularization
TME	totale mesorektale Exzision
TOF	Time-of-Flight-Angiographie
TSH	thyreoideastimulierendes Hormon = Thyreotropin
TUR	transurethrale Resektion
TURP	transurethrale Prostataresektion
TVR	Zielgefäß-Revaskularisationsrate (target vessel revascularisation)
UICC	Union International Contre Cancer
USG	unteres Sprunggelenk
V.	Vena
VCSS	Vena-cava-superior-Syndrom
VE	virtuelle Endoskopie
VEGF	vaskulärer epidermaler Wachstumsfaktor
VRT	volume rendering technique
WRIST	Washington Radiation for In-Stent Restenosis Trial

Strahlenmedizinisch relevante Einheiten

Die Energiedosis Gray (Gy) beschreibt die Zufuhr von 1 J Energie auf 1 kg einer homogen verteilten Materie durch ionisierende Strahlung. Diese Energiemenge wird absorbiert, d. h. sie verbleibt im Körper.

Die Äquivalentdosis Sievert (Sv) ist das Produkt aus der Energiedosis und einem Bewertungsfaktor, der die biologische Wirksamkeit der verschiedenen Strahlungsarten berücksichtigt. Diese Einheit ist somit relevant für den Strahlenschutz. Die Dosis von 1 Gy Photonenstrahlung besitzt die biologische Wirkung von 1 Sv.

Die Aktivität Becquerel (Bq) beschreibt die Anzahl der Kernumwandlungen eines Radionuklids pro Zeiteinheit (ein Bq entspricht einem Kernzerfall in einer Sekunde). Bei einer solchen Kernumwandlung emittiert das strahlende Material energiereiche Teilchen oder Photonen.

1 Computertomographie

A. Wieser, M. Reiser

1.1 Einleitung

Die Computertomographie (CT) ist eine Schnittbildtechnik, durch die sich Erkrankungen erkennen lassen, die vorher nicht oder nur mit hohem Aufwand zu diagnostizieren waren. Ihre Entwicklung in den 70er Jahren eröffnete völlig neue Perspektiven in der diagnostischen Radiologie und beeinflusste die Entwicklung dieses Fachgebietes in den folgenden Jahren ganz entscheidend. Durch den technischen Fortschritt, insbesondere durch die Einführung der Spiral-CT, hat sich die CT mittlerweile zu einer Basistechnik in der Radiologie entwickelt. Sie hat die klassische Röntgenübersichtsaufnahme in vielen Bereichen ergänzt, größtenteils sogar ersetzt. Untersuchungen, die früher eine Domäne der Projektionsradiographie waren, wie beispielsweise die intestinale Diagnostik, die Skeletttomographie oder die Gefäßdarstellung durch Angiographie, sind zunehmend übernommen worden.

Basistechnik in der Radiologie

Die CT war das erste breit eingesetzte Verfahren, welches statt analoger Bilder ausschließlich errechnete digitale Bilder zur Verfügung stellte. Die Bilder stellen einzelne diskrete Schichten dar, statt ganze Körperabschnitte in Überlagerung widerzuspiegeln. Die technische Entwicklung führte zum einen zu einer höheren Auflösung der Bildmatrix, was einer höheren Bildschärfe entspricht. Zum anderen ermöglichten neu entwickelte CT-Scanner Aufnahmezeiten im Subsekundenbereich pro Bild. Die heutigen Systeme erlauben Bildrekonstruktionen in 3D-Technik, funktionelle Aussagen durch Darstellung von Kontrastmittelkinetiken sowie die Durchführung CT-gestützter Interventionen mit Echtzeit-Steuerung.

Digitale Bilder diskreter Körperschichten
▸ höhere Bildschärfe

1.2 Grundlagen

1.2.1 Historie

Im Jahre 1972 wurde der erste CT-Scanner von Godfrey N. Hounsfield für die Untersuchung des Schädels vorgestellt. Im Jahre 1974 erfolgte die Weiterentwicklung zum Ganzkörper-CT. Detailverbesserungen standen in den Achtzigern im Vordergrund. Die sprunghafte Weiterentwicklung durch Einführung der Spiral-CT 1990 war verbunden mit dem Übergang von der Aufnahme einzelner Schichten

CT-Einführung 1972

zur schnellen Aufnahme kompletter Volumina. Dies führte zu verbesserten diagnostischen Möglichkeiten, 3D-Techniken und der CT-Angiographie.

Schichtdicke: 0,75 mm Auflösungsvermögen

Aktuelle Untersuchungszeit: 10 bis 20 sec

Die aktuell im Handel befindlichen CT-Geräte, die den Stand der Technik von 2003 darstellen, besitzen Mehrzeilen-Systeme mit 16 Zeilen. Dies entspricht einer gleichzeitigen Aufnahme eines Bildstapels von 16 Schichten in einer Rotation. Diese Geräte erreichen eine minimale Schichtdicke von 0,75 mm bei Rotationszeiten von ca. 0,4 sec. Daraus resultieren Untersuchungszeiten, die etwa zwischen 10 und 20 sec liegen, je nach gescanntem Bereich. Die Bildgüte der CT-Bilder, aber insbesondere auch der rekonstruierten CT-Aufnahmen, konnte mit diesen Geräten deutlich gesteigert werden. Manche Anwendungen erreichten erst hierdurch eine auswertbare diagnostische Qualität.

1.2.2 Abtastprinzip, Bilderstellung

Abtastprinzip: Rotierende Röntgenröhre

Bild entspricht einer Körperschicht von 1–5 mm Dicke.

Die Röhre, die einen feinen, meist fächerförmigen Röntgenstrahl aussendet, bewegt sich kreisförmig um die runde Öffnung des Geräts, also um die Längsachse der Patienten (siehe Abb. 1.1). Dabei dringen die Röntgenstrahlen von allen Seiten durch den Körper. Die Strahlen werden von gegenüberliegenden aufgereihten Messköpfen (Detektoren) als Signal empfangen, elektronisch aufbereitet und einem Computer zugeführt. Der Computer errechnet den relativen Schwächungswert (entsprechend der Dichte des Gewebes) für jeden einzelnen Punkt im durchstrahlten Gewebe. Diese Zahlen werden in Grautöne umgesetzt und als Bild auf dem Monitor wiedergegeben. Ein solches Bild beruht auf der Untersuchung einer Körperschicht von meist 1 bis 5 mm Dicke.

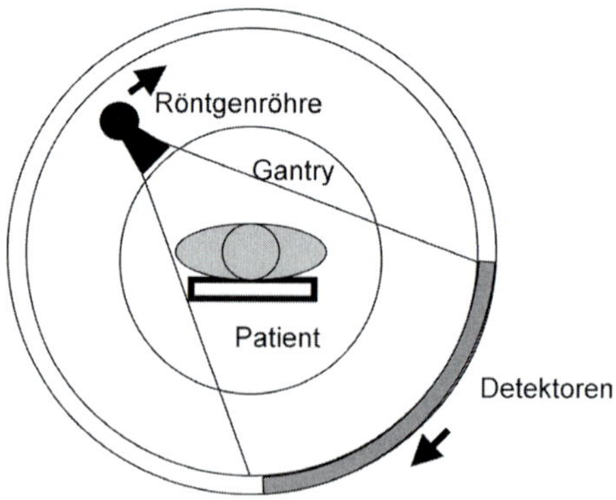

Abb. 1.1: Prinzip der Computertomographie.

Bildmatrix hängt von Anzahl der Einzelmessungen ab.

Die Größe der Bildmatrix, d. h. die Anzahl der errechneten Bildpunkte, hängt von der Anzahl der Einzelmessungen ab und bestimmt die Bildauflösung. Die ersten CT-Geräte hatten eine Bildmatrix von

Tab. 1.1: Dichtewerte einzelner Gewebearten und Körperflüssigkeiten

Gewebe	Richtwert (HE)	Streubreite (HE)
Knochen (Kompakta)	> 250	
Knochen (Spongiosa)	130	
Leberparenchym	70	45–75
Fettgewebe	−70	−80
Blut (geronnen)	80	45–75
Blut (venös)	55	
Exsudat	15	

80 × 80, aktuelle Geräte besitzen eine Auflösung von 1024 × 1024. Kleinste Einheit des CT-Bildes ist der einzelne errechnete Bildpunkt, das Bildelement (pixel). Es charakterisiert je nach verwendeter Größe des Abtastfeldes und je nach Bildmatrix einen bestimmten Anteil der dargestellten Querschnittsfläche. Unter Berücksichtigung der verwendeten Schichtdicke repräsentiert das Bildelement zugleich ein Gewebeelement, dessen Volumen durch Schichtdicke, Matrixgröße und Scanfelddurchmesser bestimmt ist. Ein Bildelement repräsentiert unter diesen Bedingungen also ein Volumenelement (voxel).

Aktuelle Bildauflösung: 1024 × 1024

Jedes Volumenelement ist durch einen Zahlenwert charakterisiert, dem Dichtewert, und entspricht der durchschnittlichen Schwächung der Röntgenstrahlung durch das in ihm enthaltene Gewebe. Dieser Dichtewert steht in direkter Beziehung zum Schwächungskoeffizienten, einer die Absorption von Röntgenstrahlung kennzeichnenden Gewebekonstanten. Durch interne Kalibrierung des CT wird der Dichtewert von Wasser auf 0, derjenige von Luft auf −1000 gesetzt. In Relation zu dieser nach dem Erfinder G. N. Hounsfield benannten Skala werden die Schwächungswerte der übrigen Körpergewebe angegeben und ergeben sich als willkürlich festgesetzte Relativwerte mit der Einheit HE (Hounsfield-Einheit, engl. HU, Hounsfield Unit). Die Werte dieser Dichteskala sind unabhängig von der verwendeten Spannung der CT-Röntgenröhre.

Schwächung der Strahlung durch Gewebe ergibt Dichtewert.

Hounsfield-Skala der CT-Dichtewerte mit Wasser = 0 HE, Luft = −1000 HE

Da die Dichteeinheiten proportional zu den Gewebe-Schwächungskoeffizienten sind, lassen sich standardisierte Richtwerte für die unterschiedlichen Gewebearten angeben (siehe Tab. 1.1). Bei der Befundung der CT-Bilder kann die Gewebedichte über eine Messfunktion anhand der Grauwerte quantitativ bestimmt werden. Da die bildliche Wiedergabe der Dichtewerte durch die digitale Umrechnung eine sehr hohe Anzahl an Graustufen bedingt (−1000 bis über +1000 HE), das menschliche Auge jedoch nur etwa 20 Graustufen unterscheiden kann, muss eine variable Bilddarstellung erfolgen. Durch die Wahl eines entsprechenden Bildfensters (z. B. Weichteilfenster, Lungenfenster, Knochenfenster, siehe Abb. 1.2), also einem kleineren Ausschnitt aus der Dichteskala, ergeben sich die entsprechenden Kontrastunterschiede zwischen den zu beurteilenden Strukturen.

Standardisierte Richtwerte für Gewebearten

Bildfensterung: Ausschnitt aus der Dichteskala zur Kontrastvergrößerung

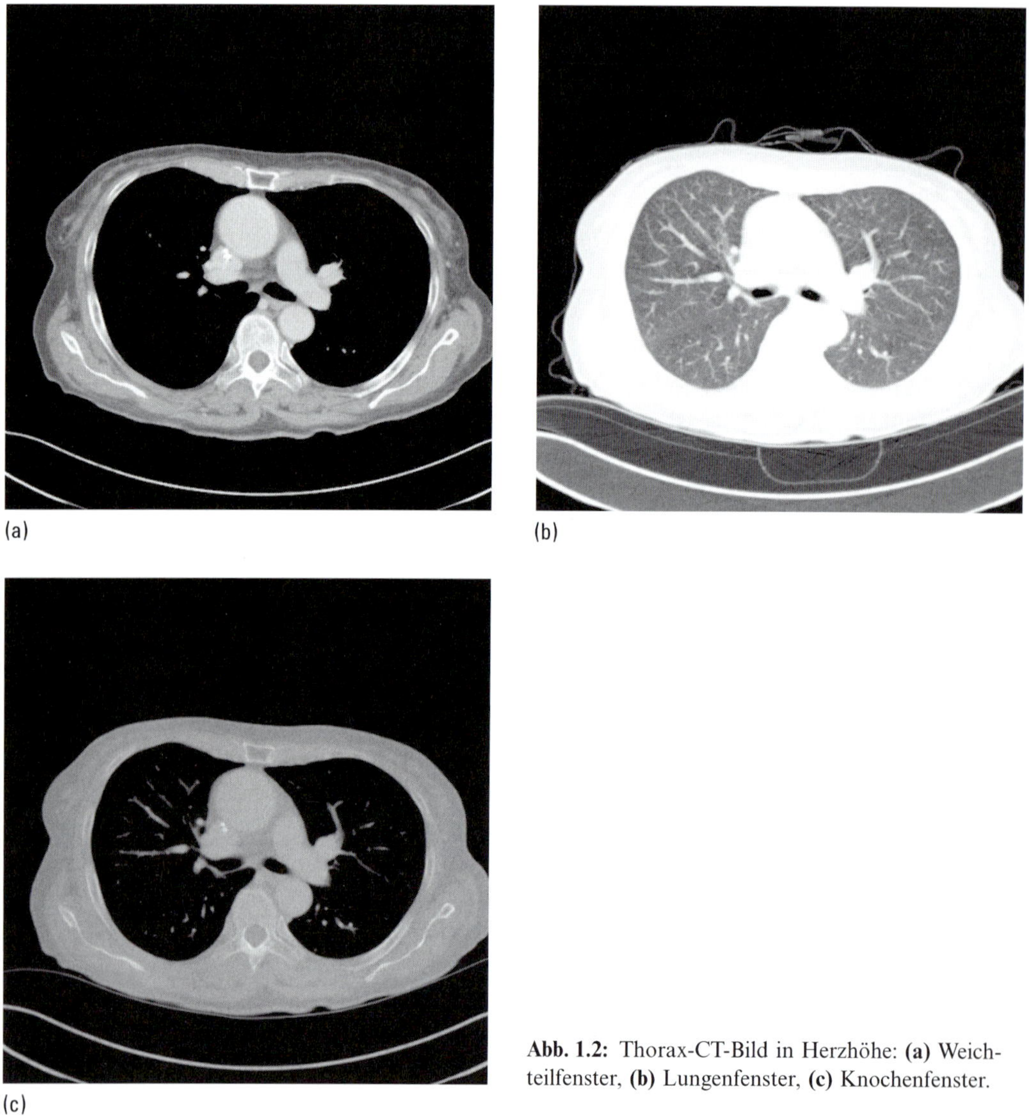

Abb. 1.2: Thorax-CT-Bild in Herzhöhe: **(a)** Weichteilfenster, **(b)** Lungenfenster, **(c)** Knochenfenster.

1.2.3 Dosis der Strahlenexposition, Strahlenbelastung

Strahlenexposition durch Natur und Technik

Seit jeher ist der Mensch ionisierender Strahlung aus natürlichen Quellen ausgesetzt. Zusätzlich wirken heute auch ionisierende Strahlen aus medizinischer und technischer Anwendung auf ihn ein. Dazu gehören sowohl die Röntgenstrahlen in der Strahlentherapie als auch die Röntgenstrahlen, mit denen der Computertomograph arbeitet.

In der Röntgenröhre des CT werden Elektronen von einer Kathode emittiert und treffen auf eine Anode, an der sie abgebremst werden. Bei diesem Vorgang wird die Röntgenstrahlung frei, die daher auch Röntgenbremsstrahlung genannt wird.

Tab. 1.2a: Effektive Dosis bei verschiedenen Strahlenbelastungen im Vergleich [Bundesamt für Strahlenschutz, 2004]

		Milli-Sievert (mSv)
Röntgenaufnahme	Schädel	0,03–0,1
	Thorax	0,02–0,1
	Abdomen	0,6–1,1
	Halswirbelsäule	0,1–0,15
	Brustwirbelsäule	0,5–0,8
	Lendenwirbelsäule	0,8–1,8
	Becken	0,5–1,0
Computertomographie	Schädel	2–4
	Thorax (Lunge)	6–10
	Abdomen	8–20
Angiographie (DSA)	Herz (Herzkatheter)	10
	Nieren	10
Durchleuchtung	MDP	6–12
	Kolon KE	3
	Thorax (Lunge)	1,5

Effektive Dosis zur Beurteilung und zum Vergleich verschiedener Strahlenexpositionen

Um verschiedene Strahlenexpositionen bewerten und miteinander vergleichen zu können, wurde der Begriff *effektive Dosis* eingeführt. Die effektive Dosis ist ein Maß für das Risiko, das der Mensch durch die Einwirkung ionisierender Strahlen eingeht. *Sievert* (Sv) ist die Einheit der effektiven Dosis; bei kleinen Dosen ist die Bezeichnung Millisievert (mSv) gebräuchlich. Da die Strahlendosis von verschiedenen Faktoren abhängt, wie zum Beispiel von der Anzahl und der Dicke der Schichtaufnahmen oder dem Umfang des zu untersuchenden Bereichs, ist es schwer, eine allgemeine Aussage über die Strahlenbelastung für den einzelnen Patienten zu treffen. Nicht zuletzt ist die Strahlenempfindlichkeit der Gewebe sehr verschieden. Das Bundesamt für Strahlenschutz (BfS) hat in seiner Schrift „Röntgendiagnostik – schädlich oder nützlich?“ vom Januar 2003 einige Mittelwerte der effektiven Äquivalentdosis bei CT-Untersuchungen herausgegeben. Je nach gewähltem Verfahren ergibt sich eine unterschiedliche effektive Dosis. Tabelle 1.2a zeigt einige Beispiele bei einer jährlich einmaligen Röntgenuntersuchung.

Strahlenempfindlichkeit der Gewebe sehr verschieden

Im Gegensatz zur Computertomographie beruht die Magnetresonanztomographie (MRT) nicht auf dem Prinzip des Röntgenstrahlers. In der MRT liegt der Patient in einem sehr starken Magnetfeld (bis zu 3 Tesla bei Geräten der jüngsten Generation); die Bildgebung erfolgt durch Messung von magnetischen Signalen aus dem Körper nach äußerer Anregung durch Hochfrequenzimpulse. Eine Belastung des Körpers durch ionisierende Strahlung tritt bei dieser Methode nicht auf.

MRT arbeitet ohne Strahlenbelastung.

MRT versus CT

Gleichwohl sind MRT und CT zwei Methoden mit unterschiedlichen Vor- und Nachteilen, wobei bisher keines der beiden Verfahren das andere komplett ersetzen kann (siehe dazu auch den Vergleich in Kapitel 2.5). Die unterschiedlichen Eigenschaften werden in den nachfolgenden Unterkapiteln noch anhand der jeweiligen Indikationen diskutiert.

Tab. 1.2b: Verschiedene Strahlenbelastungen im Vergleich [Bundesamt für Strahlenschutz, 2004]

	Milli-Sievert pro Jahr (mSv/a)
Aufnahme und Inhalation natürlicher radioaktiver Stoffe, kosmische Strahlung, Erdstrahlung	2,4
Anwendung radioaktiver Stoffe und ionisierender Strahlung in Forschung, Technik und Haushalt	< 0,01
Fall-out von Kernwaffenversuchen	< 0,01
Anwendung radioaktiver Stoffe und ionisierender Strahlung in der Medizin	1,5
durchschnittliche Strahlenbelastung durch das Reaktorunglück in Tschernobyl in Deutschland 1990	0,025
Zunahme der kosmischen Strahlenbelastung in 2000 m Höhe gegenüber Meereshöhe	0,6
100 Stunden Farbfernsehen (3 m Abstand)	0,01
10-stündige Flugreise	0,1

Tab. 1.3: Einige Beispiele für unterschiedliche Anwendungen von CT und MRT

	CT	MRT
Muskuloskelettal	komplexere Frakturen Mehrfragmentfrakturen Polytrauma	okkulte Frakturen
	Osteolysen	ossäre Tumorinfiltration Muskel-, Knorpel- und Bänderverletzungen
Thorax, Abdomen	Tumorstaging intrapulmonale Veränderungen	Weichteiltumoren
	Koronarkalkscreening und CTA der Koronararterien	MRA der Koronararterien
		Herzfunktionsuntersuchungen
	Virtuelle Koloskopie	Dünndarm-Darstellung (Sellink)
Neuroradiologie	Kranium, Erstdiagnostik	Kranium, weiterführende Diagnostik
allgemein		Schwangerschaft Kinder Niereninsuffizienz Schilddrüsenerkrankungen
	Patienten mit Herzschrittmachern oder ferromagnetischen Implantaten	

1.2.4 Spiral-Computertomographie

Die aktuellen CT-Geräte sind so genannte Spiral-Computertomographen. Der Patient wird hier nicht schrittweise abgetastet, sondern kontinuierlich und in wenigen Sekunden durch das Gerät geschoben. Dabei dreht sich die Röntgenröhre fortlaufend um den Patienten. Es resultiert eine spiralförmige Abtastbewegung. Auf diese Weise lassen sich CT-Bilder an jeder gewünschten Schichtposition errechnen, wobei die einzelnen Bilder beliebig überlappen können.

Spiral-CT tastet frei wählbare Schichtpositionen ab.

Die Vorteile der Spiral-CT beruhen einerseits auf den kurzen Untersuchungszeiten, andererseits auf der kontinuierlichen Volumenerfassung. Dies macht eine Untersuchung in einer Atemanhaltephase möglich, was insbesondere bei der Darstellung atemverschieblicher Organe entscheidend sein kann. Des Weiteren können durch die überlappende Rekonstruktion kleinere Strukturen besser dargestellt werden. Das Prinzip der Spiral-CT ist auch Grundlage für die Berechnung von 2D- und 3D-Rekonstruktionen in adäquater Darstellung. Ein Nachteil der Spiral-CT ist der hohe Bedarf an Rechnerleistung, was die Methode bei Verwendung älterer Geräte zeitaufwändig macht.

Vorteile der Spiral-CT:

- kurze Untersuchungszeiten
- kontinuierliche Volumenerfassung
- Grundlage für 2D- und 3D-Rekonstruktionen

1.2.5 Bilddarstellung und Bildverarbeitung

Die digital vorliegenden CT-Bilder können – anders als klassische analoge Röntgenaufnahmen – direkt im Rechner weiter verarbeitet werden. Die Bestimmung von Dichtewerten, anderen Gewebeparametern sowie geometrischen Größen ist jederzeit möglich.

Direkte Bearbeitung der CT-Bilder am Rechner

Abgesehen von wenigen Ausnahmen, ist die CT, im Gegensatz zur MRT, auf die Transversalebene als direkte Aufnahmeebene beschränkt. Jedes Bild bietet eine zweidimensionale Darstellung der Schwächungswerte in einer Schicht. Eine Ansicht in anderer Orientierung kann jedoch jederzeit aus den Originalbildern synthetisiert werden. Im einfachsten Falle wird ein Bild in koronarer bzw. sagittaler Orientierung dadurch aufgebaut, dass jeweils die gleiche Bildspalte bzw. Bildzeile aus einer Serie aufeinander folgender Bilder dargestellt wird (Beispiele in Abb. 1.3). Insgesamt kann jedoch eine beliebige Orientierung gewählt werden. Man spricht von multiplanaren Reformatierungen oder multiplanaren Rekonstruktionen (MPR, multiplanar reformations).

Nur Transversalebene als Aufnahmeebene

Synthese von Ansichten in anderer Orientierung durch multiplanare Rekonstruktionen

Die MPR ist diagnostisch immer dann sinnvoll, wenn pathologische Strukturen durch mehrere Schichten verfolgt werden sollen und eine Darstellung in einer zweiten Ebene nötig ist. Dies gilt beispielsweise für Fragestellungen im Bereich des Skeletts, für die CT-Angiographie sowie für die Tumorsuche. Bei Einsatz dünner Schichten kann man durch Vergrößerung der Schichtdicke mittels MPR gewissermaßen einen konventionellen Bildeindruck mit geringerem Bildrauschen erhalten, ohne dass die Dosis relevant erhöht wird. Einschränkend muss erwähnt werden, dass die Voraussetzung für eine adäquate MPR eine Spiral-CT-Untersuchung in ausreichend dünner Schichtung ist.

MPR sinnvoll zur Verfolgung pathologischer Strukturen durch mehrere Schichten

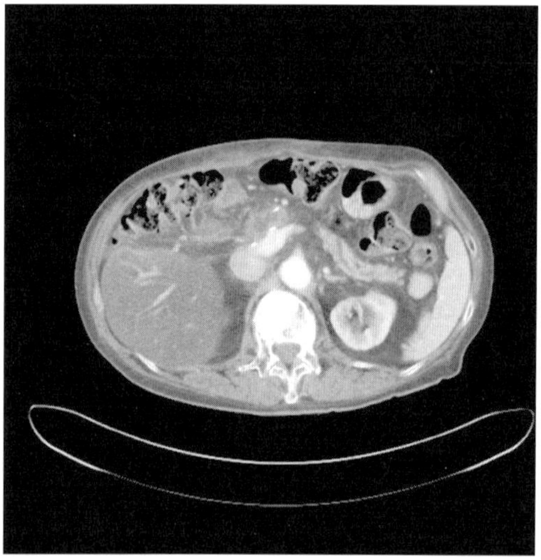

(a)

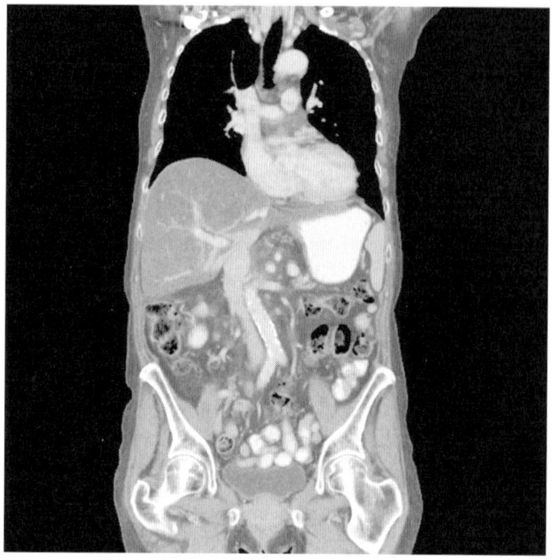

(b)

Abb. 1.3: Abdomen-CT-Bild: **(a)** axial; **(b)** koronare MPR.

Zur Diagnostik ist interaktive Durchsicht möglich.

Hilfreich für die Diagnostik ist die Möglichkeit, das Bildvolumen interaktiv durchzusehen und auszuwerten (meist kontrolliert durch Bewegen der Maus oder eines anderen Kontrollmediums, entsprechend einem Vor- und Zurückfahren durch den Bildstapel an das interessierende Detail).

Bessere Detailerkennung durch 3D-Darstellungen

3D-Darstellungen dienen dazu, das abgebildete Volumen in einem Bild möglichst realistisch zu präsentieren und die diagnostisch relevanten Details herauszuarbeiten. Dies ist besonders dann möglich, wenn sich die interessierenden Strukturen von ihrer Umgebung durch hohe Kontraste abgrenzen. Bei den entsprechenden Darstellungsverfahren wird z. B. entweder nur die Oberfläche dargestellt (shaded surface displays – SSD, vergleiche Abb. 1.4a) oder der maximale CT-Wert verwendet (maximum intensity projection – MIP, vergleiche Abb. 1.4b).

Segmentation: Trennung von interessierendem Objekt und Hintergrund

Sowohl bei der SSD als auch der MIP muss zunächst das interessierende 3D-Objekt definiert, d. h. die gesuchten Strukturen müssen vom Hintergrund getrennt werden (z. B. Beckenskelett, abdominelle Gefäße). Diesen Vorgang der Trennung von Objekt und Hintergrund bezeichnet man als *Segmentation*: Sie beruht im Wesentlichen auf einer Analyse der Grauwertverteilung. Dabei werden alle Grauwerte unterhalb eines bestimmten Schwellenwertes auf 0 (schwarz) gesetzt, alle Werte oberhalb auf den maximalen Grauwert (weiß). Ein dreidimensionaler Bildeindruck entsteht, indem am Objekt mittels virtueller Lichtquellen Licht- und Schatteneffekte erzeugt werden.

Fehlerquellen:
- Bewegungsartefakte
- falsche Wahl des Schwellenwertes

Wie bei jeder Bildnachbearbeitung bestehen auch bei diesen Methoden Fehlermöglichkeiten. Zum einen können Bewegungsartefakte zu Unregelmäßigkeiten bei der 3D-Struktur führen. Andererseits besteht die Gefahr, dass durch die Wahl des Schwellenwertes oder durch andere Effekte Details künstlich erzeugt oder willkürlich weggelassen werden.

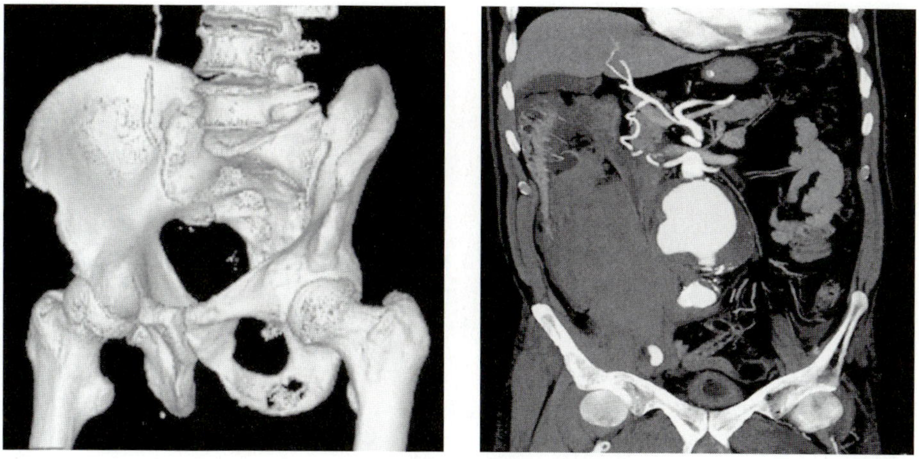

(a) (b)

Abb. 1.4: **(a)** Knöchernes Becken (Osteolyse Os Pubis links), SSD; **(b)** Abdomen (Bauchaortenaneurysma), MIP.

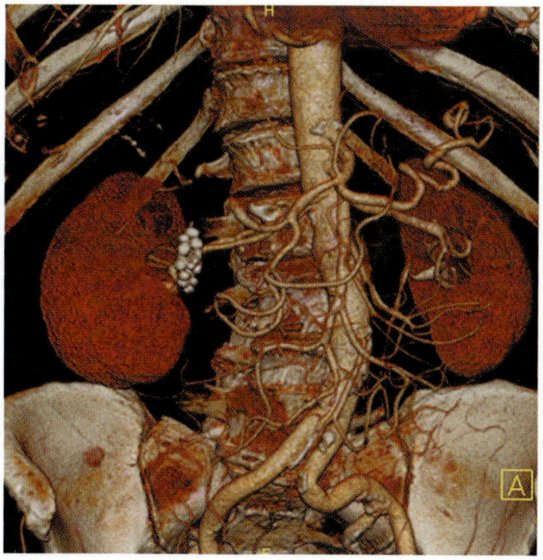

Abb. 1.5: Abdomen, Darstellung der Gefäße und der knöchernen Strukturen, VRT.

Basis der virtuellen Endoskopie ist die Volume-Rendering-Technik.

Die Volume-Rendering-Technik (VRT), zu der auch die virtuelle Endoskopie gehört, bietet noch flexiblere Formen der Volumendarstellung als SSD oder MIP (vergleiche Abb. 1.5). Unter VRT versteht man ein komplexes Verfahren, das Eigenschaften der Oberflächen- und einfacher Volumendarstellungen vereint. Bei diesem Verfahren wird der gesamte Datensatz als dreidimensionale Struktur dargestellt. Einzelne Objekte werden durch Zuordnung eines CT-Wert-Intervalls definiert. Es entsteht zunächst ein Dichtewert-Bild ohne 3D-

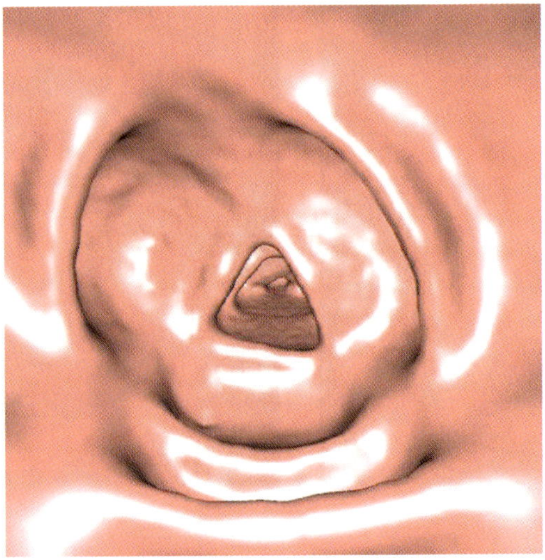

Abb. 1.6: Ausschnitt aus einer virtuellen Koloskopie.

Effekt. Durch Zuordnung charakteristischer Eigenschaften wie Opazität (Undurchsichtigkeit), Farbe oder Reflexivität wird eine Oberfläche des Objektes erzeugt, die einen plastischen Effekt bewirkt. So kann beispielsweise normales Weichteilgewebe als weitgehend transparent gewählt werden, kontrastierte Gefäße leicht opak und Knochen stark opak, und dies jeweils in unterschiedlichen Farben. Die VRT wird wegen der großen Vielfalt der Darstellungsmöglichkeiten und wegen der ansprechenden Bilder als zukünftige Methode der Wahl unter den 3D-Darstellungsverfahren angesehen. Es ist jedoch anzumerken, dass dieses Verfahren hohe Ansprüche an Hard- und Software sowie an die Auswertungszeit stellt.

VRT: Zukünftige Methode der Wahl

Als virtuelle Bronchoskopie oder virtuelle Koloskopie werden z. B. die VR-Funktionen so eingestellt, dass der Übergang von Darm- bzw. Bronchusinnenraum zum umliegenden Gewebe kontrastiert dargestellt wird. Hierdurch können so genannte fly throughs durch das Volumen erstellt werden, die den Eindruck eines virtuellen Fluges durch den gewählten Körperbereich ergeben sollen. Ein großer Vorteil ist dabei die Möglichkeit, Details aus unterschiedlichen Richtungen zu betrachten (z. B. Polyp hinter Darmfalte), wohingegen das reale Endoskop nur Bilder aus der tatsächlichen optischen Perspektive liefert.

Virtuelle Endoskopie: Einsatz in Broncho- und Koloskopie

Bei unsachgemäßer Bedienung können jedoch auch hier Fehler durch die künstliche Erzeugung oder Auslöschung von Strukturen entstehen. Es muss außerdem darauf geachtet werden, dass anatomische oder pathologische Weichteilstrukturen von dem Inhalt von Hohlorganen, z. B. Flüssigkeit oder Stuhlreste im Darmlumen, unterscheidbar sind.

Mögliche Fehlerquellen der VRT

1.3 Technik und Strategie der Untersuchungen allgemein

Die Untersuchungsstrategien werden durch die Darstellungseigenschaften der CT bestimmt und orientieren sich an den klinischen Fragestellungen. Nativuntersuchungen (ohne Gabe von Kontrastmittel) sind lediglich für Hochkontrast-Strukturen (Skelett- und Lungenaufnahmen) und ggf. für den Nachweis von Hämatomen z. B. im Gehirn ausreichend. Im Bereich der Weichteile ist fast immer eine parenterale (intravenöse) Gabe von Kontrastmittel (KM) notwendig. Für Aufnahmen des Abdomens wird der Darm in der Regel durch enterale Gabe von KM kontrastiert.

Untersuchungsstrategien orientieren sich an klinischer Fragestellung.
▸ Kontrastmittelgabe

1.3.1 Vorbereitung von Untersuchungen

Vor Beginn der Untersuchung muss abgeklärt werden, ob die Durchführung in der für die vorgegebene Fragestellung üblichen Art erfolgen kann oder ob eine besondere Vorbereitung notwendig ist. Die Kontraindikationen für eine Kontrastmittelgabe müssen ausgeschlossen werden, gegebenenfalls müssen präventive, medikamentöse Gegenmaßnahmen getroffen werden. Für Spezial-Untersuchungen des Darmes (z. B. virtuelle Koloskopie) muss zuvor eine Darmreinigung erfolgen. Für die Applikation des intravasalen Kontrastmittels muss dem Patienten eine Verweilkanüle gelegt werden, meist in oberflächliche Venen des Unterarmes oder der Armbeuge. Die adäquate Lagerung des Patienten auf dem CT-Tisch ist außerdem eine wichtige Voraussetzung für ein optimales Untersuchungsergebnis.

Vorbereitung der Untersuchung

1.3.2 Wahl des Kontrastmittels

Intravasales Kontrastmittel ist für die meisten Fragestellungen erforderlich, welche die parenchymatösen Organe und die Gefäße betreffen. Je nach diagnostischer Fragestellung unterscheiden sich die Art und Menge der KM-Applikation.

Intravasales KM

Typische KM-Nebenwirkungen sind passageres Hitzegefühl, Übelkeit, Erbrechen, allergische Reakionen wie Hautrötung oder Kreislaufdysfunktion. Bei bekannter KM-Allergie sollten den Patienten antiallergische Medikamente zur Vorbereitung verabreicht werden.

KM-Nebenwirkungen

Die in der CT gebräuchlichen Kontrastmittel sind alle iodhaltig. Als Kontraindikationen gelten daher Erkrankungen wie Hyperthyreose, papilläres oder follikuläres Schilddrüsenkarzinom oder eine Schilddrüsenautonomie. Durch medikamentöse Blockung der Schilddrüse kann jedoch auch hier eine KM-Gabe erfolgen.

KM-Kontraindikationen:
▸ Schilddrüsenerkrankungen

Bei eingeschränkter Nierenfunktion müssen alternative Untersuchungsverfahren erwogen werden (MRT oder Ultraschall), oder es muss die Indikation für eine Nativ-CT ohne Kontrastmittel geprüft werden. Mittlerweile sind aber dimere CT-Kontrastmittel verfügbar, die aufgrund ihrer geringeren Nierentoxizität auch bei schlechterer Nierenfunktion verabreicht werden können – allerdings müssen ge-

▸ alternative Verfahren bei eingeschränkter Nierenfunktion

ringe KM-spezifische Nachteile in Kauf genommen werden (etwas reduzierte Bildgüte, hoher Preis).

1.3.3 Untersuchungsstrategien und Indikationen

Klinische Fragestellung bestimmt primäres Zielorgan und sekundäre Zielregion.

Aus der klinischen Fragestellung ergeben sich das primäre Zielorgan sowie die weiteren sekundären Zielregionen. Beispielsweise ist das Pankreas primäres Zielorgan beim Staging eines bekannten Pankreaskarzinoms, während Thorax, Leber und das übrige Abdomen sekundäre Zielregionen sind. Je nach Zielorgan müssen Art und Menge der KM-Applikation geplant werden. Anschließend muss entschieden werden, in welcher Reihenfolge und mit welchen Scan-Parametern die Zielregionen aufgenommen werden sollen. Bei der Wahl der Scan-Parameter ist insbesondere darauf zu achten, die Strahlenexposition so gering wie möglich zu halten.

- KM-Applikation
- Wahl der Scan-Parameter

CT versus MRT in zerebraler Diagnostik

Der Nachweis oder Ausschluss von intra- oder extrazerebralen Blutungen gelingt relativ zuverlässig mit der Computertomographie. Die flächendeckende Verfügbarkeit, die kurzen Untersuchungszeiten und die Toleranz von Herzschrittmachern oder anderen ferromagnetischen Installationen sind Vorteile gegenüber der MRT, insbesondere in der Akutdiagnostik. Für die subtilere zerebrale Diagnostik, besonders auch bei den Fragestellungen bezüglich Hirntumoren oder zerebralen Infarkten, ist die MRT überlegen. Infarktzeichen können frühestens etwa 2 bis 6 Stunden nach dem Ereignis im CT identifiziert werden. Die CT-Diagnostik von Hirntumoren, Abszessen oder Entzündungen erfordert die Gabe von Kontrastmittel.

Weitere Indikationen:

- Weichteildiagnostik

Die Diagnostik der Weichteile des Halses, des Thorax, des Abdomen oder der Extremitäten bedarf, wie bereits erwähnt, ebenfalls einer Gabe von Kontrastmittel. Dabei zeichnet sich die moderne CT durch eine hohe Detailgenauigkeit und exzellente Abbildung der Morphologie aus. In begrenztem Umfang können auch Informationen über funktionelle Parameter wie z. B. die Perfusion gewonnen werden. Das Staging im Rahmen der Tumordiagnostik war bislang eine Domäne der CT (siehe auch den Vergleich CT / MRT in Kapitel 2.5). Je nachdem, wie man die Scandelays wählt, können unterschiedliche Perfusionsphasen aufgenommen werden (arterielle, portalvenöse oder spätvenöse Phase). Das hat gerade bei der Diagnostik von Leber- und Nierentumoren gewichtige Vorteile. Man erhält zusätzliche Informationen über die Perfusionsverhältnisse des Organs und kann beispielsweise in einigen Fällen eine maligne von einer benignen Läsion unterscheiden.

- Staging bei Tumordiagnostik

Für die Darstellung des Lungenparenchyms ist die CT besonders gut geeignet, denn sie liefert Aufnahmen in Hochkontrast. Ein Scan der ganzen Lunge kann in einer Atemanhaltephase erfolgen, so dass keine Bewegungsartefakte durch die Atmung entstehen. Für die Tumordiagnostik ist eine KM-Gabe erforderlich. Fragestellungen nach pneumonischen Infiltraten oder Lungengerüstveränderungen können gegebenenfalls auch mittels Nativ-CT beantwortet werden.

- Diagnostik im Lungenbereich

Auch bei dem Skelettsystem liegen hohe Kontraste vor (vergleiche Abb. 1.7). Mit der CT kann der kompakte und trabekuläre Knochen mit höchster Auflösung dargestellt werden. Daher ist die CT gerade bei der Diagnostik von Frakturen komplexer Skelettregionen wie z. B. Schulter, Wirbelsäule, Hüfte oder Handgelenk bestens geeignet. Die Weichteil-dichten Strukturen der Gelenke (z. B. Meniski, Kreuzbänder, Rotatorenmanschette) und der Wirbelsäule können dagegen besser mit der MRT dargestellt werden.

▸ Diagnostik im Skelettbereich

Bei traumatologischen Fragestellungen kommen die Vorteile der CT-3D-Rekonstruktionen besonders zum Tragen, da auch komplexe Frakturverläufe übersichtlich dargestellt werden.

▸ traumatologische Fragestellungen

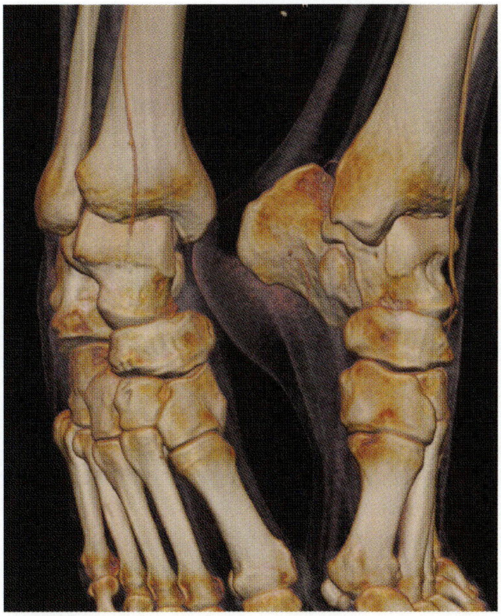

Abb. 1.7: Fußskelett, VRT.

1.4 Besondere Computertomographie-Verfahren

1.4.1 CT-gesteuerte Biopsie (Abb. 1.8)

Die CT ist ein anerkanntes Verfahren zur Steuerung der Materialgewinnung für Zytologie, Histologie oder Bakteriologie. Sie eignet sich besonders für komplizierte Zugangswege, bei denen ein sonographisch- oder durchleuchtungsgezieltes Vorgehen zu unsicher ist.

CT-Steuerung von Biopsien

Typische Anwendungsgebiete sind die Punktion von Lungenherden, von Strukturen im Mediastinum, von parenchymatösen Oberbauchorganen sowie von retroperitonealen oder Beckenorganen. Darüber hinaus lassen sich auch gerade Skelettregionen computertomographisch gesteuert punktieren, beispielsweise zur Sicherung ossärer Metastasen.

Typische Anwendungsgebiete

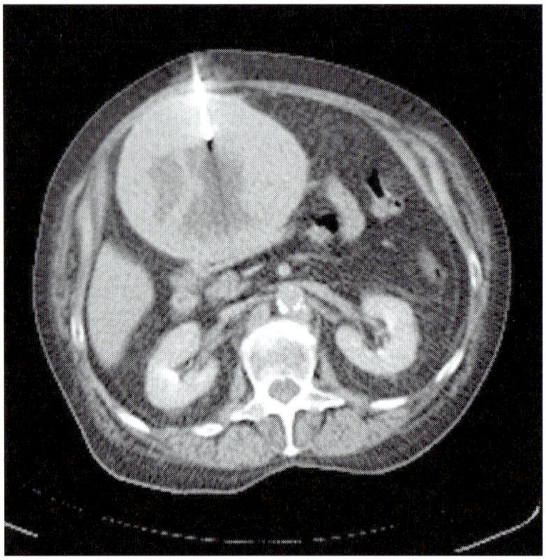

Abb. 1.8: CT-gesteuerte Biopsie (Punktionsnadel in einem großen Tumor).

Allg. Risiken:
- Blutungen
- Infektionen
- Nervenverletzungen
- Tumorzellverschleppung

Die Treffsicherheit und die Komplikationsrate sind abhängig von Größe und Lokalisation des Herdes sowie dem Kaliber der verwendeten Punktionsnadel. Allgemeine Risiken der CT-gesteuerten Biopsie sind Blutungen, Infektionen, Nervenverletzungen oder Tumorzellverschleppung. Um das Blutungsrisiko gering zu halten, muss eine eventuelle Blutgerinnungsstörung vorher ausgeschlossen werden. Nach Biopsieentnahme sollten gegebenenfalls Kontrollaufnahmen zum Ausschluss einer akuten Blutung, bei Lungenpunktionen eines Pneumothorax, angefertigt werden.

CT-kontrollierte Verfahren bei interventioneller Radiologie

Im Rahmen der interventionellen Radiologie werden noch eine Reihe weiterer Verfahren durchgeführt, bei denen eine interaktive CT-Kontrolle angewandt wird, wie beispielsweise bei der Vertebroplastie (Einbringung von Knochenzement in zerstörte Wirbelkörper) oder der CT-gesteuerten Platzierung von Drainage-Kathetern.

1.4.2 CT-Angiographie

Untersuchung von Gefäßen ab 2 mm Durchmesser

Vorteile der CTA

Die Darstellung von Gefäßen mit der CT-Angiographie (CTA) ist ein häufig angewandtes Spezialverfahren. Die CTA erlaubt es, Gefäße ab einem Durchmesser von etwa 2 mm diagnostisch zu beurteilen. Vorteile gegenüber der konventionellen Angiographie ergeben sich aufgrund der geringeren Invasivität sowie der gleichzeitigen Erfassung von Gefäßwand, Lumen und umgebenden Strukturen. Durch verschiedene Verfahren der Visualisierung, wie MPR, MIP und VRT, ist eine übersichtliche Darstellung zu erreichen.

Einsatz in Akutdiagnostik

Die CTA eignet sich auch bestens für die Akutdiagnostik, z. B. akuter Gefäßverschluss, Lungenembolie, Gefäßverletzungen, denn es ist nur eine kurze Vorbereitungszeit erforderlich und es werden keine hohen Anforderungen an die Kooperationsfähigkeit der Patienten gestellt.

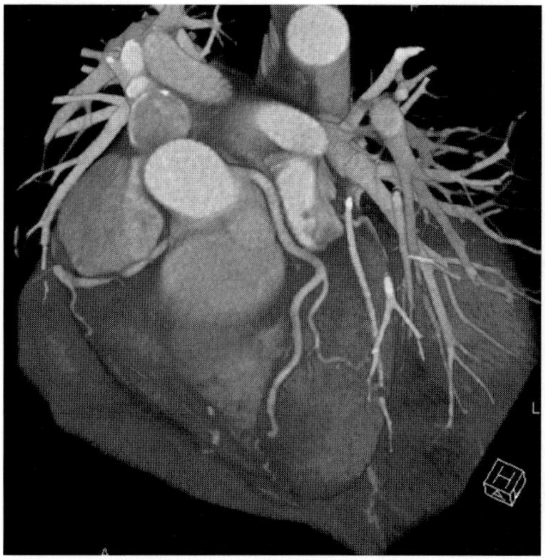

Abb. 1.9: CT-Koronarangiographie.

Das Grundprinzip der CTA basiert auf einem hochauflösenden Mehrschicht-Spiral-Scan (MSCT) während der maximalen Kontrastmittel-Anflutung im Untersuchungsvolumen. Die Schwierigkeit besteht darin, die Zeitfenster für Kontrastierung und Bildgebung exakt aufeinander abzustimmen, da die Kontrastmittel-Anflutung individuell stark variieren kann. Für ein zufrieden stellendes Ergebnis müssen daher die Scan-Parameter (Aufnahmedauer, Schichtdicke und Tischvorschub) und die Kontrastmittel-Parameter (Kontrastmittel-Volumen und Flussrate) spezifisch angepasst werden. Das Scan-Delay (Zeitverzögerung zwischen Kontrastmittel-Injektion und CT-Aufnahme) kann durch Verabreichung eines Testbolus oder mittels automatischer Scan-Auslösung (Bolus-Triggerung) bestimmt werden.

Grundprinzip: hochauflösender Mehrschicht-Spiral-Scan

Wichtig: optimale Anpassung von Scan- und Kontrastmittel-Parametern

Die Auswertung erfolgt wie in der Standard-CT zunächst anhand der axialen Schichten. Durch multiplanare Rekonstruktionen kann eine Beurteilung in anderen Schichtebenen durchgeführt werden. Mit Hilfe der maximum intensity projection (MIP) lassen sich Angiographie-ähnliche Bilder erzeugen, indem geeignete Schwellenwerte eingestellt und die Weichteil- und Skelettstrukturen entfernt werden, so dass die Gefäßstrukturen überlagerungsfrei zur Darstellung kommen. Eine noch ansprechendere Visualisierung der Gefäße ist mittels Volume-Rendering-Technik möglich. Der Gefäßbaum kann hierbei übersichtlich präsentiert werden, ohne dass man dabei die umgebende Anatomie komplett ausblenden muss (siehe Abb. 1.9).

Erzeugung Angiographie-ähnlicher Bilder durch maximum intensity projection

Bei der Befundung muss berücksichtigt werden, dass Artefakte eine pathologische Veränderung vortäuschen oder auch maskieren können. Artefakte können beispielsweise durch Bewegungen (Atmung, Pulsation), durch die Wahl ungünstiger Scan-Parameter oder auch durch die Bildrekonstruktion verursacht werden.

Artefakte durch

- Bewegung, falsche Scan-Parameter, Bildrekonstruktion

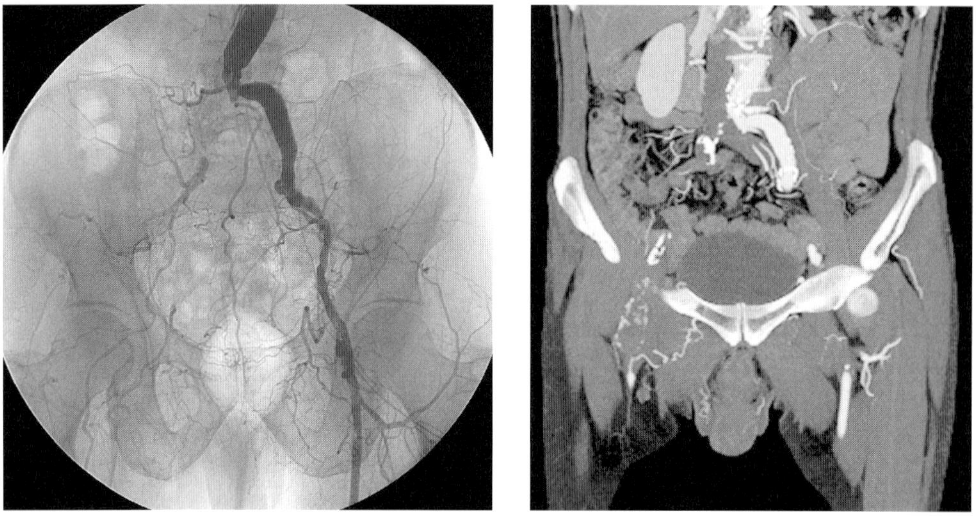

Abb. 1.10: Vergleich DSA (links) und CTA (rechts), Verschluss der Arteria iliaca communis rechts.

CTA ist Methode der Wahl zum Ausschluss einer Lungenembolie.

Die CTA wird häufig für den Nachweis oder Ausschluss einer Lungenembolie eingesetzt. Gerade für zentrale Embolien ist eine sehr hohe diagnostische Sicherheit zu erreichen, so dass die CTA heute als Verfahren der Wahl anzusehen ist. Mit der MSCT-Angiographie, insbesondere mit dünnen Schichten, können auch segmentale und subsegmentale Lungenembolien mit hoher Sicherheit erfasst werden.

Typische Anwendungen:

- Darstellung abdomineller und Becken-Bein-Gefäße

Eine weitere typische Anwendung der CTA ist die Darstellung der abdominellen oder der Becken-Bein-Gefäße. Hiermit können pathologische Veränderungen der Aorta dargestellt werden, wie beispielsweise Aneurysmen, Dissektionen oder Rupturen. Im Bereich der peripheren Gefäße interessiert oft die Darstellung arteriosklerotisch bedingter Gefäßstenosen oder -verschlüsse. Mit der MSCT können in einem Untersuchungsgang und nach einer einzigen Kontrastmittelinjektion große Gefäßabschnitte, z. B. die gesamte Bauchaorta mit den Gefäßen des Beckens und der Beine, erfasst werden.

- CT-Koronarangiographie

Mit der Einführung der schnellen Mehrzeilen-CT-Scanner gewinnt die CT-Darstellung der Herzgefäße (CT-Koronarangiographie) eine immer größere Bedeutung. Die CT-Aufnahmen können rechnergestützt mit der Herzfrequenz synchronisiert werden, so dass verzerrungsfreie, scharf konturierte Bilder rekonstruiert werden können. Somit lassen sich Plaques, Stenosen oder Verschlüsse der Koronararterien mit hoher Sensitivität und Spezifität diagnostizieren.

Vergleich CTA mit anderen Angiographieverfahren

Die CTA kann die digitale Subtraktionsangiographie (DSA) in vielen Fragestellungen ersetzen. Aufwand und Ergebnis hängen jedoch entscheidend von den technischen Möglichkeiten der CT-Geräte ab. Im Vergleich zu der intraarteriellen DSA besitzt die CTA nach wie vor die schlechtere Ortsauflösung, weshalb die DSA nicht selten zur definitiven Klärung und insbesondere für Katheter-gestützte Interventionen benötigt wird (vergleiche Abb. 1.10). Ein weiteres Konkurrenzverfahren stellt die Farbduplex-Sonographie dar, die sich als Untersuchung ohne Strahlenbelastung von sonographisch gut zugänglichen Bereichen (beispielsweise tiefe Beinvenen) anbietet. Die Gefäßdarstellung mit Hilfe der Magnetresonanztomographie (MRA) erreicht in vielen Fällen ähnlich gute Ergebnisse wie die Spiral-CT. Gegenüber der CTA hat die MRA den Vorteil, dass die Patienten keiner Strahlenexposition ausgesetzt sind und keine iodhaltigen Kontrastmittel benötigt werden. Es ist allerdings zu berücksichtigen, dass der technische und zeitliche Aufwand für die MRA höher ist und sie mehr Kooperationsfähigkeit der Patienten voraussetzt.

1.5 Forschung und Ausblick

Forschungsschwerpunkte:

- Evaluation von CT-Gefäßdarstellungen
- Dosisreduktion
- Optimierung der Geräteeinstellungen

Viele Bereiche der radiologischen Forschung der letzten zwei Jahre (Einführung der 16-Zeilen-Geräte im Jahr 2002) bezogen sich auf die Verbesserung und die klinische Anwendung rekonstruierender Darstellungen wie MPR oder VRT, hierbei vor allem im Rahmen der CT-Angiographie. Die Evaluation von CT-Gefäßdarstellungen im Vergleich zur konventionellen Angiographie ist ein Schwerpunkt vieler Forschungsprojekte und Veröffentlichungen. Des Weiteren beschäftigen sich viele radiologische Forschungsgruppen mit dem Thema Dosisreduktion, beispielsweise mit der Anwendbarkeit von so genannten Low-Dose-CTs. So lassen sich bestimmte Fragestellungen auch mit Aufnahmen beurteilen, die mit deutlich reduzierter Dosis gescannt werden (z. B. wiederholte Thorax-CT-Aufnahmen bei jungen Mukoviszidose-Patienten). Darüber hinaus ist nahezu jeder Bereich der Computertomographie auch Gegenstand der radiologischen Forschung. Dabei werden Geräteeinstellungen in der klinischen Anwendung optimiert, die Wertigkeit der CT im Vergleich zu anderen Verfahren evaluiert oder allgemein neue Entwicklungen bei Technik oder Kontrastmitteln in der klinischen Anwendung untersucht.

Neue Geräte:

- bessere Bildgüte
- höhere Bildauflösung

Die Markteinführung der nächsten Generation von CT-Scannern erfolgte in diesem Jahr (Stand: 2004). Es sind Systeme mit 32 und sogar 64 Zeilen. Der Fortschritt wird sich bei der Durchführung zeitkritischer Anwendungen zeigen, wie beispielsweise der CTA, bei der sich das Timing optimieren und der gescannte Bereich vergrößern lässt. Eine noch bessere Bildgüte und eine höhere Bildauflösung sind dadurch zu erwarten.

Literatur

Becker CR, Knez A, Leber A, et al. Initial experiences with multi-slice detector spiral CT in diagnosis of arteriosclerosis of coronary vessels. Radiologe. 2000;40(2):111–7.

Flohr T, Schaller S, Ohnesorge B, Klingenbeck-Regn K, Kopp AF. Evaluation of image artifacts in multislice CT. Radiology 1999;213(P): 317.

Kalender WA, Prokop M. 3D CT angiography. Crit Rev Diagn Imaging. 2001;42(1):1–28.

Kalender WA. Basics and techniques of spiral CT. Radiologe. 1999;39(9): 809–19.

Kirchgeorg MA, Prokop M. Increasing spiral CT benefits with postprocessing applications. Eur J Radiol. 1998 Aug;28(1):39–54.

Luz O, Schafer JF, Heuschmid M, Stuker D, Claussen CD. CT-colonography: current status and future directions in consideration of the technical evolution. Radiologe. 2002;42(9):712–21.

Philipp MO, Kubin K, Mang T, Hormann M, Metz VM. Three-dimensional volume rendering of multidetector-row CT data: applicable for emergency radiology Eur J Radiol. 2003;48(1):33–8.

Prokop M. General principles of MDCT. Eur J Radiol. 2003;45Suppl 1:S4–10.

Prokop M, Schaefer-Prokop C, Galanski M. Spiral CT of the lung. Technique, findings, value. Radiologe. 1996;36(6):457–69.

Bundesamt für Strahlenschutz, Deutschland: http//:www.bfs.de

2 Magnetresonanztomographie

T. J. Vogl, S. Schwarte

2.1 Einleitung

In den 50er Jahren entdeckten Bloch und Purcell, dass bestimmte Kerne (Nuklei) Resonanz besitzen und ein Radiosignal emittieren, wenn sie einem starken Magnetfeld ausgesetzt und mit Radiofrequenzenergie gepulst werden (englisch: Nuclear Magnetic Resonance, NMR). In den 70er Jahren konnten in den USA erstmals Verfahren in der klinischen Medizin eingesetzt werden, die auf dieser Technologie beruhen. Bald war es möglich, Bilder mit der NMR zu erzeugen. In den 80ern erzielte man an der University of California etliche Verbesserungen, die zusammenfassend als multi-slice-Technik bezeichnet werden. Unterdessen haben die technischen Entwicklungen u. a. dazu geführt, dass sich die Untersuchungszeiten weiter verkürzt haben und neue Spektren untersucht werden können.

1970er Jahre: Einführung der MRT

Entwicklung der Multi-Slice-Technik
- ▶ kürzere Untersuchungszeiten
- ▶ neue Spektren

2.2 Physikalische Grundlagen

Die Magnetresonanztomographie (MRT) oder Kernspintomographie, im englischen Nuclear Magnetic Resonance (NMR) oder Magnetic Resonance Imaging (MRI) genannt, erzeugt Bilder ohne ionisierende Strahlung, wie sie beim konventionellen Röntgen oder bei der Computertomographie (CT) zur Bildgebung eingesetzt wird. Die Bildgebung des menschlichen Körpers mittels der MRT basiert auf zwei physikalischen Prinzipien, dem Elektromagnetismus und der Resonanz.

MRT: Bilder ohne ionisierende Strahlung

Zwei Prinzipien: Elektromagnetismus und Resonanz

Aufbau und Funktion des MRT-Gerätes

Der Patient wird in einer schmalen Öffnung des MRT-Gerätes einem Feld eines sehr starken Magneten exponiert. In einer bestimmten Abfolge (Sequenz, siehe unten) werden in den menschlichen Körper Radiowellen (Pulse) gesendet, von denen jeder einen Antwort-Puls, auch Signal oder Echo genannt, im Gewebe generiert. Von der Antenne (Empfängerspule), die technisch auch die Sendespule ist, werden die Signale detektiert. Diese werden digitalisiert einem Computer übermittelt, der daraus die Bildpunkte berechnet und letztendlich das Bild erzeugt.

2.2.1 Prinzip

Kernspin der Atomkerne verursacht Magnetfeld.

Atomkerne mit ungerader Ordnungszahl weisen eine Eigenrotation (Kernspin) auf, die ein elektromagnetisches Feld erzeugt. Normalerweise sind die Atombewegungen hinsichtlich ihrer Ausrichtung ungeordnet und statistisch verteilt. In einem von außen angelegten Magnetfeld richten sie sich aber parallel oder antiparallel zu diesem Feld aus.

Relaxation der Wasserstoff-Kerne erzeugt elektromagnetische Welle.

Die MRT beruht darauf, dass körpereigene Wasserstoffkerne in einem Magnetfeld ausgerichtet werden. Eine direkte Messung der durch die Ausrichtung der Protonen entstandenen schwachen Magnetfeldstärke des menschlichen Körpers ist aber nicht möglich. Daher wird das Signal durch Resonanz des Kernspins mit eingestrahlten Radiofrequenz-Wellen verstärkt und verändert. Die ausgerichteten Protonen absorbieren diese elektromagnetischen Wellen definierter Frequenz. Dabei wird ihre Ausrichtung zum äußeren Magnetfeld gestört und sie erreichen einen höheren Energielevel. Bei der Rückkehr in den ursprünglichen Zustand (Relaxation) senden die Wasserstoffkerne ihrerseits messbare elektromagnetische Signale aus. Die Intensität dieser Signale hängt von der Dauer der Relaxation ab und ist an die verschiedenen chemischen Umgebungen der Protonen in den unterschiedlichen Geweben gebunden.

Signalintensität abhängig von Relaxationsdauer

T_1 und T_2 sowie Protonendichte beeinflussen MRT-Bild.

Die Relaxation wird durch zwei Zeitwerte charakterisiert: T_1 und T_2. Diese Relaxationszeiten sind für ein Gewebe unterschiedlich und differieren zusätzlich in physiologischen und pathologischen Zuständen. Ein weiterer Faktor ist die Protonendichte.

Magnetfeldstärke: 0,2–1,5 Tesla

Die Feldstärke des Magnetfeldes der MRT-Einheit beträgt 0,2 bis 1,5 Tesla, bei Geräten der neuesten Generation bis 3 Tesla.

2.2.2 Sequenzen

Durch variierte Sequenzen aus Radiofrequenz-Wellen unterschiedliche Bildgebung

Allgemein besteht eine Pulssequenz aus Radiofrequenz-Wellen, die in kurzen Zeitabständen emittiert werden. Die verschiedenen Sequenzen unterscheiden sich durch die Zeitintervalle, in denen die Wellen ausgesendet und gemessen werden. Es existieren viele unterschiedliche Sequenzen mit mehreren Variationen.

2.2.3 Datenverarbeitung und Auswertung der MRT-Aufnahmen

Bildkontrast wird von mehreren Faktoren beeinflusst.

Der Bildkontrast, d. h. der Helligkeitsunterschied zwischen unterschiedlichen Strukturen, ist vor allem von der chemischen Zusammensetzung der Gewebe abhängig, die durch T_1 und T_2 charakterisiert wird (vergleiche Abb. 2.1). Andere Faktoren sind Magnetflussdichte des MRT-Gerätes, Pulssequenz und Flusseigenschaften, z. B. Blut und Liquor.

hypointens = schwaches Signal → schwarz
hyperintens = starkes Signal → weiß

Die verschiedenen Signale werden als Grautöne auf einem Monitor ausgegeben. Ein schwaches Signal wird als hypointens bezeichnet und schwarz dargestellt. Ein starkes Signal wird als hyperintens bezeichnet und weiß dargestellt.

MRT-Bilder können nur T_1- oder T_2-gewichtet sein, reine T_1- oder T_2-Kontrastbilder können nicht erzeugt werden.

Für die T_1- und die T_2-gewichtete Bildgebung ergibt sich:

T_1-Wichtung: Hypointens (= dunkel/schwarz) sind Gewebe mit langer T_1 (Wasser wie Liquor, Gelenkspaltflüssigkeit), hyperintens (= hell/weiß) sind Gewebe mit kurzer T_1 (Fett, wie subcutanes Fettgewebe, Fett im Abdomen und Mediastinum und perimuskulär). Auch fetthaltige Gewebe, wie das Knochenmark Erwachsener sind hell (bei Kindern physiologisch und bei Knochenmarkerkrankungen dunkel). Allgemein können in T_1-gewichteten Sequenzen die anatomischen Strukturen sehr gut dargestellt und beurteilt werden.

T_1-Wichtung:
- Wasser hypointens
- Fett hyperintens

- Darstellung anatomischer Strukturen

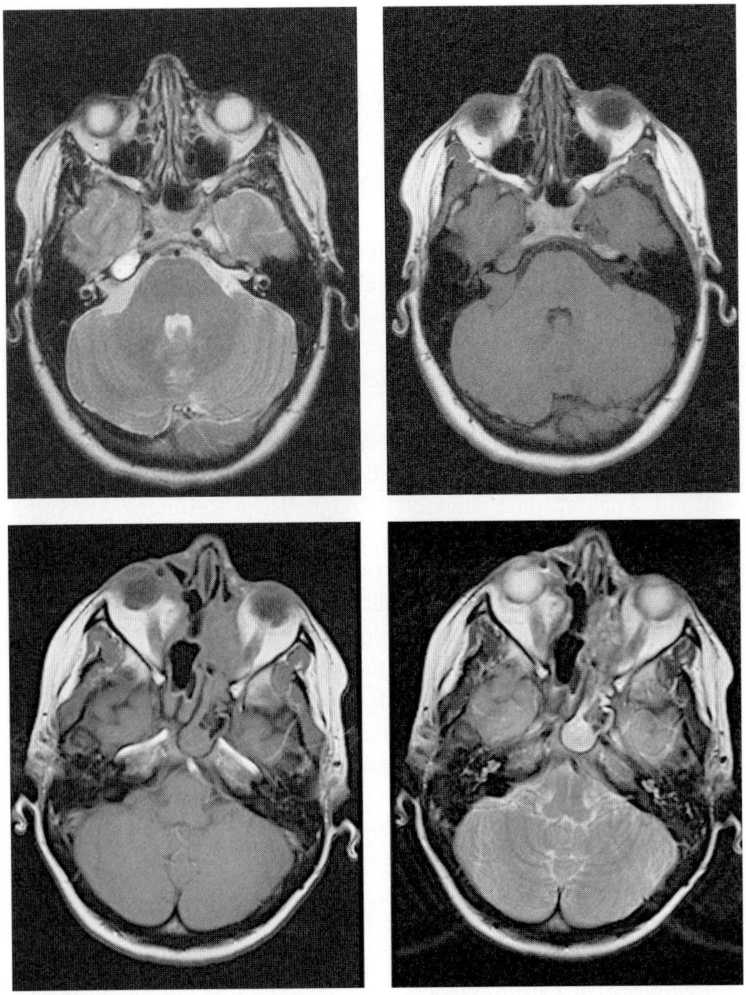

Abb. 2.1: Kernspintomographie, Diagnostik des Schädels: Dokumentation einzelner MR-Sequenzen: T_1-gewichtete Sequenzen, T_2-gewichtete Sequenzen in transversaler Schichtorientierung. Dokumentation von Tumoren der Schädelbasis wie auch chronisch entzündliche Veränderungen. Diese zeigen unterschiedliche Signalintensität.

T_2-Wichtung:
- Wasser hyperintens
- Fett hypointens

T_2-Wichtung: Hypointens sind Gewebe mit kurzer T_2 (Fett), hyperintens sind Gewebe mit langer T_2 (Wasser). Fett ist in beiden Wichtungen hell, jedoch in der T_2-Wichtung etwas dunkler als in der T_1-gewichteten Sequenz. In krankhaften Geweben haben Veränderungen in den Mikrotrabekulae der Zellen signifikante Effekte auf die Interaktionen zwischen Wasser und den Makromolekülen. Dies beeinflusst wiederum die charakteristischen Werte von T_1 und T_2. Zudem bewirken viele pathologische Veränderungen wie Entzündungen oder Tumoren ein wasserhaltiges Ödem.

- Detektion pathologischer Strukturen

2.3 Klinische Anwendung der MRT: Indikationen, Kontraindikationen und Sicherheit

Aufbau der MRT-Einheit

Die MRT-Einheit im Krankenhaus oder auch in der Praxis besteht aus:

1. Magnet (Hauptbestandteil des MRT-Gerätes), meist supraleitend (heliumgekühlt),
2. Radiofrequenz-Emissions-/Empfänger-Spule,
3. Gradientenspulen zur Schichtselektion,
4. Datenauswertungs- und -nachverarbeitungs-Systeme, Computer,
5. Stromversorgung,
6. Kontroll- und Display-Konsole.

Indikationen

Die MRT wird heutzutage hauptsächlich zum Erfassen von neurologischen und muskuloskelettalen Erkrankungen, zum Tumorstaging und zur Angiographie eingesetzt (Magnetische Resonanz-Angiographie = MRA, siehe unten).

- Neurologie: MRT kann Abnormitäten aufdecken, die CT verpasst.

Besonders in der Neurologie ist die MRT genauso wichtig wie die CT geworden, weil sie Abnormalitäten aufdecken kann, die die CT in einer signifikanten Fraktion von Patienten verpasst. Die MRT lässt das Ausmaß von Krankheiten besser erkennen und detektiert mehr Läsionen bei multifokalen Krankheiten.

- MRT geeignet für zahlreiche Fragestellungen in der Neurologie

Daher können die Möglichkeiten der MRT am besten bei folgenden Fragestellungen eingesetzt werden:

- Erkrankungen der weißen Substanz, besonders demyelinisierende Prozesse wie multiple Sklerose
- Schlaganfall
- Tumoren, insbesondere um die Sella turcica
- Infektionen
- vaskuläre Malformationen
- Erkrankungen des Spinalkanals und an der kraniovertebralen Junktion
- pathologische Prozesse in der Fossa posterior
- bei Patienten mit einem Fokus in der neurologischen Untersuchung und einer normalen CT

Was die Kontraindikationen betrifft, ist grundsätzlich zu beachten: Es dürfen keine ferromagnetischen Gegenstände in die Nähe des MRT gebracht werden! Durch die Anziehung des Magneten können sie sich in lebensgefährliche Geschosse verwandeln. Mitarbeiter müssen diesbezüglich selbst sorgfältig arbeiten und Patienten nach metallischen Fremdkörpern befragt werden.

Kontraindikationen:

- Keine ferromagnetischen Gegenstände in die Nähe des MRT bringen!

Die MRT hat keine bekannten unerwünschten Wirkungen auf den menschlichen Körper. Dennoch sollten wichtige absolute Kontraindikationen beachtet werden:

Absolute Kontraindikationen:

- Herzschrittmacher
- ferromagnetische Implantate

- Herzschrittmacher, elektrische Neurostimulatoren wie Cochlearimplantate;
- Ferromagnetische Implantate können im Magnetfeld wandern (z. B. intrakranielle Gefäßclips, Metallfremdkörper in Weichteilgeweben). Patienten mit solchen Implantaten dürfen daher nicht untersucht werden.

Neuere Clips sind nicht mehr aus ferromagnetischem Metall und Patienten mit Clips können nach kürzlich zurückliegenden neurochirurgischen Eingriffen im MRT ebenso wie Patienten mit endovaskulären Materialien (Stent, Cava-Filter, IUP) untersucht werden. Trotzdem sollte dies im Zweifelsfall unterbleiben!

Metallische Herzklappen sind bei der MRT nicht gefährdet, da sie durch ihre Funktion wesentlich stärker belastet sind als durch das Magnetfeld. Da extrakranielle Gefäßclips nur gering magnetisch sind und Osteosynthesematerialien aufgrund ihrer festen Einbringung nicht wandern können, stellen diese zwar keine Kontraindikationen für die MRT dar, können aber, wie alle metallischen Fremdkörper, Bildartefakte verursachen (siehe unten).

Bildartefakte durch metallische Herzklappen und extrakranielle Gefäßclips

Bisher wurde nicht bewiesen, dass die MRT keine Nebenwirkungen auf Feten hat. Daher versuchten früher viele Ärzte, die MRT bei schwangeren Frauen zu vermeiden. In Tierversuchen konnten jedoch keine Folgen beobachtet werden, so dass heutzutage, soweit möglich, die MRT bei schwangeren Frauen im Notfall der CT vorgezogen wird.

MRT bei Schwangeren möglich!

In einigen Fällen kann ein klaustrophobischer Anfall ausgelöst werden. Dagegen können ein beruhigendes Gespräch vor der Untersuchung oder bei besonders ängstlichen Patienten eine Sedierung helfen.

Klaustrophobischer Anfall im MRT-Gerät möglich

Die MRT hat immer noch einen gewichtigen Nachteil: Sie hat eine relativ niedrige Spezifität, weil sich T_1- und T_2-Werte überschneiden können.

Nachteil: geringe Spezifität

2.4 Artefakte

Artefakte der MRT-Bildgebung können durch viele Faktoren verursacht werden. Im Vergleich zur CT (siehe unten) sind diese vielfältiger und stören die Bildqualität auch stärker. Die fünf wichtigsten Bildartefakt-Ursachen sind:

MRT-Bildgebung wird gestört durch:

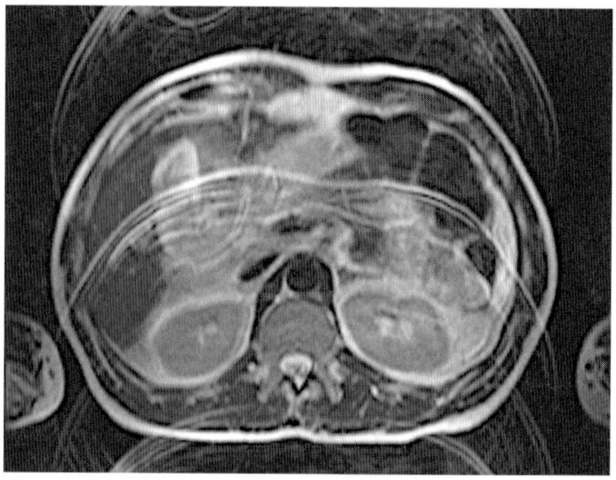

Abb. 2.2: MR-Tomographie, Diagnostik des Oberbauchs mit Darstellung der Leber, der Gallenblase und der Nieren. Dokumentation von Bewegungsartefakten durch die Atmungsbewegung.

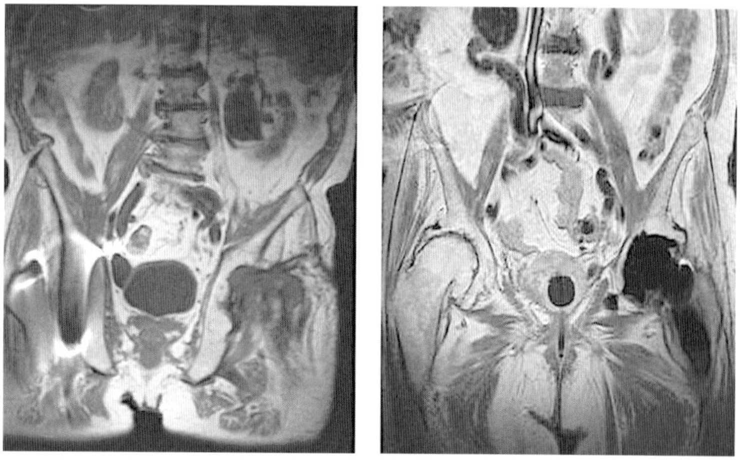

(a) (b)

Abb. 2.3: MR-Dokumentation des Beckens in koronarer Schnittführung. **(a)** Dokumentation von Artefakten durch Metalle wie das Hüftgelenk auf der rechten Seite. **(b)** Artefakte bei einem implantierten Hüftgelenk, linksseitig.

▶ Bewegungsartefakte

1. Bewegungsartefakte (vgl. Abb. 2.2): Körperbewegungen, Atembewegung, Herzschlag, Gefäßpulsationen;

▶ Metallartefakte

2. Metallartefakte (vgl. Abb. 2.3): Sie führen zur Signalauslöschung; z. B. stellt sich das umliegende Gewebe von Hüftprothesen dunkel dar.

▶ Flussartefakte

3. Flussartefakte wie z. B. die Flussbewegung des Liquors im Subarachnoidalraum; daher gibt es spezielle Sequenzen zur Unterdrückung dieses Störsignals („Absättigung des Liquors").

▶ Suszeptibilitätsartefakte

4. Suszeptibilitätsartefakte: Sie entstehen durch unterschiedliche Magnetisierbarkeit der Gewebe und bei Kontrastmittelgabe. Im

Allgemeinen werden sie durch ein inhomogenes internes Magnetfeld verursacht.

5. Geräteartefakte: Diese ergeben sich durch Inhomogenitäten des externen Magnetfeldes.

▶ Geräteartefakte

2.5 Vergleich der MRT mit anderen Bildgebungsverfahren/CT

Ein diagnostischer Test kann generell nur dann als brauchbar bezeichnet werden, wenn die durch ihn erhaltene Information zu einer Änderung der Therapie zum Wohle des Patienten führt. Eine allgemeine Aussage, welche Art der Bildgebung besser ist, kann nur schwer getroffen werden.

Es gibt einige Vorteile der MRT gegenüber anderen bildgebenden Verfahren:

Vorteile der MRT versus anderen bildgebenden Verfahren

1. Der Kontrast zwischen grauer und weißer Substanz des Gehirns ist besser sichtbar.
2. Die Läsionslokalisation ist präziser.
3. Transversale, sagittale und koronare Sektionen können ohne so genanntes Reformatting (das heißt ohne Nachberechnen der Bildpunkte aus einer Ebene in alle Ebenen) erhalten werden.
4. Krankheiten können oft früher und in vollständigem Ausmaß entdeckt werden.
5. Ionisierende Strahlung fehlt. Dies ist höher akzeptabel für Pädiater und regelmäßige Kontrollaufnahmen bei Nachsorge-Patienten.

Ein großer Vorteil der MRT insbesondere gegenüber der CT ist die Möglichkeit der multiplanaren Schnittführung, d. h. die MRT kann Bilder in jeder beliebigen Schichtebene – axial, koronar und sagittal und auch sonst jede individuell gewählte schräge Schnittführung – erzeugen. Zusätzlich ist eine bessere Gewebsdifferenzierung der Weichteilstrukturen mit der MRT möglich.

Vorteile MRT versus CT:
▶ multiplanare Schnittführung
▶ bessere Gewebsdifferenzierung

3D-Darstellungen können sowohl aus CT- als auch aus MR-Schichten angefertigt werden, jedoch werden sie bei der CT aus den Daten interpoliert, während die Bildpunkte der MRT direkt aus den gemessenen Signalen entstehen.

▶ 3D-Darstellungen

Ein anderer Vorteil der MRT ist außerdem die mögliche kontrastmittellose Darstellung der Blutgefäße in einer gänzlich nichtinvasiven Untersuchung (siehe unten).

▶ kontrastmittellose Darstellung

Zu den Nachteilen gehört eine längere Messzeit (Akquisitionszeit) der MRT, die 20 bis 30 min beträgt, während die Untersuchung bei der CT 5 bis 10 min dauert. Entsprechend treten bei der MRT häufiger Bewegungsartefakte auf, was aufgrund von Atembewegungen vor allem ein Problem bei Untersuchungen des Thorax und des Abdomens darstellt, bei Kopf und Extremitäten jedoch unwichtig ist.

Nachteile MRT versus CT:
▶ längere Messzeit
▶ Bewegungsartefakte

Sicherlich ist die MRT im Allgemeinen teurer als die CT. Eine cost-benefit-analysis oder evidenced-based Richtlinie bezüglich des Vergleichs der CT zu der MRT in der diagnostischen Wertigkeit muss aber für die jeweilige klinische Fragestellung einzeln abgeklärt werden. In ihrer wissenschaftlichen Aussagekraft ist sie am besten durch

Cost-benefit-analysis abhängig von klinischer Fragestellung

Tab. 2.1: Indikationen für MRT und CT

	MRT	CT
allgemeine Indikationen	Schwangerschaft Kinder Niereninsuffizienz Schilddrüsenerkrankungen	
		Patienten mit Herzschrittmachern oder ferromagnetischen Implantaten
muskuloskelettale Fragestellungen	okkulte Frakturen	komplexere Frakturen Mehrfragmentfrakturen Polytrauma
	ossäre Tumorinfiltration Muskel-, Knorpel- und Bänderverletzungen; Gelenkdiagnostik	Osteolysen
Thorax, Abdomen	Weichteiltumoren, Tumorstaging	Tumorstaging
		intrapulmonale Veränderungen
	MRA der Koronararterien	Koronarkalkscreening und CTA der Koronararterien
	Herzfunktionsuntersuchungen	
	Dünndarm-Darstellung (Sellink)	Virtuelle Koloskopie
Neuroradiologie	Kranium, weiterführende Diagnostik Tumoren Epileptischer Anfall	Kranium, Erstdiagnostik

randomisierte, doppel-blinde, prospektive klinisch-kontrollierte Studien zu bestätigen. Da diese oftmals nur mit enormem Aufwand durchführbar sind, ist allerdings die Studienlage eher dürftig. Es konnte bei der Frage des uterinen Zervixkarzinoms gezeigt werden, dass die MRT gegenüber der CT eindeutige Vorteile hat: Durch die MRT kann man die Tumorgröße genauer ausmessen, die Fragestellung, ob der Tumor die Zervix infiltriert hat oder nicht, kann besser bestimmt und die Ausdehnung in die Vagina, das Parametrium oder Myometrium besser beurteilt werden. Mit der MRT kann auch der Lymphknotenbefall (bei einer Inzidenz der Lymphknotenmetastasierung von ca. 50 %) besser evaluiert werden, insbesondere, wenn der Tumordurchmesser 3 cm erreicht.

MRT: größerer Nutzen bei uterinem Zervixkarzinom, Lymphknotenbefall

Es gibt Hinweise, dass insbesondere bei Tumorstaging-Untersuchungen die MRT aufgrund des besseren Weichteilkontrasts und der strahlenarmen Technik bessere Ergebnisse erzielt, auch wenn sie die genannten Nachteile gegenüber der CT aufweist. Insbesondere im Hinblick auf die regelmäßigen Nachuntersuchungen der Tumorpatienten ist die fehlende Strahlenbelastung der MRT optimal.

MRT erzielt bessere Ergebnisse bei Tumorstaging durch höheren Weichteilkontrast und fehlende Strahlenbelastung.

Insgesamt kann noch nicht eindeutig bestimmt werden, ob die CT oder die MRT am besten in der Kosten-Nutzen-Kalkulation für den Patienten ist.

Die Kosten einer MRT liegen zur Zeit zwischen 300 und 500 Euro.

Kosten: 300–500 Euro

2.6 Magnetresonanz-Angiographie (MRA)

Man kann die Bewegung des Blutes und die dadurch entstehenden Variationen in der Signalintensität sowohl zur morphologischen als auch zur quantitativen Darstellung der Blutgefäße nutzen. Die drei am häufigsten angewandten Techniken zur Angiographie mit der MRT (Magnetresonanz-Angiographie, MRA) sind folgende:

MRT erlaubt nichtinvasive und invasive Arten der Angiographie:

1. Time-of-Flight- (TOF-) Angiographie (nichtinvasiv)
2. Phasenkontrastangiographie (phase contrast angiography, PCA; nichtinvasiv)
3. Kontrastmittel-verstärkte MRA (contrast-enhanced MRA, CE-MRA; invasiv)

- Time-of-Flight-Angiographie und
- Phasenkontrastangiographie sind nichtinvasiv.
- Kontrastmittel-verstärkte MRA ist invasiv.

Die TOF und die PCA können als nichtinvasive Techniken angesehen werden, weil beide den fließenden Blutstrom als inhärentes Kontrastmedium nutzen. Dabei werden aber die Bilder durch verschiedene Methoden erzeugt. Die TOF verwendet amplitudenbasierte Flusseffekte mit unterdrückten Phaseneffekten (Abb. 2.4). Die PCA nutzt hingegen diese Phaseneffekte oder die Phasenänderungen der transversalen Magnetisierung. Die dritte Methode, die CE-MRA, ist die einzige invasive MRT: Sie benötigt die Injektion einer paramagnetischen Substanz (gewöhnlich Gadolinium), die den Kontrast nach Applikation in das Gefäßsystem verstärkt.

Jede dieser drei Techniken ist für eine jeweilige klinische Fragestellung besonders gut geeignet und daher entsprechend vom Radiologen auszuwählen.

Die Time-of-Flight-Angiographie ist hervorragend zur Visualisierung intrakranieller Blutgefäße geeignet, insbesondere solcher mit einem schnellen Blutfluss in einer kurzen Strecke mit einem möglicherweise gewundenen Verlauf (vgl. Abb. 2.4).

TOF: Visualisierung intrakranieller Blutgefäße

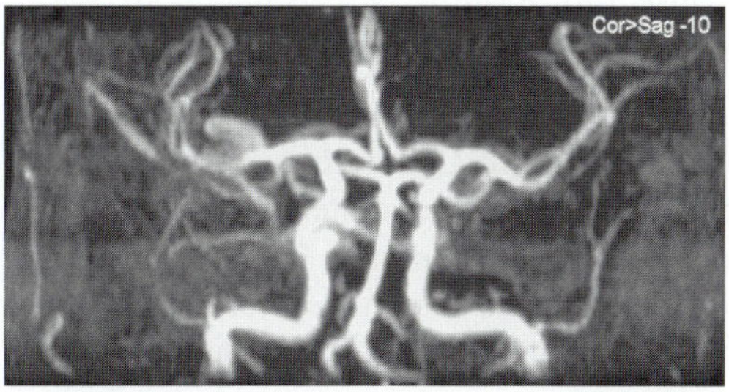

Abb. 2.4: Time-of-Flight-Angiographie der Kopfgefäße. MR-Tomographie, hochauflösend, 1,5 Tesla. MR-angiographisch zeigen sich kräftige intrazerebrale Gefäße, rechtsseitig ein Aneurysma der Arteria cerebri media.

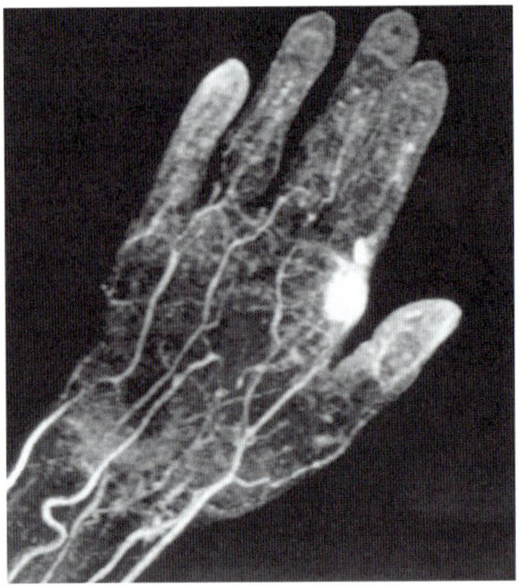
(a)

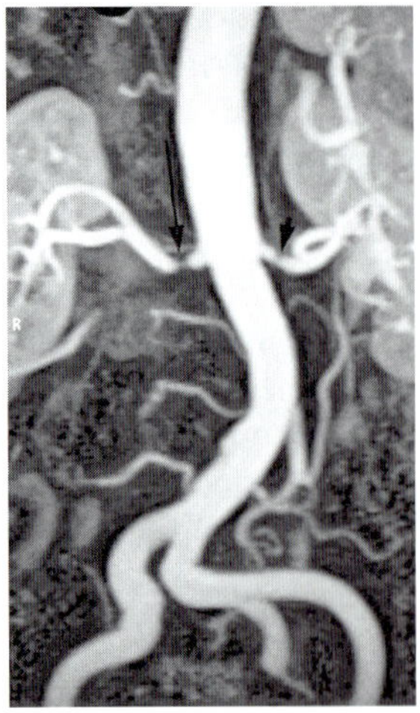
(b)

Abb. 2.5: **(a)** MR-Angiographie der Hand, Applikation von Kontrastmittel. Darstellung der Gefäße der Hand. Dokumentation des Gefäßtumors im Sinne eines Hämangioms, basisnah am zweiten Digitus. **(b)** Arterielle MR-Angiographie zur Fragestellung der Nierenarterienstenose. Aktuell zeigt sich die distale Bauchaorta. Dokumentation von Engstellen der Nierenarterien beidseits, rechts stärker im Vergleich zur linken Seite (Pfeile).

PCA: Demonstration längerer Blutgefäßstrecken

Kontrast-MRA: Darstellung von Thorax- und Abdominalblutgefäßen, Lungengefäßen

Die PCA wiederum kann gut Blutgefäße über eine längere Strecke demonstrieren, etwa im Hals-Nacken-Bereich. Sie ist auch besonders wertvoll, weil sie Flussquantifizierung erlaubt und die Möglichkeit der selektiven arteriellen bzw. venösen Darstellung bietet. Die kontrastverstärkte Angiographie produziert hoch auflösende (High-Resolution) Bilder der Thorax- und Abdominalblutgefäße in sehr kurzen Sequenzen. Bilder können innerhalb eines einzigen Atemanhalts erzeugt werden. Ein großer Fortschritt ist, dass inzwischen Lungengefäße dargestellt werden können.

2.6.1 Vergleich der MRA mit anderen Arten der Angiographie

Digitale Subtraktionsangiographie: interventionelle radiologische Untersuchung mit Gebrauch von Röntgenstrahlen

Durchführung der DSA

Die digitale Subtraktionsangiographie (DSA) stellt eine interventionelle radiologische Untersuchung mit Gebrauch von Röntgenstrahlen dar. Dabei wird zunächst eine so genannte „Leermaske“, eine Aufnahme der zu untersuchenden Region ohne Kontrastmittelgabe, erstellt. Danach wird über einen Katheter ein Kontrastmittel als Bolus appliziert, je nach Fragestellung intraarteriell oder intravenös. Der Katheter wird meistens in der so genannten Seldinger-Technik eingebracht: Zunächst wird nach perkutaner Punktion eines größeren peripheren Blutgefäßes durch die liegen gebliebene Kanüle ein elastischer Führungsdraht in das Gefäß eingeführt, dann die Kanüle entfernt und über den Führungsdraht ein röntgenpositiver Katheter in das Gefäßsystem unter Durchleuchtung eingeführt, über den dann nach Entfernung des Führungsdrahtes Kontrastmittel gegeben werden kann.

Es wird durchleuchtet und es werden auch einzelne Aufnahmen in zeitlicher Serie angefertigt, die vom Bildverstärkerausgang digitalisiert und abgespeichert werden. Der Bildprozessor subtrahiert die Maskenaufnahme von den Füllungsbildern. Die so entstehenden Gefäßbilder werden nach Digital-Analog-Umsetzung auf den Monitor gebracht.

Artefakte der DSA:

Im Wesentlichen sind nur zwei mögliche Artefakte störend, die allerdings durch EKG-Triggerung während der Untersuchung vermieden werden können:

▶ Subtraktionsartefakte

1. Subtraktionsartefakte: Gefäßstrukturen mit großem Kontrast und starken Pulsationen im Masken- und Füllungsbild lassen sich nicht zur Deckung bringen. Ursache sind u. a. Bewegungen des Patienten während der Untersuchung.

▶ Integrationsartefakte

2. Integrationsartefakte: Sie entstehen bei der Integration von Gefäßbildern mit unterschiedlichen Pulsationsphasen – der so genannte Time-Smear-Effekt.

DSA versus MRA:

▶ reines Gefäßbild
▶ höhere Strahlenbelastung

Im Vergleich zu den drei MRA-Techniken, von denen nur eine invasiv ist (CE-MRA), weist die DSA potenziell mehr unerwünschte Wirkungen auf, wie z. B. Gerinnungsstörungen, Kontrastmittelallergien oder Hyperthyreose. Ein Vorteil der DSA ist, dass ein reines Gefäßbild mit hohem Kontrast entsteht; ein Nachteil ist die etwas höhere Strahlenbelastung durch die Leeraufnahme.

MRA versus CT-Angiographie und Farb-Doppler-Sonographie in Diskussion

Neben der MRA und der DSA gibt es noch die CTA (Angiographie mittels CT) und die Farb-Doppler-Sonographie. Aussagen zu cost-benefit-/evidenced-based-Gesichtspunkten müssen zu der jeweiligen klinischen Fragestellung einzeln untersucht werden.

MRA Methode der Wahl bei Niereninsuffizienz

MRI/MRA kann kosteneffektiver sein als CT mit DSA oder CTA bei Kontrolluntersuchungen von endovaskulären Eingriffen von abdominellen Aortenaneurysmen, insbesondere hinsichtlich des Risikos einer kontrastmittelinduzierten Nephropathie. Daher sollte die MRA die Methode der Wahl sein bei Patienten mit einer schon bestehenden Niereninsuffizienz.

Angiographie bei Claudicatio intermittens:

▶ Diagnose: nur geringe Unterschiede in Kosten und Effektivität
▶ Angioplastie: DSA besseres Kosten-Nutzen-Verhältnis

Die Unterschiede in Kosten und Effektivität bezüglich der Claudicatio intermittens sind zwischen den diagnostischen Methoden nur gering; daher können die MRA oder die Duplex-Sonographie die DSA ohne wesentlichen Verlust in der Effektivität und mit einer geringen Kostenreduktion ersetzen. Natürlich bezieht sich dies nur auf die Diagnostik – müssen die Patienten zur Angioplastie, verschiebt sich das Nutzen-Kosten-Verhältnis zugunsten der DSA, da hier in der gleichen Sitzung noch interveniert werden kann, während die MRA bzw. die Duplex-Sonographie in diesem Fall nur zusätzliche Kosten verursachen.

Zuerst ist eine Duplex-Sonographie durchzuführen.

Die verschiedenen MRA-Techniken sind jedoch aufgrund ihrer physikalischen Komplexität artefaktanfällig. Es wird empfohlen, zuerst eine Duplex-Sonographie durchzuführen. Eine MRA sollte nicht grundsätzlich bei jedem Patienten durchgeführt werden. Ein günstiges Nutzen-Kosten-Verhältnis mit einer niedrigen langfristigen Morbidität und Mortalität von Duplex-Ultraschall, MRA und DSA konnte nur bei Patienten mit Verdacht auf eine 70 % bis 99 % Karotidstenose gezeigt werden.

2.7 Klinische Anwendung der Kardio-MRT (CMR)

Kardio-MRT hat inzwischen fast dieselbe klinische Bedeutung wie Echokardiographie.

Die Kardio-MRT (CMR) hat schon nahezu denselben Stellenwert in der Klinik erreicht wie die Echokardiographie. Ein Grund dafür ist, dass die Sequenzen durch Weiterentwicklung der Technik (u. a. Entwicklung spezieller Cine-Gradient-Echo- und Geschwindigkeits-encodierter Cine-MR-Sequenzen) schneller wurden. Außerdem sind die meisten Sequenzen EKG-getriggert, das heißt, die Sequenzen werden nur zu bestimmten Zeitpunkten im EKG (z. B. R-Zacke) gestartet und ausgelesen. So lassen sich die früher häufig aufgetretenen Bewegungsartefakte des schlagenden Herzens vermeiden (vergleiche Abb. 2.6).

Die CMR ist ein sich schnell entwickelndes Gebiet in der kardiovaskulären Radiologie. Sie trägt zu einem größeren Verständnis der Diagnostik und Therapie schwieriger klinischer Umstände bei und ist von großem Wert für Forschungsprogramme, in denen Auflösung, Präzision und Reproduzierbarkeit genauere Studien erlauben, die zudem schneller und billiger zu erhalten sind als in der Vergangenheit.

Indikationen zur Kardio-MRT:

- Goldstandard für nichtinvasive Bewertung der Herzmasse und -funktion

Die Indikationen zur CMR sind vielfältig. Die CMR ist ein akzeptierter Goldstandard für nichtinvasive, genaue und reliable Bewertung der Herzmasse und -funktion. Die Messungen der Viabilität, Myokardperfusion und Bildgebung der Koronararterien sind weit verbreitet und nehmen beständig zu. Die Untersuchungen selbst werden kosteneffektiver. Bei Patienten mit Herzversagen sind genaue und reproduzierbare Bewertungen zur Prognose wichtig. Diese können mit der CMR erreicht werden.

- Prävention und Diagnose von Herzkrankheiten

Die CMR kann in der Prävention der koronaren Herzkrankheit eingesetzt werden, wie zur Untersuchung des ventrikulären Remodelling nach Herzinfarkt, der genetischen Regulierung der linksventrikulären Hypertrophie, von Kardiomyopathien, zur hochauflösenden Myokardperfusion im Herzsyndrom X und zur Detektion der frühen Arteriosklerose.

Ventrikuläres Herzvolumen, Ejection fraction und Blutflussmessungen, inklusive Druckgradienten, und das pulmonar-zu-systemischem-Fluss-Verhältnis können berechnet oder direkt erhalten werden (Technik: Fast-Cine-MRI-Sequenzen, Phasenkontrast-MR-Flussgeschwindigkeits-Mapping und semiautomatische Analysensoftware).

- angeborene Herzerkrankungen

Eine wichtige Rolle spielt die MRT in morphologischen und funktionellen Untersuchungen angeborener Herzerkrankungen bei Kindern und Erwachsenen.

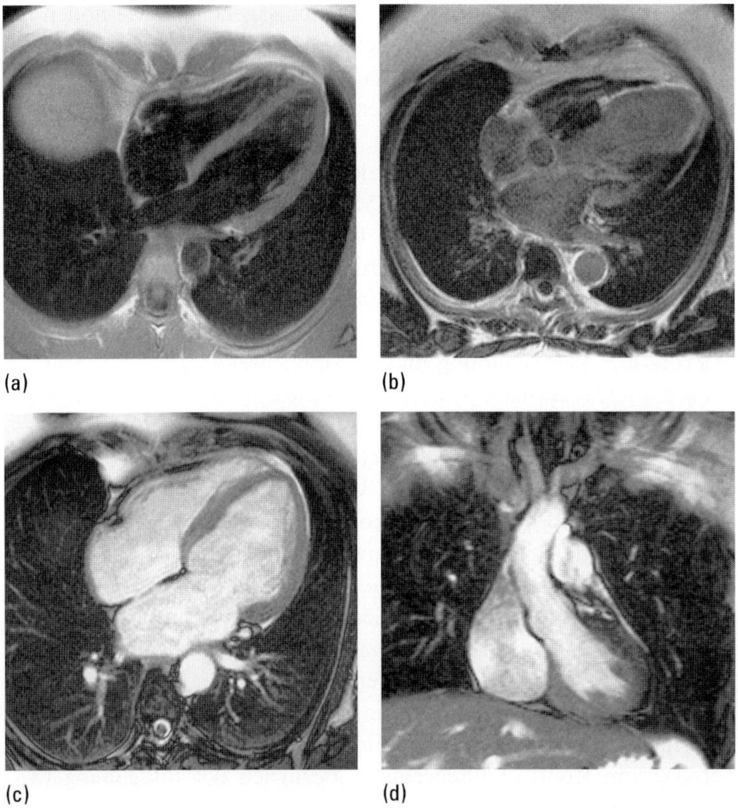

Abb. 2.6: Kardio-MRT. (a) Spinechosequenz. (b) T_2-gewichtete Spinechosequenz. (c) 3D-Sequenz. (d) Dynamische Flusstechnik mit Echtzeit-MR-Tomographie des Herzens.

Sie bietet eine nichtinvasive Methode zur Evaluation der biomechanischen Dynamik des Herzens. Sie ermöglicht Bilder des Herzens in den verschiedenen Phasen des Herzzyklus, mit deren Hilfe man die globale Herzfunktion bewerten und die regionale endokardiale Oberflächenfunktion bestimmen kann. Zusätzlich bietet sie detaillierte Informationen über Bewegung innerhalb der Herzwand, welche Berechnungen der regionalen Belastung und der damit verbundenen Bewegungsvariablen innerhalb der Wand erlauben – hier gibt es räumliche und zeitliche Variationen zwischen Gesunden und Kranken.

▸ Evaluation der biomechanischen Dynamik des Herzens

Flussmessungen mit der MRT spielen in vielen Bereichen der kardiovaskulären Diagnostik eine Rolle. Zur Bewertung valvulärer sowie angeborener Herzerkrankungen ist die MR-Flussmessung fest etabliert. Bereits routinemäßig wird die CMR bei Patienten mit koronarer Herzerkrankung zur Untersuchung von Herzmorphologie und -funktionen sowie bei Belastungstest zur Evaluation der Myokardperfusion und Kontraktionsfunktion eingesetzt. Die MR-Quantifizierung des Koronarflusses bei Vorliegen koronarer Herzerkrankungen macht die CMR in Verbindung mit anderen MR-Untersuchungen zu einem wichtigen klinischen Test in der Kardiologie.

▸ Flussmessungen in der kardiovaskulären Diagnostik

▸ routinemäßiger Einsatz bei Patienten mit koronaren Herzerkrankungen

▶ beste bildgebende Methode zur Untersuchung systolischer und diastolischer Funktionen

MRT-Untersuchungen sind die besten bildgebenden Methoden zur Quantifizierung der Myokarddicke, Myokardmasse, systolischen Myokarddicke, Kammervolumina, Auswurfleistung (ejection fraction) und anderen Parametern der globalen und regionalen systolischen und diastolischen Funktion.

▶ Bewertung der Myokardperfusion und der nichtinvasiven koronaren Angiographie

Die attraktivsten Bereiche in der kardiovaskulären Anwendung der MRT sind die Bewertung der Myokardperfusion und der nichtinvasiven koronaren Angiographie. Grundlegende Fortschritte sind in dieser Richtung bereits erzielt worden. Einige andere Entwicklungen im Bereich koronarer Herzerkrankungen haben begonnen: Hoch auflösende MRT wird zur Bildgebung und Quantifizierung arteriosklerotischer Plaquebildung und -zusammensetzung in vivo genutzt. Man hat intravaskuläre MR-Gerätschaften produziert, um MRT-gesteuerte Ballonangioplastien durchzuführen.

Unterscheidung von vitalem und nichtvitalem Myokard durch MRT wird getestet.

In Hinsicht auf die klinisch wichtige Unterscheidung von vitalem und nichtvitalem Myokard sind verschiedene MRT-Techniken geprüft worden. ^{31}Phosphor-Spektroskopie und die Creatin-Messung der ^{2}Wasserstoff-Spektroskopie sowie die ^{23}Natrium- und ^{39}Kalium-Spektroskopie geben Informationen bezüglich des Zellstoffwechsels. Die räumliche und zeitliche Auflösung der Techniken ist aufgrund der geringen Signalstärke begrenzt. Die MRT-Bildgebung umfasst Untersuchungen pathologischer Veränderungen der MR-Relaxationszeiten (T_1 und T_2), Wanddicke, Cine-MRI-Sequenzen kombiniert mit niedrig dosiertem Dobutamin, First-pass-Kontrastverstärkung und verzögertem Kontrastenhancement. Bezüglich der Bildgebung wird die Aussagefähigkeit der Cine-MRT, kombiniert mit niedrig dosiertem Dobutamin, durch die Hypothese unterstützt, dass die MRT-Technik über die Myokardvitalität informiert. Aktuelle Daten zeigen, dass die verzögerte Kontrastverstärkung das transmurale Ausmaß des vitalen Myokards anzeigt, unabhängig von der kontraktilen Funktion.

Kardio-MRT findet Defekte, die in Echokardiographie nicht nachweisbar sind.

Es wurde gezeigt, dass die CMR eine wertvolle Methode zur Detektion von postischämischen Narben, Aneurysmen, Pseudoaneurysmen, Septumdefekten, muralen Thromben und valvulären Regurgitationen darstellt. Einen besonderen Vorteil bietet sie, wenn diese Veränderungen nicht mit der Echokardiographie nachgewiesen werden konnten.

Kardio-MRT bei bestimmten Diagnosen besser geeignet als Echokardiographie

Die MRT ist gegenüber der Echokardiographie besser geeignet in der Diagnostik von partiell-anormaler Pulmonalvenenverbindung, ungedecktem Sinus, Anomalien der Pulmonalarterien, Aorta und systemischen Venen, komplexen Herzkrankheiten und postchirurgischen Folgen. Die biventrikuläre Herzfunktion ist reliabel untersuchbar mit Cine-MRT nach OP der Fallot-Tetralogie und Mustard-Operationen.

Vorteil der Kardio-MRT: Erfassung von myokardialer Anatomie, Struktur, Funktion, Fluss und Perfusion in einer einzigen Untersuchung

Zusammenfassend können mit der CMR die myokardiale Anatomie, Struktur, Funktion, Fluss und Perfusion in einer einzigen Untersuchung erfasst werden. Die Quantifizierung der globalen und regionalen Funktion von MRT-Untersuchungen ist präzise und in klinischen und experimentellen Studien reproduzierbar. Auch die Physiologie und Herzfunktion bei angeborenen Herzkrankheiten können prä- und postoperativ untersucht werden. Die MRT kann das Volumen und die Masse der unüblichen Ventrikelformen erfassen und die Geschwindigkeit und den Fluss messen. Dies hat neue Dimensionen in der Forschung der pädiatrischen Kardiologie eröffnet. Neuere Techniken wie Sauerstoff-sensitive MRT und echoplanare MRI versprechen weitere Fortschritte in diesem Feld.

2.8 Intraoperative MRT

MRT als Orientierungshilfe in Neurochirurgie

Die intraoperative MRT wird vorwiegend zur Orientierungshilfe bei neurochirurgischen Eingriffen genutzt. Dabei werden in der klinischen Routine präoperativ MRT-Bilder erzeugt und andere MR-Untersuchungen durchgeführt.

Kombination von CT, MRT und funktionellen bildgebenden Verfahren zur Korrelation von Funktions- und anatomischen Arealen

CT, MRT und funktionelle bildgebende Verfahren, z. B. Positronen-Emissions-Tomographie (PET) oder die funktionelle MRT (fMRT) erlauben eine frühere Diagnosestellung von pathologischen Prozessen im Gehirngewebe und eine genaue Lokalisation wichtiger Gehirnfunktionen (Sprache, Bewegungssteuerung, Gefühlswahrnehmung etc.) mit Darstellung des umgebenden gesunden Gewebes. Bei Kombination der Bilder können die Funktionsareale mit den anatomischen korreliert werden. Vor der OP werden hautfixierte Lokalisationsinstrumente und Sensoren am Patienten angebracht, die einen Abgleich zwischen den MRT-Daten und der aktuellen Patientenposition inklusive Atemgating ermöglichen. Mit einem Sensor an der Instrumentenbasis wird für starre Nadeln eine Echtzeitvisualisierung der Nadelspitze möglich, während der gesamte Eingriff außerhalb der CT/MRT-Öffnung durchgeführt wird. Das Navigationskonzept mit der MRT wird im Folgenden genauer erläutert.

Intraoperative Navigation mit CT und MRT zur Schonung des gesunden Gewebes

Das umgebende gesunde Gewebe ist bei einem Eingriff unbedingt zu schonen, weil nur so postoperative Ausfallerscheinungen vermieden werden können. Die hoch differenzierten Nerven des zentralen Nervensystems sind nur begrenzt regenerationsfähig und wachsen im Normalfall nicht nach. Da das Nervensystem sehr empfindlich auf Durchblutungsstörungen und mechanische operative Belastungen reagiert, sind genaue Kenntnisse über den Ort und die Umgebung des Krankheitsherdes äußerst wichtig. Diese Kenntnisse liefern CT und MRT.

Neuronavigation: Kopplung der CT- und MRT-Bilder mit Operationsgebiet

Die Bilder der CT bzw. MRT werden elektronisch mit dem Operationsgebiet gekoppelt, so dass man sich trotz der wenigen anatomischen „Landmarken" im Gehirn orientieren und etwa auch oberflächlich nicht sichtbare Tumore gut finden kann. Dieses Verfahren heißt Neuronavigation. Sie wird sowohl prä- als auch intraoperativ eingesetzt.

Durchführung der intraoperativen Navigation

Zur intraoperativen Navigation werden selbstklebende Hautmarkierungen, die zum Einrichten des Systems bei der Operation nötig sind, äußerlich am Kopf des Patienten befestigt. Nach abgeschlossener Bildgebung erfolgt die Übertragung der Bilddaten zum Navigationssystem. Anhand der dreidimensionalen Bilder kann der Chirurg vor Operationsbeginn die individuelle Anatomie bildlich durchwandern, sich den besten operativen Zugangsweg zum Krankheitsherd aussuchen sowie die Operation zunächst ohne Patient exakt planen und virtuell simulieren.

Nach Narkoseeinleitung erfolgt die Lagerung des Patienten für den neurochirurgischen Eingriff. Danach werden die gespeicherten Bilddaten im Computer mit der Lage des Patientenkopfes in Verbindung gebracht, indem die Hautmarkierungen mit einem elektronischen Zeigeinstrument (LED-Pointer) abgetastet und Computerbild- und Raumkoordinaten des Patienten inklusive Atemgating abgeglichen werden. Nach einem Plausibilitätscheck wird der operative Zugang festgelegt. Mit dem LED-Pointer wird die exakte Größe und Lokalisation des Knochendeckels auf die Kopfhaut des Patienten projiziert und angezeichnet. Danach wird der Hautschnitt geplant. Die Kopfhaare werden nur im Bereich des Hautschnittes entfernt. Nach Desinfektion und steriler Abdeckung des Operationsfeldes wird der LED-Pointer gegen einen sterilen LED-Pointer ausgetauscht, so dass sich der Operateur auch intraoperativ mit Hilfe des Navigationssystems orientieren kann. Aufgrund dieser genauen Zugangsplanung und der sicheren Ortsbestimmung des Krankheitsherdes kann die Operationsöffnung des Schädels klein und genau angepasst gehalten werden.

Neuronavigation hilft bei OP-Planung und intraoperativer Orientierung.

Zusammengefasst helfen computerunterstützte Navigationssysteme bei der neurochirurgischen Operationsplanung und der intraoperativen Orientierung. Sie erleichtern das Auffinden des Krankheitsherdes und verringern dadurch das Operationsrisiko. Durch den Einsatz der Navigation kommt der Neurochirurg zwei Grundprinzipien der modernen funktionserhaltenden Neurochirurgie, der Vermeidung chirurgisch verursachter Ausfallerscheinungen und der Verbesserung der postoperativen Lebensqualität, ein großes Stück näher. Es können Blutungen, neurologische und infektiöse Komplikationen vermieden werden. Damit ist die Navigation insbesondere in der pädiatrischen Neurochirurgie eine äußerst wichtige Methode.

- Vermeidung von Ausfallerscheinungen
- Verbesserung der postoperativen Lebensqualität

Direkte intraoperative Nutzung des MRT-Gerätes durch offene MRT

Weiterentwicklungen dieser Methode ermöglichen eine direkte intraoperative Nutzung des MRT-Gerätes, insbesondere bei minimalinvasiven neurochirurgischen Eingriffen. Auch wenn der Chirurg während der OP vor der Öffnung der MRT bleiben und damit aus größerer Entfernung den Eingriff vornehmen muss, konnte inzwischen durch die Entwicklung so genannter offener MRT eine größere räumliche Nähe zu den Patienten geschaffen werden. Das MRT-Gerät ist nicht mehr als Röhre gebaut, sondern ähnelt zwei übereinander stehenden Scheiben. Die offene MRT nutzt im so genannten Kern-Overhauser-Effekt die Anregung der Elektronen und die Auslese ihres Signals. Das hier geschaffene Niedrigmagnetfeld ist homogener und stabiler als das „Protonen-MRT“ der geschlossenen Vari-

- Vorteil: homogeneres, stabileres Magnetfeld

ante. Ein Nachteil der offenen MRT ist die schlechtere Bildqualität, die sich allerdings in der OP relativiert.

▶ Nachteil: schlechtere Bildqualität

Gemäß einer Studie verbessert die interventionelle Magnetresonanz während neurochirurgischer Eingriffe die Ergebnisse bezüglich eines verkürzten Krankenhausaufenthalts, sie vermindert Wiederholungseingriffe und reduziert Krankenhauskosten und -belastungen.

Interventionelle MRT verbessert Ergebnisqualität neurochirurgischer Eingriffe.

Zu den neu entwickelten neurochirurgischen Geräten zählt die perkutane intraspinale Navigation (PIN). Sie ermöglicht einen minimalinvasiven Weg in das menschliche Gehirn, indem experimentell mittels eines MRT-geführten Mikrokatheter-Mikroführungsdrahtes zunächst die subarachnoidale Komponente aufgesucht wird und dann multiple Gehirnfoci erfolgreich identifiziert und aufgesucht werden können.

Perkutane intraspinale Navigation ermöglicht minimal-invasiven Weg ins Gehirn.

2.9 RITA und MRT

RITA ist die Abkürzung für Radiofrequency Interstitial Tumor Ablation, ein Verfahren, das zur übergeordneten Radiofrequenz-Ablation (RFA) gehört. Die Radiofrequenztherapie (RF-Ablation) ist ein örtliches Therapieverfahren, das den Tumor oder die Metastase durch Hitze zerstört: Durch einen Radiofrequenzgenerator mit einer Leistung von ca. 50 W und einer Frequenz von ca. 460 Hz wird ein hochfrequenter Wechselstrom erzeugt, der über eine Sonde zu einem Temperaturanstieg im kranken Gewebe auf etwa 80 bis 100 °C führt und dieses an Ort und Stelle „verkocht“. Der Vorteil dieser Methode ist die gute Steuerbarkeit des Eingriffs, weil die Ausdehnung der Tumorzerstörung während der Energieapplikation durch das sonographische Bild kontrolliert werden kann.

Radiofrequency Interstitial Tumor Ablation, RITA: örtliches Therapieverfahren, das Tumore o. ä. durch Hitze zerstört.

Eine MRT-gesteuerte RITA kann nicht durchgeführt werden, da das eingesetzte Gerät aus Metall besteht. Zur MRT-gesteuerten Ablation ist die Laser-induzierte Thermo-Therapie besser geeignet, weil sie mit nichtmagnetischen Glasfaserkabeln arbeitet.

MRT-gesteuerte Tumorentfernung bei RITA nicht möglich

Der Patient wird mit einer speziellen Polsterung „geerdet“, um Stromschläge zu vermeiden. Je nach zugrunde liegendem Leiden und nach Zustand des Patienten wird die Art der Anästhesie (General-, Spinal- oder Lokalanästhesie) gewählt und durchgeführt. Danach wird ein Katheter in den zu behandelnden Tumor eingebracht und mit entsprechend temperierter Kochsalzlösung gekühlt. Die Platzierung wird durch Ultraschall oder CT gesteuert. Die Kontrolle der Tumorzerstörung erfolgt über die Sonde, und zwar je nach verwendetem Gerät über eine direkte Temperaturmessung oder eine Bestimmung der Leitfähigkeit des Gewebes (Impedanz) während des Eingriffs. Nach erfolgreicher Tumorbehandlung wird der Punktionsweg während der Sondenentfernung koaguliert, d. h. durch die Hitze verschlossen, um eine Tumorzellverschleppung zu vermeiden.

Durchführung der RITA

Steuerung durch Ultraschall oder CT

Die Dauer des Eingriffs beträgt je nach Größe und Anzahl der behandelten Läsionen zwischen einer und drei Stunden.

Erfolgsrate in der Diskussion

2.10 Stand der Forschung

Forschungsbereiche:
- Bildverbesserung
- Kontrastmittel

Zahlreiche Bereiche der MRT-Bildgebungsforschung beschäftigen sich mit der Maximierung des Bildkontrastes, der Senkung der Untersuchungszeit ohne Verlust der Auflösung und der Verbesserung von 3D-Techniken. Einige Kontrastmittel müssen ebenfalls noch weiter erforscht werden, z. B. das Gadolinium-DTPA oder -DOTA.

MRT-Spektroskopie für nichtinvasive Biopsien

Ein anderes Feld der Forschung beschäftigt sich mit der MRT-Spektroskopie (MRS) in der diagnostischen Radiologie. Hier wird ein konventionelles klinisches MRT-Gerät für eine nichtinvasive Biopsie der Chemie des menschlichen Körpers genutzt.

MRS als Ergänzung einer Routine-MRT

1982 wurden Hochfeld-Bilder und Phosphor-Spektren des Gehirns zum ersten Mal demonstriert. Mittlerweile kann die MRS mit einem klinischen MRT-Gerät mit ziemlich wenigen und kleinen Modifikationen durchgeführt werden: Während einer Routine-MRT können in zusätzlichen 20 min einige Spektrum-Typen gemessen werden.

MRS misst Signale unterschiedlicher chemischer Komponenten als Frequenzverschiebungen.

Im Unterschied zur konventionellen MRT misst die MRS die Signale von verschiedenen chemischen Komponenten des Patienten. Da Atomkerne in unterschiedlichen chemischen und damit magnetischen Umgebungen Resonanzen unterschiedlicher Frequenzen produzieren, werden sie an verschiedenen Positionen innerhalb eines Spektrums beobachtet. Diese Trennung der Resonanzfrequenzen wird chemische Verschiebung (chemical shift) genannt. Verschiedene chemical shifts erlauben die Identifzierung von individuellen Komponenten der Probe.

MRS möglicherweise geeignet für Tumor-Spektroskopien

Die Kerne der ^{31}Phosphor-, ^{1}H-, ^{19}F-, ^{13}C- und ^{2}H-Atome können bereits in präklinischen und klinischen Spektroskopien von Tumoren untersucht werden. Die meisten klinischen MRS von Tumoren beschäftigen sich mit Signalen von ^{31}Phosphor- oder ^{1}H-Atomen in endogenen Metaboliten oder ^{19}F-Signalen von Anti-Tumor-Medikamenten. Im Labor können auch ^{13}C- und ^{2}H-Kerne beobachtet werden, um exogen eingesetzte Substanzen zu untersuchen. Die MRS könnte daher Informationen hinsichtlich des Grades und des Status der Differenzierung eines Tumors bieten. Sie kann genauso genutzt werden, um die Antwort eines Tumors auf die Therapie zu überwachen und die pharmakokinetischen Eigenschaften einiger Chemotherapeutika zu untersuchen. Es wird sich aber erst noch zeigen, ob die MRS den gleichen Stellenwert wie die MRT als klinische Routinemethode einnehmen wird.

Literatur

Laubenberger T, Laubenberger J. Technik der medizinischen Radiologie: Diagnostik, Strahlentherapie, Strahlenschutz für Ärzte, Medizinstudenten und MTRA; mit Anleitung zur Strahlenschutzbelehrung in der Röntgendiagnostik. 6th ed. Köln: Deutscher Ärzte-Verlag, 1994.

Mezerich, R. Magnetic resonance imaging applications in uterine cervical cancer. Magn Reson Imaging Clin N Am. 1994;2:211–43.

Rinck AP. Magnetresonanz in der Medizin – Lehrbuch des European Magnetic Resonance Forum. 5th ed. Berlin: ABW Wissenschaftsverlag, 2003.

Vogl TJ. Risiken der Kernspintomographie. Selecta, Praxiskurier 1986;26.

Vogl TJ. Stellenwert der Kernspintomographie im Vergleich zur Computertomographie und konventioneller Röntgendiagnostik in der HNO-Heilkunde. VII. Radiologische Woche, Referateband 1986:85–93.

Vogl TJ. Kontrastmittelfreie Gefäßdarstellung mittels Magnetresonanzangiographie: Evaluierung für die phlebographische Diagnostik. Vasomed 1996; 1:13–22.

Vogl TJ. Percutaneous tumor ablation. Views in Radiology 2001;5:15–25.

Vogl TJ, Hoffmann Y, Mühler A, Felix R. Kontrastmittelunterstützte MR-Angiographie. Radiologe 1994;34:423–9.

Vogl TJ, Kutter RW, Schön K, Juergens M, Hepp W, Balzer JO, Steger W, Felix R. Perioperative Evaluierung von Arteria carotis interna Stenosen: Stellenwert der Multislab-MR-Angiographie. Zentrbl. Chirurgie 1996; 4:27–34.

Vogl TJ, Schmidt H. KST: Spektroskopie. In: Lissner J, Hrsg. Klinische Kernspintomographie. Stuttgart: Enke Verlag, 1990:159–76.

3 Digitales Röntgen

D. Kuritke

3.1 Einleitung

Die über 100 Jahre alte Röntgentechnik ist das bekannteste Diagnoseverfahren in der Medizin. Seit ihrer Erfindung hat sich am Prinzip des Projektionsverfahrens nichts geändert. Die Röntgenstrahlen werden beim Durchgang durch ein inhomogenes Objekt unterschiedlich geschwächt. Durch Wandlung der Röntgenstrahlung in sichtbares Licht wird das Schatten- oder Röntgenbild erzeugt. Bei dem klassischen analogen Film-Folien-Verfahren verursacht das in der Folie generierte Licht das Schattenbild auf dem Röntgenfilm. Moderne Systeme für die Radiographie erzeugen digitale Sofortbilder, deren befundrelevante Bildqualität bei gleicher Dosis mindestens vergleichbar mit den analogen Film-Folien-Systemen ist.

Prinzip: Unterschiedliche Schwächung der Röntgenstrahlen bei Durchgang durch inhomogenes Objekt

Moderne Systeme: digitale Sofortbilder

3.2 Die verschiedenen digitalen Röntgendetektoren

Ein Röntgendetektor soll die einfallende Strahlung möglichst vollständig absorbieren und in nutzbare Signale umwandeln. Abhängig von der medizinischen Fragestellung unterscheiden sich die digitalen Röntgendetektoren durch die Anforderungen der verschiedenen Aufnahme- und Untersuchungstechniken.

Einfallende Strahlung wird absorbiert und in nutzbare Signale umgewandelt.

Entsprechend des Einsatzes und der Aufnahmetechnologie werden folgende Systeme unterschieden:

Röntgendetektor-Systeme:

- Digitale Leuchtschirm-Radiographie: Die Röntgenstrahlung trifft auf einen Leuchtschirm. CCD- (Charge-coupled device-) Chips erzeugen digitale Teilbilder, die im Bildrechner zu einem Gesamtbild vereint werden. Die Bildqualität und der Dosisbedarf hängen vom Absorbermaterial und von der verlust- und abbildungsfehlerarmen Optik ab.

▶ digitale Leuchtschirm-Radiographie

- Speicherfolien-Radiographie (Digitale Lumineszenzradiographie, DLR, Computed Radiography, CR) für die allgemeine Radiographie und speziell für Bettaufnahmen: Die Energie der Röntgenstrahlung wird von der Speicherfolie absorbiert und in Form von Ladungszuständen gespeichert. Eine Leseeinheit liest das Röntgenbild aus und stellt es in digitaler Form zur Verfügung. Neue Speicherfolien bieten in der Zukunft eine deutlich verbesserte Lichtausbeute und ermöglichen somit eine bessere Bildqualität bei geringerer Strahlendosis.

▶ Speicherfolien-Radiographie für allgemeine Radiographie und Bettaufnahmen

Tab. 3.1: Die verschiedenen Prinzipien der Detektion von Röntgenstrahlen

Digitale Leuchtschirm-Radiographie
+ Digitale Echtzeitmethode
+ Preiswerte Alternative
– Dosisbedarf stark abhängig von Leuchtschirm
– Herstellung von verlustarmer- und abbildungsgetreuer Optik in Praxis eine sehr große Herausforderung

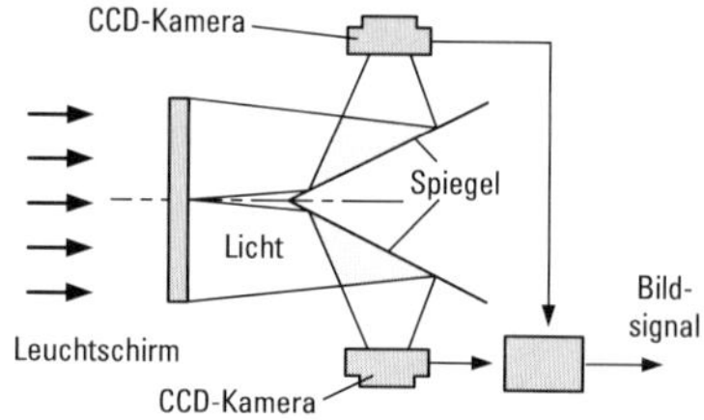

Digitale Luminizenz-Radiographie (DLR oder CR)
+ Größere Toleranz gegen Fehlbelichtung gegenüber Film
+ Handhabung wie Film-Folien-Kassette; Nachrüstung bestehender Aufnahmeplätze möglich
– Kompromiss zwischen Dosisbedarf und Ortsauflösung

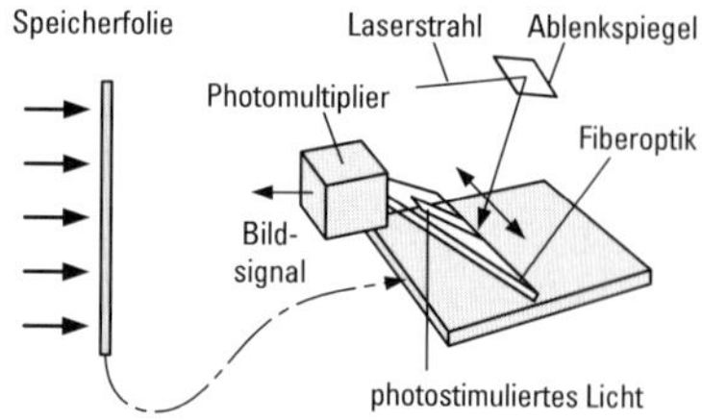

Selen-Trommel (elektro-direkt-Prinzip)
+ Großes Format möglich (Thoraxaufnahmen)
– Mechanisch bewegt, dedizierte Anwendung

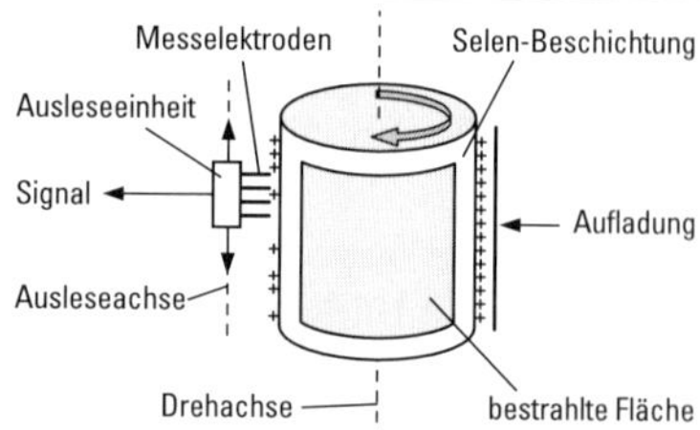

Festkörper-Detektor (elektro-direkt-Prinzip)
+ Hohe Ortsauflösungen möglich
+ Gute Dosisausbeute (DQE) bei niedrigen Energien (kV)
– Geringere Dosisausbeute (DQE) bei Energien (kV) im Bereich der Skelettradiographie

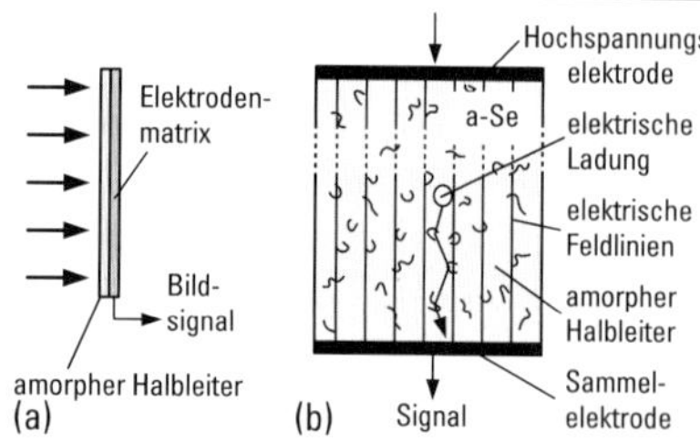

Festkörper-Detektor (opto-direkt-Prinzip)
+ Gute Dosisausbeute (DQE) bei Energien (kV) im Bereich der Skelettradiographie
+ Große Formate möglich

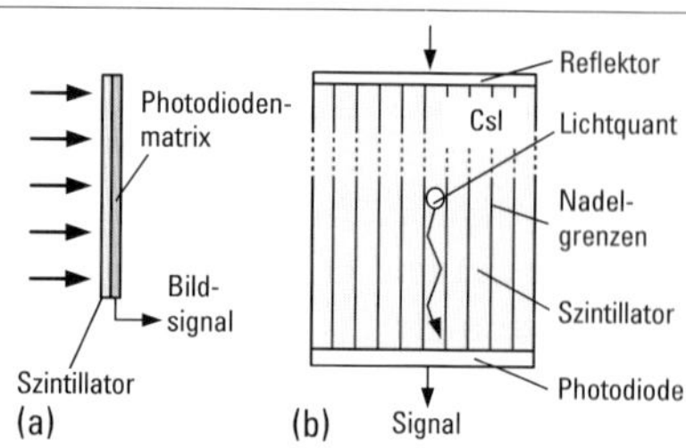

Röntgenbildverstärker-Radiographie
+ Sehr gute Quantennutzung im Vergleich zu Film-Folien-System
+ Fluoroskopie bei sehr kleinen Dosen möglich

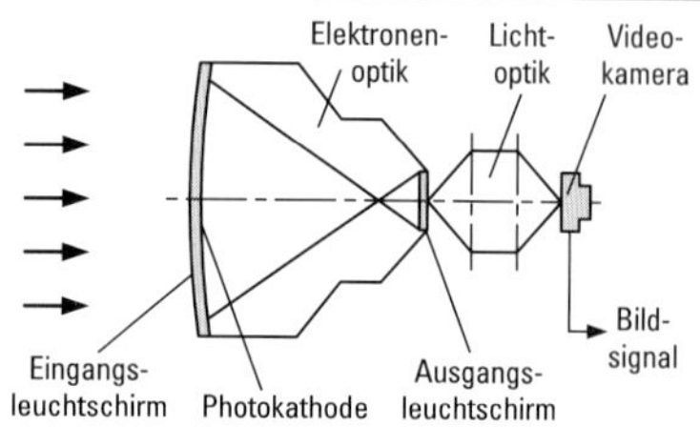

- Statische Flachdetektoren für die Radiographie von Thorax, Skelett und Mamma: Hier unterscheidet man Flachdetektoren mit direkter (elektro-direktes Prinzip) und indirekter (opto-direktes System) Konversion. Bei der direkten Konversion werden die Röntgenquanten in einer Halbleiterschicht aus Selen absorbiert und direkt in elektrische Ladungen umgewandelt. Bei der heute am weitesten verbreiteten indirekten Konversion erfolgt erst eine Umwandlung der Röntgenstrahlen in Licht und dann eine Konversion in elektrische Ladungen. Eine Ausleseeinheit wandelt die elektrischen Signale jeweils in eine Bildmatrix um.

▸ statische Flachdetektoren für Radiographie von Thorax, Skelett und Mamma

- Röntgenbildverstärker-Radiographie: Das Lichtbild des Eingangsleuchtschirmes wird in ein Ladungsbild umgewandelt. Eine anschließende elektronenoptische Verstärkung und Verkleinerung führt am Ausgangsleuchtschirm zu einem Lichtbild mit hoher Leuchtdichte, welches mit einer CCD-Kamera in ein digitales Bild gewandelt wird. Aufgrund der sehr guten Quantennutzung und der hohen zeitlichen Auflösung findet dieses Verfahren primär Anwendung in der digitalen Fluoroskopie bei den diagnostischen und interventionellen Verfahren der Radiologie, Angiographie und Kardiologie. Dynamische Flachdetektoren mit einer hohen Graustufenauflösung verbessern in Zukunft die Überstrahlungssicherheit und erhöhen die Erkennbarkeit von Objekten mit niedrigem Kontrastumfang.

▸ Röntgenbildverstärker-Radiographie mit dynamischen Flachdetektoren für Fluoroskopie in Radiologie, Angiographie und Kardiologie

3.3 Aktueller Stand der Gerätetechnik

Während der letzten Jahre wurden die ersten Röntgensysteme mit Flachdetektoren für die Radiographie, die Mammographie und die kardiologische Angiographie eingeführt und haben sich im klinischen Routinebetrieb bewährt. Damit ist die „digitale Lücke" der Radiographie innerhalb der Radiologie geschlossen und die digitalen Röntgen- und Angiographiesysteme sind neben den Verfahren CT und MRT eine von der Integration gleichberechtigte Modalität. Die neuen Systemkonzepte zeichnen sich besonders durch eine hohe Multifunktionalität und Flexibilität aus. Die Folge ist eine Reduzierung der Geräteanzahl und eine bessere Prozesseffizienz durch fachübergreifende Nutzung der Systeme.

Röntgensysteme mit Flachdetektoren:
▸ für Radio-, Mammo-, Angiographie
▸ multifunktionell
▸ flexibel

3.3.1 Skelett- und Thoraxradiographie

Die Radiographie war der erste Anwendungsbereich, in dem Flachdetektoren kommerziell zum Einsatz kamen. Damit wurde der klassische Röntgenarbeitsplatz durch die Integration von Detektoren im Rasteraufnahmetisch, Rasterwandgerät und Bildrechner mit rechnergesteuertem Röntgengenerator zum „high tech"-Arbeitsplatz. Ein neuartiges mechanisches Konzept zeigt Abb. 3.1. Dieses multifunktionale digitale Röntgensystem, das sich per Knopfdruck automatisch vom Bucky-Aufnahmetisch zum Lungenarbeitsplatz wandelt, enthält nur einen Detektor. Über intelligente Organprogramme werden Strahler und Detektor je nach Fragestellung in die ideale Position gebracht. Dieses einzigartige System bildet die Plattform für neue

Multifunktionale digitale Röntgensysteme für neue Applikationen wie Notfall- und Ganzbeinaufnahmen.

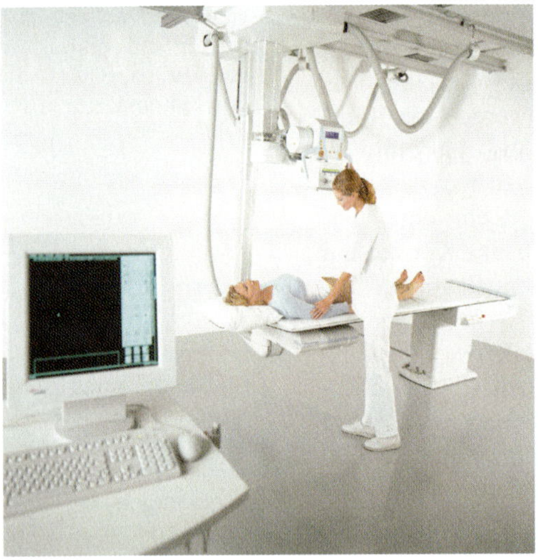

(a)

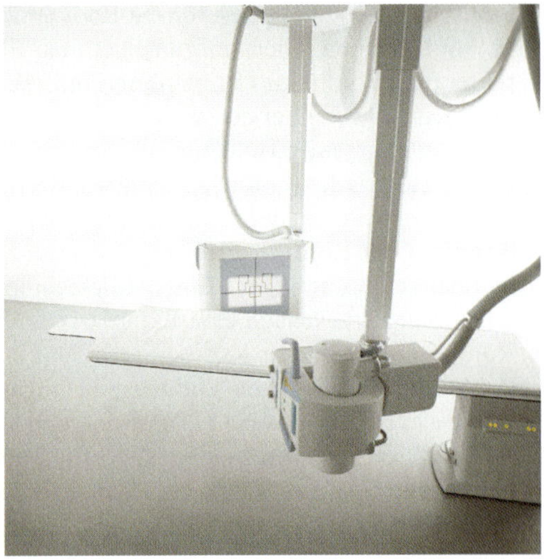

(b)

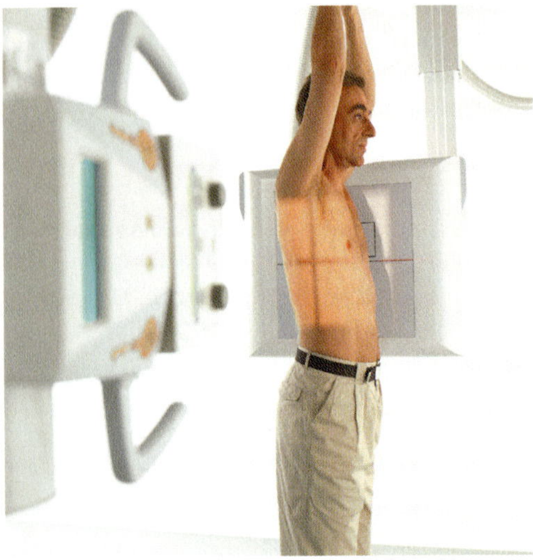

(c)

Abb. 3.1: Das multifunktionelle deckenmontierte Flachdetektor-Röntgensystem AXIOM Artis FX mit intelligenter Mechanik und Softwaresteuerung für den flexiblen Einsatz bei allen Röntgenaufnahmen.

Applikationen und innovative Merkmale, wie z. B. im Einsatz als Notfall-Aufnahmeplatz oder für vollautomatisierte Ganzbeinaufnahmen.

3.3.2 Mobile Aufnahmesysteme für OP und Intensivstation

Fahrbare Röntgengeneratoren für immobile Patienten in Operationssälen, auf Pflege- und Intensivstationen

Fahrbare Röntgengeneratoren werden hauptsächlich bei immobilen Patienten in Operationssälen, auf Pflege- und Intensivstationen eingesetzt. Aufnahmetechnisch werden hier zunehmend Speicherfolien eingesetzt. Der Vorteil ist, dass durch die lineare Gradation und dem damit verbundenen größeren Belichtungsspielraum von Speicherfolien kaum noch Fehlbelichtungen auftreten. Das MOBILETT Plus HP liefert Aufnahmen, die in nichts der Bildqualität stationärer Röntgenanlagen nachstehen. Dank der hohen Ausgangsleistung von bis zu 30 kW und 450 mA können extrem kurze Belichtungszeiten von bis zu 1 ms erreicht werden. Neueste Produktentwicklungen zeigen die Integration von mobilen Flachdetektoren mit Bildsystem in eine fahrbare Röntgeneinheit. Damit ist sofort nach Aufnahmeauslösung eine Kontrolle der Aufnahmequalität gegeben.

3.3.3 Mammographie

Die Bildgebung in der Mammographie hat spezielle hohe Anforderungen. Ein großer dynamischer Bereich des Bildsignals ist notwendig, da sowohl dichtes Drüsengewebe hoher Absorption mit darin eventuell enthaltenen diskreten Mikroverkalkungen als auch der Hautbereich mit sehr geringer Röntgenschwächung dargestellt werden muss. Für die Erkennung von Mikrokalzifikationen ist eine hohe Ortsauflösung erforderlich. Spezielle Speicherfoliensysteme, die Auflösungen von 50 µm erreichen, werden für die Vollfeldmammographie eingesetzt. Diese Systeme erreichen eine Bildqualität vergleichbar denen von Film-Folien-Systemen. Eine weitere Verbesserung des Untersuchungsablaufes wird mit den Flachdetektorsystemen erreicht. Es gibt Systeme mit einer aktiven Fläche von 19 cm × 23 cm und einer Auflösung von 100 µm auf der Basis indirekter Konversion mit Cäsiumiodid. Andere digitale Mammographiesysteme verwenden einen Detektor auf der Basis des Direktkonvertermaterials Selen. Die aktive Fläche ist hier mit 24 cm × 29 cm der größte derzeit verfügbare Flachdetektor mit einer Pixelauflösung von 70 µm. Die digitale Verfügbarkeit von hochauflösenden Mammographiebildern wird die Befundqualität durch die Befundung am Monitor wesentlich verbessern. Die digitale Verfügbarkeit von Mammographiebildern ermöglicht den Einsatz von CAD-Systemen (Computer Aided Detection), die unabhängig von der Arbeitsbelastung eine Bildauswertung mit gleich bleibender Qualität liefern. Auch der Einsatz der Telemammographie kann zur Unterstützung des diagnostizierenden Radiologen bei unklaren Befunden die Diagnosequalität steigern.

Speicherfoliensysteme für Vollfeldmammographie

Verbesserung der Befundqualität durch Befundung am Monitor

3.3.4 Angiographie

Die digitale Subtraktionsangiographie (DSA) ist immer noch die Methode der Wahl für die Gefäßdiagnostik. Obwohl viele diagnostische Angiographien durch nichtinvasive Methoden ersetzt werden, steigt die Zahl der jährlich durchgeführten Interventionen stetig. Daraus ergibt sich eine starke Nachfrage nach Dosisverringerung ohne Kompromisse bei der Bildqualität. Trotz der großen Fortschritte in der MR- und CT-Angiographie gilt die DSA nach wie vor als der Goldstandard in der Diagnostik von Durchblutungsstörungen.

Digitale Subtraktionsangiographie:

- Goldstandard in der Diagnostik von Durchblutungsstörungen

3.3.5 3D-Darstellungen in der Angiographie

3D-Bildeindruck durch Rotationsangiographie zur Bewertung komplexer Gefäßgebilde

Eine Weiterentwicklung der dynamischen Angiographie ist die Rotationsangiographie. Während das Bildgebungssystem um den Patienten dreht, werden bei gleich weit voneinander entfernten Winkelgraden zweidimensionale Bilder von kontrastmittelgefüllten Arterien erzeugt. Die Bildsequenz läuft dabei wie ein Kinofilm ab und gibt einen dreidimensionalen Bildeindruck wieder. Komplexe Gefäßgebilde lassen sich damit sicherer bewerten. Bisher wurden hierfür C-Bogensysteme mit Bildverstärker/Fernsehanlagen eingesetzt. Deshalb müssen die artefaktverzeichneten Einzelbilder mit einem Kalibrierungsverfahren korrigiert werden. Mit der bekannten Transformation aus der Computertomographie lässt sich anschließend ein dreidimensionaler Datensatz erzeugen. Der generierte Volumendatensatz kann nun mit einer 3D-Workstation mit den folgenden verschiedenen Nachverarbeitungsprogrammen visualisiert werden:

Visualisierung durch Nachverarbeitungsprogramme:

▸ Multiplanare Rekonstruktion

- Multiplanar Reformatting (MPR): Die multiplanare Rekonstruktion erlaubt, den 3D-Datensatz in beliebiger Orientierung zu schneiden und damit achsenparallele Gefäßlängs- und -querschnitte zu generieren.

▸ Surface Shaded Display

- Surface Shaded Display (SSD): Bei dieser Methode werden ein oberer und ein unterer Schwellen- oder Dichtewert gewählt. Alle zwischen diesen Grenzwerten gelegenen Dichtebereiche werden mit gleicher Intensität wiedergegeben. Dichteinformationen gehen dabei verloren, es bleibt aber ein räumlicher Effekt (Tiefeneffekt) erhalten.

▸ Maximum Intensity Projection

- Maximum Intensity Projection (MIP): Dies ist das am häufigsten eingesetzte Nachbearbeitungsprogramm. Nur das Volumenelement mit der höchsten Signalintensität (Maximum Intensity) wird zur Projektion verwandt. Alle Punkte mit geringerer Intensität werden verworfen. Der gesamte gemessene Gefäßbaum kann in frei wählbarer Betrachtungsebene dargestellt werden.

▸ Volume Rendering

- Volume Rendering (VR): Diese Technik erlaubt eine Berechnung der Oberfläche mit künstlicher Licht- und Schattenwirkung und generiert so einen dreidimensionalen Eindruck.

▸ Virtuelle Endoskopie

- Virtuelle Endoskopie (VE): Aus dem 3D-Datensatz lässt sich ein perspektivischer Eindruck generieren, indem eine künstliche Oberfläche rekonstruiert wird. Betrachtungswinkel, Lichtquelle, Tieferinformation, Schattierungseffekte und Oberflächeneigenschaften können dabei verändert werden.

Zusätzlich können mit den 3D-Datensätzen auch Distanzen, Flächen, Volumen und dreidimensionale Stenosen gemessen bzw. errechnet werden.

Anwendungen:

Der Einsatz dynamischer Flachdetektoren mit einer hohen Niedrigkontrastauflösung lässt neue Möglichkeiten für die interventio-

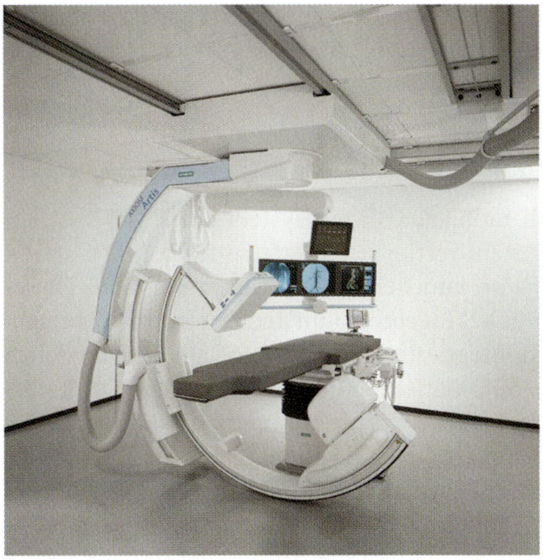

Abb. 3.2: Deckenmontiertes Einebenen-C-Bogensystem AXIOM Artis dTA für digitale Bildgebungsmethoden mit der Leonardo Workstation sowie der Software syngo InSpace 3D.

nelle Radiologie erkennen. Bisherige Anwendungen waren auf die Hochkontrast-Objekte fokussiert, wie kontrastmittelgefüllte Gefäße und Knochenstrukturen mit hoher Detailerkennbarkeit. So können mit dem Verfahren kleinste Strukturen wie z. B. Cochlear-Implantate exakt dargestellt werden. Die geometrische Auflösung liegt bei ca. 0,04 mm. Mit der hohen Kontrastauflösung von 14 Bit (16.384 Stufen) wird nun auch die Niedrigkontrastauflösung wesentlich verbessert. Erste Phantommessungen zeigten hier eine Niedrigkontrastauflösung von ca. 20 HE (Houndsfield-Einheiten). Ein Angiographiesystem mit dynamischem Flachdetektor kann deshalb zukünftig für Diagnose, minimal-invasive Therapie und auch für die Therapiekontrolle, z. B. bei der Behandlung von Leberläsionen, eingesetzt werden.

Bisher Beschränkung auf Hochkontrast-Objekte wie KM-gefüllte Gefäße, Knochenstrukturen, Cochlear-Implantate

Zukünftig Messung mit Niedrigkontrastauflösung bei minimal-invasiver Therapie und Therapiekontrolle möglich

3.3.6 Mobile C-Bogensysteme für den chirurgischen Einsatz

Durch die erhöhte Leistungsfähigkeit und neue Einsatzmöglichkeit mobiler C-Bögen haben sich die Anwendungsgebiete erweitert. Neue Betriebsarten wie DSA, Roadmap, isozentrische Projektionen und dosisreduzierende Maßnahmen bei höchster Bildqualität erweitern das therapeutische Einsatzspektrum. So werden heute C-Bögen in der Ambulanz, Orthopädie, Unfallchirurgie, Gastroenterologie, Gefäßchirurgie und minimal-invasiven Herzchirurgie eingesetzt. Die intraoperative zweidimensionale Bildgebung stößt oft bei der Durchführung von Osteosynthesen und anderen rekonstruktiven Eingriffen am Bewegungsapparat an ihre Grenzen, denn komplexe dreidimen-

Einsatz von C-Bögen in Ambulanz, Orthopädie, Unfallchirurgie, Gastroenterologie, Gefäßchirurgie und minimalinvasiver Herzchirurgie sionale Knochenstrukturen lassen sich nur unzureichend abbilden, und es bleibt eine Unsicherheit bezüglich der korrekten Rekonstruktion.

3.3.7 3D-Darstellungen in der Chirurgie

Kombination von CT-basierter Navigation und intraoperativer 3D-Bildgebung von knöchernen Strukturen

Mit dem isozentrischen mobilen C-Bogensystem SIREMOBIL Iso-C 3D ist erstmals ein System verfügbar, das die intraoperative dreidimensionale Bildgebung von knöchernen Strukturen gestattet. Dieses System kann neben der 2D-Bildgebung nun auch einen 3D-Volumendatensatz erzeugen. Ein integrierter Elektromotor am isozentrischen C-Bogen sorgt für eine automatische und kontinuierliche Orbitalbewegung und die 3D-Workstation generiert simultan den hochauflösenden isotropen 3D-Datensatz. Die 3D-Bilddaten werden als multiplanare Rekonstruktion in koronarer, sagittaler und axialer Projektion dargestellt. Eine Abbildung im SSD-Modus (Surface Shaded Display) ist ebenfalls möglich. Durch die Anbindung des SIREMOBIL Iso-C 3D an ein Navigationssystem mithilfe der integrierten Schnittstelle NaviLinkTM ist es möglich, die erzeugten 3D-Daten im DICOM-Format, inklusive Raumkoordinaten, direkt an das angekoppelte Navigationssystem zu übertragen. Die Vorteile der CT-basierten Navigation mit der dreidimensionalen Darstellung knöcherner Strukturen werden also mit den Vorteilen einer registrierfreien Navigation mit intraoperativer Bildgebung verknüpft. Dieses Verfahren gibt einen erheblichen Gewinn an Sicherheit, Qualität und unterstützt ein sehr standardisiertes Arbeiten im OP.

3.3.8 Maßnahmen zur Reduzierung der Strahlenexposition

Dosisreduktion durch:

- bessere Quantenausbeute der Flachdetektoren
- vollautomatische Einstellung der Aufnahmeparameter

Ziel ist eine Dosisreduzierung durch minimale Strahlenexposition ohne Kompromisse in der Bildqualität. Eine umfassende technische Größe ist die DQE (Detective Quantum Efficiency). Sie enthält neben der Modulationsübertragungsfunktion auch die Quanteneffizienz und das Rauschen des Systems. Die bessere Quantenausbeute der Flachdetektoren kann in vielen Fällen dazu genutzt werden, bei gleicher Dosis eine bessere Kontrast-Detail-Erkennbarkeit oder die gewohnte Detailerkennbarkeit mit geringerer Dosis zu erreichen. Der Quantenwirkungsgrad beträgt bei a-Si-Flachdetektoren im Arbeitsbereich von 45 kV bis 150 kV annähernd 80 %. Dieses Potenzial zur Dosisreduzierung kann aber nur dann umgesetzt werden, wenn die Arbeitsweise entsprechend angepasst wird. Moderne digitale Systeme erlauben dem Anwender durch viele innovative kombinierte Maßnahmen eine von der medizinischen Fragestellung abhängige weitere Dosisreduzierung. Heutige Systeme können über DICOM-Worklist die medizinische Fragestellung des Patienten direkt übernehmen und damit eine vollautomatische Einstellung der richtigen Aufnahmeparameter sicherstellen. Die ständige Messung der Patiententransparenz sichert stets die optimale Bildqualität für Durchleuchtung und

Aufnahme bei geringster Dosis. Um die minimale Hautdosis durch Kupferfilterung zu erreichen, werden variable Cu-Filter (0,2 mm bis 0,9 mm) entsprechend dem Patientengewicht und der Angulation des C-Bogens automatisch in der Strahlerblende eingefahren, ohne dass vom Anwender eine Interaktion notwendig ist. Diese zusätzlichen Cu-Filter verringern die Hautdosis bis zu 70 %. Die Einstellung der Primärblenden bzw. der halb transparenten Filter erfolgt strahlungsfrei durch ein graphisches Feedback im letzten Speicherbild. Auch eine Patientenpositionierung durch Tischverschiebung ist ohne Strahlung möglich, da auch hier das virtuelle Röntgenfeld grafisch am Bildmonitor angezeigt wird.

- minimale Hautdosis durch variable Kupferfilter
- strahlenfreie Patientenpositionierung durch virtuelles Röntgenbild

Eine wesentliche Dosisreduzierung wird durch gepulste Durchleuchtung bei langen Prozeduren erreicht. Der Anwender kann die Pulsfrequenz (zeitliche Auflösung) auf die klinischen Anforderungen abstimmen und sie von 30 Pulsen/Sekunde in mehreren Schritten bis auf 0,5 Pulse/Sekunde reduzieren. Auch eine EKG-getriggerte Strahlungsauslösung hat bei bestimmten Fragestellungen eine wirksame Dosisreduzierung zur Folge. Mit diesen innovativen Maßnahmen und einem passiven Strahlenschutz wie z. B. Bleischürzen, Schutzbrillen usw. ist eine Reduzierung der Strahlung auf einige Prozent im Vergleich zu früheren Systemen mit kontinuierlicher Durchleuchtung möglich.

- gepulste Durchleuchtung bei langen Prozeduren

3.4 Röntgenkontrastmittel

Alle im klinischen Gebrauch befindlichen Röntgenkontrastmittel (KM) auf Iodbasis enthalten einen lipophilen iodhaltigen Benzolring (Triiodbenzoesäure) als Grundstruktur. Iod zeichnet sich durch drei essenzielle Eigenschaften für ein Kontrastmittel aus: hohe Kontrastdichte, geringe Toxizität sowie ein chemisches Verhalten, das die feste Bindung an den vielfältig variierbaren Benzolring erlaubt. In dem symmetrisch substituierten Triiodbenzol ist das Iod fest gebunden; der Iodgehalt des Grundmoleküls ist mit 84 % extrem hoch. Bis in die späten 1960er Jahre verwendete man eine mit einer ionisierenden Carboxylgruppe versehene Variante solcher Kontrastmittel. Diese Modifikation verlieh dem Molekül eine extreme Hyperosmolarität gegenüber dem Plasma. Durch Veränderungen der Grundstruktur entstanden schließlich nichtionische Kontrastmittel auf gleichfalls monomerer Basis, die eine deutlich reduzierte Osmolarität aufweisen. Gleichzeitig mit der Verringerung der Osmolarität wurde durch Fortfall der Carboxylgruppe und verbesserte Abschirmung des toxischen, lipophilen Molekülzentrums eine geringere Chemotoxizität erreicht. Das erste dimere nichtionische (aus zwei gekoppelten Benzolringen bestehende) Kontrastmittel kam 1988 in den Handel. Dieses Präparat ist fast isoosmolar zum Plasma und weist eine höhere Viskosität auf, was die rasche Applikation erschweren kann. Analog den Erfahrungen bei der Einführung niedrigosmolarer nichtionischer Kon-

Iod: essenzielle Eigenschaften für KM
- hohe Kontrastdichte
- geringe Toxizität

Weniger Nebenwirkungen durch Einsatz niedrigosmolarer nichtionischer sowie dimerer isoosmolarer Kontrastmittel

trastmittel wurde durch die Entwicklung dimerer isoosmolarer Kontrastmittel eine weitere Senkung unerwünschter Wirkungen erwartet. Abgesehen von Vorteilen bei der Myelographie konnte die erwartete bessere Verträglichkeit dimerer gegenüber monomeren nichtionischen Kontrastmittel jedoch nicht belegt werden.

3.4.1 Prophylaxe und Risiken von Kontrastmitteln

Nebenwirkungen von Kontrastmitteln:

Röntgenkontrastmittel können eine Vielzahl unerwünschter Nebenwirkungen auslösen. Zwei wesentliche werden kurz vorgestellt, die allergoiden Reaktionen und die Nephropathie.

3.4.2 Unverträglichkeitsreaktionen

Unverträglichkeitsreaktionen

- genauer Pathomechanismus unbekannt
- keine diagnostischen Tests
- meist leichte, selten schwere Reaktionen
- Spätreaktionen eine Stunde bis eine Woche nach KM-Applikation
- viele Symptome, insbesondere Hautreaktionen

Unverträglichkeitsreaktionen sind ein bekanntes Risiko der Anwendung von Röntgenkontrastmitteln. Sie werden nicht durch eine Antigen-Antikörper-Reaktion hervorgerufen. In Studien wurde gezeigt, dass Kontrastmittel einige Vermittler wie Histamin, Serotonin, Bradykinin, Prostaglandine, Leukotriene und Komplementfaktoren aus Mastzellen, Basophilen und möglicherweise auch aus Endothelzellen freisetzt. Allerdings kennt man den genauen Pathomechanismus der Kontrastmittelunverträglichkeit nicht. Daher ist es auch schwierig vorauszusagen, welche Patienten reagieren werden und welche nicht. Aktuell existieren auch keine diagnostischen Tests zu dieser Problematik.

Die meisten Reaktionen sind eher leicht und zeigen sich in Symptomen wie Übelkeit, Pruritus und Diaphorese. Allerdings treten auch mittelschwere Reaktionen wie Juckreiz, Erbrechen, Larynxödem und Bronchospasmus auf. In seltenen Fällen kann es auch zu schweren Reaktionen wie Schock, Lungenödem und Herzstillstand kommen.

Bei den monomeren nichtionischen Kontrastmitteln wurden zur Beurteilung der systemischen Kontrastmittelverträglichkeit vorwiegend die Häufigkeit und die Intensität allergoider Akutreaktionen zugrunde gelegt. Erst mit der intravasalen Anwendung der dimeren nichtionischen Kontrastmittel und den dabei beobachteten Spätreaktionen richtete sich die Aufmerksamkeit der Untersucher auch auf diese Effekte. Die Definition der Spätreaktion blieb jedoch relativ ungenau, und zwar sowohl im Hinblick auf den Zeitpunkt des Auftretens als auch im Hinblick auf die hervorgerufene Symptomatik. Die derzeit gebräuchliche Definition besagt, dass Spätreaktionen im Zeitraum von einer Stunde bis einer Woche nach Kontrastmittelapplikation auftreten können. Dazu zählt eine Vielzahl von Symptomen (U. a. sind Übelkeit, Erbrechen, Kopfschmerzen, Fieber, Muskelschmerzen und Hautreaktionen beschrieben worden.), die nur teilweise auch kausal auf das Kontrastmittel zurückzuführen sind. Hervorzuheben sind die Hautreaktionen (makulopapulöses Exanthem oder Urtikaria bzw. Angioödem), da sie tatsächlich auch ursächlich mit der Kontrastmittelgabe in Zusammenhang stehen. Ihre Ausprägung ist meist milde und selbstlimitierend. Diese Spätreaktionen kommen sowohl bei nichtionischen monomeren wie auch bei den dimeren Kontrastmitteln vor. Die Rate scheint jedoch bei den dimeren nichtionischen Kontrastmitteln leicht erhöht zu sein.

▸ Ausprägung meist milde und selbstlimitierend

Bestimmte Patientengruppen wurden als Risikopatienten für eine Kontrastmittel-Anwendung identifiziert. Dazu zählen Patienten mit einer früheren Kontrastmittel-Reaktion sowie Patienten mit Asthma, allergischen Hautreaktionen und mit Allergien auf andere Arzneimittel, also Patienten mit allergischer Disposition generell. Es hat sich gezeigt, dass auch Patienten, die Beta-Blocker einnehmen, ein signifikant höheres Risiko für überempfindliche Reaktionen, insbesondere Bronchospasmus, aufweisen. Des Weiteren kann die Therapie mit Adrenalin durch die kompetitive Hemmung (Beta-Blocker) erschwert sein. Patienten mit mittelschweren oder schweren Kontrastmittel-Reaktionen in der Anamnese zählen zu den Hochrisikopatienten.

Risikoindikationen für KM-Anwendung:

- Asthma
- generelle allergische Disposition
- Beta-Blocker

Folgendes Vorgehen bei Hochrisikopatienten wird empfohlen:

Vorgehen bei Hochrisikopatienten

1. Sorgfältige Indikationsstellung zur Kontrastmittelgabe, strenge Nutzen-Risikoprüfung;
2. Anwendung niedrigosmolarer Kontrastmittel (in Deutschland nicht relevant, da nur noch diese für die intravasale Anwendung zugelassen sind);
3. Präsenz von entsprechend geschultem Personal und Notfallausrüstung während der Untersuchung;
4. Prämedikation nach dem Protokoll für Hochrisikopatienten:
   a) Diphenhydramine 50 mg i. m./i. v./p. o. eine Stunde **vor** der Prozedur;
   b) Prednison (es können auch äquivalente Dosen parenteraler Kortikoide verwendet werden, z. B. Hydrocortison 200 mg) 50 mg p. o. 13 Stunden, 7 Stunden und eine Stunde **vor** der Untersuchung;
   c) Ephedrin-Sulfat 25 mg p. o. eine Stunde **vor** der Untersuchung (optional, wird kontrovers diskutiert);
   d) Cimetidine 300 mg p. o./i. v. eine Stunde **vor** der Untersuchung (optional, wird kontrovers diskutiert);
5. Absetzen von Beta-Blockern, falls möglich.

3.4.3 Nephrotoxizität

Nephrotoxizität

Gerade auch aufgrund der überwiegenden Ausscheidung der Kontrastmittel über die Nieren spielt deren Nierenverträglichkeit eine besondere Rolle. Die in Zusammenhang mit der Kontrastmittel-Anwendung beobachteten nephrotoxischen Effekte und die damit verbundenen Nierenschädigungen waren und sind daher auch Gegenstand zahlreicher Untersuchungen. Wahrscheinlich führen vasoaktive Substanzen wie Endothelin, welches vom Gefäßendothel der

- stark verminderten Harnausscheidung
- Pathogenese der KM-Nephropathie nicht genau geklärt
- gefährdet: Patienten mit Nierenfunktionsstörungen
- klinisch bedeutsame akute Nierenfunktionsstörungen extrem selten
- Risiko bei Patienten mit Diabetes und Nephropathie ca. 9 %

Niere freigesetzt wird, zu Gefäßverengungen und in der Folge zur stark verminderten Harnausscheidung. Genau geklärt ist die Pathogenese der Kontrastmittelnephropathie jedoch nicht. Es ist aber bekannt, dass die Anwendung iodierter Kontrastmittel insbesondere bei prädisponierten Patienten zu einer Kontrastmittelnephropathie führen kann. Gefährdet sind prinzipiell alle Patienten mit Nierenfunktionsstörungen, insbesondere jedoch Patienten mit diabetischem Nierenleiden.

Aus einer prospektiven Studie ist bekannt, dass klinisch bedeutsame akute Nierenfunktionsstörungen sowohl bei gesunden Patienten als auch bei definierten Risikogruppen wie Diabetikern ohne Niereninsuffizienz oder Nicht-Diabetikern mit Niereninsuffizienz extrem selten sind. In der gleichen Studie wird das Risiko für ein klinisch bedeutsames akutes Nierenversagen bei vorbestehendem Diabetes und Nephropathie mit 9 % angegeben. Diese Daten beziehen sich auf hochosmolare Röntgenkontrastmittel, die im Vergleich mit niedrigosmolaren Kontrastmitteln laut einer zwischenzeitlichen Analyse für Patienten mit bestehender Nierenfunktionsstörung beinahe eine Risikodoppelung bedingten.

3.4.4 Empfehlungen zur Prävention der Kontrastmittelnephropathie

Prävention:

- ausreichende Hydratation
- sparsame KM-Applikation

Risikopatienten:

Kontrastmittel-Exposition nur nach strenger Nutzen-Risiko-Abwägung

Zur Minimierung des Risikos einer Nephrotoxizität ist es essenziell, potenzielle Risikopatienten zu identifizieren. Ein niedriges Risiko weisen Patienten ohne vorgeschädigte Niere (z. B. auch Diabetiker mit normaler Nierenfunktion) auf. Hier sind eine ausreichende Hydratation und eine sparsame Kontrastmittelapplikation ausreichende Präventivmaßnahmen.

Generell sollten Risikopatienten nur nach strenger Nutzen-Risiko-Abwägung einer Kontrastmittel-Exposition ausgesetzt werden. Die meisten Autoren betrachten als mittleres Risiko: eine vorbestehende Niereninsuffizienz (Kreatinin > 1,5 mg %), Herzinsuffizienz, Dehydratation, Multiples Myelom oder nephrotoxische Begleitmedikation (z. B. ACE-Hemmer, nichtsteroidale Antiphlogistika, Diuretika, Aminoglykoside, Zytostatika, Virostatika, Antimykotika, Lithium-Verbindungen usw.). Als hohes Risiko gilt die Niereninsuffizienz mit einem Kreatinin > 4 mg %. Außerdem zählen Patienten mit einer diabetischen Nephropathie zu dem Hochrisikokollektiv. Für Patienten mit mittlerem oder hohem Risiko werden neben den genannten allgemeinen spezielle Präventionsmaßnahmen empfohlen: Das Absetzen nephrotoxischer Begleitmedikation bis 48 h vor und nach Kontrastmittel-Gabe, orale Rehydratation, Acetylcystein 600 mg 2-mal/d p. o. einen Tag vor und am Tag der Untersuchung, Theophyllin 200 mg 2-mal/d p. o. einen Tag vor und am Tag der Untersuchung. Bei mittlerem und hohem Risiko sollte eine Bestimmung des Kreatinins 72 h p. i. erfolgen, bei einem Anstieg von > 0.5 mg % sind weitere Kontrollen und gegebenenfalls ergänzende Maßnahmen notwendig.

3.4.5 Hinweise bei Kontrastmittelzwischenfällen

Wesentliche Voraussetzung für die Arbeit mit Kontrastmittel ist die ständige Bereitschaft zur Behandlung von Kontrastmittelzwischenfällen. Das betrifft die Verfügbarkeit von geschultem medizinischen Personal, der notwendigen apparativen Ausstattung und der betreffenden Medikamente.

Ständige Bereitschaft zur Behandlung von KM-Zwischenfällen

3.5 Verbesserung der medizinischen und administrativen Prozesse

Die Behandlung eines Patienten ist ein Prozess, der medizinische Leistungen, sensible Informationen und wertvolle Ressourcen integriert. Für mehr Effizienz muss der Gesamtprozess – vom ersten Kontakt mit dem Patienten bis zu seiner Gesundung – optimiert werden. Die Integration von Medizin- und Informationstechnologie in einen insgesamt optimierten Arbeitsablauf fördert die abteilungsübergreifende Zusammenarbeit in interdisziplinären Teams. Eine sichere und durchgängige elektronische Patientenakte ist die Voraussetzung für die optimale Unterstützung des integrierten Arbeitsablaufs. Sie stellt alle Informationen per Mausklick zur Verfügung: Diagnose- und Therapiepläne, Untersuchungsergebnisse, radiologische Daten, Operationsberichte, Verschreibungen, Versicherungs- und Abrechnungsdaten. Ein hoher Anteil der für Diagnose und Therapie erforderlichen Informationen beruht auf bildgebenden Verfahren. Die Prozessorganisation ist hier ein Muss für effektive Resultate durch:

Integration von Medizin- und Informationstechnologie in einen optimierten Arbeitsablauf zur Förderung der Zusammenarbeit in interdisziplinären Teams

- vorbereitende Prozeduren im standardisierten Ablauf;
- gemeinsames Aussehen und gemeinsame Funktionen der Anwenderschnittstelle über alle Modalitäten hinweg;
- Darstellung von Bildergebnissen anderer Modalitäten inklusive einer 3D-Volumendarstellung an der Modalität;
- standardisierte und strukturierte Befundung;
- Zugriff auf Bild- und Datenarchive sowie die Verteilung von Bilddaten.

Hinweise zur Prozessorganisation

Standards vereinfachen das Leben! Das zeigen die weltweiten positiven Erfahrungen mit der auf Windows basierenden innovativen Software-Plattform *syngo*® von Siemens Medical Solutions, mit einer intuitiven Bedienung von allen Modalitäten. Dieser neue wegweisende Standard unterstützt die Kommunikation mit DICOM-basierten Modalitäten und Infrastrukturen. Mit IHE (Integrating the Healthcare Enterprise) ist durch die Radiological Society of North America (RSNA) und der Healthcare Information and Management Systems Society (HIMSS) eine Initiative gestartet worden, welche die Sicherheit der Datenintegration und Kommunikation von Systemen verschiedener Hersteller unterstützt.

3.5.1 Digitale Bildverarbeitung und klinische Arbeitsplatzsysteme

Höhere Sicherheit und Qualität der Diagnosen durch verbesserte Kontrastauflösung

Der Bildverarbeitung kommt in der digitalen Radiographie eine herausragende Bedeutung zu, da sich zusätzliche diagnostische Informationen gewinnen lassen, die mit analogen Film-Folien-Systemen nicht möglich sind. Die neueren Flachdetektorsysteme haben eine hohe Kontrastauflösung von 14 bit, entsprechend 16.384 Graustufen. Durch diesen großen Dynamikumfang des Bildsignals werden neue Bildverarbeitungsalgorithmen erwartet, die die Sicherheit und die Qualität der Diagnosen steigern werden.

Fensterung und Grauwertmapping sind wichtige Bestandteile der Bildverarbeitung.

Da das menschliche Auge jedoch nur 7–8 Graustufen unterscheiden kann, ist die Reduzierung des Dynamikumfanges ein entscheidender Bestandteil der Bildverarbeitung. Einfache Operationen, die diese Funktion erfüllen, sind eine an den Signalumfang des abgebildeten Objekts angepasste Fensterung und ein Grauwertmapping mit nichtlinearen Kennlinien. Der Kontrast wird in den interessanten Bildbereichen erhöht und in den Bildbereichen von geringerem Interesse abgesenkt. Hierfür sind alle Parameter der verschiedenen Bildverarbeitungsalgorithmen organabhängig definiert und in den digitalen Radiographiesystemen voreingestellt. In der Zukunft werden bei der Bildverarbeitung einzelner Bilder an klinischen Arbeitsplatzsystemen auch CAD-Verfahren (Computer Aided Diagnosis) eine Rolle spielen, die unabhängig von Tageszeit oder Arbeitsbelastung gleich bleibende Qualität liefern können. Inzwischen stehen einige Softwarelösungen zur Verfügung, deren Analysemethoden bzgl. Sensitivität und Spezifität kontinuierlich verbessert wurden. Obwohl dieses Thema kontrovers diskutiert wird, besteht kein Zweifel daran, dass die Technik als „second opinion" zur Unterstützung des diagnostizierenden Radiologen sinnvoll eingesetzt werden kann, wie z. B. zur Erkennung von Tumoren in Thoraxaufnahmen oder Kalzifikationen in der Mammographie.

Durch überlappende Röntgenaufnahmen und Synthese der Bilder können großflächige Objekte dargestellt werden.

Bei der Abbildung von Objekten, die größer als die Fläche des Detektors sind, lassen sich durch Synthese mehrerer Bilder zu einem neuen Bild zusätzliche diagnostisch wertvolle Informationen gewinnen. Dazu werden mehrere Röntgenaufnahmen von dem Objekt so angefertigt, dass aufeinander folgende Aufnahmen mit einem schmalen Streifen überlappen. Die Überlappungsbreite der Röntgenaufnahmen wird von der Bildverarbeitungssoftware dazu verwendet, diese nahtlos miteinander zu verbinden. Damit erhält der Diagnostiker die Darstellung der gesamten Wirbelsäule oder des Bewegungsapparates. Durch spezielle orthopädische Bildverarbeitungssoftware lassen sich genaue Messungen durchführen und Knochenfehlstellungen diagnostizieren.

Direkte Befundung radiologischer Bilder auf Monitoren als Routinemethode

Die direkte Befundung radiologischer Bilder auf Monitoren entwickelt sich zu einer Routinemethode in der Medizin. Heutige hochleistungsfähige CRT- (Cathode Ray Tube-) Monitore reichen für alle radiologischen Befundzwecke aus. Zu den neueren Entwicklungen bei Bildwiedergabegeräten zählen die Aktivmatrix-LCD- (Liquid

Crystal Display-) Monitore, die mit ihrer geringen Tiefe, dem niedrigeren Gewicht, dem günstigen Stromverbrauch und der reduzierten Wärmeabgabe ergonomische Vorteile bringen. Für den Bereich der digitalen Radiographie wurde in Studien die Leistungsfähigkeit des Betrachters bei Verwendung von LCD-Monitoren untersucht. Die Untersucher fanden keine signifikanten Unterschiede zwischen LCD-Monitoren, CRT-Monitoren und der Befundung von Hardcopys.

3.5.2 Speicherung und Kommunikation von Bildern

Hoch entwickelte Technologie ist heute in modernen radiologischen Abteilungen Standard. Der nächste Schritt erfordert die Integration der Prozessabläufe in das digitale Netzwerk, von der Registrierung über die Befundung und Archivierung bis hin zur Abrechnung der radiologischen Leistungen. Wenn in allen Systemen die gleiche Bedienoberfläche eingesetzt wird und die Teilkomponenten die gleiche Sprache sprechen, wird der Arbeitsablauf noch durchgängiger im Vergleich zu einer heterogenen Umgebung mit unterschiedlichen IT-Systemen. Durch die konsequente Einhaltung von Standards wie DICOM in der Radiologie ist gewährleistet, das an den radiologischen Arbeitsplätzen die Bilder in Befundungsqualität dargestellt werden können. Zukünftig wird die Integration von dedizierten Nachverarbeitungsalgorithmen wie 3D-Nachverarbeitung, Fly Through und CAD am Arbeitsplatz des Radiologen an Bedeutung gewinnen.

Integration der Prozessabläufe in das digitale Netzwerk (Registrierung, Befundung, Archivierung, Abrechnung) über gleiche Bedienoberflächen

Der wesentliche Vorteil einer Digitalisierung der Radiologie liegt in den klinischen Bereichen der Bild- und Befundverteilung. Voraussetzung dafür ist die konsequente Integration aller IT-Systeme zu einem optimierten Arbeitsablauf. Erst dann kann der Kliniker an seinem Arbeitsplatz die Bilder aus einer elektronischen Patientenakte aufrufen.

Vorteil der Digitalisierung der Radiologie in klinischen Bereichen der Bild- und Befundverteilung

3.5.3 Integration digitaler Bildsysteme im KIS (Krankenhaus-Informationssystem) und RIS (Radiologisches Informationssystem)

Es ist eine große Herausforderung, die Bedienung bildgebender und IT-Systeme zu vereinheitlichen. Für den Anwender ist es einfacher, wenn die verschiedenen Modalitäten und die Ergebnisse an den Befundungsstationen die gleiche Bedienoberfläche haben. Die einheitliche Softwareplattform, die unter dem Namen *syngo*® („Windows for Healthcare") bekannt ist, ermöglicht eine einfachere Bedienung bei jeder Aufgabe. Intuitive Masken und Icons erleichtern das Training und vereinfachen die Arbeit, auch bei einem Notfall während des Nachtdienstes. Moderne und spezifisch auf den Nutzer zugeschnittene Kommunikations- und Informationssysteme sind eine wichtige Voraussetzung für die Optimierung des Arbeitsablaufs im Gesundheitswesen und helfen, die Wirtschaftlichkeit zu sichern.

Vereinheitlichung der Bedienung bildgebender und IT-Systeme optimiert Arbeitsablauf und ist wirtschaftlicher.

3.5.4 Bilddokumentation und Filmentwicklung

Trockene Dokumentationsverfahren:

- bessere Handhabung
- schlechtere Grauwertdarstellung

Trockene Dokumentationsverfahren werden bereits seit längerer Zeit in vielen Bereichen zur Bilderstellung angewendet. Gegenüber den nassen Filmverarbeitungsprozessen weisen trockene Verfahren deutliche Vorteile in der Handhabung auf und gewinnen daher zunehmend an Bedeutung. Viele trockene Verfahren sind nicht in der Lage in jedem Bildpunkt eine Vielzahl von Grauwerten darstellen zu können. Zur Dokumentation diagnostischer Bildinformationen ist eine gute Grauwertdarstellung jedoch zwingend erforderlich. Für die hoch qualitative radiographische Dokumentation stellen fotostimulierte Thermographie und direkte Thermographie adäquate Verfahren dar.

Fotostimulierte Thermographie: Schwärzung von lichtempfindlichem Filmmaterial durch frei werdende Silberatome

Bei fotostimulierter Thermographie wird ein lichtempfindliches Filmmaterial verwendet, welches von einem Lasermodul mit der Bildinformation belichtet wird. Die geometrische Auflösung des Filmbildes wird dabei durch den Schreibstrahldurchmesser des Lasers bestimmt. Anschließend wird der belichtete Film in einer Hitzetrommel unter großflächiger Einwirkung von Hitze „entwickelt“. Die Schwärzung wird dabei durch frei werdende Silberatome erzeugt, die wiederum eine hohe maximale Dichte im Filmbild erlauben. Die lichtempfindlichen Filmmaterialien müssen in einer Tageslichtverpackung gehandhabt werden.

Direkte Thermographie: durch Hitzeeinwirkung Schwärzung von hitzeempfindlichem Material

Bei der direkten Thermographie wird eine hitzeempfindliche Substanz im Film (z. B. eine organische Silbersalzverbindung oder ein Farbstoff) ausschließlich durch die Hitzeeinwirkung von einem Thermokopf so verändert, dass im einzelnen Bildpunkt eine von der Hitzeentwicklung abhängige Schwärzung entsteht. Dieses Verfahren ruft in einem einzigen Arbeitsschritt eine Schwärzung direkt im Filmbild hervor. Durch eine Reihenschaltung von Heizelementen im Thermokopf kann das Filmbild zeilenweise geschrieben werden. Die geometrische Auflösung wird dabei durch die Größe und Anzahl der Hitzeelemente des Thermokopfs bestimmt. Direktthermographie-Printer können – da sie kein optisches Lasermodul mehr benötigen – kompakter gebaut werden, so dass der Platzbedarf ebenso wie die Anschaffungskosten geringer ausfallen können. Mit direkter Thermographie können – ebenso wie bei fotostimulierter Thermographie – hohe Maximaldichten im Filmbild erzielt werden. Die Filmmaterialien für direkte Thermographie sind für Tageslicht unempfindlich, wodurch eine spezielle Handhabung der Filme in der Dunkelkammer oder mittels einer speziellen Tageslichtverpackung entfällt.

Filme beider Thermographieverfahren unter Standardbedingungen gut archivierbar

Verarbeitete Filme beider Thermographieverfahren sind bei Standardbedingungen (20 °C, 40 % rel. Feuchte) problemlos archivierbar. Sie bleiben gegenüber extremen Temperaturen jedoch empfindlich und können bei längerer Einwirkung hoher Temperaturen mit einer Dichteerhöhung reagieren.

Literatur

Hertrich PH. Röntgenaufnahmetechnik – Grundlagen und Anwendung. Siemens. Erlangen: Publics Corporate Publishing, Mai 2004.

Grützner PA, Hebecker A. et al. Klinische Studie zur registrierungsfreien 3D-Navigation mit dem mobilen C-Bogen Siremobil Iso-C3D. electromedica 2003;71:58–67.

Laubenberger T, Laubenberger J. Technik der medizinischen Radiologie. Köln: Deutscher Ärzteverlag, 1999.

Morneburg H. Bildgebende Systeme für die medizinische Diagnostik. Siemens. 3. Auflage, Erlangen: Publics Corporate Publishing, 1995.

Schulz RF. Digitale Detektorsysteme für die Projektionsradiographie. Fortschr Röntgenstr 2001;173:1137–1146.

Spahn M, Heer V, Freytag R. Flachbilddetektoren in der Röntgendiagnostik. Der Radiologe 2003;43:340–350.

Speck U, Nagel R, Leistenschneider W, Mutzel W. Pharmacokinetics and biotransformation of newer contrast media for uro- and angiography in the patient. Fortschr Röntgenstr 1977;127:270–274.

Sutton AG, Finn P, Grech ED, Hall JA, Stewart MJ, Davies A, de Belder MA. Early and late reactions after the use of iopamidol 340, ioxaglate 320, and iodixanol 320 in cardiac catheterization. Am Heart J. 2001;141:677–683.

ZVEI-Schrift, Qualitätssicherung an Bildwiedergabegeräten. Ein Kompendium zur Information über Grundlagen, Technik und Durchführung. 2003. E-Mail: medtech@zvei.org.

4 Diagnostische und interventionelle Radiologie

K. Mathias

4.1 Einleitung

In der diagnostischen und interventionellen Radiologie werden Röntgenstrahlen zur Untersuchung von Erkrankungen der Gefäße und Weichteile genutzt. 1923 gelangen die ersten in-vivo-Angiographien mit Kontrastmitteln, ein Verfahren, das in den nächsten Jahrzehnten immer weiter entwickelt wurde. Ab 1953 ermöglichte die Seldinger-Technik, Katheter in die Gefäße einzuführen, ohne die Arterie operativ freizulegen. Diese Methode wird jährlich millionenfach genutzt.

Nutzung von Röntgenstrahlen zur Untersuchung von Erkrankungen der Gefäße und Weichteile

Mittlerweile sind Röntgenanlagen entwickelt worden, die in immer schnellerer Abfolge die Arterien und Venen abbilden können. Auch bei hoher Flussgeschwindigkeit des Blutes und damit auch des Kontrastmittels können heute die Gefäße ohne Bewegungsartefakte dargestellt werden. Hohe Bildfrequenzen (über 100 Bilder/sec) sind bei der Untersuchung bewegter Organe wie der Herzkranzgefäße, Herzhöhlen und bei hohen Flussgeschwindigkeiten wie bei arterio-venösen Fisteln nötig.

Abbildung von Arterien und Venen ohne Bewegungsartefakte

Die Nebenwirkungen der Kontrastmittel haben mit neuen Substanzen über die Jahre deutlich abgenommen. Diagnostische und therapeutische Eingriffe können bei vielen Patienten ambulant, unter Lokalanästhesie am Punktionsort, vorgenommen werden. Durch die Verwendung von arteriellen Verschlusssystemen lässt sich das Risiko einer Nachblutung minimieren.

Nebenwirkungsarme Kontrastmittel

Meist ambulante Eingriffe

Methoden wurden entwickelt, über Katheter Medikamente an den Krankheitsherd heranzuführen, blutende Arterien durch gezielte Embolisation zu verschließen und verengte oder verschlossene Arterien zu weiten. Mit Hilfe der Angioplastie (Gefäßdehnung mittels Ballonkathetern) werden heute Gefäßverengungen und -verschlüsse von den Hirn- und Koronar- bis zu den Fußarterien behandelt. Die Implantation von Stents zur Verbesserung der Langzeitergebnisse, von Endoprothesen zur Ausschaltung von Aortenaneurysmata oder von Coils (Platinspiralen) zum Verschluss von Hirnarterienaneurysmata sind Weiterentwicklungen, die chirurgische Verfahren schrittweise durch eine weniger eingreifende, schonendere Therapie ablösen und für die Zukunft noch viele Möglichkeiten erschließen.

Anwendungsbereiche der diagnostischen und interventionellen Radiologie

4.2 Diagnostische Verfahren

Physikalische Grundlagen

Die Untersuchung der Arterien und Venen unseres Körpers erfolgt unter Nutzung physikalischer Phänomene wie die Absorption von Röntgenstrahlen an den kontrastmittelgefüllten Gefäßen bei der digitalen Subtraktionsangiographie und CT-Angiographie (CTA), die Schallreflexion an Zellen des strömenden Blutes und der Gefäßwand sowie die elektromagnetische Signalgebung angeregten Blutes oder Kontrastmittels in den Gefäßen bei der Magnetresonanztomographie (MRA). Je nach Fragestellung werden die nichtinvasiven Verfahren zuerst genutzt. Die digitale Subtraktionsangiographie wird mehr und mehr nur noch zur Behandlung eingesetzt, während die rein diagnostischen Fragestellungen überwiegend durch die Schnittbildverfahren beantwortet werden. Eine Ausnahme stellen die Koronararterien und kleine Arterien anderer Organe dar.

Digitale Subtraktionsangiographie fast nur noch zur Therapie, für Diagnostik meist CTA oder MRA

4.2.1 Digitale Subtraktionsangiographie (DSA)

Durchführung der digitalen Subtraktionsangiographie

Bei der digitale Subtraktionsangiographie werden die ersten Aufnahmen ohne Kontrastmittel angefertigt und dienen als Basis für die Subtraktion. Die Gefäßfüllungsaufnahmen werden von diesen Basisaufnahmen digital fortlaufend subtrahiert, so dass als Ergebnis der untersuchte Teil des Gefäßbaums überlagerungsfrei dargestellt ist. Zur besseren anatomischen Orientierung können als Hintergrund Daten des Basisbildes in gewünschtem Maß zugemischt werden. Geringe Verschiebungen zwischen Basis- und Füllungsbild können elektronisch durch Pixelshift ausgeglichen werden. Die DSA kann zur Rotationsangiographie genutzt werden, bei der sich der C-Bogen während der Aufnahmeserie rasch um den Patienten dreht. Vor allem bei eng beieinander liegenden Gefäßen und bei Hirnarterienaneurysmata gelingt es so, die optimale Projektionsrichtung für die Beurteilung der Gefäßpathologie zu finden. Eine dreidimensionale Rekonstruktion der Gefäße ist möglich.

Dreidimensionale Rekonstruktion der Gefäße möglich

Das Verfahren bietet eine Reihe von Vorteilen:

Vorteile der digitalen Subtraktionsangiographie

- rasche Untersuchungsgeschwindigkeit, da die Bilder sofort verfügbar sind;
- Roadmap-Technik zur schnelleren und sicheren Sondierung bei der selektiven Angiographie und bei Gefäßinterventionen;
- dreidimensionale Angiogramme zur überlagerungsfreien Analyse der krankhaften Veränderungen, vor allem bei Gefäßmalformationen;
- Senkung der Strahlenbelastung von Patient und Untersucher;
- geringere Kontrastmittelmengen wegen der hohen Kontrastauflösung der DSA;
- digitale Nachverarbeitung der Aufnahmen;
- digitale Speicherung der Aufnahmeserien und Verteilung in digitalen Netzen.

4.2.2 Computertomographische Angiographie (CTA)

Mit Mehrzeilen-CT-Anlagen werden Querschnittsbilder des Körpers so schnell gewonnen, dass bei gleichzeitiger intravenöser Kontrastmittelinjektion als Bolus die kontrastierten Gefäße abgebildet werden. Aktuelle CT-Anlagen erzeugen je Rotation bis zu 64 simultane Schnittbilder bei einer Rotationszeit von unter 0,4 Sekunden. Über eine Datenfilterung für bestimmte Röntgenabsorptionswerte (MIP: maximal intensity projection) werden die Bilddaten so bearbeitet, dass eine Angiographie-ähnliche Gefäßdarstellung resultiert. Die untersuchte Gefäßregion kann auch dreidimensional oder als Oberflächendarstellung gezeigt werden. Die virtuelle Angioskopie, bei der sich der Betrachter scheinbar im Gefäß aufhält und durch die Gefäßlichtung fliegt, liefert zusätzliche Informationen (siehe auch Kapitel 1.4.2).

Verwendung von Mehrzeilen-CT-Anlagen

Angiographie-ähnliche Gefäßdarstellung

3D- oder Oberflächendarstellung

Zusätzliche Informationen durch virtuelle Angioskopie

Die CTA wird am häufigsten zur Diagnose der Arteriosklerose eingesetzt. Da die CT ein Dichtemessverfahren ist, können nicht nur Gefäßwandverkalkungen erfasst, sondern auch Softplaqueanalysen durchgeführt werden. Der Calcium-Score ist ein semiquantitatives Maß für den Verkalkungsgrad. Alters- und geschlechtsabhängig kommt dem Ausmaß der arteriosklerotischen Verkalkungen prognostische Bedeutung zu, wie an den Koronararterien gezeigt werden konnte. Bei massiven Verkalkungen kann die Beurteilung über die freie Durchgängigkeit der Gefäße eingeschränkt sein.

CTA: häufigster Einsatz zur Diagnose der Arteriosklerose

Bei der Abklärung einer möglichen akuten Lungenembolie hat die CTA die Katheterangiographie sowie die kombinierte Perfusions- und Ventilationsszintigraphie abgelöst. Die CTA erlaubt einen raschen Embolienachweis in wenigen Minuten. Die Diagnose kann selbst bei kleinen Embolien in den Subsegmentarterien zuverlässig gestellt werden.

CTA Methode der Wahl zur Abklärung einer akuten Lungenembolie

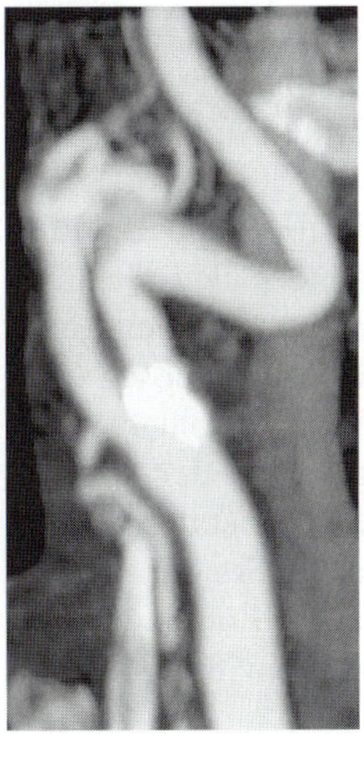

Abb. 4.1: CT-Angiographie einer Carotisbifurkation mit verkalktem Plaque.

4.2.3 Magnetresonanztomographische Angiographie (MRA)

Auch die Magnetresonanztomographie kann zur Gefäßuntersuchung genutzt werden (siehe auch Kapitel 2.6). Verschiedene Techniken wurden für die Angiographie entwickelt:

Techniken der magnetresonanztomographischen Angiographie

- Phasenkontrastangiographie,
- Time-of-Flight-Angiographie (TOF),
- Angiographie mit paramagnetischen Kontrastmitteln.

Während die beiden zuerst genannten Verfahren das angeregte Blut als Kontrastmittel nutzen, wird bei der Kontrastangiographie intravenös ein paramagnetisches Kontrastmittel verabreicht und mittels der Kontrastmittelverfolgung (Bolus tracking) das für die Aufzeichnung der Bildsequenz optimale Zeitfenster gewählt. Die Kontrastangiographie liefert die beste Bildqualität und erfordert die kürzeste Messzeit. Die Aussagefähigkeit ist limitiert, wenn mit einem Stent (Gefäßschiene) versorgte Gefäßsegmente beurteilt werden sollen, weil Metallstents eine Signalauslöschung bewirken. Flussgeschwindigkeitsmessungen sind genauso möglich wie dreidimensionale Darstellungen. Vorteile der MRA im Vergleich zur CTA sind, dass die in der MRA verwendeten gadoliniumhaltigen Kontrastmittel keine Nephrotoxizität aufweisen und keine Röntgenstrahlen eingesetzt werden. Auch ist die Arteriendarstellung unabhängig vom Ausmaß der Verkalkungen möglich.

Kontrastangiographie: beste Bildqualität und kürzeste Messzeit

Vorteile MRA versus CTA: keine nephrotoxischen KM, keine Röntgenstrahlen

Bei der Pulmonalisangiographie, der Untersuchung der zentralen großen Venen und der Frage nach Hirnvenenthrombosen wird gegenwärtig die MRA bevorzugt, da sie der CTA vergleichbare Resultate liefert und ohne ionisierende Strahlen auskommt.

MRA bei einigen Indikationen bevorzugt

4.2.4 Sonographie

In der Sonographie werden sowohl die B-Bilddarstellung (Brightness-, Helligkeits-Scan) der Gefäßwand und der Plaques als auch das Dopplerphänomen zur Bestimmung der Blutflussgeschwindigkeit genutzt (siehe auch Kapitel 5.4.7). Der Zugang zum Gefäßsystem ist im Vergleich zu den anderen Verfahren eingeschränkt und die Untersuchungszeit länger. Es lassen sich die Halsschlagadern, die Arm- und Beinarterien gut untersuchen und Stenosegrade aus der systolischen Flussgeschwindigkeit in Bezug auf einen normalen Gefäßabschnitt ableiten. Auch die Venen der Extremitäten sowie des Abdomens lassen sich sonographisch beurteilen, Phlebothrombosen diagnostizieren und ihre Rückbildung unter Therapie kontrollieren. Mit der transkraniellen Dopplersonographie ist vor allem der Fluss in der A. cerebri media, bei gutem Schallfenster auch in anderen Hirnarterien zu analysieren. Mit der transösophagealen Sonographie ist auch die thorakale Aorta einsehbar. Für spezielle Fragestellungen kann zur Intensitätsverstärkung des Schallechos ein Sonographiekontrastmittel injiziert werden.

Zugang zum Gefäßsystem eingeschränkt

Sonographie-KM intensivieren Schallecho.

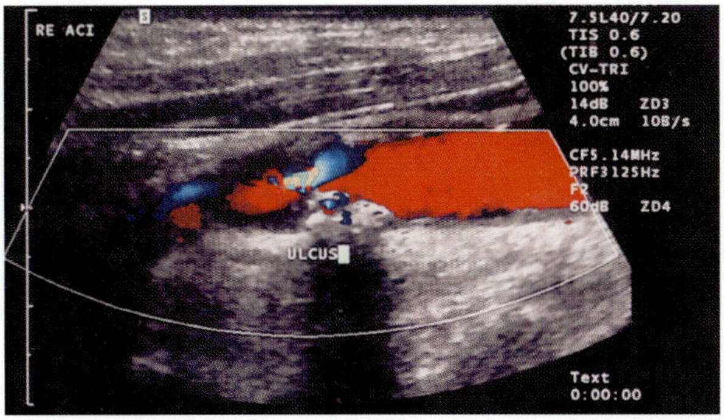

Abb. 4.2: Farbkodierte Duplexsonographie mit einem ulzerierten Plaque einer symptomatischen Carotisstenose und einer Schallauslöschung durch den Kalkgehalt des Plaques.

Tab. 4.1: Einige Indikationen der unterschiedlichen Angiographie-Verfahren

DSA	zur Therapie
	Koronararterien, kleine Arterien anderer Organe
	Goldstandard für arterielle Gefäßdarstellung
CTA	Arteriosklerose
	Hirnarterien
	Abklärung akuter Lungenembolie
	Nierenarterien
	Bauchaortenaneurysma
	virtuelle Angioskopie
	Koronararterien
	Becken-, Beinarterien
	Vena cava superior und inferior
MRA	Pulmonalisangiographie
	Untersuchung zentraler großer Venen
	Frage nach Hirnvenenthrombosen
	Nierenarterien
	Hirnarterien
	Sonographie
	Halsarterien
	Koronararterien
Sonographie	Arm-, Beinarterien
	Venen der Extremitäten und des Abdomens
	Bestimmung des Druckgradienten zwischen A. radialis und Knöchelarterien
	intravasale Ultraschalluntersuchungen zur Begleitung von Intervention und Nachkontrolle
	Nierenarterien

Der Druckgradient zwischen A. radialis und den Knöchelarterien wird dopplersonographisch bestimmt und der Dopplerindex berechnet, um bei peripherer arterieller Verschlusskrankheit den Schweregrad der Durchblutungsstörung zu quantifizieren und die Änderung nach therapeutischen Maßnahmen zu dokumentieren.

Indikationen der intravasalen Ultraschalluntersuchung

Die intravasale Ultraschalluntersuchung (IVUS) begleitet unmittelbar die Intervention, um Plaquedissektionen oder Reststenosen nach Angioplastie aufzuzeigen sowie bei Aorten- oder Arteriendissektionen das Punktionsbesteck in das wahre Lumen des Gefäßes zu lenken.

4.3 Eingriffe ins Gefäßsystem

4.3.1 Eröffnung von Arterien

Mit endovaskulären Techniken lassen sich alle großen Organarterien erreichen sowie Stenosen und Verschlüsse behandeln.

Angiographie nur bei symptomatischen Patienten

Einsatz von Antikoagulantien

Mit endovaskulären Techniken lassen sich alle großen Organarterien erreichen sowie Stenosen und Verschlüsse oft behandeln. Das Vorgehen hängt von der anatomischen Lokalisation des Verschlussprozesses und der Dringlichkeit der Behandlung ab. Einen geringeren Einfluss auf die Art der Durchführung nimmt die Ursache der Gefäßerkrankung. Grundsätzlich ist zwischen der großen Zahl arteriosklerotischer Erkrankungen einerseits sowie den selteneren entzündlichen, traumatischen und ursächlich ungeklärten Gefäßleiden andererseits zu unterscheiden. In der Regel werden nur symptomatische Patienten behandelt. Als Medikation vor, während und nach dem Eingriff werden Plättchenfunktionshemmer wie Acetylsalizylsäure und Clopidogrel eingesetzt. Gelegentlich ist eine Dauerantikoagulation angezeigt.

Beckenarterienstenosen
- Beseitigung durch Ballondilatation
- Ergebnisverbesserung durch Stentimplantation

Beckenarterien. Beckenarterienstenosen werden durch Ballondilatation beseitigt und das Ergebnis durch eine Stentimplantation gesichert. Der Zugang zur Stenose kann von der ipsilateralen oder kontralateralen A. femoralis oder von der A. brachialis aus vorgenommen werden. Mit dem ipsilateralen Zugang ist die genaue Stentplatzierung am einfachsten. Die Langzeitresultate sind bei Verwendung eines Stents besser als bei einfacher Angioplastie. Die Offenheitsrate liegt nach 5 Jahren bei über 70 %. Es liegen keine Daten vor, ob ballon- oder selbstexpandierende Stents dieselbe Durchgängigkeitsrate haben.

Behandlung chronischer und frischer Gefäßverschlüsse

Die Eröffnung von chronischen Beckenarterienverschlüssen gelingt noch Jahre nach dem Verschlussereignis. Die Rekanalisation erfolgt of exzentrisch. Das Ergebnis wird durch eine Stentimplantation gesichert. Bei frischen Verschlüssen wird eine Thrombolyse über einen Katheter durchgeführt, dessen Spitze und Seitenlöcher im Thrombus liegen. Als Fibrinolytika kommen rt-PA und Urokinase in Betracht. Neben der medikamentösen Thrombolyse sind auch hydrodynamische Verfahren verfügbar, mit denen der Thrombus durch einen Flüssigkeitsstrahl fragmentiert und zugleich abgesaugt wird.

Patienten mit Claudicatio intermittens, Ruheschmerzen oder Gangrän

Femoral- und Poplitealarterien. Betroffen sind Patienten mit Claudicatio intermittens (Belastungsinsuffizienz), mit Ruheschmerzen oder Gangrän (Ruheinsuffizienz). Im Stadium II nach Fontaine sollte die Verschlusslänge 10 cm unterschreiten; im Stadium 3 und 4 wird zum

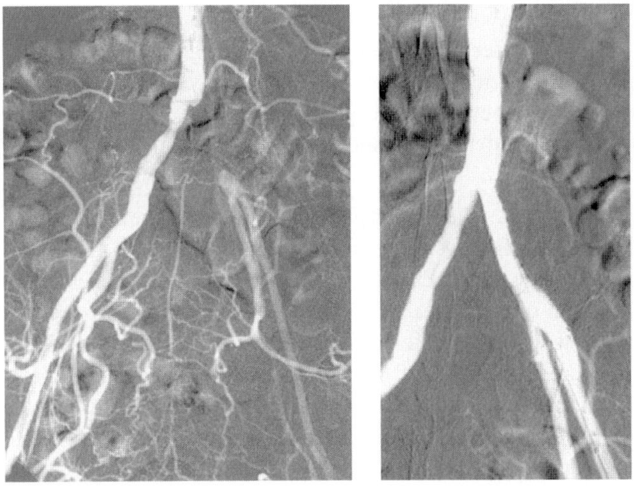

(a) (b)

Abb. 4.3: **(a)** Beckenarterienverschluss links und -stenose rechts: Rekanalisation, Dilatation und Stentimplantation links sowie Dilatation rechts. **(b)** Normale Flussverhältnisse in beiden Beckenarterien nach der Intervention.

Beinerhalt jede Verschlusslänge behandelt. Die technische Erfolgsrate beträgt bei Stenosen 100 %, bei Verschlüssen mehr als 80 %. Die Langzeitergebnisse der gestenteten Femoralarterien waren bislang nicht besser als die der nur dilatierten Gefäße. Stents werden deshalb nur eingesetzt, wenn ohne diese Maßnahme mit einem kurzfristigen Verschluss der Arterie gerechnet werden muss. Im Bewegungssegment der A. poplitea sind bislang keine überzeugenden Ergebnisse mit der Stentimplantation gewonnen worden. Neue Stentkonzepte, einschließlich Drug-eluting-Stents (DES, Medikamente freisetzende Stents), mögen die Ergebnisse verbessern. Perkutane Atherektomieverfahren schaffen bessere Sofortergebnisse, senken die Rezidivquote aber nicht signifikant. Andere Varianten sind die Laserangioplastie und die Brachytherapie. Die Offenheitsrate hängt stark davon ab, ob es sich um eine zirkumskripte Läsion bei gutem Ein- und Ausstrom oder eine diffuse stenosierende Arteriosklerose handelt, und bewegt sich nach einem Jahr zwischen 40 und 90 %.

- technische Erfolgsrate: bei Stenosen 100 %, bei Verschlüssen über 80 %
- Ergebnisverbesserung durch beschichtete Stents
- Offenheitsrate nach einem Jahr: 40–90 %

Akute embolische oder lokal thrombotische Verschlüsse werden mit einer Thrombolyse behandelt, wobei neben der Gabe von Fibrinolytika auch die hydrodynamische Thrombusfragmentation und -aspiration zum Einsatz kommen. Neben der Infiltrations- und Infusionsthrombolyse kann als Variante die Pulse-Spray-Thrombolyse zum schnelleren Gerinnselabbau genutzt werden. Bei dieser Variante der lokalen Thrombolyse wird das Fibrinolytikum intermittierend mit Druck über zahlreiche Seitenlöcher des im Thrombus liegenden Katheters injiziert und damit eine größere Oberfläche für die Thrombolyse erreicht. Mit der lokalen Thrombolyse lassen sich mehr als 90 % der Verschlüsse eröffnen.

Behandlung embolischer oder lokal thrombotischer Verschlüsse

Lokale Thrombolyse: Öffnung von > 90 % der Verschlüsse

Ursachen lokaler Thrombosen

Der lokalen Thrombose liegt meist eine arteriosklerotische Stenose zugrunde, die nach der Thrombolyse durch Angioplastie beseitigt wird. In der A. poplitea sollten vor der Thrombolyse Kompressionssyndrome und ein Aneurysma ausgeschlossen sein, da die Ursache der Thrombose in beiden Fällen nicht beseitigt werden kann.

Hauptindikation: Patienten mit Ruheschmerzen, ischämischem Ulkus und Gangrän

- Behandlung langstreckiger Verschlüsse nur unter besonderer Indikation

Unterschenkelarterien. Die Angioplastie der Unterschenkelarterien ist bei Patienten mit Ruheschmerzen, ischämischem Ulkus und Gangrän angezeigt. Viele dieser Patienten leiden an einem Diabetes mellitus und haben ein diabetisches Fußsyndrom entwickelt. Stenosen und kurze Segmentverschlüsse lassen sich mit Ballonkathetern beseitigen. Katheterbestecke, die auch bei kardialen Interventionen eingesetzt werden, haben sich bewährt. Bei langstreckigen Verschlüssen fällt die Erfolgsrate ab. Ein Behandlungsversuch ist nur gerechtfertigt, wenn die beiden anderen Unterschenkelarterien verschlossen sind. Diese Verschlüsse werden zum Beinerhalt behandelt, wenn eine gefäßchirurgische Rekonstruktion aus anatomischen oder allgemein medizinischen Gründen nicht in Betracht kommt.

Hauptindikation: Patienten mit renovaskulärem Hochdruck und Niereninsuffizienz

- keine wesentliche Besserung bei langjährigem Hochdruck und Alter

Nierenarterien. Die Angioplastie von Nierenarterienstenosen ist bei Patienten mit renovaskulärem Hochdruck und Niereninsuffizienz indiziert. Der Stenosegrad sollte 70 % überschreiten. Angiographisch finden sich neben der Stenose auch eine poststenotische Dilatation der Nierenarterie und Kollateralen.

Bei langjähriger Hochdruckanamnese und bei geschrumpfter Niere kann nicht mit einer wesentlichen Besserung der arteriellen Hypertonie gerechnet werden. Auch im hohen Lebensalter kommt es meist nicht mehr zur Normalisierung des Hochdruckleidens. Die Prognose ist bei fibromuskulärer Dysplasie der Nierenarterie besser als bei arteriosklerotischen Stenosen. Bei einer bestehenden Niereninsuffizienz ist die Behandlung einer hochgradigen Nierenarterienstenose sinnvoll, wenn kein fortgeschrittener Parenchymschaden besteht und eine terminale Niereninsuffizienz mit chronischer Dialyse vermieden werden soll. Die Diagnose wird mit farbkodierter Duplexsonographie, MR-Angiographie oder CT-Angiographie gestellt. Die Bestimmung von Plasmastrom und Clearance sind nicht nur für die Therapieentscheidung, sondern auch für die Verlaufskontrolle hilfreich.

Niereninsuffizienz: Diagnose mit Farb-Duplexsonographie, MRA oder CTA

- technische Erfolgsrate: fast 100 %
- Rezidivrate: 20 %

Die technische Erfolgsrate der Angioplastie beläuft sich auf fast 100 %. Die Ballondilatation wird bei ostialen Stenosen mit einer Stentimplantation kombiniert. Die Rezidivrate im ersten Jahr liegt bei 20 %. Eine Funktionsverschlechterung der Niere kann eintreten, wenn es unter der Dilatation zu einer Cholesterinembolisation in die Nierenarterienäste kommt. Das Verfahren wird auch beim kindlichen Hochdruck erfolgreich eingesetzt, dem meist eine fibromuskuläre Dysplasie zugrunde liegt. Bei Funktionsverschlechterung einer Transplantatniere durch eine Nierenarterienstenose kann mit der Dilatation, eventuell einer zusätzlichen Stentimplantation, ein gutes Langzeitresultat erzielt werden.

- Einsatz auch bei kindlichem Hochdruck, Transplantatniere

Der akute Nierenarterienverschluss wird meist durch eine Embolisation verursacht. Mittels Thrombolyse kann der Verschluss eröffnet werden. Bei eine Verschlusszeit von mehr als 6 Stunden ist jedoch mit bleibenden Parenchymschäden zu rechnen.

Öffnung des akuten Nierenarterienverschlusses durch Thrombolyse

Viszeralarterien. Bei der chronischen Durchblutungsstörung des Darmes kann eine Angina abdominalis entstehen, die durch Bauchschmerzen nach einer Mahlzeit gekennzeichnet ist und zur Abmagerung des Patienten führt. Da der Truncus coeliacus, die A. mesenterica superior und inferior untereinander durch Kollateralen verbunden sind, bleibt der Verschluss einer dieser Arterien in der Regel asymptomatisch. Bei den Patienten mit Beschwerden liegen Stenosen und Verschlüsse von mehr als einer Arterie vor. Eine chronische Pankreatitis als häufigste Differentialdiagnose sollte ausgeschlossen werden. Die Stenosen können mit der Ballondilation, eventuell in Kombination mit einer Stentimplantation, beseitigt werden. Die Schmerzen der Patienten hören unmittelbar nach der Behandlung auf.

Chronische Durchblutungsstörung des Darmes

- Ausschluss einer chronischen Pankreatitis
- Behandlung mit Ballondilation

Ein zu spät erkannter akuter Verschluss der A. mesenterica superior führt zu einer ausgedehnten Darmgangrän, die bei 90 % der Patienten tödlich verläuft. Vor allem bei Patienten mit absoluter Arrhythmie und akuten Bauchschmerzen, anfänglich ohne Abwehrspannung, sollte immer an dieses bedrohliche Krankheitsbild gedacht werden. Duplexsonographisch kann meist erkannt werden, ob in der A. mesenterica superior ein normaler Blutfluss besteht. Differentialdiagnostisch ist an eine venöse Thrombose und eine non-occlusive Disease zu denken, bei denen die Symptomatik aber nicht rasch und heftig einsetzt, sondern sich langsam über Stunden und Tage entwickelt.

Akuter Verschluss der A. mesenterica superior führt zu ausgedehnter Darmgangrän.

Innerhalb eines Zeitfensters von 6 Stunden kann der Darm durch hydrodynamische oder medikamentöse Thrombolyse gerettet werden. Der Eingriff wird in Lokalanästhesie von der Leiste aus vorgenommen und nach angiographischer Verifizierung des Verschlusses ein selektiver Katheter mit Seitenlöchern in den Verschluss eingeführt. Eine Fragmentation des Thrombus mit dem Katheter ist hilfreich, da dadurch ein Teil des Dünndarms sofort wieder durchblutet und die Thrombusoberfläche für die Fibrinolyse vergrößert wird. Findet sich nach dem Eingriff eine Abwehrspannung, so ist auch nach erfolgreicher Eröffnung der A. mesenterica superior eine Laparotomie nötig, da mit einer Teilgangrän des Darms gerechnet werden muss.

Rettung des Darms durch hydrodynamische oder medikamentöse Thrombolyse

Supra-aortale Arterien. Verschlussprozesse der A. carotis und vertebralis sind für ein Viertel aller Schlaganfälle verantwortlich. Mit interventionellen Techniken lassen sich Stenosen dieser Arterien risikoarm und schonender als mit gefäßchirurgischen Maßnahmen beseitigen. Verschlüsse sind nur im akuten Stadium behandelbar. Eine Ausnahme stellen die Verschlüsse der A. subclavia und des Truncus brachiocephalicus dar, die sich auch im chronischen Stadium rekanali-

Verschluss der A. carotis und vertebralis Ursache für 25 % aller Schlaganfälle

- Verschlüsse nur im akuten Stadium behandelbar

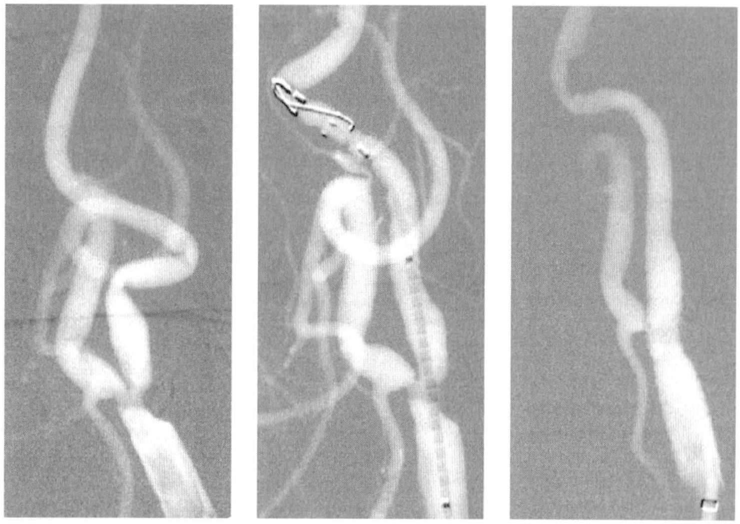

(a) (b) (c)

Abb. 4.4: **(a)** Carotisbifurkationsstenose bei elongierter A. carotis interna. **(b)** Nach Streckung des Gefäßes wird unter zerebraler Protektion mit einem Filter der Stentkatheter in Position gebracht. **(c)** Nach Dilatation und Implantation eines selbstexpandierenden Stents ist die Stenose beseitigt und die Arterie begradigt.

▸ technische Erfolgsquote: 90–100 %

▸ Zugang zu Gefäßläsionen an atypischen Stellen möglich

Behandlung von Stenosen an der Carotisbifurkation

sieren und mit einem Stent versorgen lassen. Die technische Erfolgsquote liegt bei diesen Patienten mit Subclavian Steal Syndrom bei über 90 %, bei Stenosen der A. vertebralis und carotis interna bei nahezu 100 %. Die Rezidivquote bei Subclavia- und Vertebralisstenosen ist mit 20 % im ersten Jahr relativ hoch, bei der Carotisstenose mit 5 % niedrig. Vorteilhaft an der interventionellen Therapie ist der Zugang zu Gefäßläsionen an atypischen Stellen, die chirurgisch nur erschwert oder gar nicht erreichbar sind. Beispiele sind Stenosen der A. carotis communis am Abgang aus dem Aortenbogen und der distalen A. carotis interna in der Pars petrosa der Schädelbasis.

Bei der Behandlung der Stenosen an der Carotisbifurkation wird eine Schleuse in die A. carotis communis gelegt, die als Arbeitskanal dient. Der weitere Eingriff erfolgt zur Reduzierung des Embolierisikos unter zerebraler Protektion. Dazu sind Bestecke zur proximalen Protektion verfügbar, mit denen durch Blockade der A. carotis communis und externa mit Ballons eine Flussumkehr in der A. carotis interna erzielt wird. Die Flussumkehr verhindert die Verschleppung von Partikeln in den Hirnkreislauf. Die Unterbrechung der zerebralen Zirkulation wird von mehr als 90 % der Patienten toleriert. Als alternatives, mehr genutztes Verfahren hat sich der Einsatz von Filtern bewährt, die auf einem 0,035 mm starken Draht fixiert sind und in die distale A. carotis interna eingebracht werden. Über diesen

Draht wird die Dehnung der Stenose und Stentimplantation vorgenommen. Am Ende des Eingriffs wird der Filter mit einem speziellen Katheter geborgen. Mit dieser Technik konnte die Schlaganfallsrate während der Behandlung unter 3 % gesenkt werden. Zur Vermeidung einer wesentlichen Kreislaufreaktion durch Stimulation des Carotissinus erhält der Patient vor der Dehnung 0,5 mg Atropin intravenös. Eine Blutdrucküberwachung nach der Intervention ist nötig, um ein Reperfusionssyndrom mit Hirnödem oder zerebraler Blutung zu vermeiden. Gegenwärtige Studien weisen darauf hin, dass die endovaskuläre Behandlung der Carotisstenose der offenen Operation bei Risikopatienten überlegen, bei normalen Patienten mindestens gleichwertig ist. Mehrere randomisierte Studien laufen noch und ihre Ergebnisse sind für eine endgültige Beurteilung der Verfahren abzuwarten.

▸ Einsatz von Filtern: Senkung der Schlaganfallsrate während der Behandlung unter 3 %

Endovaskuläre Behandlung der Carotisstenose bei Risikopatienten Methode der Wahl

Zerebrale Arterien. Symptomatische Stenosen der basalen Hirnarterien, wie der intrakraniellen A. vertebralis und carotis interna, der A. basilaris oder der A. cerebri media, können mit hochflexiblen Katheterbestecken erreicht, dilatiert und mit einem Stent versorgt werden. Diese Stenosen haben unbehandelt eine schlechte Prognose mit einer Schlaganfallinzidenz im ersten Jahr von mehr als 10 %. Wegen der dünnen Gefäßwand ist bei der endovaskulären Therapie besondere Vorsicht geboten, um Gefäßrupturen zu vermeiden.

Symptomatische Stenosen der basalen Hirnarterien behandelbar

Die Thrombolyse mit Mikrokathetertechnik – Katheterdurchmesser um 1 mm – ist angezeigt, wenn sich bei dem Patienten mit Schlaganfallsymptomen noch kein Hirninfarkt demarkiert hat und das gefährdete Gewebe (tissue at risk, Penumbra) erhalten werden kann. Im vorderen Hirnkreislauf ist die Eingriffszeit auf die ersten 6 Stunden nach Einsetzen der Infarktsymptomatik beschränkt. Im hinteren Hirnkreislauf kann bei Patienten eine Thrombolyse auch noch später erfolgreich sein, solange der Patient nicht komatös geworden ist. Die Eröffnungsraten liegen bei 90 %. Verlaufskontrollen bestätigen, dass diese Patienten im Vergleich zu konservativ behandelten Kranken nach einem Jahr ein erheblich besseres klinisches Resultat aufweisen und in ihren Lebensaktivitäten weniger eingeschränkt sind.

Thrombolyse mit Mikrokathetertechnik bei Schlaganfallsymptomatik

▸ Eröffnungsraten: 90 %

▸ besseres klinisches Resultat als konservative Behandlung

Hämodialyseshunts. Durch die veränderte Hämodynamik der arterio-venösen Shunts mit erhöhten Scherkräften an der Gefäßwand und den wiederholten Punktionstraumata entwickeln die Patienten sowohl arterielle als auch venöse Stenosen. Mit der Ballondilatation, gelegentlich auch Stentimplantation lassen sich diese Stenosen beseitigen und der Shunt erhalten. Gelegentlich entwickeln die Patienten weiter entfernt liegende venöse Stenosen in der V. brachialis, axillaris oder subclavia. Akute Verschlüsse sind der hydrodynamischen und fibrinolytischen Thrombusentfernung zugänglich.

Behandlung arterieller und venöser Stenosen bei Hämodialyseshunts

4.3.2 Behandlung von Aneurysmata

Ausschaltung thorakaler Aortenaneurysmata mit Endografts (Gefäßprothesen)

Thorakales Aortenaneurysma. Die thorakalen Aortenaneurysmata können mit Endografts (Gefäßprothesen) ausgeschaltet werden, wenn sie distal des Abganges der linken A. subclavia beginnen (DeBakey Typ III; Stanford B) und das Aortenrohr unmittelbar proximal des Aneurysmas einen Durchmesser von 40 mm nicht überschreitet. Es können gleichermaßen arteriosklerotische, traumatische und disseziierende Aneurysmata behandelt werden. Bei vielen Patienten ist es erforderlich, die Endoprothese über das Ostium der A. subclavia sinistra zu legen, um eine Abdichtung des Aneurysmas zu erzielen. Wird der iatrogene Subclavia-Verschluss nicht toleriert, ist ein

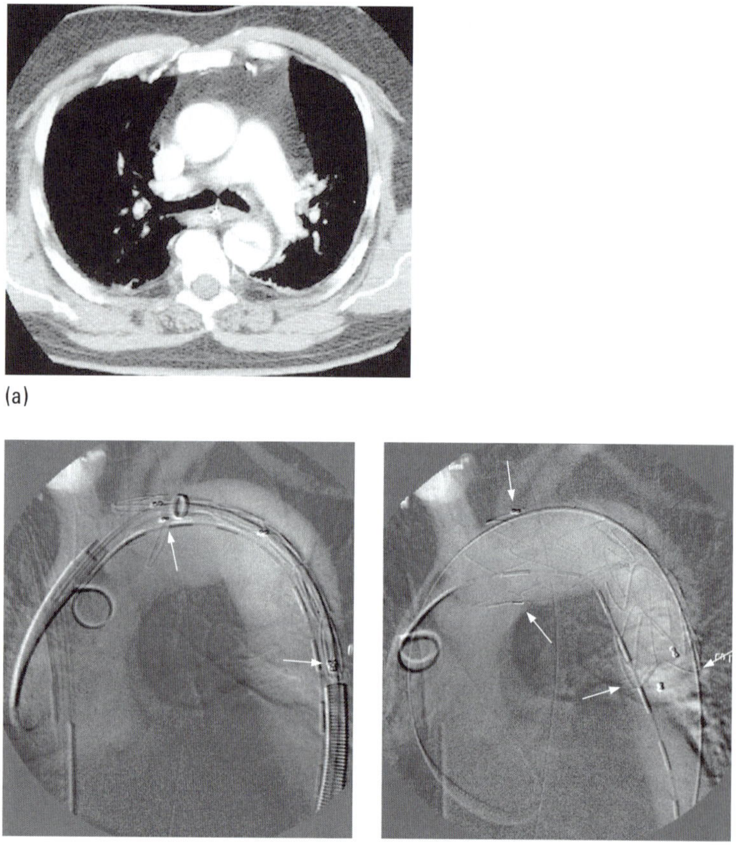

(a) (b) (c)

Abb. 4.5: **(a)** CT-Aufnahme: akute Aortendissektion. **(b)** Über einen beidseitigen transfemoralen Zugang wurden ein Pigtail-Katheter und der Endograft in den Aortenbogen vorgeschoben. Vor Freisetzung des Endografts kann die genaue Position angiographisch mit dem Pigtail-Katheter überprüft werden. **(c)** Nach Freisetzen des Endografts reicht der Prothesenschlauch unmittelbar an die linke A. subclavia heran. Die nackten Bare Springs (Stentreihen ohne Wandüberzug) reichen tiefer in den Aortenbogen bis zur linken A. carotis communis. Pfeile markieren die Aortenprothese.

carotido-subclavialer Bypass erforderlich. Ist der gesamte Aortenbogen in das Aneurysma einbezogen, kann er in einem kombiniert chirurgisch-interventionellen Vorgehen ausgeschaltet werden. Vor der Implantation der Endoprothese wird ein Y-Bypass von der Aorta ascendens auf den Truncus brachiocephalicus und die linke A. carotis communis gepflanzt. Die epiphrenisch gelegenen Aneurysmata können eine Platzierung des Endografts erfordern, bei der der Truncus coeliacus abgedeckt wird. Das Aneurysma dissecans kann sich bis in die Beckenarterien ausdehnen. In diesem Fall muss bei der Punktion beachtet werden, dass das wahre Lumen punktiert wird. Auch muss vor Implantation des Endografts geklärt werden, ob und welche wichtigen Seitenäste aus dem falschen Lumen gespeist werden, damit mit Ausschaltung des falschen Lumens nicht eine akute Ischämie eintritt. Gegebenenfalls muss eine Verbindung zwischen echtem und falschem Lumen hergestellt werden. Für diese interventionelle Fenestration ist der intravaskuläre Ultraschall hilfreich. Die Komplikationsrate der endovaskulären Therapie ist sehr niedrig. So haben wir bislang keine Paraparesen gesehen, die bei der operativen Versorgung bei 1–3% der Patienten auftreten. Mit den verfügbaren Verschlusstechniken am Punktionsort lassen sich die meisten dieser Eingriff vollständig perkutan durchführen. Im Vergleich zu der mehrstündigen Operation ist die Intervention oft innerhalb einer Stunde abgeschlossen. Kann das Aneurysma vollständig ausgeschaltet werden, sind die Langzeitergebnisse günstig, da nur selten ein Leck durch retrograd durchblutete Seitenäste auftritt.

Komplikationsrate der endovaskulären Therapie sehr niedrig

- Dauer der Intervention ca. 1 Stunde
- Langzeitergebnisse günstig

Bauchaortenaneurysma. Das Bauchaortenaneurysma ist in aller Regel arteriosklerotischer Natur und meist infrarenal gelegen. Die Diagnose kann palpatorisch vermutet werden und wird sonographisch gesichert. Beim asymptomatischen Patienten ist eine Behandlungsindikation gegeben, wenn der Durchmesser 5 cm überschreitet, da dann das Rupturrisiko ansteigt. Tiefe arteriosklerotische Ulzerationen können auch bei geringerer Ausdehnung penetrieren und zu einer Ruptur führen, sind dann aber symptomatisch. Für die endovaskuläre Therapie müssen einige Voraussetzungen erfüllt sein. So sollte ein Hals des Aneurysmas von mindestens 1,5 cm für eine sichere Verankerung der Prothese vorhanden sein. Untere Polarterien der Nieren, die aus dem Aneurysma entspringen, können durch die Prothesenimplantation verlegt werden und Niereninfarkte nach sich ziehen. Die Beckenarterien müssen einen Durchmesser aufweisen, der größer als der Katheterdurchmesser ist, damit die Prothese trotz einer Elongation der Beckenarterien in Position gebracht werden kann und es bei der Extraktion des Trägerkatheters nicht zum Abriss der A. iliaca externa oder schweren Intimaschädigung kommt. Mit der CT-Angiographie können die Dimensionen wie Aortendurchmesser, Aneurysmadurchmesser, Länge der infrarenalen Bauchaorta bis zur Bifurkation und Durchmesser der Aa. iliacae communes, in die sich das

Bauchaortenaneurysma: meist arteriosklerotisch und infrarenal gelegen

- sonographische Absicherung der Diagnose

- Ausmessen der Bauchaorta mittels CTA

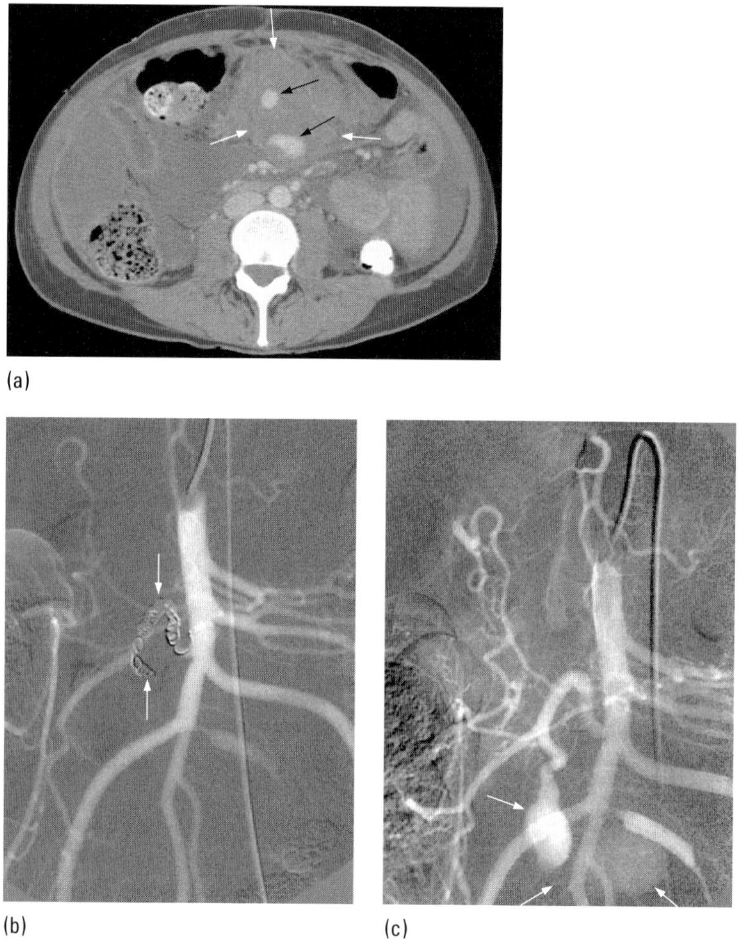

Abb. 4.6: **(a)** CT-Aufnahme: massive Blutung in die Mesenterialwurzel und freie Bauchhöhle bei viszeralen Aneurysmata. Weiße Pfeile markieren das große Hämatom und schwarze Pfeile das Aneurysma. **(b)** Mesenterikographie: rupturiertes Aneurysma eines Mesenterialarterienastes. Pfeile markieren das Aneurysma. **(c)** Nach Embolisation mit Platincoils (Platinspiralen) ist das Aneurysma nicht mehr kontrastiert und die Blutung sistiert. Embolisationscoils mit Verschluss des Aneurysmas mit Pfeilen markiert.

Aneurysma gern ausdehnt, bestimmt werden. Von diesen Messungen hängt die Prothesenwahl ab. Bei Beachtung dieser Kautelen ist der Eingriff rasch und sicher durchzuführen. Wir bevorzugen die vollständige Rekonstruktion mit direktem Anschluss beider Beckenarterien. Bei einseitigem Beckenarterienverschluss oder beim Noteingriff des rupturierten Aneurysmas kann eine einseitige Prothesenimplantation erforderlich werden, die später durch einen femoro-femoralen Cross-over-Bypass ergänzt wird. Die technische Erfolgsrate dieser Therapie ist mit 90 % hoch. Die Patienten müssen nach dem Eingriff computertomographisch kontrolliert werden, um mögliche Endo-

- technische Erfolgsrate: 90 %
- CT-Kontrolle nötig

leaks aufzudecken und die Größenentwicklung des Aneurysmas zu kontrollieren.

Seltene Aneurysmata

Aneurysmata anderer Lokalisation. Seltener finden sich Aneurysmen der A. carotis interna nach Dissektion oder durch ulzerierende Arteriosklerose, der A. subclavia, renalis, hepatica, carotis communis und interna sowie poplitea. Mit geeigneten Endografts können diese Aneurysmen ausgeschaltet werden. Bei den Aneurysmen der A. iliaca interna kann auch eine Verschlussbehandlung mit ablösbarem Ballon oder Spiralen erforderlich sein. Nahtaneurysmen nach Gefäßoperationen in der Leiste oder arteriosklerotische Popliteaaneurysmata sind für die endovaskuläre Therapie nicht geeignet, da die Endografts auf Dauer der mechanischen Beanspruchung in diesen Bewegungssegmenten nicht gewachsen sind und Brüche der Stentstreben sowie Undichtigkeiten auftreten.

Endografts in Bewegungssegmenten (z. B. Leiste) nicht geeignet

Aneurysmata der Hirnarterien häufigste Ursache von Subarachnoidalblutungen
- Darstellung mit CTA oder MRA
- Behandlung durch Coiling (Verschluss des Aneurysmas mit Platinspiralen)

Hirnarterienaneurysmata. Aneurysmata der Hirnarterien sind die häufigste Ursache von Subarachnoidalblutungen und können mit CT- und MR-Angiographie dargestellt werden. Dabei geht es auch um morphologische Details wie die Form und den Hals des Aneurysmas. Die zentral gelegenen Aneurysmata können endovaskulär durch Coiling (Verschluss eines Aneurysmas mit Platinspiralen) behandelt werden. Es gilt dies für die Aneurysmata der distalen A. carotis interna, communicans anterior, cerebri media, anterior und posterior, vertebralis und basilaris. Technisch schwierig oder gar nicht sind Aneurysmata an Gefäßverzweigungen und solche mit weitem Hals zu behandeln. Das Coiling wird in diesen Fällen gegebenenfalls mit einer Stentimplantation kombiniert. Das Coiling wird dann durch die Gitter des Stents vorgenommen, der die Embolisation der Coils verhindert.

Endovaskuläre Behandlung und neurochirurgische Therapie: Ergebnisse vergleichbar

Für das Coiling stehen inzwischen Spiralen mit verschiedenen Freisetzungsmechanismen, mit Oberflächenvergütungen, welche die Thrombosierung und Fibrosierung des Aneurysmas fördern, sowie mit verschiedenen räumlichen Konfigurationen zu Verfügung. Die Ergebnisse der endovaskulären Behandlung sind denen der neurochirurgischen Therapie vergleichbar, die Morbidität und Mortalität sind allerdings niedriger.

4.3.3 Blutungen

Stillung arterieller pulmonaler, urogenitaler und gastrointestinaler Blutungen durch Embolisation

Arterielle pulmonale, urogenitale und gastrointestinale Blutungen lassen sich mit der Embolisationsbehandlung zuverlässig stillen. Die Wahl des Embolisats hängt davon ab, welche Ursache der Blutung zugrunde liegt. Bei gutartigen Blutungsursachen soll lediglich der Perfusionsdruck im Gewebe gesenkt werden, damit ein verschließendes Gerinnsel aufgebaut wird. Die Teilchen sollten deshalb nicht bis in die Arteriolen oder Kapillaren vordringen. Bei Tumorblutungen sind kleinere Teilchen oder Flüssigkeiten zu bevorzugen, um eine periphere Ischämie zu erzeugen, die neben der Blutungsstillung zu einer

Tumornekrose führt. Resorbierbare und permanente Embolisate sind dafür vorhanden. Die Embolisation wird über Mikrokatheter möglichst nahe an der Blutungsquelle durchgeführt.

Bei zu geringer Blutungsintensität (< 1,5 ml/min) oder wenn die Blutung zum Zeitpunkt des Eingriffs sistiert, ist eine Lokalisation des Blutungsortes angiographisch nicht möglich. In diesem Fall kann eine Blutungsprovokation mit Vasodilatantien oder einem Fibrinolytikum vorgenommen werden, um die Blutung doch noch gezielt auszuschalten.

4.3.4 Embolisation, Chemoperfusion und Chemoembolisation

Embolisationsbehandlung bei Therapie von Weichteil- und Knochenmetastasen gut vaskularisierter Tumore

- Alternative zu Nephrektomie und Splenektomie
- Uterusmyome
- Vorsicht bei Infektionen im ischämischen Gebiet

Embolisation. Neben der Embolisationsbehandlung von Blutungen wird das Verfahren auch bei der Therapie von Weichteil- und Knochenmetastasen vor allem gut vaskularisierter Tumore eingesetzt. Bei arterio-venösen Malformationen ist eine Besserung durch eine Embolisationsbehandlung ebenfalls möglich. Als Alternative zur Nephrektomie und Splenektomie wurde die Embolisation eingesetzt, um die Organe auszuschalten oder zu verkleinern. Im vergangenen Jahrzehnt hat sich die Embolisation von Uterusmyomen bei symptomatischen Frauen etabliert, bei denen der Uterus erhalten bleibt. Bei allen diesen Anwendungen ist das Risiko einer Fehlembolisation mit Schädigung benachbarter gesunder Strukturen zu beachten. Gefürchtet sind Infektionen im ischämischen Gebiet, da sich die Keime ungehindert ausbreiten und Abszesse oder eine Sepsis auslösen können.

Regionäre Chemoperfusion in der Tumorbehandlung

Chemoperfusion. Neben der systemischen Chemotherapie kann die regionäre Chemoperfusion in der Tumorbehandlung genutzt werden. Sie ist dort angezeigt, wo ein hoher Gewebsspiegel der Chemotherapeutika wünschenswert ist und das Zielgebiet nur durch eine oder wenige Arterien versorgt wird. Es werden damit in ausgewählten Fällen im Becken, der Leber, Lunge und Mamma hohe Ansprechraten mit Tumorverkleinerung und Beschwerdebesserung erzielt. Da der Gefäßbaum offen bleibt, ist die Behandlung wiederholbar.

Kombination von regional hoch dosierter Chemotherapie und ischämisierender Embolisation bei Lebertumoren

Chemoembolisation. Die Kombination von regional hoch dosierter Chemotherapie und ischämisierender Embolisation wird vor allem bei Lebertumoren, vorwiegend beim hepatozellulären Karzinom, eingesetzt. Diese Tumoren sind meist gut vaskularisiert und besitzen anfänglich eine überwiegend arterielle Versorgung. Diese kann unter der Behandlung als Folge der intermittierenden Ischämie, erzeugt durch die Embolisation, in eine portale Versorgung übergehen. Liegt ein multifokales hepatozelluläres Karzinom vor, so dass mehrere Leberlappen oder die ganze Leber von der Chemoembolisation erfasst werden, muss auf die hepatische Funktionsreserve und eine offene Pfortader geachtet werden, damit kein Leberversagen eintritt. Eine Arretierung des Tumorwachstums wird bei den meisten Patienten erreicht. Bei einigen von ihnen sind Überlebenszeiten von mehreren Jahren zu beobachten. Die Behandlung wird mehrmals im Abstand von wenigen Wochen wiederholt. Voraussetzung dafür ist ein resorbierbares Embolisat, für das üblicherweise das ölige Kontrastmittel Lipiodol mit oder ohne Mikrosphären verwendet wird.

4.3.5 Eingriffe an Venen

Interventionelle Maßnahmen zielen darauf ab, bei Kompression oder Thrombose zentraler Venen den Blutfluss zu normalisieren. Bei einigen Venenerkrankungen ist umgekehrt die Verödung oder Ausschaltung von Venen erforderlich, wie dies bei der Verödung von Varikozelen und Kavernomen der Fall ist. Die zentralen Venen dienen auch der Implantation von Kavafiltern und Portkathetern. Perkutane Fremdkörperextraktionen fallen überwiegend im venösen System und den Pulmonalarterien an, meist bei versehentlich abgescherten oder abgebrochenen Venenkathetern.

- Normalisierung des Blutflusses bei Kompression oder Thrombose zentraler Venen
- Verödung von Venen

Obere und untere Einflussstauung. Die obere Einflussstauung mit Zyanose sowie Ödem von Hals und Gesicht wird meist durch ein Bronchialkarzinom mit Ausdehnung im Mediastinum, seltener durch ein malignes Lymphom oder einen anderen Tumor hervorgerufen und

Obere Einflussstauung
- meist Bronchialkarzinom, seltener andere Tumoren

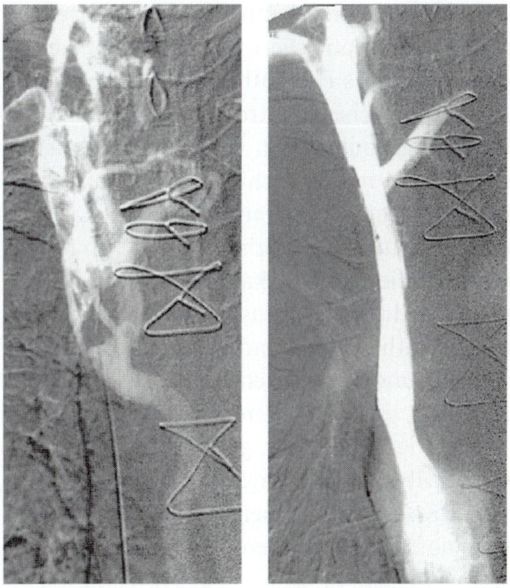

(a) (b)

Abb. 4.7: **(a)** Obere Einflussstauung durch ein Bronchialkarzinom mit Einbruch in das Mediastinum. Verschluss der V. cava superior und Kollateralen zur V. azygos. **(b)** Transfemorale Rekanalisation der V. cava superior, Dilatation und Stentplatzierung. Normalisierter Fluss in der V. cava superior. Die Kollateralen sind nicht mehr kontrastiert. Rückbildung der Zyanose bereits nach 10 min.

kann bedrohliche Ausmaße bis zum Hirnödem und einer zerebralen Blutung annehmen. Unabhängig von der Behandlung des Tumors kann dem Patienten durch die Eröffnung der V. cava superior unmittelbar Erleichterung verschafft werden. Die Ballondilatation muss wegen des Kompressionsdrucks des Tumors durch eine Stentimplantation ergänzt werden. Da durch die Strahlen- und Chemotherapie meist eine spätere Tumorrückbildung gelingt, werden dafür selbstexpandierende Stents verwendet, die mit der weiteren Entfaltung der Hohlvene „mitwachsen" und somit nicht migrieren.

Untere Einflussstauung

▸ retroperitoneale Tumoren oder fortgeschrittene Metastasenleber

Die untere Einflussstauung ist klinisch weniger eindrucksvoll, aber bei ödematöser Schwellung der Beine und des Genitals äußerst unangenehm. Die Kompression der V. cava inferior wird durch retroperitoneale Tumoren oder eine fortgeschrittene Metastasenleber erzeugt. Die Behandlung wird in ähnlicher Weise durch Ballondilatation und Stentimplantation durchgeführt. Wenn die Schwellung einen femoralen Zugang nicht gestattet, kann das Katheterbesteck transjugulär eingeführt werden. Das Ödem bildet sich nach der Aufweitung der V. cava inferior innerhalb eines Tages zurück.

Zentralvenöser Zugang für Chemotherapie und zur parenteralen Ernährung

Portkatheter. Ein zentralvenöser Zugang wird für die Chemotherapie von Tumorkranken und zur parenteralen Ernährung benötigt. Portkatheter bieten die Vorteile einer geringeren Infektionsrate und einer leichteren Körperpflege im Vergleich zu offen ausgeleiteten Kathetern. Die Membran der Infusionsports kann mit nicht stanzenden Spezialnadeln mindestens 1.500-mal punktiert werden, bevor sie undicht wird. Für die Implantation eines Portkatheters wird die V. subclavia am besten unter sonographischer Kontrolle punktiert und der Katheter unter Durchleuchtungskontrolle in die V. cava superior vorgeführt. Seine Spitze soll nicht in den rechten Vorhof ragen, um mechanische und chemische Reizungen zu vermeiden, die ihrerseits zu Rhythmusstörungen oder gar einer Vorhofperforation führen können. Anschließend wird für die Infusionskammer ein epifasziales Bett subclaviculär präpariert und die Infusionskammer nach subkutaner Tunnelierung mit dem Katheter verbunden. Der Portkatheter wird angiographisch überprüft und steht anschließend sofort für die Therapie bereit. Damit es nicht zu einem Verschluss des Katheters kommt, wird das System nach jeder Infusion gespült und ein Heparinblock gesetzt. Steht die V. subclavia als Zugangsort nicht zur Verfügung, kann der Portkatheter auch am Ober- oder Unterarm implantiert werden. Die V. femoralis wird wegen des höheren Infektionsrisikos bis auf Notfälle gemieden.

Indikation: blutende Ösophagusvarizen oder konservativ nicht zu bessernder Aszites bei portaler Hypertension

Transjugulärer intrahepatischer portosystemischer Shunt (TIPS). Wenn eine portale Hypertension zu blutenden Ösophagusvarizen oder einem konservativ nicht zu bessernden Aszites führt, ist die Indikation für die Anlage eines transjugulären intrahepatischen Shunts gegeben. Als Kontraindikation für diesen Eingriff sind eine hepatische Enzephalopathie und eine dekompensierte Leberfunktion anzusehen. Der

Eingriff wird beim sedierten Patienten in Lokalanästhesie durchgeführt. Unter Ultraschallkontrolle wird bevorzugt die rechte V. jugularis interna punktiert, eine Schleuse (steriler Zugang) eingesetzt und unter EKG-Überwachung durch den rechten Vorhof die mittlere oder rechte Lebervene mit einem Diagnostikkatheter aufgesucht. Die Schleuse wird ebenfalls in die Lebervene vorgeschoben. Unter sonographischer Lenkung wird die Nadel des Punktionsbestecks durch das Leberparenchym in einen Pfortaderast gestochen und in dieser Position durch einen Führungsdraht gesichert, der weit in das Pfortadergebiet vorgeführt wird. Nach Entfernung des Punktionsbestecks wird der Punktionskanal im Parenchym aufgedehnt und anschließend ein Stent platziert. Im Stent erfolgt anschließend eine Dilatation, meist bis 8 mm. Wegen einer etwas geringeren Rezidivrate werden inzwischen oft „covered stents" eingesetzt. Die Weite des Shunts richtet sich nach dem porto-venösen Druckgradienten. Der Pfortaderdruck sollte durch den Shunt unter 15 mm Hg abgesenkt werden, um künftigen Blutungen vorzubeugen. Die Dehnung ist für den Patienten schmerzhaft, da die Venen- und Pfortaderwand aufgerissen werden. Eine analgetische Medikation ist erforderlich. Liegt ein Pfortaderverschluss vor, wird man eine TIPS-Anlage nur ausnahmsweise versuchen. Bei gut entwickelter kavernöser Transformation der verschlossenen V. portae kann der Eingriff trotzdem gelingen.

▸ analgetische Medikation erforderlich

Die Shuntanlage kann mit einer Embolisationsbehandlung kombiniert werden, wobei die V. coronaria ventriculi und ihre Äste verschlossen werden, damit die Varizen der Magenwand und des Ösophagus nicht mehr unter Druck stehen und sich zurückbilden. Ein wesentlicher Vorteil der TIPS-Anlage im Vergleich zu chirurgischen Shuntverfahren liegt darin, dass eine Laparatomie vermieden wird und damit eine Lebertransplantation später einfach möglich ist. Mit der Transplantation wird der intrahepatische Shunt entfernt.

Vorteil der TIPS-Anlage: Vermeidung einer Laparatomie

Im ersten Jahr nach der Shuntanlage kann es zu Rezidivstenosen kommen, die meist in der Lebervene lokalisiert sind und einer Nachdehnung bedürfen. Regelmäßige duplexsonographische Kontrolluntersuchungen sind deshalb erforderlich. Selten muss der Shunt interventionell verschlossen werden, wenn der Patient eine schwere Enzephalopathie entwickelt.

Duplexsonographische Kontrolluntersuchungen nötig

4.4 Wirtschaftliche Betrachtung

Zu den Vorteilen der interventionellen Therapie zählt, dass zum einen diese Eingriffe schonender für den Patienten sind als offene operative Verfahren, zum anderen durch die kurze Liegezeit oder ambulante Durchführung auch Kosten einzusparen sind. Bei einigen Eingriffen wird jedoch der wirtschaftliche Nutzen aufgrund des geringeren Personalaufwands und der kurzen Hospitalphase durch die Kosten für die Bestecke wieder aufgehoben. Tabelle 4.2 gibt einen Überblick über die Kosten häufiger vaskulärer Interventionen.

Tab. 4.2: Überblick über die Kosten häufiger vaskulärer Interventionen

Art des Eingriffs	Kosten in Euro
Angioplastie der Becken-Beinarterien, Dialyseshunts	2.300
zusätzliche Stentimplantation	2.700
Thrombolyse	1.300
Stentangioplastie der Nierenarterien	2.800
Stentangioplastie der hirnversorgenden Arterien	3.900
Stentangioplastie der Hirnarterien	4.200
thorakales Aortenaneurysma	5.200
abdominales Aortenaneurysma	6.100
sonstige Aneurysmata	5.000
Embolisationsbehandlung (materialabhängig)	2.000–5.000
Chemoperfusion	2.500
Chemoembolisation	2.800
Venenstentimplantation	2.700
Portkatheterimplantation	1.800
TIPS	4.800

Literatur

Arning C. Evaluation of carotid artery stenosis by power Doppler imaging. Stroke 1998;29:2211–2.

Baumgarten RW, Mattle HP, Kothbauer K, Schroth G. Transcranial color-coded Duplex sonography in cerebral aneurysms. Stroke 1994;25:2429–34.

Berg R van den, Rinkel GJ, Vandertop WP. Treatment of ruptured intracranial aneurysms: implications of the ISAT on clipping versus coiling. Eur J Radiol 2003;46:172–7.

Goyen M, Quick HH, Debatin JF, Ladd ME, Barkhausen J, Herborn CU, Bosk S, Kuehl H, Schleputz M, Ruehm SG. Whole-body three-dimensional MR angiography with a rolling table platform: initial clinical experience. Radiology 2002;224:270–7.

Haage P, Piroth W, Krombach G, Karaagac S, Schaffter T, Gunther RW, Bucker A. Pulmonary embolism: comparison of angiography with spiral computed tomography, magnetic resonance angiography, and real-time magnetic resonance imaging. Am J Respir Crit Care Med 2003;167:729–34.

Hallul Z, Burger T, Grote R, Fahlke J, Meyer F. Sequential coil embolization of bilateral internal iliac artery aneurysms prior to endovascular abdominal aortic aneurysm repair. J Endovasc Ther 2001;8:87–92.

Higashida RT, Furlan AJ, Roberts H, Tomsick T, Connors B, Barr J, Dillon W, Warach S, Broderick J, Tilley B, Sacks D. Trial design and reporting standards for intra-arterial cerebral thrombolysis for acute ischemic stroke. Stroke 2003;34:109–37.

Higashida RT. Intracranial stenting: which patients and when? Cleve Clin J Med 2004;71 Suppl 1:S50–1.

Hong C, Bae KT, Pilgram TK, Zhu F. Coronary artery calcium quantification at multi-detector row CT: influence of heart rate and measurement methods on interacquisition variability initial experience. Radiology 2003; 228:95–100.

Jäger H, Mehring UM, Castaneda F, Hasse F, Blumhardt G, Löhlein D, Mathias KD. Sequential transarterial chemoembolization for unresectable advanced hepatocellular carcinoma. Cardiovasc Intervent Radiol 1996; 19:388–96.

Kanne JP, Lalani TA. Role of computed tomography and magnetic resonance imaging for deep venous thrombosis and pulmonary embolism. Circulation 2004; 109 Suppl 1:I15–21.

Kauffmann G, Mathias K, Waldmann D. Embolisationsbehandlung der Magen-Darm-Blutung – eine Alternative zur chirurgischen Intervention? Chirurg 1979;50:701–3.

Martin LG, Cork RD, Kaufmann SL. Long-term results of angioplasty in 110 patients with renal artery stenosis. J Vasc Interv Radiol 1992;3:619–26.

Mathias K. Kathetertherapie bei mesenterialen Durchblutungsstörungen. Soc Radio-Chir Viscérale 1983;12:9–10.

Mathias K. Endovaskuläre Behandlung der Karotisstenose. J Kardiol 2004; 11:217–24.

Mathias K, Jäger H, Willaschek J, Theophil B. Interventionelle Therapie bei zentralen venösen Stenosen. Radiologe 1998;38:606–13.

Mathias K, Rau W, Kauffman G. Katheterdilatation einer Arterienstenose nach Nierentransplantation. Dtsch med Wschr 1979;104:437–8.

Mathias K, Struck E, Schindera F, Urbanyi B. Percutaneous treatment of renovascular hypertension. Pediatr Radiol 1981;11:154–6.

Matsumoto H, Terada T, Tsuura M, Itakura T, Ogawa A. Basic fibroblast growth factor released from a platinum coil with a polyvinyl alcohol core enhances cellular proliferation and vascular wall thickness: an in vitro and in vivo study. Neurosurgery 2003;53:402–8.

Mitchell RS, Ishimaru S, Ehrlich MP, Iwase T, Lauterjung L, Shimono T, Fattori R, Yutani C. First International Summit on Thoracic Aortic Endografting: roundtable on thoracic aortic dissection as an indication for endografting. J Endovasc Ther 2002;9 Suppl 2:II98–105.

Nöldge G, Richter GM, Roeren T. A randomized trial of iliac stenting versus PTA in iliac artery stenoses and occlusions: updated 6-year results. J Endivasc Surg 1996;3:99–100.

Ogilvy CS, Hoh BL, Singer RJ, Putman CM. Clinical and radiographic outcome in the management of posterior circulation aneurysms by use of direct surgical or endovascular techniques. Neurosurgery 2002;51:14–22.

Pitton MB, Schweitzer H, Herber S, Schmiedt W, Neufang A, Duber C, Thelen M. Endovaskuläre Therapie von abdominellen Aortenaneurysmen: Klinisch-radiologische Ergebnisse im mittelfristigen Verlauf. Röfo 2003; 175:1392–402.

Stambo GW, Guiney MJ, Cannella XF, Germain BF. Coil embolization of multiple hepatic artery aneurysms in a patient with undiagnosed polyarteritis nodosa. J Vasc Surg 2004;39:1122–4.

Vorwerk D. Non-traumatic vascular emergencies: management of occluded hemodialysis shunts and venous access. Eur Radiol 2002;12:2644–50.

5 Ultraschall

A. Mundinger, H. Madjar, B. Rodeck

5.1 Einleitung

Ultraschall bezeichnet Schallwellen mit einer Frequenz über dem hörbaren Schall, das heißt mit mehr als 20.000 Hertz (Hz). Ausgehend von den Sonarsystemen im zweiten Weltkrieg, wurde der Ultraschall in den 50er Jahren in der Medizin eingeführt, permanent weiterentwickelt und besetzt heute nahezu alle diagnostischen Nischen und Regionen.

Ultraschall: Schallwellen mit einer Frequenz über dem hörbaren Schall.

Die Ursachen für die erfolgreiche Verbreitung des Ultraschalls sind vielfältig: Der Ultraschall gilt, anders als die ionisierenden Röntgenstrahlen, als unschädlich, ist im Vergleich zu CT und MRT sofort verfügbar, nahezu ubiquitär vorhanden und relativ kostengünstig. Vor dem Hintergrund eines an seine Grenzen geratenen Gesundheitssystems muss sich auch der so erfolgreiche Ultraschall kritisch fragen lassen: Ist er als ungezielt eingesetztes Diagnoseinstrument noch bezahlbar und notwendig? Bei welchen klinischen Indikationen ist er unverzichtbar? Wann bringen andere Verfahren aussagekräftigere Ergebnisse?

Vorteile des Ultraschalls:
- unschädlich
- sofort verfügbar
- nahezu ubiquitär
- relativ kostengünstig

5.2 Physikalische Grundlagen

5.2.1 Schallwellen

Schallwellen sind periodische Schwingungen von Materieteilchen, die sich wellenförmig über Koppelung einzelner Materieteilchen fortpflanzen. Die einzelnen Materieteilchen schwingen dabei um ihre Ruhelage, während die kinetische Energie als Wellenfront durch das Medium wandert. Daher sind Schallwellen an ein Medium gebunden, in dem sie sich fortbewegen können.

Schallwellen: periodische Schwingungen von Materieteilchen, die sich wellenförmig fortpflanzen

Ultraschallwellen werden an der akustischen Grenzfläche zweier Materialien unterschiedlicher Schallimpedanz (Schallleitfähigkeit) reflektiert und können von einem Empfänger aufgenommen werden. Die Intensität der reflektierten Welle wird als Echo der einfallenden Welle bezeichnet und von der diagnostischen Sonographie genutzt. Die Zerlegung einer überlagerten Welle in ihre harmonischen Komponenten beim Durchgang durch eine Grenzschicht nennt man Dispersion. Eine reflektierte Schallwelle besteht nicht nur aus ihrer eigentlichen Grundfrequenz, sondern zusätzlich aus Ober- und Unterschwingungen, die dem Vielfachen der Grundfrequenz entsprechen.

Reflektierter Ultraschall kann vom Empfänger aufgenommen werden.

Intensität der reflektierten Welle wird als Echo bezeichnet und von der Sonographie genutzt.

Diese nennt man harmonische Frequenzen. Bei der Dispersion beobachtet man eine Abhängigkeit der Schallgeschwindigkeit von der Wellenlänge bzw. Frequenz.

5.2.2 Erzeugung und Empfang von Schallwellen

Ultraschall-Wandler dient als Sender und Empfänger.

An piezoelektrischen Kristallen (= bauen durch Druck ein elektrisches Potenzial auf) führt mechanische Belastung zu einer elektrischen Entladung (direkter piezoelektrischer Effekt) und die Anlage eines elektrischen Feldes zu einer Dickenzunahme des Kristalls (reziproker piezoelektrischer Effekt). Ein hochfrequentes elektrisches Wechselfeld bewirkt die Dickenoszillation des Kristalls und damit die Aussendung von Ultraschall. Ein Ultraschall-Wandler (Schallkopf) dient als Sender und Empfänger.

5.2.3 Ultraschallartefakte

Artefakte:

Die physikalischen und apparativen Besonderheiten der Ultraschalltechnik führen zu Bildartefakten. Mit ausreichender Erfahrung nutzt der sonographische Untersucher diese Artefakte bei der differentialdiagnostischen Einordnung der Gewebeveränderungen. Typische Artefakte des konventionellen Ultraschalls sind:

▶ Schallschatten, -verstärkung

- Schallschatten hinter stark dämpfenden und Schallverstärkung hinter schwach dämpfenden Arealen.

▶ Randschatten

- Randschatten: Die winkelabhängige Totalreflektion der Echos an schräg verlaufenden Grenzflächen führt zu bänderartigen Abschattungen.

▶ Echo vortäuschende Artefakte

- Vorgetäuschte Sedimentationseffekte in sonst echofreien Zysten beruhen auf einem Partialvolumeneffekt. Dabei werden aufgrund der Breite des Schallfeldes außerhalb der Zyste lokalisierte Gewebeechos mit der reinen Zysteninformation, also fehlenden Echos, gemischt. Diese Echo vortäuschenden Artefakte sind von echten Binnenechos proteinreicher oder eingebluteter Zysten durch Optimierung der Fokuszone zu differenzieren.

▶ Wiederholungsechos

- Wiederholungsechos beruhen auf Mehrfachreflexionen der Echos an parallel laufenden Grenzflächen. Die längere Laufzeit der mehrfach gespiegelten Grenzflächen führt zu mehrfachen örtlichen „Phantomkodierungen" im tieferen Gewebe. Gewebestrukturen können an stark reflektierenden Grenzflächen als virtuelles Bild sogar komplett gedoppelt werden. Dabei sieht das virtuelle Bild aus wie eine Spiegelung des Originals in die Tiefe.

5.2.4 Zeit-, Raum- und Kontrast-Auflösung

Zeitliche Auflösung: Bildwiederholungsrate pro Sekunde

Die zeitliche Auflösung entspricht der Bildwiederholungsrate pro Sekunde. Nur bei einer dem menschlichen Auge präsentierten Mindestfrequenz entsteht der physiologische Eindruck eines stehenden Bildes. Die Bildwiederholungsfrequenz ist abhängig von der eingestellten Eindringtiefe, Anzahl der Bildzeilen und -linien sowie der Zahl der Fokuszonen. Die räumliche Auflösung beschreibt die Fähigkeit des Ultraschallsystems, zwei benachbarte Punkte getrennt darzustellen. Diese räumliche Auflösung ist in den drei Ebenen des Raumes unterschiedlich hoch.

Räumliche Auflösung: Fähigkeit, zwei benachbarte Punkte getrennt darzustellen

Die Kontrastauflösung hängt von der Güte der räumlichen Auflösung, der Reduktion von „Rauschen" im Bild (Speckles) und den Algorithmen der elektronischen Signal-Nachverarbeitung ab. Moderne Ultraschallsysteme optimieren die räumliche Auflösung durch den Einsatz hochfrequenter Breitbandschallköpfe. Störende Effekte werden herausgefiltert bzw. -gerechnet.

Kontrastauflösung wichtig für räumliche Auflösung

Das resultierende Monitorbild ist ein mehrfach bearbeitetes „Konstrukt", in dem die ursprüngliche Gewebe-Information modifiziert, akzentuiert, aber auch maskiert oder komplett verloren gegangen sein kann. Nur die Kenntnis der physikalischen und gerätetechnischen Voraussetzungen dieses „Monitorkonstruktes" lässt uns die „blinden Flecken" im Bild verstehen, in denen Information im Nah- und Fernfeld verloren geht.

Resultierendes Monitorbild ist mehrfach bearbeitetes Konstrukt.

5.2.5 Dopplersonographie

Bei einer Wellenbewegung erscheint bei Annäherung zwischen Sender und Quelle die Frequenz am Beobachtungsort erhöht und umgekehrt. Diesen Effekt bezeichnet man als Dopplereffekt, mit charakteristischen Frequenzverschiebungen durch die Abstandsänderung. In der Gefäßdiagnostik streuen die Blutkörperchen die eingestrahlte „Ultraschallwelle" und stellen damit bewegte Reflektoren dar, die entweder auf den Sender zu oder von ihm weglaufen. Sendefrequenz, Flussgeschwindigkeit, Einstrahlungswinkel und Schallgeschwindigkeit des Mediums beeinflussen die Ergebnisse.

Erklärung des Dopplereffekts

Man unterscheidet verschiedene Doppler-Verfahren:

Verschiedene Doppler-Verfahren:

- Continuous-Wave-Doppler

- **CW-Doppler:** Beim spektralen CW- (Continuous-Wave-) Doppler-Ultraschall befinden sich ein Ultraschallsender und ein Ultraschallempfänger im Messkopf und arbeiten kontinuierlich. Sehr hohe Flussgeschwindigkeiten können gemessen werden. Aufgrund der fehlenden Dämpfung der Kristalle erreichen diese eine sehr hohe Empfindlichkeit für geringe Flussgeschwindigkeiten und Blutflussvolumina. Eine räumliche Tiefenzuordnung der erhaltenen Messwerte ist nicht möglich.
- **PW-Doppler:** Beim spektralen PW- (Pulsed-Wave-) Dopplerultraschall befinden sich Sender und Empfänger in einem gemeinsamen Kristall und arbeiten mit gepulsten Wellenpaketen. Mit dieser Technik lässt sich feststellen, aus welcher Tiefe die spektrale Darstellung von Flussgeschwindigkeiten stammt. Sehr hohe Flussgeschwindigkeiten werden jedoch nicht mehr zuverlässig zugeordnet.

- Pulsed-Wave-Doppler

- **Color-Doppler:** Die Farb-Doppler- (Color-Doppler- oder farbcodierte Duplex-) Sonographie erfasst in einem großen Flächenbereich eines Graustufenbildes die mittlere Dopplerfrequenz und deren Schwankungsbreite. Das Ergebnis wird in farbcodierter Darstellung mit dem Ultraschallbild überlagert.

- Farb-Doppler oder farbcodierte Duplex-Sonographie

▶ Power-Doppler

- **Power-Doppler:** Bei der Power-Dopplersonographie werden alle Doppleramplituden unabhängig von ihrer Phase aufaddiert. Die monochromatische Farbcodierung gibt keine Information zur Flussrichtung oder Flussgeschwindigkeit, die Empfindlichkeit für langsame Flüsse ist jedoch höher als beim Color-Doppler.

▶ Gewebe-Doppler

- **Gewebe-Doppler:** Mit dem Gewebe-Doppler lässt sich die Bewegung der Ventrikelwand des Herzens abbilden. Mit Farben werden die hohe Amplitude und niedrigen Geschwindigkeiten der Dopplersignale aus dem Gewebe dargestellt. In der M-Mode-Bildgebung (Zeit-Bewegungs-Verfahren) kann diese Gewebebewegung auch quantitativ analysiert werden.

5.2.6 Kontrastmittelsonographie

Ultraschall-KM zur Verstärkung der Farbdopplersignale

Ultraschall-Kontrastmittel wurden anfangs nur zur Verstärkung der Farbdopplersignale eingesetzt. Bei der Anschallung von Signal-Verstärker-Bläschen der Kontrastmittel mit hoher Schallenergie wurden diese zerstört und es resultierte ein Pseudo-Dopplersignal.

Echosignalverstärker der ersten Generation v. a. zur Leberherddiagnostik

Der Einsatz dieser Echosignalverstärker der ersten Generation konzentriert sich besonders auf die Leberherddiagnostik. Levovist®, ein Galaktose-Palmitin-Komplex, hat eine besondere Aktivität zum retikuloendothelialen System (RES). Ca. 3 bis 5 Minuten nach venöser Injektion des Kontrastmittels verbleibt dieses im RES. Beschallung von RES-haltigem Lebergewebe führt in dieser so genannten leberspezifischen Spätphase zur Entwicklung eines starken Dopplersignals. Der Blutfluss kann auch im so genannten „Harmonic Imaging-Verfahren“ in der bildgebenden Grauwertdarstellung der Resonanzfrequenzen sichtbar werden. Nicht RES-haltige Anteile der Leber, unter anderem auch Metastasen, werden als dunkle (= hypoechogene) Stanzdefekte abgebildet.

Echosignalverstärker der zweiten Generation für Perfusionsstudien

Kontrastmittel der zweiten Generation, z. B. Sonovue®, besitzen eine flexiblere Oberfläche der Bläschen. Werden diese Echosignalverstärker im Ultraschall mit niedriger Sendeleistung zur Schwingung angeregt, senden die Bläschen kontinuierlich harmonische Signale zurück, die mit entsprechender Hard- und Software empfangen und dargestellt werden. Auf diese Weise ist die kontinuierliche Darstellung der früharteriellen, kapillären, portalvenösen und spätvenösen Phase analog zu den Perfusionsstudien im CT oder MRT möglich.

Prinzipiell ist der Einsatz von Kontrastmitteln mit einer erheblichen Steigerung der nicht thermischen und nicht kavitativen Wirkungen des Ultraschalls verbunden, wenn relativ hohe Werte der zeitlich gemittelten Schallintensitäten auftreten. Insgesamt sind nach dem gegenwärtigen Stand der Erkenntnisse jedoch keine zusätzlichen Risiken der diagnostischen Ultraschallanwendung zu erwarten.

5.3 Untersuchungstechnik und Vorbereitung

Erstuntersuchung, Notfalldiagnostik

Jede Erstuntersuchung eines Patienten erfolgt methodisch systematisch und umfassend, d. h. die Standardschnittebenen werden der Reihe nach durchgescannt. Bei kurzfristigen Kontrollen oder in Notfallsituationen unter Zeitdruck kann auch eine „fokale Untersuchung“ ausreichen. Die Abdomenuntersuchung erfolgt bei maximaler Inspiration in Atemstillstand.

Untersuchungsregeln für bestimmte Zielregionen

Für bestimmte Zielregionen gelten zusätzliche Regeln. So sollten Sehnenstrukturen immer rechtwinkelig angeschallt werden. Auch bei der Brustdiagnostik ist es erforderlich, den Schallkopf senkrecht zum Verlauf der Haut zu führen. Durch schräg verlaufende Bindegewebsstrukturen entstehen sonst diagnostisch problematische Schallartefakte.

Anfänger machen oft den Fehler, die Schallkopfführung unsystematisch und/oder mit unzureichender Druckentwicklung durchzuführen. Pathologische Befunde werden ergänzend durch rotierende Führung des Schallkopfes über dem Befund abgeklärt. Durch Prüfung u. a. der Elastizität, Verschieblichkeit und der Lageabhängigkeit oder Schwerkraft ergänzen dynamische Elemente die Untersuchung, im Gegensatz zu den anderen bildgebenden Verfahren. Beispiele sind die Prüfung der Steinverschieblichkeit bei Cholelithiasis in Rücken-/Seitlage und in Knie-/Ellenbogenlage, verschiedene Schulterhaltungen bei der Rotatorenmanschettenprüfung oder die intraabdominelle Druckerhöhung durch einen Pressakt bei der Venenklappenrefluxprüfung. Eine peritoneale Schmerzreaktion bei akuter Appendizitis kann durch Druck mit dem Schallkopf provoziert werden.

Beispiele für dynamische Untersuchungen

Die Bilddokumentation von pathologischen Veränderungen erfolgt jeweils in zwei Ebenen. Funktionsuntersuchungen wie Restharnbestimmung, Furosemidurogramm, Überprüfung der Gallenblasenkontraktion nach einer Testmahlzeit oder Motilitätsprüfung von Magen und Darm bedürfen einer entsprechenden Vorbereitung des Patienten. Die typische Abdominaluntersuchung mit zuverlässiger Beurteilung von Gallenblase oder Pankreas erfolgt in nüchternem Zustand des Patienten. Durch gleichzeitige entblähende Medikation kann der Luftgehalt im Magendarmtrakt zusätzlich reduziert und somit das abdominelle Schallfenster verbessert werden. Die Auffüllung von Hohlräumen wie Magen oder Blase mit Flüssigkeit vermag vorher nicht vorhandene Schallfenster gegebenenfalls erst zu öffnen. Dieses Prinzip kommt fakultativ unter anderem bei der Pankreasdiagnostik zum Einsatz. Bei Untersuchungen an anderer Stelle ist Nüchternheit nur ausnahmsweise erforderlich.

Vorbereitung von Funktionsuntersuchungen

Verbesserungen des Schallfensters

5.4 Indikation und Kontraindikation

Keine Kontraindikationen für Sonographien

Krankheitsbedingte eingeschränkte Indikationen

KM-Kontraindikationen

Kontraindikationen für eine Ultraschalluntersuchungen bestehen nicht. Eine eingeschränkte Indikation liegt vor, wenn aufgrund postoperativer Veränderungen oder krankheitsbedingt die Applikation der Schallkopfsonde und die systematische Untersuchung der Zielregion nicht möglich ist. Kontraindikationen bei der Verabreichung von Ultraschall-Kontrastmitteln oder Echosignalverstärkern sind bekannte allergische oder Hypersensitivitätsreaktionen gegen Komponenten der Kontrastmittel, ein pulmonaler arterieller Hypertonus

(> 90 mm Hg) oder ein Atemnotsyndrom (ARDS, Adult Respiratory Distress Syndrome). Levovist®, ein Galaktose-Palmitin-Komplex, darf nicht bei Galaktosämie appliziert werden.

5.4.1 Kopf/Hals

Indikationen:

- Schädeluntersuchungen des Neugeborenen und Säuglings
- Ophthalmologie: bei Trübungen von Hornhaut, Linse, Glaskörper

Im Gegensatz zum knöchernen Schädel des Erwachsenen ist der Schädel des Neugeborenen und Säuglings für den Ultraschall an mehreren Stellen passierbar. Beim Neugeborenem bilden die Frage nach Blutung, Liquorabflussstörung, Überprüfung der Hirnperfusion und die Missbildungs-/Asphyxiediagnostik das Indikationsspektrum für eine primäre Ultraschalluntersuchung. Diese wird über die noch offenen Fontanellen und das dünne Os temporale durchgeführt. Der Ultraschall des Schädels ist bis zum Schluss der Fontanellen zwischen dem 9. und 30. Lebensmonat möglich (Median 16. bis 18. Monat).

Der Ultraschall ist für die Ophthalmologie eine sehr wichtige Methode, wenn die Beurteilbarkeit des Augeninneren durch Trübungen von Hornhaut, Linse oder Glaskörper eingeschränkt ist. Hauptfragestellung der Ultraschalluntersuchung des Augapfels sind Netzhautablösung, Fremdkörper und Tumore. Der retrobulbäre Ultraschall kann Aussagen über die Augenmuskeln, Fremdkörper sowie konale Tumoren mit „hochfrequenten" Schallköpfen um 10–15 MHz machen. Für den vorderen Augenabschnitt werden Sonden mit hochfrequenten Kontaktschallköpfen um 20 MHz verwendet.

Hauptindikationen für Sonographie der Hals-/Nasen-/Ohrenregion

Die transmaxilläre Sinusitisdiagnostik, vergrößerte zervikale Lymphknoten, Differenzierung von Knoten in der Glandula parotis und submandibularis sowie klinisch auffällige entzündliche, tumoröse und zystische Veränderungen der Halsweichteile stellen die Hauptindikationen für die Ultraschalluntersuchung der Hals-/Nasen-/Ohrenregion mit hochauflösenden Schallköpfen dar. Pathologische Prozesse von Zungengrund, Zunge und Mundboden sind von submental oder lingual einzusehen.

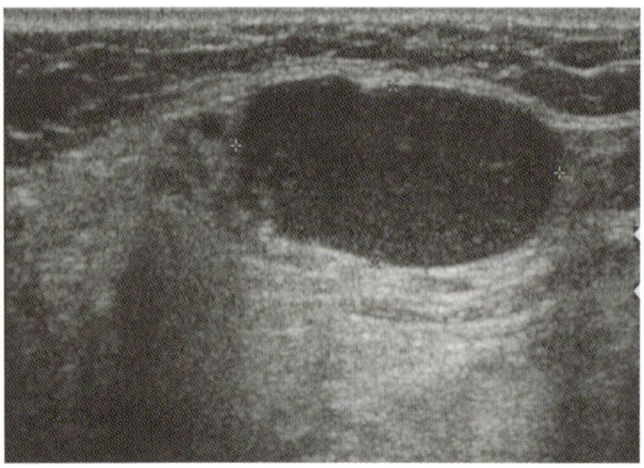

(a)

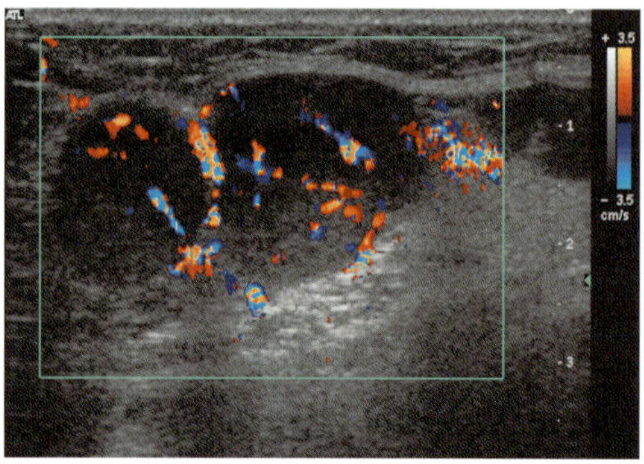

(b)

Abb. 5.1: Lymphknoten zervikal mit Sarkoidosebefall; **(a)** konventioneller Ultraschall, **(b)** Farbdoppler.

Die häufigste Untersuchung im Kopf-/Halsbereich ist die Schilddrüsensonographie. Vergrößerung der Schilddrüse, tastbare Knoten oder hormonelle Funktionsstörungen im Sinne einer Über- oder Unterfunktion indizieren die Schilddrüsensonographie. Die gezielte Suche nach vergrößerten Nebenschilddrüsenadenomen bei nachgewiesenem Hyperparathyreoidismus ist oft vergeblich. Weitere Untersuchungsgebiete sind Veränderungen und Vergrößerungen der Halslymphknoten sowie die im Kindesalter nicht ganz seltenen medialen und lateralen Halszysten.

▸ häufigste Untersuchung: Schilddrüsensonographie

5.4.2 Thorax

Der Ultraschall am Herzen wird als „Echokardiographie" bezeichnet. In Abhängigkeit von dem zur Verfügung stehenden Schallfenster wird die Echokardiographie transthorakal oder transösophageal als Echtzeittechnik durchgeführt. Hauptindikationen für die transthorakale Echokardiographie sind die Beurteilung der linksventrikulären Funktion, die Analyse von Wandbewegungsstörungen, u. a. bei koronaren Herzkrankheiten und nach Infarkten, die Überprüfung der Klappenfunktion, die Frage nach Rechtsherzbelastung, die Quantifizierung der Ejektionsfraktionen und weiterer hämodynamischer Funktionsparameter und der Nachweis eines Perikardergusses oder anderer Perikardveränderungen.

▸ Ultraschall am Herzen: Echokardiographie

Hauptindikationen für transthorakale Echokardiographie

Die Frage nach intraluminalen Thromben oder Tumoren, Klappenfeinmorphologie und Veränderungen der großen Gefäße (Aortendissektion, Pulmonalvenenfluss) sind die Hauptindikation für die Durchführung einer transösophagealen Echokardiographie.

Hauptindikationen für transösophageale Echokardiographie

Die Stressechokardiographie nach Applikation von Dobutamin soll belastungsabhängige, umschriebene Bewegungsstörungen der linksventrikulären Wand als Ausdruck einer Ischämiereaktion identifizieren. Komplexe Herzfehler werden mit hochleistungsfähigem Dopplersystem 2- oder 3-dimensional untersucht. Die Kontrastmit-

Weitere Indikationen der Echokardiographie

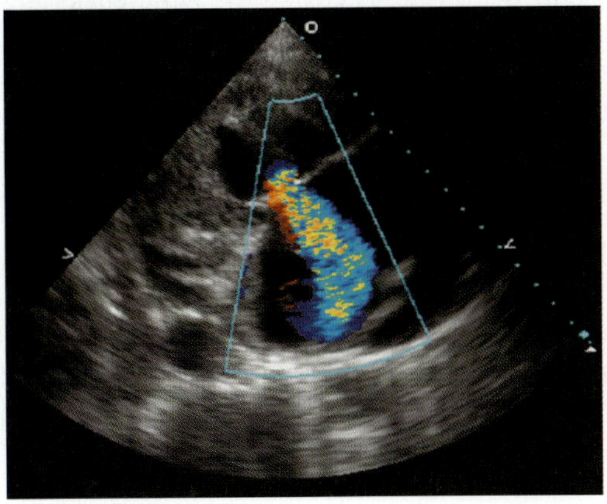

Abb. 5.2: Trikuspidalinsuffizienz mit Regurgitation (Copyright Philips).

tel-Applikation erleichtert dabei die Darstellung u. a. bei Septumdefekten.

▸ Frage eines Perikardergusses

Prinzipiell kann auch im Rahmen einer Oberbauchuntersuchung die globale Abschätzung der kardialen Kammergrößen, Wanddicken und insbesondere die Frage eines Perikardergusses orientierend mituntersucht werden. Die Untersuchung erfolgt am besten in Linksseitenlage mit angehobenen Oberkörper.

▸ selten: mediastinaler Ultraschall

Der mediastinale Ultraschall mit der Frage nach pathologischen Raumforderungen und Gefäßveränderungen erfordert viel Übung, wird nur selten in der Praxis eingesetzt und ist in der Regel nur in der Hand von dezidierten Spezialisten aussagefähig. Im Kindesalter ist das Thymusgewebe gut von pathologischen Veränderungen abgrenzbar.

Hauptindikation für Thorax-Sonographie: Pleuraerguss

Die Hauptindikation für die sonographische Thoraxuntersuchung ist die Frage nach einem Pleuraerguss. Wenn Infiltrate, Atelektasen oder tumoröse Veränderungen die Pleurawand erreichen, können sie sonographisch nachgewiesen und zudem mit Farbdoppler gezielt auf Vaskularisation analysiert werden. Weichteiltumoren der Pleura und Thoraxwand sind wie an anderer Stelle dem hoch auflösendem Ultraschall problemlos zugänglich.

5.4.3 Abdomen/Retroperitoneum

Ultraschall des Abdomens in der Polytraumadiagnostik

In der Polytraumadiagnostik wird der Ultraschall des Abdomens an den meisten Zentren als „bettseitige" Methode im Schockraum mit der Frage nach freier Flüssigkeit und Organrupturen, insbesondere von Milz, Leber, Nieren oder Blase durchgeführt. Bei akuter oder subakuter abdomineller Symptomatik indizieren lokaler Druckschmerz, Abwehrspannung oder Resistenzen die Ultraschalluntersuchung. In Anhängigkeit von der Lokalisation der klinischen Symptomatik soll der Ultraschall prinzipiell die Frage nach Entzündung, Tumor oder andere pathologischen Veränderungen an Gallenblase, Darm, parenchymatösen Organen oder Gefäßen beantworten. Führende Fragestellungen in der Notfalldiagnostik sind Appendizitis, Ileus oder freie Flüssigkeit. Beim Ikterus erfolgt die Differenzierung einer parenchymatösen cholestatischen Lebererkrankung gegenüber einer Gallenwegsobstruktion mit mechanischer Ursache durch den sonographischen Nachweis der Gallenwegeaufweitung.

Fragestellungen in Notfalldiagnostik

Internistische bzw. onkologische Ultraschalluntersuchungen

Internistische bzw. onkologische Ultraschalluntersuchungen konzentrieren sich auf die Frage nach fokalen oder diffusen Leberveränderungen. Die häufigste Fragestellung im Routinebetrieb ist der Metastasenausschluss oder die Verlaufsdiagnostik fokaler Organbefunde. Bei der Suche nach Gallenblasensteinen ist der Ultraschall allen übrigen Verfahren überlegen. Bei der Invagination oder Intussuszeption mit dem typischen „Bull-Eye"-Phänomen, dem „Darm im Darm-Bild", hat inzwischen die sonographisch kontrollierte hydrostatische Reposition die früheren Röntgen-durchleuchtungsgesteuerten Kontrastmittelverfahren abgelöst. Retroperitoneal stehen die Fragen nach Lymphknoten-Vergrößerungen im Verlauf der großen Gefäße, Pankreasprozessen, Nierenpathologie sowie die retroperito-

Bei der Suche nach Gallenblasensteinen ist der Ultraschall allen übrigen Verfahren überlegen.

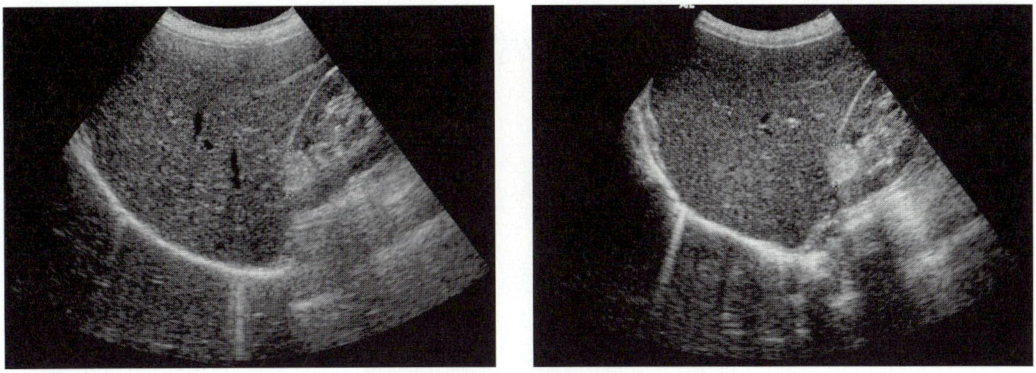

(a) (b)

Abb. 5.3: Angiolipofibrom rechte Niere: **(a)** konventioneller Ultraschall; **(b)** Second Harmonic Imaging: Bei der harmonischen Bildgebung wird auf der doppelten Sendefrequenz empfangen. Das Resultat ist entsprechend schärfer.

neale Tumordiagnostik im Vordergrund des Indikationsspektrums. Generell ist die Aussagekraft abhängig von dem Grad des Meteorismus und den davon abhängig zur Verfügung stehenden Schallfenstern.

Säuglinge und Kinder: Ultraschall Methode der Wahl für alle abdominellen und retroperitonealen Fragestellungen

Bei der Untersuchung von Säuglingen und Kindern stellt der Ultraschall für alle abdominellen und retroperitonealen Fragestellungen die Methode der Wahl dar. Kongenitale und erworbene Veränderungen, insbesondere Anomalien der Nieren und ableitenden Harnwege, des Gastrointestinaltrakts und des Beckens, erheben hohe Anforderungen an den Untersucher. Die kleineren Körperdimensionen mit kurzen Vorlaufsstrecken erlauben den Einsatz von hochauflösenden Schallköpfen. Bei gezielten Fragestellungen, insbesondere der Dopplersonographie, ist oft eine Untersuchung in Sedierung notwendig.

Intra- und postoperativer Ultraschall

Der intraoperative Ultraschall stellt eine exzellente Methode zur Identifizierung der Lebergefäße, Segmentlokalisation und Suche nach Leberherden dar. Im Rahmen postoperativer Kontrollen wird die Indikation zur Ultraschalluntersuchung im Allgemeinen großzügig gestellt. Die Sonographie ist für Intensiv- und Wachstation unverzichtbar.

5.4.4 Becken- und Geschlechtsorgane

Untersuchung der nicht schwangeren Frau aus Vorsorgegründen oder bei klinischer Leitsymptomatik

Die Untersuchung der nicht schwangeren Frau wird durch den Gynäkologen mit Ultraschall aus „Vorsorgegründen“ oder durch tastbare Befunde bei der gynäkologischen Untersuchung, eine entsprechende klinische Leitsymptomatik mit Schmerzen oder gynäkologischen Blutungen indiziert. Dabei hängt die Beurteilbarkeit der gynäkologischen Organe transkutan wie auch an anderer Stelle von dem Ausmaß der Darmluftüberlagerung ab. In der Regel wird daher heute meist die transvaginale Sonographie bevorzugt. Relativ zuver-

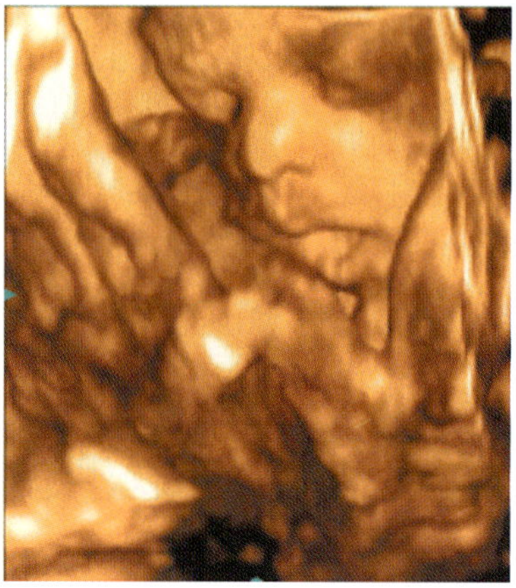

Abb. 5.4: 3D-Rekonstruktion des intrauterinen Gesichts, Oberflächendarstellung (Copyright Siemens).

lässig sind ovarielle Zysten und umschriebene Uterusveränderungen wie Myome und Endometriumhyperplasien sowie Uterusvergrößerungen zu beurteilen. Einfache ovarielle Zysten unter 4 cm entsprechen meist funktionellen Zysten und bedürfen keiner Therapie. Größere Zysten werden im Verlauf sonographisch kontrolliert. Da sie bei einer Größenzunahme > 5 cm durch Stieldrehungen zu einem akuten Abdomen und zum Absterben des Ovars führen können, sollten sie gegebenenfalls laparoskopisch entfernt werden. Bei komplex-zystischen und soliden Raumforderungen besteht die Indikation zur weiteren Abklärungsdiagnostik mit Doppler und anderen Schnittbildverfahren bzw. zur laparoskopischen Abklärung.

▸ Schwangerschaftsüberwachung

Bei der schwangeren Frau stehen die Fragen nach zeitgerechter Entwicklung der Frucht, nach dem Auftreten eventueller Schwangerschaftskomplikationen sowie die Missbildungsdiagnostik des Föten im Vordergrund.

▸ Untersuchungen des männlichen Genitals

Am männlichen Genital sollte jeder auffällige Tastbefund und Hodenschmerz sonographisch abgeklärt werden. Für die Differenzierung zwischen Orchitis und Hodentorsion ist die Farbdoppleruntersuchung obligat. Hodensackvergrößerungen durch Varikozelen, Spermatozelen, Hydrozelen oder ein Hodenhämatom sind ebenfalls durch hochauflösenden Ultraschall abzuklären. Prinzipiell gilt es immer, eine maligne Hodenerkrankung, insbesondere durch Seminome, Teratome oder andere maligne Keimzelltumore, auszuschließen. Die Prostatadiagnostik erfolgt sowohl bei gezielter Symptomatik in Form von Schmerzen, Urin- oder Tastbefund als auch im Rahmen der Vorsorgediagnostik bei dem Mann ab dem 50. Lebensjahr. Der transrektale Ultraschall ist das bildgebende Verfahren der ersten Wahl zur Darstellung von Prostata und Samenblase und der suprapubischen transvesikal applizierten Ultraschalluntersuchung überlegen. Das Prostatakarzinom entsteht zu 80 % in der peripheren Zone. Erkrankungen der übrigen Prostataabschnitte sind v. a. Adenome und entzündliche Veränderungen.

Transrektaler Ultraschall Verfahren der Wahl zur Darstellung von Prostata und Samenblase

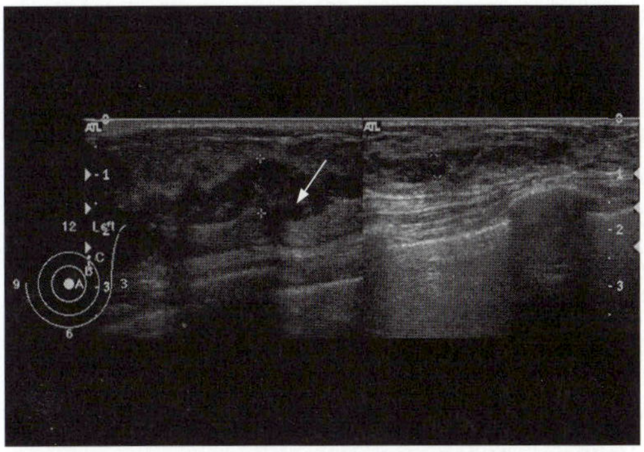

(a)

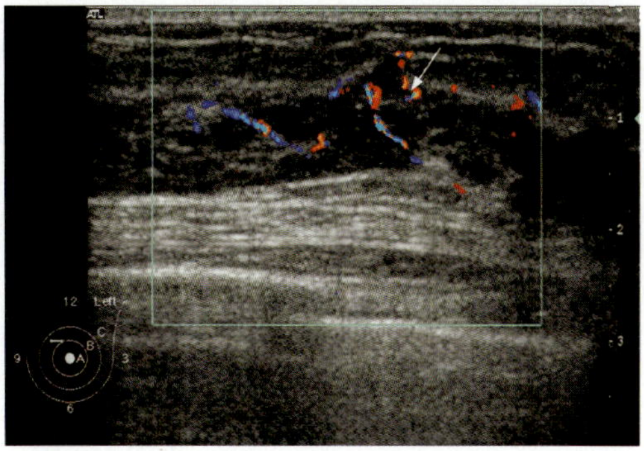

(b)

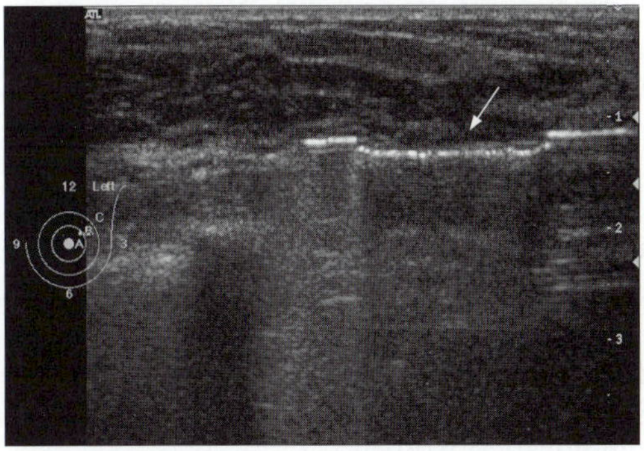

(c)

Abb. 5.5: Non-Hodgkin-Lymphom der Mamma links: **(a)** echoarme Formationen im Vergleich zur normalen rechten Seite; **(b)** Hypervaskularisation links im Farb-Doppler; **(c)** Diagnosesicherung durch Vakuum-Biopsie.

5.4.5 Mamma

Die Mammasonographie ist die Methode der Wahl bei unter 30-jährigen Frauen und allen Zuständen mit zu erwartender röntgendichter Brust. Bei allen symptomatischen Patientinnen mit Knoten, Haut-, Mamillenzeichen oder Schmerzen ist die Mammographie obligat durch eine Mammasonographie zu ergänzen. Im Rahmen des mammographischen Brustkrebsscreenings wird der Ultraschall aktuell vorwiegend bei suspekten und malignitätsverdächtigen mammographischen Befunden zur weiteren Abklärung und Biopsiesteuerung eingesetzt. Die Rolle der Mammasonographie für ein flächendeckendes Ultraschall-Brustkrebs-Screening wird trotz erheblichen Potenzials noch kritisch bewertet. In der Praxis stellen die „individuelle Brustkrebsfrüherkennung" und die Abklärung von tastbaren Knoten den häufigsten Anlass einer Ultraschalldiagnostik der Brust dar.

Mammasonographie Methode der Wahl bei unter 30-jährigen Frauen

- Ultraschall hohe Wertigkeit bei Biopsiesteuerung

- Brustkrebsfrüherkennung

5.4.6 Muskuloskelettaler Bewegungsapparat

Hauptindikationen zum muskuloskelettalen Ultraschall im Kindesalter umfassen die Frage nach Hüftausreifungsstörungen bis zur Hüftdysplasie im Rahmen einer Vorsorgeuntersuchung und die Abklärung bei gezielter Symptomatik.

Hauptindikation im Kindesalter: Hüftdysplasie

Indikationen für muskuloskelettalen Ultraschall

Posttraumatisch soll der Ultraschall die Frage nach Weichteileinblutungen in die Muskulatur beantworten. Auch differenzierte Fragen zu Tendinose, Tendinitis oder Ruptur der großen Sehnen können heute unter der Voraussetzung hochauflösender Ultraschallsysteme und ausreichender Untersuchererfahrung zufrieden stellend beantwortet werden. Durch die schräge Anschallung von Sehnenstrukturen können allerdings pathologische Veränderungen vorgetäuscht werden. Muskeltumore, entzündliche oder subperiostale Weichteilabszesse oder auch primäre oder sekundäre Skeletttumore mit Expansion in die Weichteile können mit hochauflösendem Ultraschall adäquat abgebildet werden. Dies ist insbesondere bei der Frage nach unverkalkten Weichteiltumoranteilen sinnvoll.

Im rheumatologischen Formenkreis besitzt Ultraschall hohe Wertigkeit bei Verlaufskontrollen.

Die Diagnostik synovialer Veränderungen umfasst im dorsalen Kniebereich die klassische Baker-Zyste und ihre Abgrenzung zu einem Popliteaaneurysma. Eine Baker-Zysten-Ruptur kann differenzialdiagnostisch zu ähnlichen Symptomen wie eine Thrombose des Unterschenkels führen: Weichteilschwellung und Schmerzen. Ferner ist die Beurteilung synovialer pannöser Veränderungen der Gelenke mit hochauflösendem Ultraschall und ergänzender Farb-Dopplerdiagnostik möglich. Hauptindikationen rheumatologischer Kontrollen an den großen und mittleren Gelenken sind die Beurteilung der Pannusaktivität sowie intraartikulär das Ausmaß zusätzlicher exsudativer Ergussveränderungen. Die Ultraschalluntersuchung der Hand ist durch die Einführung standardisierter Untersuchungstechniken in das Indikationsspektrum integriert worden.

Quantitativer Ultraschall zur Abschätzung der Knochendichte

Der quantitative Ultraschall zur Abschätzung der Knochendichte ist an spezielle apparative Voraussetzungen zur Quantifizierung indirekter Schallparameter und deren Vergleich mit einem Normalkollektiv gebunden. Gemessen wird die Schwächung und Geschwindigkeit von Ultraschallwellen (0,2–1,0 MHZ). Zwischen Sender und Empfänger werden Calcaneus, Patella oder Finger als geeignete Messobjekte verwendet.

5.4.7 Gefäße

Sonographie der Arterien

Im arteriellen Stromgebiet bilden die Fragen nach Stenose, Verschluss, Aneurysmabildung und arterio-venöse Fistelbildung die häufigsten Indikationen. Der hochauflösende Echtzeit-Ultraschall der

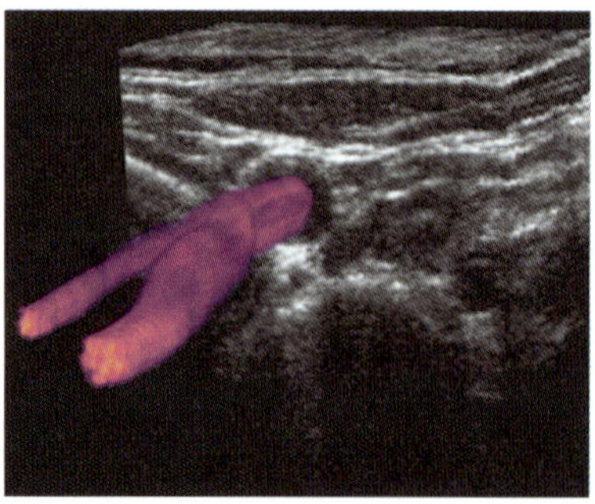

Abb. 5.6: 3D-Darstellung der Carotisbifurkation (Copyright Siemens).

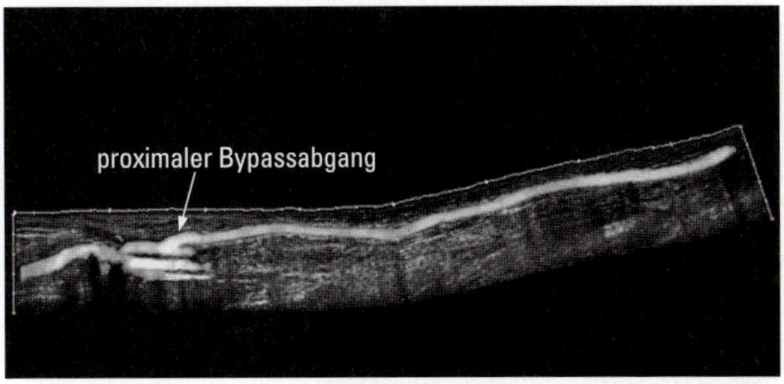

Abb. 5.7: Erweiterung des SieScape-Verfahrens mit Power-Doppler zur vollständigeren Darstellung von Gefäßen. Femuro-tibialer Bypass (Copyright Siemens).

Gefäße ist zur Beurteilung der Wandmorphologie und besonders bei der Frage nach Verkalkungen hilfreich. Eine zusätzliche Dopplerdiagnostik ist jedoch unverzichtbar. Nach der klinischen Untersuchung stellt der Farbdoppler heute das nichtinvasive bildgebende Verfahren der ersten Wahl dar.

Die funktionelle Dopplerverschlussdruckmessung der Unterschenkelarterien, bezogen auf den Referenzdopplerverschlussdruck an der Arteria brachialis (Arm-Knöchel-Index), ist bei der peripheren arteriellen Verschlusskrankheit für Verlaufskontrollen unter interventioneller Therapie von überragender Bedeutung.

Die Frage nach spontanen oder iatrogenen Dissektionen und punktionsbedingter Pseudoaneurysmabildung lässt sich ebenfalls mittels Ultraschall beantworten.

Sonographie der Venen

Die Sonographie der Venen erfolgt mit den klassischen Fragestellungen nach Thrombose (aufgehobene Kompressibilität, aufgehobener Fluss) und Klappeninsuffizienz. Die Farb-Dopplersonographie gilt inzwischen als das empfindlichste Verfahren zum Nachweis von Rekanalisationsvorgängen und lokalen thrombosebedingten Klappenschäden der Leitvenen.

Intraabdominell kann die Frage der portalen Hypertension, insbesondere auch die Frage nach Pfortaderthrombose oder Budd-Chiari-Syndrom, mittels Dopplersonographie beantwortet werden.

Anwendung von Ultraschall-KM kann Empfindlichkeit der Farbdopplerdiagnostik erhöhen.

Die Anwendung von Ultraschallkontrastmitteln kann die Empfindlichkeit der Farbdopplerdiagnostik bei weniger sensitiven Systemen verbessern. In Verbindung mit modernen leistungsstarken Techniken werden zusätzlich Informationen bei der Diagnostik parenchymatöser Organe speziell hinsichtlich Detektion und Charakterisierung fokaler Leberläsionen erzielt.

5.4.8 Endosonographie

Endosonographie bei onkologischen Fragestellungen, insbes. Staging

Die transorale Endosonographie zur Wandbeurteilung des oberen Verdauungstraktes und Pankreas, die transanale Endosonographie zur Beurteilung von Rektum und Prostata und die transvaginale Endosonographie zur gynäkologischen Detaildiagnostik sollen bei on-

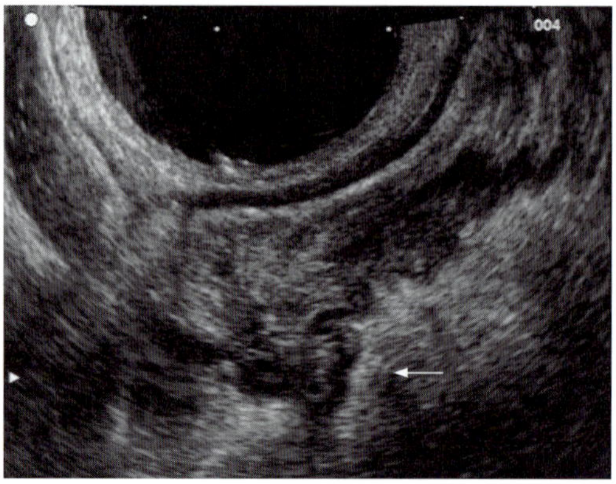

Abb. 5.8: Transrektale Endosonographie: entzündlicher Sigma-Tumor.

kologischen Fragestellungen die lokale Tumorausdehnung darstellen.

Die Definition der Plaquemorphologie und Wandtextur durch intravasalen Ultraschall hat vorwiegend wissenschaftliche Bedeutung und ist noch keine Routinemethode.

5.4.9 Kontrastmittel

Einsatz von KM bei Echokardiographie

Der echokardiographische Einsatz von Echosignalverstärkern erfolgt zur besseren Kontrastierung der Kammern und besseren Abgrenzbarkeit der linksventrikulären endokardialen Wandbegrenzung in unklaren Situationen bei diskrepanten Ergebnissen anderer Methoden.

Die Charakterisierung fokaler Organläsionen ist für Leber und Brust evaluiert und als Indikation zugelassen

Indikation für sonographische vesiko-ureterale Refluxprüfung

Indikation für die sonographische vesiko-ureterale Refluxprüfung ist das rezidivierende Auftreten von Harnwegsinfekten bei Kleinkindern. Bei Kindern mit vesiko-ureteralem Reflux kann die Kontrastmittel-unterstützte Darstellung dieses Refluxes eine Röntgendarstellung mit in die Blase appliziertem KM gegebenenfalls überflüssig machen. Die röntgenologische Refluxprüfung (Miktionszystourethrographie) ist jedoch noch immer aktueller diagnostischer Goldstandard.

Das Ultraschallkontrastmittel „steriles Kochsalz“ wird bei Spezialuntersuchungen wie der Hysterosalpingosonographie zur Abschätzung der Tubendurchgängigkeit eingesetzt.

5.4.10 Interventioneller Ultraschall

Hauptindikationen für minimal-invasiven Einsatz des interventionellen Ultraschalls

Die diagnostische Punktion von Organläsionen mit unterschiedlich großen Zytologie- oder Biopsienadeln, die Anlage von Drainagekathetern oder die ultraschallgezielte Punktion von Gefäßen zur Kathetereinlage sind die Hauptindikationen für den minimal-invasiven

Einsatz des interventionellen Ultraschalls. Die sonographisch gesteuerte Applikation von Pharmaka, z. B. die direkte Injektion von Thrombin in Pseudoaneurysmen, die Injektion von Alkohol in hepatozelluläre Karzinomknoten und die perkutane Radiofrequenzablation sind weitere Beispiele.

5.5 Diagnosekriterien

Fehlermöglichkeiten bei der Auswertung

Fehlermöglichkeiten durch unzureichende Kenntnis der normalen Schnittbildanatomie, mangelnde Vertrautheit mit Artefakten sowie wahrnehmungstechnische und interpretationstechnische Defizite sind vielfältig. Daher muss der Untersucher die methodischen Grenzen seines Ultraschallgerätes genau kennen. Daneben muss er sich intensiv mit den standardisierten Diagnosekriterien verschiedener pathologischer Befunde vertraut machen. Die nationalen Gesellschaften der Ultraschalldiagnostik und zahlreiche Lehrbücher bieten hier Interpretationshilfen sowie Vorschläge zur Terminologie an. Exemplarisch sei hier auf den jüngsten Atlas des American College of Radiology zur Klassifikation von Brustläsionen hingewiesen (Tab. 5.1).

Diagnostische Kriterien bei diffusen und fokalen Gewebeveränderungen

Diagnostische Kriterien lassen sich prinzipiell auf diffuse und fokale Gewebeveränderungen anwenden. Bei fokalen Veränderungen sind diagnostisch relevante Kriterien: Binnenechogenität, Rand, Schalltransmission bzw. retroläsionales Schallverhalten, Gewebeveränderungen in der näheren und weiteren Entfernungen der Läsionen sowie Vaskularisation, Kompressibilität, Elastizität und Verschieblichkeit. Bei ähnlicher Echogenität von Läsion und diagnostischem Gewebehintergrund ist die Detektion schwieriger als bei entsprechendem deutlicheren Gewebekontrast. Aufgrund der Überlappung von benignen und malignen Diagnosekriterien ist im Einzelfall eine eindeutige Artdiagnose bzw. die Gewebedifferenzierung in gutartig oder bösartig nicht möglich. Daher gibt es kategoriale Diagnosebeschreibungen wie die ROC-Kurve (Receiver-Operator-Curve: unauffällig, benigne, unentschieden, suspekt, maligne) oder BI-RADS (unauffällig, gutartig, wahrscheinlich gutartig, suspekt, hoch malignitätsverdächtig).

Einfluss des Untersuchers auf den Diagnoseprozess

Die klinische Erfahrung des Ultraschallers beruht darauf, dass er intuitiv oder intellektuell reflektiert Annahmen über die Prävalenzwahrscheinlichkeit einer Verdachtsdiagnose in seine Beurteilung einfließen lässt. Da jede Wahrnehmung ein mentales „Konstrukt“ darstellt, fließen in den Diagnoseprozess immer subjektive Momente ein. Gepaart mit dem technisch anspruchsvollen Untersuchungsablauf, begründet dies die immer wieder angesprochene Untersucherabhängigkeit der Ultraschalldiagnostik. Die standardisierte Definition, Terminologie und Einübung von sonographischen Bild- und Diagnosekriterien stellt eine Möglichkeit dar, dieses Manko zu überwinden. Die Bilddokumentation muss standardisiert mit optimalen Einstellungen wie Bildausnutzung, Fokussierung etc. unter Berücksichtigung von Leitstrukturen erfolgen.

Tab. 5.1: Ultraschallkriterien nach ACR BI-RADS-Ultrasound (American College of Radiology: breast imaging reporting and data system)

Diagnosekriterien	
Form	oval, rund, irregulär
Orientierung (Achse) zum Hautverlauf	parallel, nicht parallel
Rand	umschrieben, nicht umschrieben: unscharf, anguliert, mikrolobuliert, spikuliert
Grenze	abrupte oder echoreiche Übergangszone
Echomuster	echofrei, echogleich, echoreich, komplex
Schallfortleitung	keine Veränderung, Verstärkung, Abschwächung, gemischtes Muster
umgebendes Gewebe	Milchgänge, Cooper'sche Ligamente, Ödem, Architektur, Hautretraktion, Irregularität, Verdickung
Kalzifikationen	Makrokalk, Mikrokalk im Tumor, außerhalb des Tumors
Spezialfälle	gruppierte Mikrozysten, komplizierte Zysten, Hautläsion, Fremdkörper, intramammärer Lymphknoten, axillärer Lymphknoten
Dignitätskriterien	
Kategorie 0	weitere bildgebende Abklärung erforderlich
Kategorie 1	unauffällig: Normalbefund ohne z. B. Herd, Architekturstörung oder Hautverdickung
Kategorie 2	gutartig: z. B. Zysten, Lymphknoten, Brustimplantate, verlaufskonstante Narben und verlaufskonstante typische Fibroadenome
Kategorie 3	wahrscheinlich gutartig (Malignitätswahrscheinlichkeit < 2%): z. B. solide, ovale, hautparallel orientierte, scharf begrenzte Fibroadenome, nicht tastbare komplizierte Zysten und Mikrozysten-Gruppen; kurzfristige Verlaufskontrolle empfohlen
Kategorie 4	suspekt (Malignitätswahrscheinlichkeit 3–94%): solide Herde ohne obige typische Benignitätskriterien; Biopsie empfohlen
Kategorie 5	hoch suspekt auf Malignität (Malignitätswahrscheinlichkeit 95% und höher), typische Malignitätskriterien; geeignete Maßnahmen erforderlich
Kategorie 6	histologisch gesicherte Malignität; geeignete Maßnahmen erforderlich

5.6 Klinischer Stellenwert der Ultraschalldiagnostik

Diagnostischer Stellenwert des Ultraschalls gegenüber konventionellem Röntgen, CT und MRT

Um den diagnostischen Stellenwert des Ultraschalls gegenüber konventionellem Röntgen, CT und MRT zu definieren, ist wissenschaftlich eine differenzierte Betrachtung einzelner Untersuchungsregionen und definierter Fragestellung erforderlich. Globale Aussagen sind nur eingeschränkt möglich. Exemplarisch stellt Tabelle 5.2 die Leistungskraft der verschiedenen Methoden beim Nachweis eines Mammakarzinomes gegenüber. Vordergründig erscheinen alle Methoden

Tab. 5.2: Diagnostisches Leistungsvermögen verschiedener bildgebender Verfahren am Beispiel der Mammadiagnostik

Darstellungsmethode	Sensitivität [%]	Spezifität [%]	Positiver Vorhersagewert [%]	Negativer Vorhersagewert [%]
Mammographie	55–95	16–92	53–94	47–81
Ultraschall	57–90	65–90	65–84	72–85
MR-Mammographie	85–100	28–95	61–95	80–98
Farbdoppler	64–100	65–96	50–75	50–93

ähnlich gut. Dabei ist jedoch zu berücksichtigen, dass eine Methode wie die Farb-Dopplersonographie in der Regel nicht für das Screening, sondern lediglich für die Charakterisierung einer bereits aufgefallenen Läsion eingesetzt wird. Prinzipiell haben es die Abklärungsmethoden zur weiteren Charakterisierung einer aufgefallenen Läsion diagnostisch leichter als die Methode der ersten Wahl. Sie präsentieren sich daher mit besseren Ergebnissen, als bei ihrem primären Einsatz in einem Niedrigprävalenz-Kollektiv zu erwarten wäre.

Ultraschalluntersuchung oft erste Wahl vor Röntgen, CT, MRT

In vielen Facharztdisziplinen erfolgt zu den bereits genannten Fragestellungen im Anschluss an Anamnese und klinische Untersuchung eine Ultraschalluntersuchung als bildgebendes Verfahren der ersten Wahl. Sind danach relevante Fragestellungen für die Therapieplanung oder Verlaufskontrolle noch nicht beantwortet, werden als Verfahren der zweiten Wahl Röntgen, MRT, CT oder Angiographie durchgeführt.

Vorteile des Ultraschalls

Der entscheidende Vorteil des Ultraschalls ist heute seine weite Verbreitung, die Patienten und Ärzten den einfachen und raschen Zugang zu einem Schnittbildverfahren garantiert, welches relativ kostengünstig, sofort und ohne größeren organisatorischen Aufwand Probleme lösen kann. Zudem muss der Patient keine Angst vor Strahlenbelastung oder der „Röhre" haben. Vor diesem Hintergrund entwickelt sich der Ultraschall technisch ständig weiter. Inzwischen liegen laptopgroße und leicht tragbare Ultraschallsysteme für den bettseitigen Einsatz auf Intensivstation, im Notarztwagen oder bei der Visite zur Verfügung. Es ist abzusehen, dass in Zukunft dieses „visuelle Ultraschallstethoskop" genauso zum Basishandwerkzeug des Arztes gehört wie seine tastenden Hände, Reflexhammer und das alte Stethoskop. Das andere Ende des Spektrums bilden elektronisch anspruchsvolle Hochleistungsgeräte, die aufgrund ihrer Größe und empfindlichen Elektronik am besten das Ultraschalllabor nicht mehr verlassen.

Nachteile des Ultraschalls

Für alle Systeme gelten jedoch die Nachteile der Ultraschallphysik. Die Hauptlimitierung der Aussagekraft erfolgt durch Luft und Knochen, welche insbesondere im Thoraxraum und Abdomenbereich die Schallfenster begrenzen. Zudem sind in Abhängigkeit von der Untersuchungsregion mehrere Schallköpfe für Nah- oder Fernfeld oder Dopplerdiagnostik erforderlich. Daneben wird immer wieder die Untersucherabhängigkeit als Nachteil im Vergleich zu den anderen Bildverfahren angeführt. Die Gesamtheit der tomographischen Bezüge bei einer Ultraschalluntersuchung liegen meist nur für kurze Zeit im Kurzzeitgedächtnis des trainierten Untersuchers vor. Jede Bilddokumentation oder Befundbeschreibung dieser Situation muss fragmentarisch und von der subjektiven Wahrnehmung geprägt bleiben.

Ultraschall versus Röntgen, CT und MRT

Röntgen und Ultraschall verhalten sich bezüglich ihrer Stärken und Schwächen zueinander komplementär. Während einerseits die Weichteile im Röntgenbild mit Ausnahme der Mammographie undifferenziert und unter dem Schlagwort „Weichteilschatten" abgebildet werden, stellt andererseits der Knochen ein unüberwindbares Schallhindernis für den Ultraschall dar. Eine echte Konkurrenz zwischen diesen Methoden liegt somit nicht vor. Computertomographie und magnetische Resonanztomographie sind heute hoch effektive diagnostische Verfahren geworden, die in ihrer Aussagekraft bei den meisten Fragestellungen der Ultraschalldiagnostik gleichwertig oder überlegen sind. Moderne MRT- und CT-Systeme benötigen heute auch nicht mehr Zeit für die Patientenuntersuchung als eine qualitativ hochwertige Ultraschalluntersuchung. Der große Vorteil dieser Verfahren ist die übersichtliche Darstellung aller topographischen Bezüge in beliebigen Ebenen. Mit Hilfe der Mehrschichtspiral-CT-Technik hat auch die Computertomographie den Charakter eines dreidimensionalen Verfahrens erreicht. Bei Verlaufskontrollen ist unter der Voraussetzung einer standardisierten Untersuchungstechnik eine Unabhängigkeit von der Untersuchung und damit eine größere Objektivität gegeben. Dies gilt nicht für die Wahrnehmung und Befundbeschreibung des Befunders.

Vorteile von CT und MRT

Die Hauptnachteile der CT sind Strahlenexposition und mögliche Komplikationen durch die Kontrastmittelapplikation. Die fehlende Einsatzmöglichkeit der MRT-Untersuchung bei Schrittmacherpatienten, Patienten mit ferromagnetischen Substanzen und Klaustrophobie sind als Kontraindikationen und damit Nachteile dieses Verfahrens anzumerken. Der Hauptnachteil von CT und MRT ist jedoch ihre eingeschränkte Verfügbarkeit und die zur Zeit noch signifikant höheren Kosten gegenüber dem Ultraschall. Das Versprechen einer besseren Anschaulichkeit als durch Ultraschall wird durch die klassischen CT- und MRT-Film- oder Papierausdrucke nur bedingt eingelöst. Hier ist jedoch ein Wandel in Gang. Viele Patienten erhalten heute die gesamte CT- oder MRT-Untersuchung auf CD-ROM mit „Viewing"-Programmen ausgehändigt, die auf modernen Computern eine optimale, wenn auch zeitaufwändige Sichtung der Befunde erlauben. Tabelle 5.3 zeigt beispielhaft einen Kostenvergleich von Ultraschall, CT und MRT am Beispiel Hals- bzw. Abdomen-Untersuchung.

Nachteile von CT und MRT

Gefäßdarstellungen mit Doppler, CT, MRT und digitaler Subtraktionsangiographie

Gefäßdarstellungen sind heute mit Doppler, CT, MRT und der digitalen Subtraktionsangiographie (DSA) möglich. Hierbei hat sich folgende Sequenz der Untersuchung herausgebildet: Methoden der ersten Wahl sind nach der klinischen und anamnestischen Einschätzung die Dopplerverschlussdruckmessung, gefolgt von Farb-, PW- oder CW-Doppler. Die MR-Angiographie und CT-Angiographie

Tab. 5.3: Kostenvergleich von Ultraschall, CT und MRT am Beispiel Hals- bzw. Abdomen-Untersuchung (einfacher GOÄ-Satz)

Verfahren	Hals	Abdomen
Ultraschall	11,66 Euro	25,64 Euro
CT	134,06 Euro	151,55 Euro
MRT	244,81 Euro	256,46 Euro

werden inzwischen vielfach schon als nächste Methode an Stelle der intraarteriellen DSA eingesetzt. Diese hat ihren unbestrittenen Stellenwert bei den Interventionen am Gefäßsystem und gilt nach aktuellen Leitlinien immer noch als Goldstandard für die arterielle Gefäßdarstellung. Am Herzen treten CT und MRT zunehmend in Konkurrenz mit Koronarangiographie und Echokardiographie, spielen in der Routinediagnostik quantitativ aber noch eine vernachlässigbare Rolle.

DSA: Goldstandard für arterielle Gefäßdarstellung

Kommen wir zurück zu den initial gestellten Fragen: Ist der Ultraschall als ungezielt eingesetztes Diagnoseinstrument noch bezahlbar und notwendig? Nach den obigen Ausführungen ergänzt und erweitert der Ultraschall die Aussagekraft der klinischen Untersuchungstechniken und verstärkt somit die diagnostische Sicherheit des Arztes auch bei einem Normalbefund, z. B. im Rahmen einer Vorsorgeuntersuchung ohne gezielte Fragestellung. Evidenz-basierte Studiendaten, die einen validierten Vorteil der ungezielten sonographischen „Vorsorgeuntersuchungen" belegen könnten, liegen allerdings bis heute nicht vor. Es können im Gegenteil falsch positive, den Patienten beunruhigende Ultraschallbefunde gefunden werden, die weitere Kontrolluntersuchungen verursachen, ohne eine therapeutische oder prognostische Relevanz zu besitzen. Sofern die Gesundheitssysteme in Europa unter noch stärkeren Kostendruck geraten, werden solche scheinbaren Luxusuntersuchungen aus der Kostenerstattung des allgemeinen Gesundheitssystems herausfallen. Einen „Markt" für Ultraschallvorsorgediagnostik wird es jedoch im Hinblick auf die erreichte Verbreitung des Ultraschalls und das Gesundheitsverständnis moderner Patienten gegen Aufzahlung sicher weiter geben.

Ultraschall ergänzt und erweitert Aussagekraft der klinischen Untersuchungstechniken.

Bei welchen gezielten klinischen Indikationen ist der Ultraschall unverzichtbar?

Im Rückblick auf die zahlreichen Indikationen entscheiden oft Fragen der lokalen Verfügbarkeit und Vorlieben des Anforderers darüber, ob CT, MRT oder Ultraschall eingesetzt werden. Entscheidende klinische Fragestellungen werden vermutlich bleiben:

Entscheidende klinische Indikationen für Ultraschall

- die Untersuchung des Früh- und Neugeborenen mit Anpassungsstörungen, des Neugeborenen mit der Frage nach intraventrikulärer oder zerebraler Blutung;
- die Beurteilung des Augapfels bei fehlendem Einblick durch Trübung der optisch durchlässigen Strukturen;
- die tumorösen Veränderungen der großen Speicheldrüsen sowie die Diagnostik von Zysten, Lymphknoten und Gefäßen im Halsbereich;

- der hochempfindliche Pleuraergussnachweis;
- die Echokardiographie;
- die Notfalldiagnostik des Abdomens;
- die gynäkologische Becken-, Schwangerschafts- und Missbildungsdiagnostik;
- die gesamte pädiatrische Ultraschalldiagnostik mit Ausnahme des ZNS bei älteren Kindern mit verschlossenen Fontanellen.

5.7 Stand der Forschung

Zunehmende Miniaturisierung der Elektronik, Ausweitung von Rechenkapazität und -geschwindigkeit, neue Verfahren bei der empfangsseitigen Signalakquisition und Signalgenerierung im Gewebe, eine optimierte 3D-Bildverarbeitung und neue Schallkopftechnologien prägen den aktuellen Stand der Forschung. Beispiele dafür sind:

- Harmonic Imaging: als Second Tissue; Harmonic und Broad Band Harmonic Techniken;
- Contrast Specific Imaging: Mikrobläschen als Kontrastmittel werden in Resonanz versetzt und ihre harmonischen Signale zur Bilddarstellung verwendet;
- Compound Imaging.

Für aktuelle Techniken wie auch die Dopplerspezialverfahren, Methoden zur Quantifizierung der Gewebeperfusion oder die Real-Time-Elastographie gilt, dass ihre Leistungskraft in validen Studien erwiesen und für den Anwender transparent wird, ehe teure Investitionen in diese Felder auf der Basis nicht evidenz-basierter Erwartungen getätigt werden.

5.8 Resümee und Ausblick

Die letzten Jahrzehnte waren eine Erfolgsgeschichte in der Verbreitung des Ultraschalls. Nach einer Expansions- und Konsolidierungsphase der letzten Jahre stagnieren die finanziellen Umsätze der großen Hersteller trotz anhaltend guter oder steigender Absatzzahlen bei Ultraschallgeräten des mittleren Qualitätsniveaus. Die Hauptgründe hierfür liegen in den finanziellen Rahmenbedingungen des Gesundheitssystems und dem „Preisverfall" der Ultraschallsysteme analog zu den Entwicklungen in der Computerindustrie. Trotz erwiesener Vorteile des Ultraschalls kann das Geld für erforderliche Investitionen der inzwischen vielerorts veralteten Systeme von den niedergelassenen Praxen und Kliniken innerhalb des budgetierten Gesundheitssystems kaum mehr erwirtschaftet werden. An den Krankenhäusern wird die Phase, in der jede Fachabteilung mit eigenen Hochleistungssystemen versorgt wurde, dem Ende zugehen. Aus Kostengründen werden wenige, aber leistungsstarke Geräte in spezialisierten interdisziplinären Ultraschallzentren zusammengeführt werden. Die Gerätenutzungszeit und die Kompetenz in solchen Spezialzentren ist hoch. Flankierend werden die Ultraschallanbieter in naher Zukunft als neue Produktlinie portable hochwertige und kostengünstige bettseitige Systeme mit ähnlichen Leistungsmerkmalen wie die derzeitigen Systeme mittlerer Qualität flächendeckend anbieten.

Die kostenintensive Stufendiagnostik mit der Durchführung von Ultraschall, CT und MRT bei der gleichen Fragestellung, um alle Aspekte einer Erkrankung ausreichend zu würdigen oder zu bestätigen, wird zunehmend von dem Gedanken des One-Stop-Shops abgelöst werden. Jeweils die diagnostisch aussagekräftigste Methode wird aus Kostengründen eingesetzt werden. Damit wird sich langfristig aus dem Blickwinkel der einzelnen Verfahren aus der heute noch friedlichen Koexistenz der Methoden wieder eine echte Konkurrenz der Schnittbildverfahren entwickeln, die Anlass zu weiteren Verbesserungen und Innovationen sein wird.

Literatur

Blumer SL, Zucconi WB, DO C, Harris L, Scriven RJ, Lee TK. The vomiting neonate: A review of the ACR appropriateness criteria and ultrasound's role in the workup of such patients. Ultrasound Q 2004;20:79–89.

EFSUMB Study Group: Albrecht T, Blomley M, Bolondi L, Claudon M, Correas J-M, Cosgrove D, Greiner L, Jäger K, de Jong N, Leen E, Lencioni, Martegani A, Solbiati L, Thorelius L, Tranquart F, Weskott HP, Whittingham T. Guideline for the use of contrast agents in ultrasound. Ultraschall in Med 2004;25:249–56.

Feld RI. Ultrasound-guided biopsies: tricks, needle tips, and other fine points. Ultrasound Q 2004;20:91–9.

G. Hetzel. Neue technische Entwicklungen auf dem Gebiet des Ultraschalls. Radiologie 2003;43:777–92.

Kobal SL, Lee SS, Willner R, Aguilar Vargas FE, Luo H, Watanabe C, Neuman Y, Miyamoto T, Siegel RJ. Hand-carried cardiac ultrasound enhances healthcare delivery in developing countries. Am J Cardiol 2004;94:539–41.

Krix M, Kauczor H-U, Delorme S. Ultraschall – neue Entwicklungen. Moderne sonographische Methoden zur Quantifizierung von Gewebeperfusion. Der Radiologe 2003;43:823–30.

Mende U, Krempien R, Hassfeld S, Wörn H, Mühling J, Wannenmacher M. 3D-Ultraschall: Eine wertvolle Ergänzung bei Therapieplanung und Verlaufskontrolle von Kopf-Hals-Tumoren. Ultraschall in Med 2002; 23:101–7.

Merz E, Meinel K, Bald R, Bernaschek G, Deutinger J, Eichhorn K, Feige A, Grab D, Hackelöer B-J, Hansmann M, Kainer F, Schillinger W, Schneider K-T-M, Staudach A, Steiner H, Tercanli S, Terinde R, Wisser J. DEGUM-Stufe-III-Empfehlung zur „weiterführenden" sonographischen Untersuchung (= DEGUM-Stufe II) im Zeitraum 11–14 Schwangerschaftswochen. Ultraschall in Med 2004;25:218–20.

Rosenfeld E. Nicht-thermische, nicht kavitative Wirkungen von Ultraschall. Ultraschall in Med 2004;24:40–4.

Sahani DV, Kalva SP, Tanabe KK, Hayat SM, O'Neill MJ, Halpern EF, Saini S, Mueller PR. Intraoperative US in Patients Undergoing Surgery for Liver Neoplasms: Comparison with MR Imaging. Radiology 2004; 232:810–4.

6 Nuklearmedizinische Diagnostik in vivo

D. Gottschild

6.1 Voraussetzungen

Die diagnostische Nuklearmedizin ist ein funktionsorientiertes Fachgebiet. Sie beruht auf der meist bildhaften Darstellung funktioneller Prozesse unter Nutzung von Radiopharmazeutika. Die Bildgebung erfolgt in der Regel durch Gammakamera-Rechnersysteme auf der physikalischen Grundlage der Szintillation (quantitative Umwandlung höherenergetischer Quantenstrahlung in Licht in einem Szintillationskristall). Dem Kristall vorgeschaltet ist ein Kollimator, der die Richtung der einfallenden Strahlung bestimmt und Störstrahlung eliminiert. Nachgeschaltet ist ein Lichtleiter sowie auf dessen Fläche angeordnete Sekundärelektrodenvervielfacher, die die Lichtimpulse über eine Fotokathode in elektrische Impulse umwandeln und proportional zur Energie der einfallenden Strahlung verstärken (Abb. 6.1). Die elektrischen Impulse werden digital ausgewertet und zu einem zweidimensionalen Bild (Szintigramm) zusammengefügt. Dieses besteht aus einzelnen Bildelementen (Pixeln), die zu einer Bildmatrix von z. B. 128 × 128 oder 256 × 256 Pixeln zusammengefasst sind. Die Bilder stehen dann in einem leistungsfähigen Rechner zur weiteren Bearbeitung zur Verfügung.

Diagnostische Nuklearmedizin beruht auf bildhafter Darstellung funktioneller Prozesse unter Nutzung von Radiopharmazeutika.

Physikalische Grundlage: Szintillation

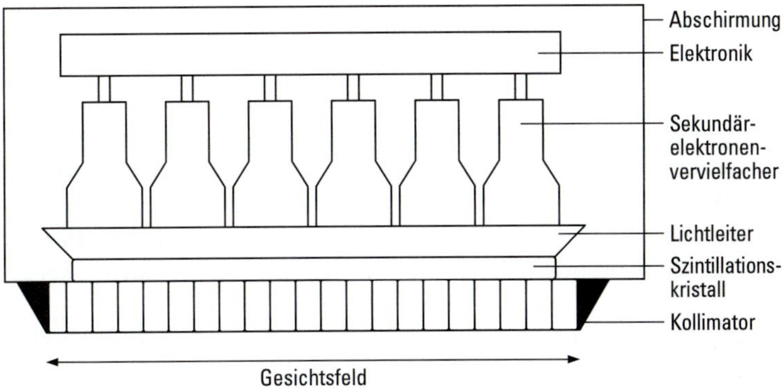

Abb. 6.1: Schematisches Schnittbild durch den Kopf einer Gammakamera.

Für die Erfassung zeitlicher Abläufe ist eine Vielzahl einzelner Bilder nötig, deren Aufnahmefrequenz von der Geschwindigkeit der untersuchten physiologischen Prozesse abhängig ist.

3D-Darstellungen möglich

Bildfusion von SPECT und CT erlaubt Zuordnung morphologischer und funktioneller Aussagen in einer Untersuchung.

Wert der Szintigraphie liegt im funktionell bedingten Kontrast.

Radiopharmazeutika: Radionuklid und Pharmakon

Zur Beurteilung morphologischer Fragestellungen reichen oft planare Bilder aus, die auch in verschiedenen räumlichen Ebenen aufgenommen werden können. Für die Erfassung zeitlicher Abläufe ist eine Vielzahl einzelner Bilder nötig, deren Aufnahmefrequenz von der Geschwindigkeit der untersuchten physiologischen Prozesse abhängig ist (Funktions- oder Sequenzszintigraphie). Anhand einzelner Bilder der Bildfolge oder unter Nutzung von summierten Bildern lassen sich Areale (regions of interest = ROI) markieren, über denen die Impulsratenbewegung über die Zeit als Funktionskurve berechnet wird. So sind Funktionsabläufe über einzelnen Organen oder Organteilen zu beurteilen. Wenn Fragen morphologischer Zuordnung und räumlicher Orientierung im Mittelpunkt der Untersuchung stehen, ist eine dreidimensionale Darstellung nötig. Diese erfolgt durch Einsatz der SPECT-Technik (Single Photon Emission Tomography): Der Kopf bzw. mehrere Köpfe der Gammakamera rotieren um den Patienten und zeichnen in festgelegten Winkelschritten (z. B. 64 oder 128 Schritte pro Vollrotation) Bilder auf. Durch geeignete Auswerteverfahren (gefilterte Rückprojektion oder iterative Rekonstruktion) werden aus diesen Projektionen Schnittbilder in koronarer, transversaler und sagittaler Darstellung berechnet. Auch schräge Schnittführungen (z. B. beim Myokard) sind möglich. Eine messtechnisch ermittelte oder berechnete Schwächungskorrektur ist insbesondere bei tiefer oder asymmetrisch gelegenen Organen zweckmäßig. Für manche Organfunktionen (z. B. Kontraktionsablauf des Herzmuskels) ist eine Kombination von räumlicher (SPECT) und zeitlicher (herzphasengerechte Bildregistrierung) Aufnahmetechnik (z. B. gated SPECT) diagnostisch relevant. In neuerer Zeit wird auch von Gerätekombinationen, bestehend aus SPECT-Kamera und Computertomograph, Gebrauch gemacht. Aus der CT-Aufnahme ist problemlos die Schwächungskorrektur der SPECT-Aufnahme zu realisieren. Die Bildfusion beider Untersuchungstechniken erlaubt die korrekte Zuordnung morphologischer und funktioneller Aussagen in einem Untersuchungsschritt.

Im Unterschied zu anderen bildgebenden Untersuchungsverfahren liegt der Wert der Szintigraphie weniger in einer hohen räumlichen Auflösung, sondern vielmehr im funktionell bedingten Kontrast, der durch unterschiedliches Speicherverhalten von Geweben und Organen gegeben ist. Das bedeutet, dass in einem niedrigen Untergrundniveau eine umschriebene kräftige Mehrspeicherung (heißer Bezirk) auch dann zu erkennen ist, wenn ihr Volumen im Grenzbereich der physikalischen Auflösung (mm-Bereich) liegt, andererseits eine Minderspeicherung in einem mittleren Aktivitätsniveau (kalter Bezirk) erst ab einer bestimmten Größe (cm-Bereich) sicher nachzuweisen ist.

Die eingesetzten Radiopharmazeutika sind aus dem Radionuklid, das für die messtechnische Erfassung erforderlich ist, und dem Pharmakonanteil zusammengesetzt. Für das Radionuklid gelten folgende Anforderungen:

- möglichst „reine" Gammastrahlung (keine Alpha-, möglichst keine Betastrahlung) mit einer Energie im mittleren Bereich (ca. 70–380 keV). Dadurch wird eine hohe Impulsratenausbeute im Szintillationskristall und ein günstiges Verhältnis zwischen registrierbarer und absorbierter (Strahlenbelastung!) Strahlung erreicht.
- Die Halbwertszeit sollte dem Untersuchungsverfahren angepasst sein, d. h. für langsame Funktionsabläufe können Nuklide mit längerer Halbwertszeit sinnvoll sein, für schnelle Funktionsabläufe sollte die Auswahl zugunsten kurzlebiger Nuklide getroffen werden. Das Zerfallsprodukt sollte stabil sein, d. h. keinem weiteren radioaktiven Zerfall unterliegen.

Anforderungen an Radionuklid

Für viele Untersuchungen hat sich das Nuklid ^{99m}Technetium bewährt („reine" Gamma-Strahlung, Halbwertszeit 6 Stunden, Energie 140 keV, reaktionsfreudig in verschiedenen Wertigkeitsstufen und durch Herstellung in einem Radionuklidgenerator in nuklearmedizinischen Einrichtungen ständig verfügbar).

Meistverwendetes Radionuklid: ^{99m}Technetium

Der pharmazeutische Anteil bestimmt den Stoffwechselweg im Organismus. Von ihm wird eine möglichst hohe Organspezifität bei fehlender Toxizität gefordert. Die Umsatzgeschwindigkeit muss eine gute Zuordnung zum Messablauf (z. B. statische oder dynamische Studie) ermöglichen. Die Substanz soll ohne Probleme und mit hoher Ausbeute und Stabilität markierbar sein.

Pharmakon bestimmt Stoffwechselweg im Organismus.

Anforderungen

Für das Radiopharmazeutikum als Ganzes, das entweder aus dem Radionuklid und inaktiven Bestandsteilen vor Ort hergestellt wird oder industriell produziert ist, gelten die Forderungen nach Sterilität, Pyrogenfreiheit, in-vivo-Stabilität und Verträglichkeit. Die Strahlenexposition des Patienten soll möglichst niedrig sein; sie wird beeinflusst vom Strahlungsverhalten des Nuklidanteiles (Strahlenart, Strahlenenergie, physikalischer Halbwertzeit) und von der Verweildauer im Organismus (biologische Halbwertzeit).

Anforderungen an Radiopharmazeutikum

Die Verteilung der Radiopharmazeutika im Organismus unterliegt physiologischen und biochemischen Grundprinzipien, von denen die wichtigsten in Tabelle 6.1 aufgezeigt werden.

Die Verträglichkeit von Nuklearpharmazeutika ist im Allgemeinen sehr gut, Nebenreaktionen kommen außerordentlich selten vor.

Nebenwirkungen sehr selten

Bei der Planung nuklearmedizinischer Untersuchungen sind grundsätzliche Überlegungen anzustellen. Diese betreffen neben der Indikationsstellung und den Kosten auch die Zumutbarkeit der Strahlenexposition im Hinblick auf den erwarteten Nutzen der Untersuchung. Durch Berücksichtigung von Alter des Patienten, Krankheitsbild und alternativen Methoden kommt man zur „rechtfertigenden Indikation" im Sinne der Strahlenschutzgesetzgebung. Besondere Sorgfalt ist bei der Planung nuklearmedizinischer Untersuchungen für Patienten im Kindesalter anzuwenden. Die Dosierung richtet sich nach gesetzlichen Vorgaben unter Bezugnahme auf die Körpermasse. Auf schnelle Ausscheidung der Radiopharmazeutika

Planung der Untersuchung

Tab. 6.1: Physiologische Verhaltensweisen, die zur nuklearmedizinischen Diagnostik genutzt werden

Prinzip	Anwendungsbeispiele
Aktiver Transport	Makroskopisch: Transport durch den Blutstrom oder im Peristaltikablauf Mikroskopisch: Transport durch die Zelle von der Blutkapillare zur Gallenkapillare
Teilnahme am Stoffwechsel	Einbau von Iodisotopen in Schilddrüsenhormone
Mikroembolisation	Darstellung von Endstrombahnen durch Okklusion von Präkapillaren durch radioaktive Partikel (Lunge)
Zellulärer Abbau	Markierung von Blutzellen und Bestimmung von Abbaugeschwindigkeit und -ort
Phagozytose	Aufnahme von radioaktiv markierten Kolloiden durch Zellen des RES (Leber, Milz, Knochenmark, Lymphknoten)
Diffusion	Wanderung lipophiler Substanzen von der Kapillare in die Hirnsubstanz
Anlagerung (Chemisorption)	Anreicherung von Polyphosphatkomplexen in Regionen erhöhten Knochenstoffwechsels
Spezifische Bindung	Bindung rezeptoranaloger Radiopharmaka an Rezeptorbindungsplätze, Bindung von Antikörpern an Zelloberflächenepitope

durch reichliche Flüssigkeitszufuhr und häufige Blasenentleerung (Windelwechsel) ist besonders zu achten.

Vorsicht in Stillperiode

In der Stillperiode ist zu prüfen, ob eine prinzipiell erforderliche Untersuchung zeitlich verschoben werden kann bzw. ob für einen bestimmten Zeitraum (24–48 Stunden) nach Applikation des Radiopharmazeutikums die Muttermilch abgepumpt und verworfen wird.

Kontraindikation: Schwangerschaft

Als generelle Kontraindikation zum Einsatz offener Radionuklide ist lediglich die Schwangerschaft anzusehen.

In Tabelle 6.2 sind die wichtigsten Radiopharmazeutika nach Einsatzgebiet, empfohlener Dosierung und Kostenabschätzung zusammengestellt.

Beurteilung nuklearmedizinischer Untersuchungsergebnisse

Die Beurteilung nuklearmedizinischer Untersuchungsergebnisse muss immer unter Einbeziehung anamnestischer, klinischer und paraklinischer Angaben erfolgen. Das Grundgerüst stellen folgende Fragen dar:

- Ist das Organ dargestellt bzw. vorhanden?
- Wie sind Lage, Form und Größe des Organs beschaffen?
- Welche Aussagen sind zur Aktivitätsverteilung zu treffen?
- Welche funktionellen und morphologischen Rückschlüsse sind aus der Untersuchung abzuleiten?

Tab. 6.2: Übersicht über häufig verwendete Radiopharmazeutika, ihre Einsatzgebiete, Dosierungsempfehlungen für Erwachsene und Kostenumfang (Gruppe A: unter 50 Euro, Gruppe B: 50−250 Euro, Gruppe C: über 250 Euro Präparatkosten für einen Patienten)

Radiopharmazeutikum	Einsatzgebiet	Empfohlene Aktivität (MBq)	Kostengruppe
^{99m}Tc-MAA	Lungenperfusion	Planar 100 SPECT 200	A A
^{99m}Tc-DTPA	Lungenventilation Nieren	im Vernebler 1000 70	B A
^{99m}Tc-MIBI	Myokard	Zweitagesprotokoll 600 Eintagesprotokoll 1000	B B
^{201}Tl-Chlorid	Myokardszintigraphie	75	B
^{99m}Tc-DPD	Skelett	500−700	A
^{99m}Tc-Antigranulozyt	Knochenmark Entzündungsdiagnostik	700 700	C
^{99m}Tc-MAG$_3$	Nierenfunktion	100	A
^{123}I-MIBG	Nebennierenmark	185	C
^{99m}Tc-Pertechnetat	Schilddrüse Speicheldrüse	75 75	A A
^{99m}Tc-EHIDA	Leberfunktion	75	A
^{57}Co-Cyanocobalamin	Schillingtest	20	A
^{99m}Tc-HMPAO	Hirn	550	B
^{123}I-FP-CIT	Hirn	150	C
^{123}I-IBZM	Hirn	185	C

6.2 Untersuchungsmethoden

6.2.1 Lungendiagnostik

Die Perfusionsszintigraphie der Lungen beruht auf dem Prinzip der Mikroembolisation. Mit ^{99m}Technetium werden Kugelteilchen (Mikrosphären) oder aggregiertes Albumin (Makroaggregat) markiert. Die Injektion erfolgt i. v. am liegenden Patienten bei kräftiger Ventilation. Durch die Teilchen erfolgt die Embolisation in jeder 6.000sten bis 10.000sten Kapillare, so dass einerseits ein repräsentatives Bild der Lungenperfusion entsteht, andererseits aber keine Gefährdung durch eine Einschränkung des pulmonalen Gefäßquerschnittes zu erwarten ist. Die Registrierung erfolgt in mindestens sechs unterschiedlichen Ebenen, besser ist eine Aufnahme in SPECT-Technik.

Einsatzgebiete: Lungendiagnostik
- Perfusionsszintigraphie der Lungen mit ^{99m}Technetium-markierten Mikrosphären

Indikationen: Verdacht auf akute Lungenembolie (Kombination mit Ventilationsszintigraphie), Lungengerüsterkrankungen, präoperative Bestimmung der Lungenperfusion vor Lungenresektionen,

- Indikationen

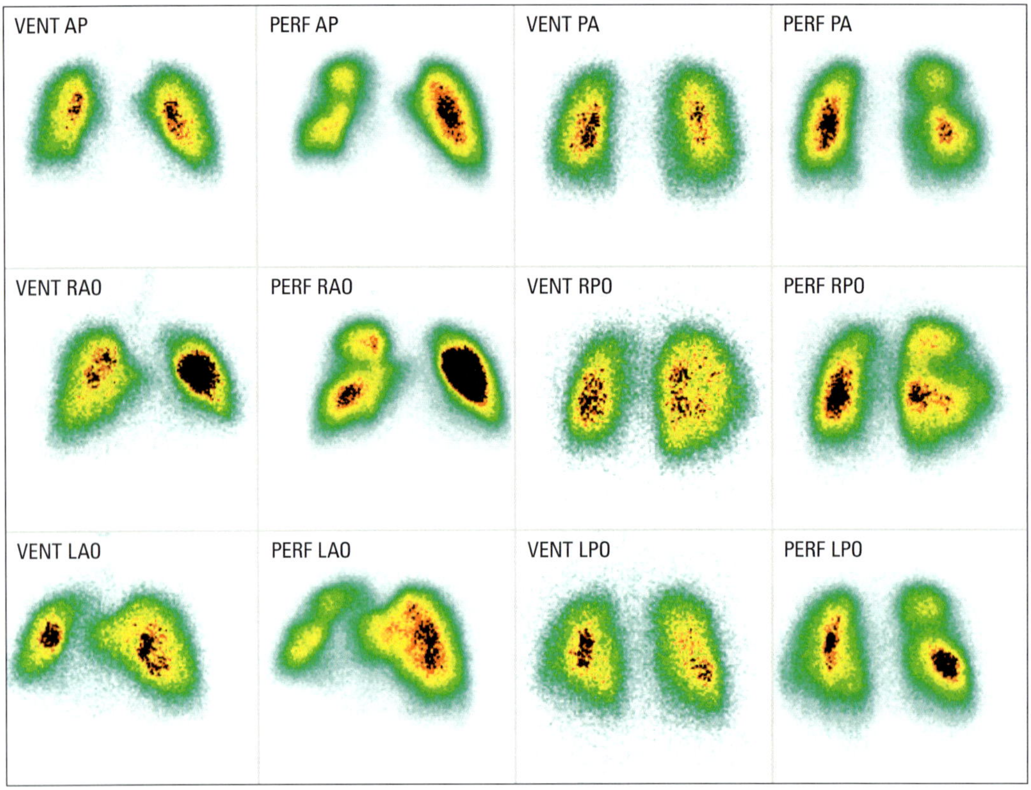

Abb. 6.2: Ventilations- (VENT-) und Perfusions- (PERF-) Szintigraphie der Lunge in sechs Ebenen. Regelrechte Ventilation, Perfusionsausfall im Bereich des rechten Mittellappens bei akuter Lungenembolie. AP: anterior–posterior; PA: posterior–anterior; RAO: rechts anterior oblique; RPO: rechts posterior oblique; LAO: links anterior oblique; LPO: links posterior oblique.

Einschätzung der Lungenperfusion bei zentralen und peripheren Lungentumoren (Euler-Liljestrand-Reflex: alveoläre Hypoventilation mit nachfolgender Gefäßkonstriktion, führt zu pulmonaler Hypertonie).

Nebenwirkungen sind nicht zu erwarten.

Alternativmethoden: CT (höhere Strahlenexposition).

▸ Ventilationsszintigraphie beruht auf Inhalation feinst vernebelter Radiopharmazeutika.

Die Ventilationsszintigraphie der Lungen beruht auf der Inhalation feinst vernebelter Radiopharmazeutika, die sich auf der Schleimhaut der Atemwege als Aktivitätsfilm niederschlagen. Die Inhalation erfolgt in sitzender, halb liegender oder liegender Position immer vor der Perfusionsuntersuchung. Die Szintigraphie sollte unmittelbar nach der Inhalation erfolgen, um einem mukoziliären Abtransport zuvorzukommen. Die Darstellung erfolgt wie bei der Perfusionsszintigraphie am besten in SPECT-Technik.

▸ Indikationen

Indikationen: Zur Ergänzung der Perfusionsszintigraphie bei Verdacht auf akute Lungenembolie, ein typisches Bild zeigt Abb. 6.2:

Perfusionsausfall bei erhaltener Ventilation, Verdacht auf regionale Ventilationsstörungen (Bronchusstenose, -verschluss).

Kontraindikation: Schwere Ateminsuffizienz.

- Kontraindikation: Schwere Ateminsuffizienz

Strahlenschutz: Ausatmung über Filter, um eine Kontamination der Raumluft zu vermeiden.

Alternativen: Verwendung radioaktiver Edelgase mit „echter" Ventilation im Sinne einer Spirometrie. Nachteil: Probleme mit ständiger Verfügbarkeit.

6.2.2 Herzdiagnostik

Myokardszintigraphie

- Myokardszintigraphie dient Untersuchung der regionalen Perfusion des Herzmuskels.
- Radiopharmazeutika: ^{99m}Tc-markierte Tracer

Die Myokardszintigraphie dient der Untersuchung der regionalen Perfusion des Herzmuskels und wird nach unterschiedlichen Protokollen meist als Kombination von Belastungs- und Ruheuntersuchung vorgenommen. Als Radiopharmazeutika stehen ^{99m}Tc-markierte Isonitrile oder Tetrofosmine zur Verfügung. Das „klassische" ^{201}Thallium-Chlorid wird trotz des Vorteils der Redistribution (Belastungs- und Ruheuntersuchung mit nur einer Injektion möglich) nur noch bei speziellen Fragestellungen genutzt, da die Nachteile für die Praxis (Verfügbarkeit, Strahlenexposition des Patienten, niedrige Gammaenergie) überwiegen. Die Belastungsuntersuchung ist sowohl durch Ergometrie (Fahrrad, Handgrip) als auch pharmakologisch (Adenosin, Dipyridamol) möglich. Die Hauptaussage besteht darin, dass ein regionaler Speicherdefekt in der Belastungsuntersuchung sowohl einer fehlenden Aufnahmefähigkeit des Gewebes (z. B. Narbe) als auch einem behinderten Antransport (Stenose der versorgenden Koronararterie) entsprechen kann. In der Ruheuntersuchung wird ein poststenotischer Bezirk in der Regel aufgefüllt, so dass die Differentialdiagnose Narbe/Ischämie möglich wird (Abb. 6.3). Die Durchführung von Ruhe- und Belastungsuntersuchung mit ^{99m}Tc-Präparaten ist bei entsprechender Staffelung der Aktivität und ausreichendem Zwischenraum zwischen beiden Untersuchungsschritten an einem Untersuchungstag möglich.

Kontraindikationen entsprechen denen der pharmakologischen bzw. ergometrischen Belastung.

- Kontraindikationen

Die Myokardszintigraphie wird immer in SPECT-Technik durchgeführt, die rechentechnische Auswertung dient zunächst der individuellen Anfertigung von Kurz- und Langachsenschnitten des Myokards und ermöglicht den regionalen Vergleich der Speicherung sowie ggf. auch Aussagen über die Wandkinetik und Partialvolumina.

Alternativ sind die Sonographie bezüglich der Wandbeweglichkeit und die Koronarangiographie bezüglich der Gefäßversorgung zu erwähnen. Beide Verfahren unterscheiden sich jedoch von der Szintigraphie in Aussagekraft und Invasivität.

- alternativ: Sonographie, Koronarangiographie

Die Darstellung eines frischen Myokardinfarktes (Nekrose) gelingt mit ^{99m}Technetium-Polyphosphatkomplexen in gleicher Untersuchungstechnik. Spezielle Marker zur Ischämiediagnostik sind in Vorbereitung.

- frischer Myokardinfarkt

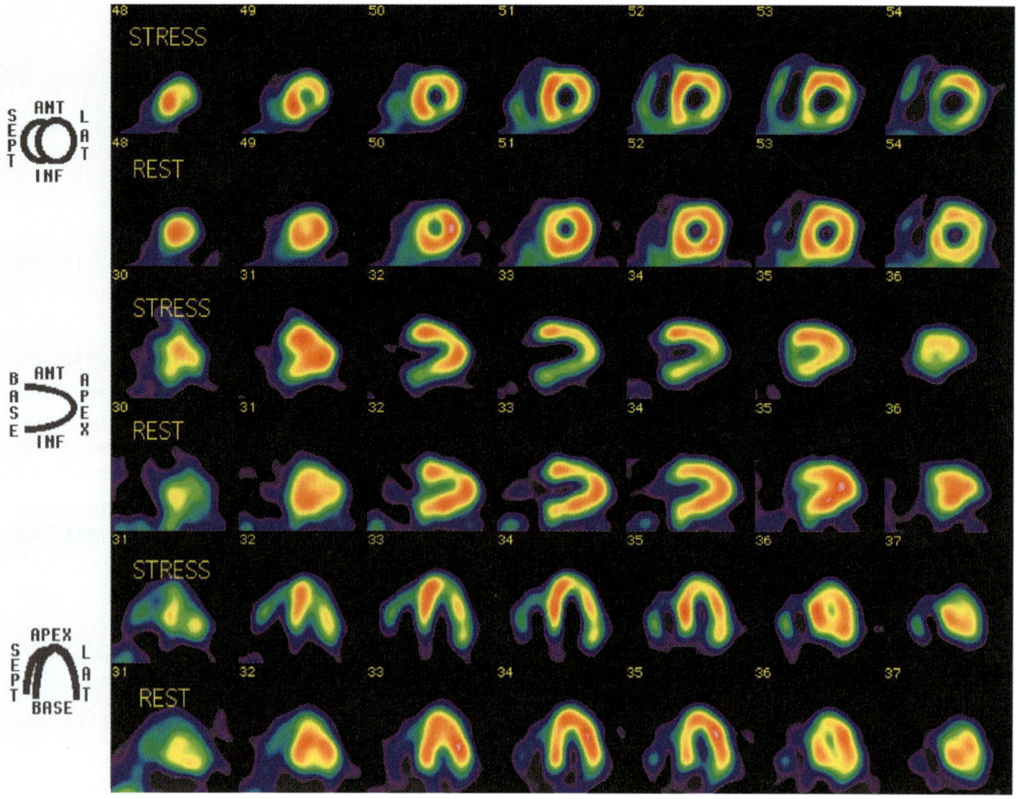

Abb. 6.3: Myokardszintigraphie (SPECT). In den Belastungsbildern (STRESS) stark verminderte Aktivitätsaufnahme inferior/posterior; in den Ruhebildern (REST) Auffüllung im Sinne einer Belastungsischämie. Darstellung rechtsventrikulärer Strukturen als Ausdruck einer Rechtsbelastung.

- Herzbinnenraumszintigraphie dient Darstellung des Kontraktionsablaufes und Berechnung der Auswurffraktion.
- Radiopharmazeutikum: ^{99m}Tc-markierte Erythrozyten
- Berechnung der Ejektionsfraktion u. a.

Die Herzbinnenraumszintigraphie dient der Darstellung des Kontraktionsablaufes und der Berechnung der Auswurffraktion des linken und ggf. auch des rechten Ventrikels. Als Radiopharmakon werden ^{99m}Tc-markierte Erythrozyten verwendet. Die Markierung geschieht am günstigsten in vivo: Nach i. v.-Injektion von Zinnionen diffundieren diese in das Erythrozytenstroma. Nach ca. 15 Minuten wird ^{99m}Tc-Pertechnetat injiziert, das durch die Zinnionen ins Erythrozytenstroma gezogen und dort fixiert wird. Die Aufnahme erfolgt EKG-getriggert: Pro Herzaktion wird eine bestimmte Zahl (16−32) Bildmatrizen angelegt. Mit jedem Triggersignal, ausgelöst durch den Kammerkomplex des EKG, erfolgt zyklusgerecht die Übertragung auf die einzelnen Bildmatrizen, die nach Abschluss der Untersuchung Bildinformationen aus zahlreichen Herzaktionen enthalten. Nach Einzeichnen enddiastolischer und endsystolischer Ventrikelgrenzen werden die Ejektionsfraktion (EF), die maximale Füllungs- und Entleerungsgeschwindigkeit sowie weitere Daten berechnet. Parametrische Bilder geben Auskunft über die regionale EF sowie die regionale Amplituden- und Phasenverteilung. Innerhalb des physikalischen Zerfalls des ^{99m}Technetium ist die Untersuchung beliebig wiederholbar und geeignet, Krankheitsverläufe (Intensivmedizin) sowie Einflüsse durch Medikamente oder körperliche Belastung zu erfassen. Die Aufnahme erfolgt in LAO- (left anterior oblique) Position des Kamerakopfes, ist aber auch in SPECT-Technik möglich und erfordert dann einen höheren Speicher- und Rechenaufwand. Indikationen sind alle ventrikulären Funktionsstörungen myokardialer und valvulärer Ursache.

- Untersuchung beliebig wiederholbar (Intensivmedizin)

Konkurrierende Methoden sind die Angiokardiographie, die allerdings das Kontrastmittelrisiko und eine höhere Strahlenexposition beinhaltet, die Kardio-MRT, die recht aufwendig und daher nicht beliebig wiederholbar ist und die Ultraschalldiagnostik, die aber jeweils von einer einzelnen Herzaktion ausgeht und für Belastungsuntersuchungen problematisch sein kann.

- konkurrierende Methoden: Angiokardiographie, Kardio-MRT, Sonographie

6.2.3 Skelettdiagnostik

Die Skelettdiagnostik nutzt die Anlagerung (Chemisorption) von Polyphosphatkomplexen an Knochenregionen mit erhöhter Osteoblastenaktivität. Die Markierung dieser Substanzen erfolgt mit ^{99m}Technetium. Wenn Informationen über Durchblutungsverhältnisse von klinischem Interesse sind, erfolgt die Untersuchung als Mehrphasenszintigraphie. Die interessierende Körperregion wird unter der Szintillationskamera gelagert und nach Injektion des Radiopharmazeutikums eine schnelle Bildfolge gestartet. So kann der arterielle Anstrom und die kapillare Verteilung in dieser Region dargestellt und mit der Gegenseite verglichen werden. Handelt es sich nicht um lokale sondern disseminierte oder generalisierte Erkrankungen des Skeletts, so wird nach Gleichverteilung des Radiopharmazeutikums (ca. 5 Minuten p. i.) die Blutpoolphase in einer Ganzkörperaufnahme erfasst. Ca. zwei Stunden nach Injektion wird die Stoffwechselphase in Ganzkörpertechnik ggf. mit zusätzlichen Einzelbildern oder SPECT-Aufnahmen dargestellt.

Skelettdiagnostik
- nutzt Anlagerung von Polyphosphatkomplexen an Knochenregionen mit erhöhter Osteoblastenaktivität
- Markierung mit ^{99m}Technetium
- Untersuchung als Mehrphasenszintigramm

Indikationen zur Skelettszintigraphie sind entzündliche Knochen- und Gelenkerkrankungen (Frühdiagnostik der akuten Osteomyelitis, Aktivitätsbeurteilung nach chronischer Osteomyelitis), primäre Knochentumoren, Skelettmetastasen (Abb. 6.4), röntgenologisch stumme Frakturen, (entzündliche) Lockerung von Endoprothesen, Skelettbeteiligung bei Kindesmisshandlung (battered child syndrom), Knochenstoffwechselerkrankungen (Morbus Paget), Erkrankungen des rheumatischen Formenkreises. Zu beachten ist, dass die Skelettszintigraphie insbesondere in Mehrphasentechnik zwar eine sehr hohe Sensitivität aufweist, die Ergebnisse jedoch wenig spezifisch sind. Eine Korrelation mit klinischen und paraklinischen Daten bei der Beurteilung ist unabdingbar.

- Indikationen: u. a. Knochentumoren, Skelettmetastasen, Morbus Paget
- sensitiv
- wenig spezifisch

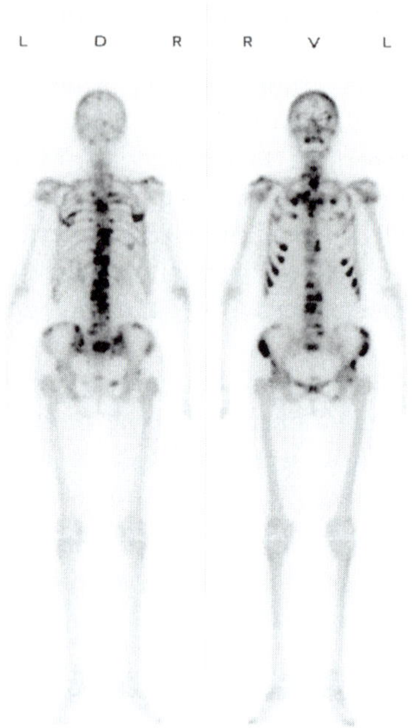

Abb. 6.4: Skelettszintigraphie. Darstellung multipler Mehrspeicherherde als Ausdruck einer ausgedehnten Skelettmetastasierung.

- Grenzen bei Prozessen ohne Osteoblastenaktivität

Grenzen der Methode liegen in Prozessen, die keine Erhöhung der Osteoblastenaktivität beinhalten: noch auf das Knochenmark beschränkte Metastasierung (nicht selten auch beim Plasmozytom), rein osteolytisches Metastasenwachstum (selten), kontinuierlicher Tumorübergriff z. B. von Lymphknoten auf den Knochen sowie ganz frische Knochenverletzungen.

- reichliche Flüssigkeitszufuhr nötig

Sowohl zur Reduzierung der Strahlenexposition als auch zur Verbesserung der Bildqualität (Organ-Untergrund-Verhältnis) ist ab einer Stunde nach Injektion reichliche Flüssigkeitszufuhr zur Ausscheidungsbeschleunigung des ungebundenen Präparats und eine Blasenentleerung vor Szintigraphiebeginn sinnvoll.

Als Fehlerquelle kommen Kontaminationen der Kleidung mit radioaktivem Urin in Betracht.

6.2.4 Knochenmarkszintigraphie und Entzündungsdiagnostik

Knochenmarksszintigraphie

- Grundlagen: Phagozytosefähigkeit von Zellen des RES und Einsatz spezifischer Antikörper

Grundlagen dieser Diagnostik sind einerseits die Phagozytosefähigkeit von Zellen des RES, die radioaktiv markierte Nanokolloide aus dem Blut aufnehmen, und andererseits der Einsatz spezifischer, an Epitope der Granulozyten bindender radioaktiv markierter Antikörper. Daraus ergeben sich zwei Zielrichtungen der Diagnostik. Einerseits wird die Verteilung des blutbildenden Knochenmarkes dargestellt, eine Knochenmarkexpansion bei Erkrankungen bzw. Befall des hämatopoetischen Systems ist nachweisbar, eine regionale Verdrängung des aktiven Knochenmarkes z. B. durch eine Metastase wird als Speicherdefekt erkennbar. Andererseits folgen sowohl Nanokolloide als auch Antikörper der Zellmigration in entzündliche Infiltrate, so dass diese als Mehrspeicherung sichtbar werden. Die Darstellung erfolgt analog der Skelettdiagnostik als Ganzkörperszintigraphie, in planaren Einzelbildern und SPECT-Aufnahmen.

Nebenwirkungen können in seltenen Fällen in allergischen Reaktionen auf den Antikörper (Fremdeiweiß) bestehen.

- selten: allergische Reaktionen

6.2.5 Nierendiagnostik

Die nuklearmedizinische Nierendiagnostik basiert auf der Ausscheidungsfunktion der Glomerula bzw. der Tubuli und auf der Speicherfunktion der Tubulusepithelien. Daraus ergeben sich unterschiedliche Methoden. Die Clearancefunktion im glomerulären Bereich wird mit Hilfe von Substanzen untersucht, die rein glomerulär filtriert werden, z. B. ^{99m}Tc-DTPA (Diethylentriaminpentaessigsäure) oder ^{51}Cr-EDTA (Ethylendiamintetraessigsäure). 150 Minuten nach streng intravenöser Applikation des Präparates erfolgt eine Blutentnahme am kontralateralen Arm (Vermeidung der Kontamination der Blutprobe) zur Bestimmung der Plasmaimpulsrate. Aus dieser und der Nettoimpulsrate der Spritze wird die glomeruläre Filtrationsrate (GFR) in ml/Minute berechnet und auf 1,73 m^2 Körperoberfläche bezogen (Normalwert: 120 ml/min). Eine Bildgebung ist nicht zwingend erforderlich, da bei glomerulären Erkrankungen (z. B. akute und chronische Glomerulonephritis) von einem beidseitigen Befall der Nieren auszugehen ist.

Nierendiagnostik

- Basis: Ausscheidungsfunktion der Glomerula und Speicherfunktion der Tubulusepithelien
- Radiopharmazeutikum: ^{99m}Tc-DTPA

Die Tubulusfunktion wird mit Hilfe der Nierensequenzszintigraphie als Bildfolge und ggf. Clearancebestimmung erfasst. Als Radiopharmazeutikum hat sich ^{99m}Tc-Mercaptoacetyltriglycin (MAG_3) bewährt, das als Goldstandard anzusehende ^{123}I-Hippuran ist teurer und aufgrund der kurzen Halbwertszeit (13,3 Stunden) logistisch komplizierter. Bei i. v.-Injektion des Präparates wird die Szintillationskamera, die in der Lendenregion positioniert ist, mit einer schnellen Bildfolge gestartet. Die Untersuchung dauert ca. 30 Minuten. Um die seitengetrennte tubuläre Extraktionsrate (Clearance) zu bestimmen, erfolgen Blutentnahmen 20 und 25 Min. p. i. zur Bestimmung der Plasmaimpulsrate. Die Messwerte dienen zusammen mit der Nettoimpulsrate der Spritze der Berechnung der tubulären Extraktionsrate (TER), die ebenfalls auf 1,73 m^2 Körperoberfläche bezogen wird. Die Auswertung der Bildfolge erfolgt über ein ROI-Programm mit Einbeziehung beider Nieren, der Aorta und einer Untergrundregion. Damit wird eine Berechnung der Seitenanteile beider Nieren und ihres Beitrages zur Gesamtfunktion möglich. Die Bildbetrachtung und die Beurteilung der Nierenfunktionskurven (Abb. 6.5a) erlauben eine Bewertung des zeitlichen Ablaufes der Nierenfunktion.

- Nierensequenzszintigraphie
- Radiopharmazeutika: ^{99m}Tc-Mercaptoacetyltriglycin und ^{123}I-Hippuran (Goldstandard)

Typisch pathologische Funktionskurven sind in Abb. 6.5b dargestellt.

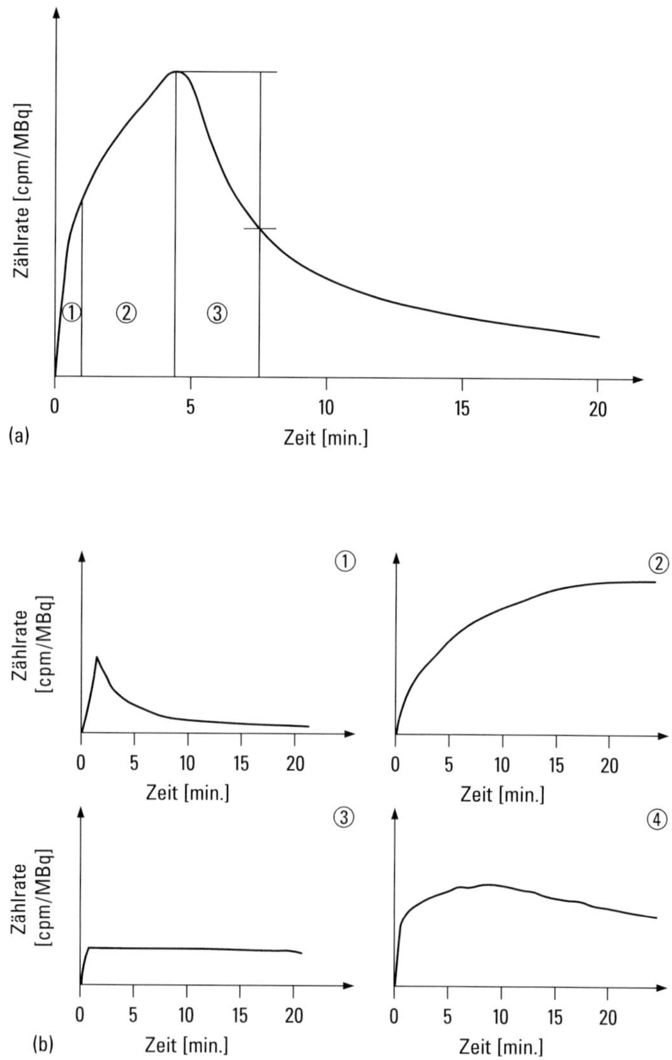

Abb. 6.5: **(a)** Normale Nierenfunktionskurve: 1 – Perfusionsphase (Dauer 30 s), 2 – Sekretionsphase (Dauer 5–6 min.), 3 – Exkretionsphase (Hälfte des Maximums nach 15–20 min.). **(b)** Typische pathologische Nierenfunktionskurven: 1 – Durchblutungskurve, 2 – Harnstauungskurve, 3 – Isosthenuriekurve, 4 – eingeschränkte Sekretionsleistung.

▶ Kontraindikation: Schwangerschaft

Kontraindikation der Nierenszintigraphie ist eine Schwangerschaft.

▶ Ergänzungsuntersuchungen bei:

Zur weiteren Differenzialdiagnostik dienen Ergänzungsuntersuchungen:

▶ Abflussstörungen

Bei Abflussstörungen erfolgt die Applikation von Furosemid entweder mit einer erneuten Injektion von $^{99m}Tc\text{-}MAG_3$ oder unmittelbar nach Ende der primären Untersuchung mit fortlaufender Registrierung. Eine Normalisierung der Abflussverhältnisse nach Furosemid lässt eine obstruktive Ursache der Abflussstörung weitgehend ausschließen (Abb. 6.6).

Bei Verdacht auf eine Nierenarterienstenose erhält der Patient vor der Nierenfunktionsuntersuchung einen ACE-Hemmer. Durch die Blockierung der enzymatischen Umwandlung von Angiotensin I in Angiotensin II werden die abführenden Glomerulusgefäße weit gestellt, durch Reduzierung des Druckgradienten am Glomerulus sinkt der Filtrationsdruck, die Ausscheidung von Primärharn versiegt. Erfolgt zu diesem Zeitpunkt eine ^{99m}Tc-MAG$_3$-Untersuchung, dann wird der Tracer zwar tubulär sezerniert, aber aufgrund des Fehlens von Primärharn aus dem Tubuluslumen nicht abtransportiert, eine Kletterkurve ist die Folge. Diese ist für eine funktionell relevante Nierenarterienstenose beweisend, wenn die Nativuntersuchung ohne ACE-Hemmer normale Abflussverhältnisse zeigt.

▶ Verdacht auf Nierenarterienstenose

Die statische Nierenszintigraphie mit ^{99m}Tc-Dimercaptosuccinat (DMSA), bei der die morphologische Beurteilung im Vordergrund steht, ist bei vielen Indikationen durch andere bildgebende Verfahren wie die Sonographie ersetzt worden. Bei der Beurteilung und Verlaufskontrolle von entzündlichen Prozessen im Kindesalter hat sich jedoch gezeigt, dass die statische Nierenszintigraphie mit ihrer gemeinsamen Betrachtung von Morphologie und Funktion die empfindlichste Methode zur Erkennung umschriebener Funktionsminderungen (Entzündung, Narbe) darstellt. Grundlage ist die Speicherung von ^{99m}Tc-Dimercaptosuccinat in den Tubulusepithelien der Nieren. Die bildliche Darstellung in mehreren Ebenen oder in SPECT-Technik (Beurteilung der Konturen!) erfolgt 4–5 Stunden p. i. Neben der Beurteilung des regionalen Speicherverhaltens erlaubt die Methode auch die prozentuale Abschätzung der Anteile der einzelnen Niere (bzw. auch von Nierenteilen) an der Gesamtfunktion.

▶ statische Nierenszintigraphie mit ^{99m}Tc-DMSA bei vielen Indikationen durch andere bildgebende Verfahren ersetzt

6.2.6 Nebennierendiagnostik

Bei der Nebennierendiagnostik werden dem Körper radioaktiv markierte Hormonvorstufen angeboten, durch deren Verwendung zur Hormonsynthese das hormonproduzierende Gewebe sichtbar gemacht wird. Die Darstellung der Nebennierenrinde erfolgt mit ^{131}I-Cholesterin, das im Gewebe zur Produktion der Kortikoidhormone verwendet wird. Die Synthese ist ein langsam verlaufender Prozess, der den Einsatz von ^{131}Iod (β- und γ-Strahler, lange physikalische Halbwertszeit von 8,03 Tagen) rechtfertigt. Die szintigraphische Darstellung erfolgt durch Einzelaufnahmen an mehreren Tagen nach der Injektion. Zur besseren räumlichen Orientierung können SPECT-Aufnahmen und ggf. eine zusätzliche statische Nierenszintigraphie hilfreich sein. Dargestellt wird in der Regel nur eine Hormonproduktion, die das normale Maß übersteigt (Adenom, hormonaktives Adenokarzinom).

Nebennierendiagnostik
▶ Grundlage: radioaktiv markierte Hormonvorstufen
▶ Darstellung der Nebennierenrinde mit ^{131}I-Cholesterin
▶ Darstellung erhöhter Hormonproduktion

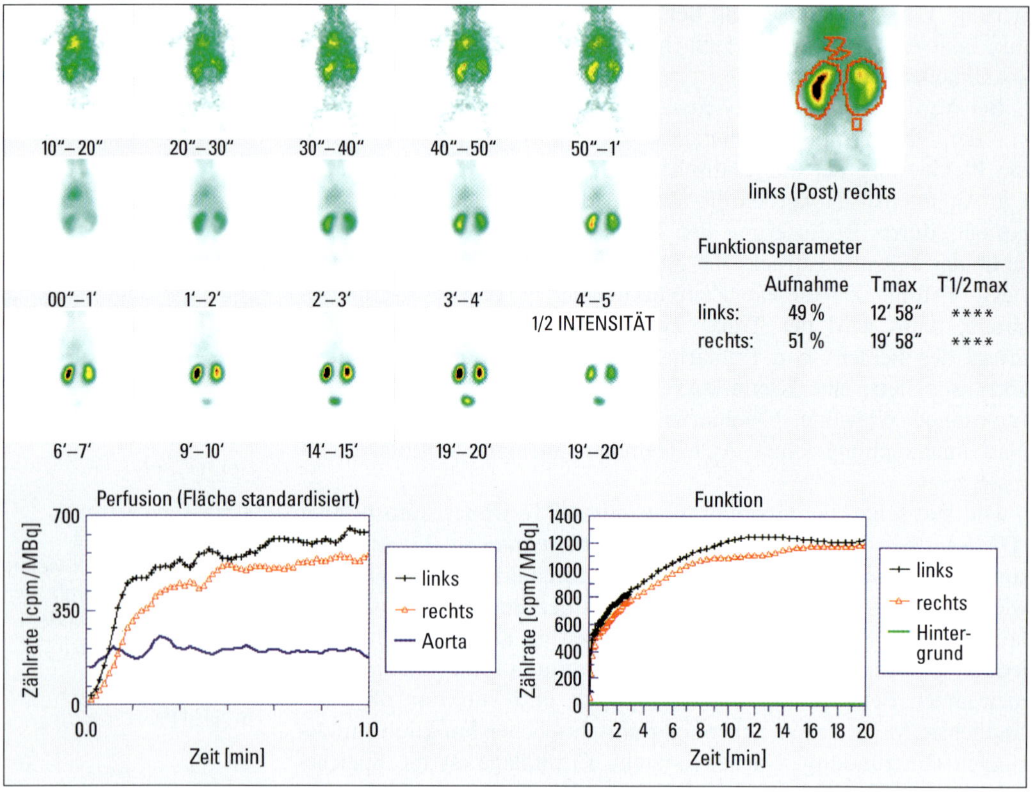

(a)

Abb. 6.6: **(a)** Nierensequenzszintigraphie: Oben Bildsequenz und Summenbild mit ROI, unten rechts Funktionskurven: Harnstauungskurven beidseits. **(b)** Nach Furesis glatter Abfluß links (keine Obstruktion), zögerlicher Abfluß rechts (diskrete obstruktive Komponente anzunehmen).

▸ Darstellung des Nebennierenmarks mit ^{123}I-Metaiod-benzylguanidin

Die Darstellung des Nebennierenmarks erfolgt mit ^{123}I-Metaiodbenzylguanidin (MIBG), das als Precursor für die Adrenalinsynthese genutzt wird. Dargestellt wird das Gewebe des Nebennierenmarks bei erhöhter Adrenalinproduktion (z. B. Phäochromozytom) sowie anderes adrenerges Gewebe z. B. von Neuroblastomen. Physiologisch erfolgt auch eine Anreicherung im Myokard und in den Speicheldrüsen. Damit ist das Verfahren sowohl zur funktionellen Seitenlokalisation hormonaktiver Nebennierenmarktumoren als auch zur Diagnostik und Verlaufskontrolle von Neuroblastomen geeignet.

6.2.7 Speicheldrüsendiagnostik

Speicheldrüsen-szintigraphie

▸ Grundlage: Ausscheidung von ^{99m}Tc-Pertechnetat in den Speichel

Physiologische Grundlage der Speicheldrüsenszintigraphie ist die Ausscheidung von ^{99m}Tc-Pertechnetat in den Speichel. Die Szintillationskamera wird vor dem Kopf-Hals-Bereich positioniert. Mit i. v.-Injektion des Tracers wird eine Aufnahmesequenz gestartet. Nach ca. 20–30 Minuten erhält der Patient bei unveränderter Position und fortlaufender Registrierung eine Prise Zitronen- oder Ascorbinsäure

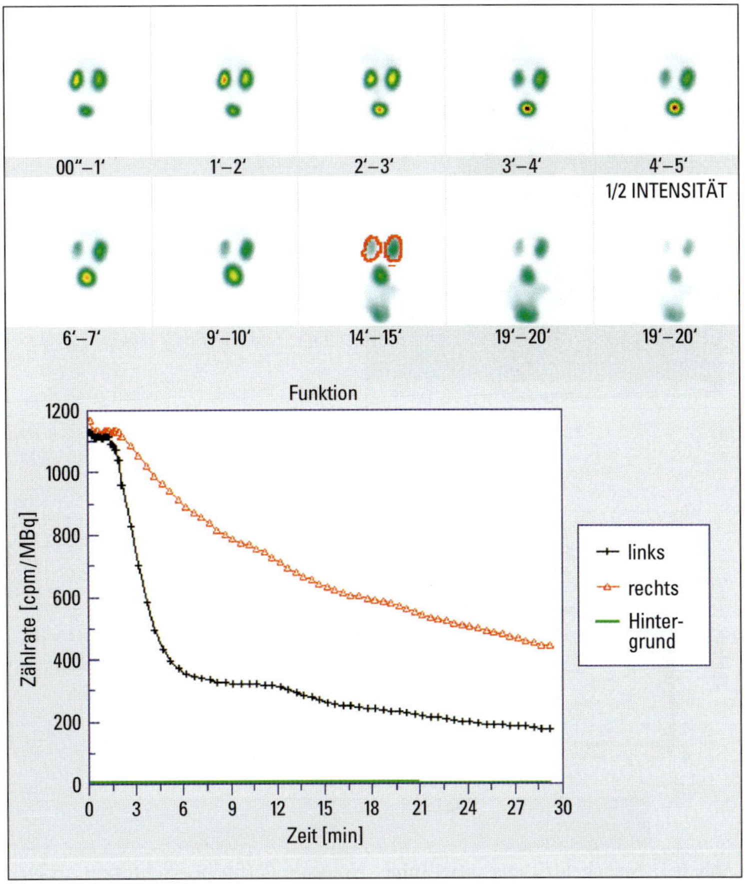

(b)

in den Mund, um den Speichelabfluss zu provozieren. Die Auswertung erfolgt über die ROI-Technik, für die Glandulae parotideae und submandibulares werden je eine Funktionskurve erstellt (Abb. 6.7). Nach dem Anstrom des Tracers (Perfusionsphase) erfolgt die Ausscheidung in Acini und Speichelgänge (Sekretionsphase) und nach Säurereiz der Ausstoß in die Mundhöhle (Exkretionsphase). Eine Blockierung der Schilddrüse mit Perchlorat darf nicht erfolgen, da dadurch auch die Pertechnetataufnahme durch die Speicheldrüsen reduziert wird.

▶ selten, aber etablierte Anwendung

Die Untersuchungsmethode dient der Funktionsbeurteilung der Speicheldrüsen bei lokalisierten Erkrankungen (Sialolithiasis, Sialadenitis), beim Sicca-Syndrom im Gefolge von Erkrankungen des rheumatischen Formenkreises und bei Funktionseinschränkungen nach Radioiodtherapie des Schilddrüsenkarzinoms und/oder Perkutanbestrahlung im Kopf-Hals-Bereich.

▶ Indikationen: Sialolithiasis, Sialadenitis, Sicca-Syndrom u. a.

Zur rein morphologischen Beurteilung sind Sonographie und Kontrastmittelsialographie besser geeignet.

▶ Morphologie: Sonographie, KM-Sialographie

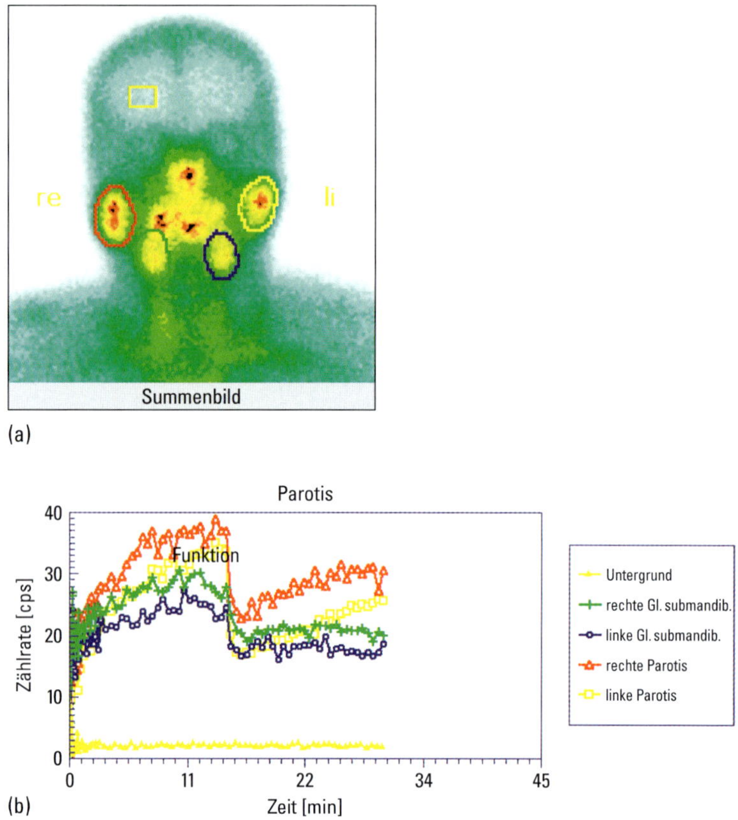

Abb. 6.7: Speicheldrüsenszintigraphie: Normale Perfusion, Sekretion und Exkretion der großen Kopfspeicheldrüsen.

6.2.8 Leberdiagnostik

Leberdiagnostik

- selten
- hepatobiliäre Funktionsszintigraphie
- Radiopharmazeutika: ^{99m}Tc-markierte Tracer
- Indikationen: als ultima ratio bei fokal-nodulärer Hyperplasie (sehr selten) u. a.

Die nuklearmedizinische Diagnostik der Leber nützt unterschiedliche physiologische Verhaltensweisen für unterschiedliche Aussagen und wird heute nur noch selten eingesetzt. Die hepatobiliäre Funktionsszintigraphie beruht auf der Fähigkeit der Hepatozyten, ausscheidungspflichtige Stoffe (z. B. Bilirubin) im Blut zu erkennen und aus dem Kapillarvolumen in die Gallengänge zu befördern. In der Nuklearmedizin werden ^{99m}Tc-markierte Abkömmlinge der Imidoessigsäure (IDA) zur Beurteilung der Leberfunktion und des Galleabflusses genutzt.

Der klinische Einsatz der Methode erfolgt bei Patienten mit unklarem Ikterus, da im Gegensatz zu Untersuchungen mit Röntgenkontrastmitteln ein Ikterus keine Kontraindikation gegen die Applikation von IDA-Derivaten darstellt. Weitere Indikationen sind unklare Oberbauchbeschwerden mit Verdacht auf Galleabflussstörungen, Verdacht auf fokal-noduläre Hyperplasie (FNH, sehr selten), postoperative Kontrolle des Galletransportes nach Eingriffen im hepatobiliären System, Diagnose von Gallelecks (Spätaufnahmen besonders wichtig!) und Nachweis von duodenogastralem Reflux (z. B. auch nach Operationen).

Die Blutpoolszintigraphie der Leber dient der Abklärung von Leberherden, die mit anderen bildgebenden Verfahren entdeckt aber nicht endgültig geklärt werden konnten. Zur Darstellung werden mit ^{99m}Technetium in vivo markierte Erythrozyten (siehe oben) verwendet.

- Blutpoolszintigraphie mit 99mTechnetium markierten Erythrozyten

Die statische Leberszintigraphie mit radioaktiv markierten Kolloiden (z. B. ^{99m}Tc-Schwefelkolloid, ^{99m}Tc-HSA-Kolloid, ^{111}In-Kolloid) beruht auf der Fähigkeit der von Kupfferschen Sternzellen der Leber zur Phagozytose. Sie ist als diagnostische Methode zu Gunsten von Sonographie, CT und MRT in den Hintergrund getreten.

- statische Leberszintigraphie
- besser: Sonographie, CT, MRT

6.2.9 Diagnostik am Darmtrakt

Die Suche nach einer gastrointestinalen Blutungsquelle mit nuklearmedizinischen Verfahren steht oft nach Ausschöpfung endoskopischer und angiographischer Methoden an letzter Stelle der diagnostischen Stufenleiter. Sie erfolgt unter Verwendung von mit ^{99m}Technetium markierten Erythrozyten, die szintigraphisch im Falle einer Blutung als Extravasat im Darmlumen sichtbar gemacht werden. Nach Injektion des ^{99m}Tc-Pertechnetats wird eine schnelle Bildsequenz über dem Abdomen gestartet und durch spätere (bis 24 Std. p. i.) statische Aufnahmen ergänzt. Durch Vergleich der Bilder ist das Extravasat zu lokalisieren und seine Ortsveränderungen durch die Darmperistaltik zu erkennen. Die Nachweisgrenze liegt bei einer Blutungsmenge von 0,05–0,1 ml/min. Die Voraussetzung für das Gelingen des Blutungsquellennachweises ist, dass es zum Untersuchungszeitpunkt tatsächlich blutet! Daher ist bei intermittierendem Blutaustritt keinesfalls auf die beschriebenen Spätaufnahmen zu verzichten.

Darmtrakt
- selten
- nach Ausschöpfung endoskopischer und angiographischer Methoden
- mit ^{99m}Technetium markierte Erythrozyten bei Blutungen als Extravasat im Darmlumen sichtbar

Der Nachweis ektopischer Darmschleimhaut (Meckelsches Divertikel) beruht auf der Fähigkeit der Magenschleimhaut zur Speicherung von ^{99m}Tc-Pertechnetat. Der Untersuchungsablauf ist der gleiche wie bei der Blutungsquellensuche, allerdings darf keine vorherige Schilddrüsenblockierung mit Perchlorat erfolgen, da dadurch auch die Speicherfähigkeit der Magenschleimhautinseln herabgesetzt wird. Wenn abzusehen ist, dass sowohl die Suche nach ektoper Magenschleimhaut als auch die Blutungsquellensuche diagnostischen Zugewinn versprechen, muss die Divertikelszintigraphie immer zuerst erfolgen. Die im Rahmen der Erythrozytenmarkierung injizierten Zinnionen bewirken über lange Zeit die quantitative Aufnahme von Pertechnetat in die Erythrozyten, so dass keine Anreicherung in ektopischer Schleimhaut zustande kommt.

- Nachweis Meckelscher Divertikel durch Speicherung von ^{99m}Tc-Pertechnetat

Bei der Prüfung der Resorptionsleistung des Dünndarmes wird über die eigentliche Indikation (die diagnostische Abklärung der perniziösen Anämie) hinaus der Schilling-Test eingesetzt. Radioaktiv markiertes Cyanocobalamin (ca. 1 µg Vitamin B_{12}) wird als Kapsel peroral verabreicht. Es ist davon auszugehen, dass im Normalfall die Resorption nach 2 Stunden abgeschlossen ist und sich ein Großteil

- Prüfung der Resorptionsleistung des Dünndarmes mit Schilling-Test des resorbierten markierten Vitamins im Blut befindet. Jetzt erfolgt die parenterale Applikation von inaktivem Vitamin B_{12} in hoher Dosierung (1000 µg). Nicht benötigtes Vitamin wird – unabhängig davon, ob inaktiv oder radioaktiv markiert – über die Nieren ausgeschieden. Die Resorption ist als normal einzuschätzen, wenn 10% des oral verabreichten markierten Vitamin B_{12} im 24-Stunden-Sammelurin nachzuweisen sind. Eine weitere Differenzierung bei pathologischem Ausfall wird durch erneute Untersuchung unter gleichzeitiger Gabe von intrinsic faktor zur radioaktiven Vitamin B_{12}-Kapsel möglich.

6.2.10 Schilddrüsendiagnostik

Schilddrüsenszintigraphie

- aktive Aufnahme von Iodid-Ionen aus dem Blut in Thyreozyten
- Radiopharmazeutikum: ^{99m}Tc-Pertechnetat

Die nuklearmedizinische Diagnostik der Schilddrüse beruht auf der Fähigkeit der Thyreozyten zur aktiven Aufnahme von Iodidionen aus dem Blut in die Zelle entgegen dem Konzentrationsgefälle. Im Thyreozyten erfolgt dann die Synthese der Schilddrüsenhormone Triiodthyronin und Tetraiodthyronin (Thyroxin), die dann an Transporteiweiß gebunden in die Blutbahn abgegeben werden. Konkurrierend zur Iodidaufnahme erfolgt auch die Aufnahme anderer einwertiger Anionen wie Pertechnetat und Perchlorat, die bei gleicher Ladung eine Ähnlichkeit im Ionendurchmesser aufweisen aber selbstverständlich nicht zur Hormonsynthese dienen können.

Aus verschiedenen Gründen (Logistik, Kosten, Bildqualität, Nutzstrahlenausbeute, Strahlenschutz) ist ^{99m}Tc-Pertechnetat das heute übliche Radiopharmazeutikum der ersten Wahl für die Schilddrüsenszintigraphie. Die Untersuchung erfolgt in der Regel semiquantitativ, d. h. die szintigraphisch ermittelte Impulsausbeute über der Schilddrüse wird auf die injizierte Nettoimpulsrate bezogen und in Prozent ausgedrückt. Dieser Wert (Technetium Thyroid Uptake = TcTU) zeigt eine Proportionalität zur Iodidaufnahme.

Indikationen

Indikationen zur Schilddrüsenszintigraphie sind hauptsächlich die funktionelle Beurteilung von Knoten, die Differenzialdiagnose der Hyperthyreose und die Kontrolle von Therapiemaßnahmen.

- Bewertung von TcTU, Form, Lage, Größe, Aktivitätsverteilung

Die Schilddrüsenszintigraphie erfolgt 20–30 Minuten nach i. v.-Injektion von ^{99m}Tc-Pertechnetat in a. p.-Position des Kamerakopfes. Bewertet wird der TcTU: Normbereich 0,5–2%, über 2% erhöhte Anreicherung im Sinne eines Iodmangels oder eines erhöhten Iodverbrauches (hyperthyreote Stoffwechsellage), unter 0,5% verminderte Speicherung im Sinne einer Iodabsättigung der Schilddrüse (exogene Iodzufuhr, Iodexzess, Suppression der Schilddrüsenfunktion durch Hormoneinnahme, verminderter Verbrauch bei Hypothyreose). Weiterhin erfolgt die Beurteilung des Szintigrammes nach allgemeinen Prinzipien (Form, Lage, Größe, Aktivitätsverteilung). Formvarianten der Schilddrüse (ungleiche Lappengröße, Kugelform) sind nicht selten. Als extreme Lagevarianten sind die Zungengrundstruma (ausgebliebener embryonaler Deszensus der Schilddrüsenknospe vom Zungengrund zum Hals) und die intrathorakale Struma zu erwähnen. Zwischenstufen sind die sub- bzw. retrosternale Struma.

- extreme Lagevarianten: Zungengrundstruma, intrathorakale Struma

Größenverhältnisse sind szintigraphisch weniger genau zu beurteilen als mit der Sonographie. Die Grenzwerte liegen für Frauen bei 18, für Männer bei 25 ml. Gut einzuschätzen ist hingegen das Volumen des hyperfunktionellen Gewebes, denn die Aktivitätsverteilung gibt Auskunft über die regionale Stoffwechselaktivität. Die Szintigraphie muss immer mit dem Tastbefund und der sonographischen Untersuchung korreliert werden, um Irrtümer zu vermeiden und weiterführende Hinweise zu erhalten.

▸ Einschätzung des hyperfunktionellen Gewebes über Aktivitätsverteilung

Eine umschriebene Minderspeicherung (bei entsprechendem Tastbefund als „kalter Knoten“ zu bezeichnen) kann unterschiedlichen morphologischen Korrelaten entsprechen z. B. Zysten, Blutungen, lokalen entzündlichen Prozessen, Narben, Schilddrüsenkarzinomen, Metastasen anderer Primärtumoren, funktionell nicht aktiven Adenomen, vergrößerten Lymphknoten in der Schilddrüsenregion, und muss weiter abgeklärt werden durch – wenn nicht schon erfolgt – Sonographie und ggf. Feinnadelbiopsie mit zytologischer Beurteilung.

▸ Minderspeicherung muss weiter abgeklärt werden

Umschriebene Mehrspeicherungen (Abb. 6.8) sprechen für lokalisierte hyperfunktionelle Anteile von Schilddrüsengewebe (fokale Autonomien), die sich einer Regulation durch die Hypophyse entziehen und peripher zu einer Hyperthyreosesymptomatik führen können. Ist der Speicherunterschied zum umgebenden Schilddrüsengewebe nur gering (Differenzialdiagnostik: Volumeneffekt des Knotens), hilft die Wiederholung der Untersuchung als Suppressionstest weiter: Nach vorheriger Einnahme von Schilddrüsenhormonen (einmalig 3 mg L-

▸ Mehrspeicherungen durch lokalisierte hyperfunktionelle Anteile von Schilddrüsengewebe

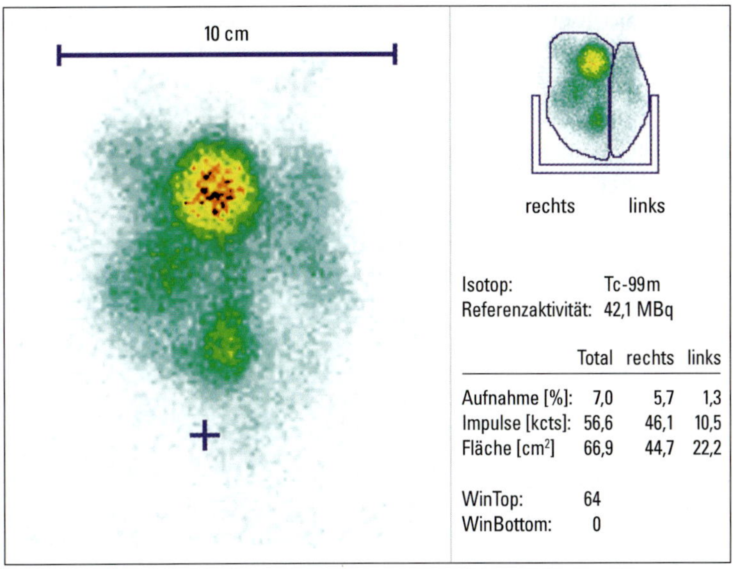

Abb. 6.8: Quantitative Schilddrüsenszintigraphie. Palpatorisch Struma multinodosa. Szintigraphisch multifokale Autonomie (größter autonomer Bezirk oberhalb des Kehlkopfes) mit Suppression des normalen Schilddrüsengewebes.

Thyroxin eine Woche zuvor oder 150–200 µg L-Thyroxin täglich über 14 Tage bzw. 60–100 µg Triiodthyronin täglich über 10 Tage) erfolgt eine erneute Szintigraphie. Normales Schilddrüsengewebe wird supprimiert, autonomes Gewebe stellt sich weiterhin dar. Da ^{99m}Tc-Pertechnetat auch über die Speicheldrüsen ausgeschieden wird, ist bei Verdacht auf Zungengrundstruma die Szintigraphie mit ^{123}Iod aussagefähiger, bei intrathorakaler Struma ist wegen der höheren Gammaenergie trotz höherer Strahlenexposition die Diagnostik mit ^{131}Iod sinnvoll. Ebenso ist ^{131}Iod zur szintigraphischen Suche nach Metastasen differenzierter Schilddrüsenkarzinome das Mittel der Wahl.

▶ ^{131}Iod geeignet für Suche nach Metastasen von Schilddrüsenkarzinomen

Zur Vorbereitung einer Radioiodtherapie dient der Radioiod-Zweiphasentest: Nach peroraler Applikation von ^{131}Iod-Natriumiodid (meist in Kapselform) erfolgen Oberflächenaktivitätsmessungen über Schilddrüse und Leber an mehreren aufeinander folgenden Tagen zur Bestimmung von maximaler Anreicherung (uptake) und effektiver Halbwertszeit. Diese Werte werden zur Berechnung der therapeutisch einzusetzenden Aktivität benötigt.

▶ Kontraindikationen

Kontraindikationen der Schilddrüsenszintigraphie sind Schwangerschaft, Stillzeit und Iodkontamination.

6.2.11 Diagnostik am Zentralnervensystem

Hirnszintigraphie

▶ Anwendung der SPECT-Technik

▶ ausgesprochen selten

Die Hirnszintigraphie erfordert die Anwendung der SPECT-Technik. Bezüglich der Pharmakokinetik gibt es unterschiedliche Zielrichtungen. Die Hirndurchblutung wird mit ^{99m}Tc-Hexamethylpropylenaminooxim (HMPAO) oder ^{99m}Tc-Ethylencysteinat-Dimer (ECD) dargestellt.

▶ fokale Epilepsie zeigt im Anfall eine umschrieben erhöhte Anreicherung

▶ typische Speichermuster bei verschiedenen Demenztypen

▶ zuverlässigere Zuordnung durch PET

Eine fokale Epilepsie zeigt im Anfall eine umschrieben erhöhte Anreicherung, interiktal ist die Speicherung des Fokus vermindert. Bei ausgedehnteren flächenhaften Speicherminderungen sind Stenosen im versorgenden arteriellen Gefäß anzunehmen, ein Infarkt stellt sich als Speicherdefekt dar. Weitere typische Speichermuster finden sich bei verschiedenen Demenztypen: Die Multiinfarktdemenz fällt durch multiple kleine bis kleinste Ausfälle mit starker Inhomogenität des Speichermusters auf, mehr flächenhafte Perfusionsminderungen finden sich beim Morbus Alzheimer (parieto-occipital und temporal) und beim Morbus Pick (frontal). Eine zuverlässigere Zuordnung ist über die Untersuchung des Glukosestoffwechsels mit Hilfe der PET-Untersuchung möglich.

Durch Markierung von zerebralen Transmittersubstanzen (^{123}Iod-IBZM, ^{123}Iod-FP-CIT) bzw. der Präkursoren lassen sich Funktionen synaptischer Strukturen sichtbar machen.

▶ Kombination Szintigraphie/PET zur Differentialdiagnose

Die Kombination beider Untersuchungen hilft bei der Differentialdiagnose zwischen Morbus Parkinson, Parkinsonsyndrom und Multisystematrophie weiter. Auch in diesem Bereich sind PET-Pharmaka mit diagnostischem Gewinn einzusetzen.

Die Liquorraumszintigraphie wird praktisch nur noch zur Diagnostik einer Rhinoliquorroe eingesetzt. Über eine Lumbalpunktion wird ^{99m}Tc- oder ^{111}In- DTPA in den Liquorraum eingebracht und der Aufstieg zu den kranialen Liquorräumen szintigraphisch beobachtet.

- Liquorraumszintigraphie: Diagnostik einer Rhinoliquorroe (absolute Rarität)

6.2.12 Diagnostik am hämatopoetischen System und Zellmarkierungen

Hämatopoetisches System und Zellmarkierungen

Zur Untersuchung der roten Reihe sind zwei Verfahren relevant. Die Untersuchung der Ferrokinetik ist geeignet, Eisenstoffwechselstörungen zu differenzieren. Die Ferrokinetik wird nur noch relativ selten von klinischen Partnern angefordert.

- Untersuchung der Ferrokinetik mit ^{59}Fe-Zitrat

Zur Bestimmung der Erythrozytenüberlebenszeit hat sich ^{51}Chrom als Radionuklid bewährt. Da heute bei hämolytischen Anämien die Therapie nur noch selten in der Milzexstirpation besteht, wird die Untersuchung seltener angefordert.

- Bestimmung der Erythrozytenüberlebenszeit mit ^{51}Chrom

Die Thrombozyten bieten sich ebenfalls für Überlebenszeitbestimmungen bei Thrombozytopathien und -penien an. Zur Markierung geeignet ist ^{111}Indium, dessen Halbwertszeit für die relativ schnelle Kinetik der Thrombozyten ausreicht. Anhand der Organmessungen werden Rückschlüsse auf den Abbauort möglich.

- Überlebenszeitbestimmungen bei Thrombozytopathien und -penien mit ^{111}Indium

Markierte Thrombozyten sind ebenso wie markiertes Prothrombin geeignet, um frische Thrombosen szintigraphisch oder durch Sondenmessungen zu lokalisieren.

Bei Markierungen von Zellen der weißen Reihe stehen Verteilungsuntersuchungen im Vordergrund. Die Markierung erfolgt mit ^{111}Indium oder ^{99m}Technetium. Zu beachten ist, dass sich ältere (gekapselte) Abszesse oft nicht mehr darstellen, da keine Leukozytenimmigration mehr erfolgt.

- Lokalisierung entzündlicher Herde mit ^{111}In- oder ^{99m}Tc-markierten Leukozyten

Die in-vivo-Markierung von Granulozyten mit markierten Antikörpern (siehe oben) ist bezüglich der dargestellten Zellart spezifischer, für das Labor und den Patienten weniger aufwendig, aber im Preis höher. Antikörper zur Markierung anderer Zellen der weißen Reihe (Lymphozyten, Monozyten) sind bekannt, aber nicht kommerziell erhältlich.

- Antikörper-Markierung von Leukozyten

Literatur

Büll U, Hör G, eds. Klinische Nuklearmedizin. Weinheim: edition medizin VHC, 1987.

Elser H. Leitfaden Nuklearmedizin. Praktische Anleitung und Prüfungswissen für Medizinisch-Technische Assistenten in der Radiologie (MTAR). Darmstadt: Steinkopff, 1999.

Geworski L, Lottes G, Reiners C, Schober O, eds. Empfehlungen zur Qualitätskontrolle in der Nuklearmedizin. Klinik und Messtechnik. Stuttgart–New York: Schattauer, 2003.

Maisey MN, Britton KE, Gilday DL. Clinical Nuclear Medicine. 2nd ed. London–New York–Tokyo–Melbourne–Madras: Chapman & Hall Medical, 1991.

Murray IPC, Ell PJ. Nuclear Medicine in Clinical Diagnosis and Treatment. Edinburgh–London–Madrid–Melbourne–New York–Tokyo: Churchill Livingstone, 1994.

Schicha H. Nuklearmedizin. Compactlehrbuch. 2nd ed. Stuttgart: Schattauer, 1993.

Schicha H, Schober O, eds. Nuklearmedizin. Basiswissen und klinische Anwendung. 4th ed. Stuttgart–New York: Schattauer, 2000.

Treves ST. Pediatric Nuclear Medicine. 2nd ed. New York: Springer, 1995.

Veith H-M. Strahlenschutzverordnung. Neufassung 2001. Köln: Bundesanzeiger-Verlag, 2001.

7 PET – Positronen-Emissions-Tomographie

H. Bender, H. J. Biersack

7.1 Einleitung

Die Positronen-Emissions-Tomographie (PET) ist schon seit mehr als 20 Jahren bekannt und hat sich von einem reinen Forschungsinstrument zu einem diagnostischen Verfahren in der Klinik entwickelt. PET ist ein nuklearmedizinisches, topofunktionelles Schnittbildverfahren, für das kurzlebige Radionuklide verwendet werden, um so nichtinvasiv metabolische Prozesse und deren Veränderungen bei pathologischen Zuständen im lebenden Organismus bildlich darzustellen (Abb. 7.1).

PET: Nuklearmedizinisches Schnittbildverfahren

Im Gegensatz zu Bildgebungsverfahren wie die Computertomographie (CT) und Kernspintomographie (MRT), die primär Informationen über anatomische Strukturen geben, kann die PET – wie auch die anderen szintigraphischen Verfahren – biochemische und/ oder physiologische Funktionen bildlich (topofunktionell) und quantitativ darstellen. Diese Information ist potentiell auch deshalb wichtig, weil funktionelle Veränderungen im Verlauf der Entwicklung ei-

PET stellt biochemische und physiologische Funktionen bildlich und quantitativ dar.

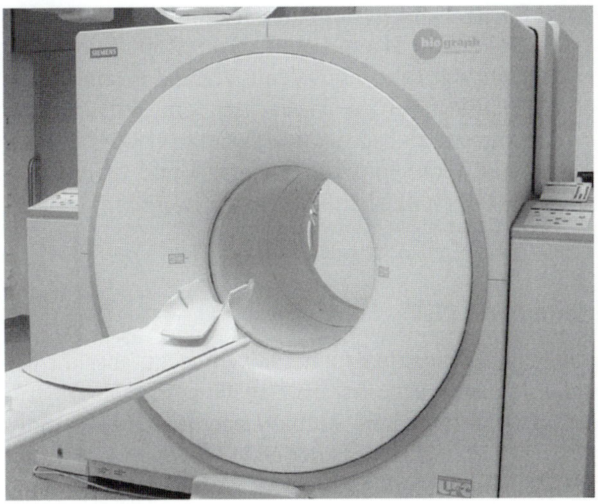

Abb. 7.1: PET-Scanner (Kombinationsgerät PET/CT).

ner Erkrankung häufig schon vor der Detektion struktureller Veränderungen nachgewiesen werden können.

Bildgebung durch Gamma-Strahlen, die beim Zerfall von Radionukliden auftreten

Die nuklearmedizinische Bildgebung beruht auf dem Nachweis von Gamma-Strahlen (hochenergetische Photonen), die beim Zerfall von radioaktiven Isotopen (Radionuklide) auftreten. Zum Nachweis dieser Gamma-Strahlen kommen in der konventionellen Nuklearmedizin dabei stationäre Ein- oder Zwei-Kopf-Kameras zum Einsatz, die zweidimensionale Bilder erzeugen. Bei der Single-Photonen-Emissionstomographie (SPECT) erfolgt eine Rotation der Kameraköpfe um den Patienten, wobei Aufnahmen in multiplen Winkeln aufgenommen werden.

Physikalische Grundlagen der PET

Die speziellen Abbildungseigenschaften der PET beruhen auf der Physik der Positronen-Emission und der Anwendung der Koinzidenz-Messung sowie der Vielzahl zur Verfügung stehender radioaktiver Substanzen. Im Gegensatz zu den üblichen Radionukliden, die einen Gamma-Zerfall zeigen, emittieren Positronen-Emitter nicht direkt ein Photon, sondern ein positiv geladenes Elektron (= Positron, Anti-Elektron). Das freigesetzte Positron wird sich nach kurzer Passage im Gewebe aufgrund elektrostatischer Anziehungskräfte mit einem Elektron der Umgebung vereinen, wobei beide Partikel unter Aussendung von zwei Gamma-Strahlen mit der charakteristischen Energie von 511 keV vernichtet werden (Annihilation). Dieses Gamma-Strahlenpaar bewegt sich dabei in einem Winkel von annähernd 180° voneinander weg und kann mit entsprechenden Detektoren aufgezeichnet werden. Wird in einem Detektorpaar innerhalb eines engen Zeitfensters (wenige Nanosekunden) ein Signal aufgezeichnet, spricht man von einer Koinzidenz. Da die Annihilations-Photonen in entgegengesetzte Richtungen abstrahlen, muss im Falle einer Koinzidenzmessung das Zerfallsereignis auf der Verbindungslinie des aktivierten Detektorpaars liegen, der so genannten Aktivitätslinie (engl. line of response).

Positronen-Emitter meist Bausteine biochemischer Verbindungen

Da die gängigen Positronen-Emitter zumeist Bausteine natürlicher biochemischer Moleküle sind (Kohlenstoff, Sauerstoff, Stickstoff), können biologisch identische oder äquivalente Verbindungen (Radiopharmazeutika) synthetisiert werden. Theoretisch kann jedes Biomolekül und/oder Medikament als radioaktive Variante erzeugt und somit der spezifische Stoffwechselprozess (qualitativ und quantitativ) in vivo mittels der PET-Technik sichtbar gemacht werden.

7.2 Grundlagen der PET

7.2.1 Entwicklung von PET

1930 Entdeckung von Positronen-Emittern

1970 Koinzidenzkamera

Positronen-Emitter wurden erstmals um 1930 entdeckt, aber ihr potentieller klinischer Nutzen wurde erst nach 1950 untersucht. Die frühen Versuche erfolgten mit planaren Aufnahmegeräten mit allerdings bescheidenem Erfolg. Um 1970 wurde der erste Prototyp einer Koinzidenzkamera in den Vereinigten Staaten entwickelt. Damit konnte der Beleg, den Glukosestoffwechsel mit PET-Technik zu messen, erbracht werden. Initiale Untersuchungen wurden an Tieren durchgeführt, dann 1978 erstmals auch am Menschen. Aufgrund fehlender kommerziell erhältlicher Software blieb die Technik auf wenige Forschungseinrichtungen beschränkt. Auch gab es nur wenige Scanner mit einem größeren Gesichtsfeld, so dass sich die Forschung zunächst auf die Untersuchung des Gehirns konzentrierte. Seit 1980 gibt es zwei größere kommerzielle Anbieter, welche die Entwicklung und Verbesserung der PET-Scanner forcierten. Die Entwicklung innerhalb des letzen Jahrzehnts hat zu einer weiten Verbreitung von PET-Scannern geführt, gepaart mit einer dramatischen Verbesserung der Rechnerleistung und der damit verbundenen Bildrekonstruktion und -darstellung.

1978 erste in-vivo-Untersuchungen

Weite Verbreitung von PET-Scannern

Die neueste Entwicklung ist die Möglichkeit der Fusion von hochauflösenden morphologischen Schnittbildern mit denen der funktionellen Bildgebung durch den Einsatz von festen Kombinationsgeräten (PET/CT), aber auch verbesserte Softwareentwicklungen zur Bildfusion vom PET mit CT- und MRT-Daten aus unterschiedlichen Untersuchungen.

Kombinationsgeräte zur Fusion von PET- und CT/MRT-Bildern

7.2.2 PET-Scanner und Alternativen

Es gibt derzeit drei Kategorien von Scanner-Systemen:

Kategorien von PET-Scannern

- Vollringsystem mit einem oder mehreren Detektor-Vollringen und rotierendes Teilringsystem PET (dediziertes PET) und PET/CT Kombinationsgeräte (Abb. 7.2),
- Koinzidenzfähige Gamma-Kameras (Co-PET),
- Gamma-Kameras mit Hoch-Energie-Kollimatoren (High-Energy SPECT),

Die Vorteile der letztgenannten Systeme sind der signifikant geringere Preis im Vergleich zu dem Vollring-PET und ihr Einsatz in der konventionellen Nuklearmedizin. Auf der anderen Seite gibt es starke Hinweise, dass sie eine deutlich geringere diagnostische Effizienz aufweisen. So führen die geringe Sensitivität und andere Faktoren auch zu einer deutlich schlechteren Auflösung, die es schwierig macht, kleinere Läsionen (< 2,5 cm) nachzuweisen. Auch gibt es nur wenige Studien mit kleinen Patientenzahlen, die die diagnostische Treffsicherheit von Gamma-Kameras (High-Energy SPECT) untersuchten, um deren Einsatz zu validieren.

Vor- und Nachteile von High-Energy SPECT:
- preiswert
- geringere diagnostische Effizienz
- schlechtere Auflösung

Dedizierte PET-Systeme bestehen aus einer Reihe von Kristalldetektoren oder Szintillatoren, als Voll- oder Teilring um den Patienten (Abb. 7.2). Drei Typen von Detektoren kommen gegenwärtig zum Einsatz: Natriumiodid (NaI), Wismuthgermenat (BGO) und Lutetium-oxyorthosilicat (LSO).

Dezidierte PET-Systeme mit drei Typen von Detektoren

BGO war bisher das Szintillationsmaterial der Wahl und zeichnet sich durch eine hohe Absorptionsfähigkeit aus. LSO wurde als weiteres geeignetes Szintillationsmaterial identifiziert, mit fast idealen Eigenschaften für die PET-Nutzung. Erste Geräte mit diesen Detektoren sind kommerziell erhältlich und zeichnen sich durch eine ver-

BGO bisher das Szintillationsmaterial der Wahl
LSO: verkürzte Untersuchungszeit, bessere Bildqualität

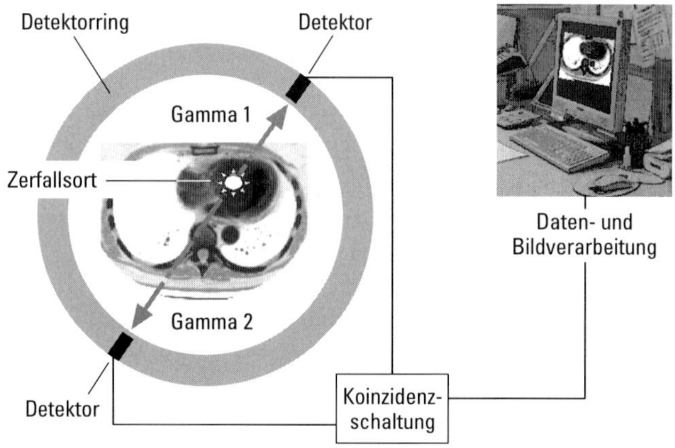

Abb. 7.2: Schema eines PET-Scanners (Detektorring) und der Koinzidenzschaltung mit Datenverarbeitung.

kürzte Untersuchungszeit bei gleicher oder sogar besserer Bildqualität aus.

Messprinzip: Kristall interagiert mit Gammastrahlen und emittiert ein Photon.

Das Messprinzip der Kristalldetektoren beruht auf dem physikalischen Phänomen, dass hochenergetische Photonen (Gamma- und Röntgenstrahlen), die mit dem Kristall interagieren, dieses veranlassen, ein niederenergetisches Photon im sichtbaren Bereich zu emittieren. Dieser Lichtblitz wird über einen Photodetektor, in der Regel ein Photomultiplier, in ein elektrisches Signal umgewandelt und kann dann elektronisch weiter verarbeitet werden.

Transmissionsscan zur Schwächungskorrektur der emittierten Strahlung nötig

Ideal: Kombination PET/CT, aber teurer

PET verfügt über keine Informationen von anatomischen Strukturen, deshalb ist ein Transmissionsscan erforderlich, um eine Schwächungskorrektur der emittierten Strahlung durch den Körper zu berechnen. Dazu sind etwa 20 Minuten oder 1/3 der Untersuchungszeit erforderlich. Große Erwartungen setzt man hier insbesondere auf PET/CT, das die höhere Sensitivität der PET mit der besseren morphologischen Auflösung der CT kombiniert. Die Verwendung eines CT-Scanners erlaubt es, die Schwächungsdaten in einer deutlich kürzeren Zeit zu erfassen (< 1 Minute für eine Abdomen- und Thorax-Untersuchung) und zusätzlich ein diagnostisches CT-Bild zu generieren. Die Kosten eines PET/CT-Scanners und die Unterhaltskosten sind aber um ca. 50 % höher. Auf der anderen Seite zeigen erste Publikationen eine deutliche Verbesserung bei:

Vorteile PET/CT

- der diagnostischen Bildqualität des PETs durch eine schnelle und exakte Schwächungskorrektur;
- der Zuordnung von Läsionen, die im PET gefunden werden, auch im Falle eines negativen CT-Scans;
- der Planung von Operationen und Strahlentherapie;
- der posttherapeutischen Bewertung des Therapieerfolges durch die Zuordnung von ödematösen oder narbigen Strukturen;

- der Erzeugung von PET- und CT-Informationen in höchstmöglicher Qualität bei geringster Patientenbelastung;
- der Erhöhung des Patientendurchsatzes.

Insgesamt deutet sich an, dass die Kombination eines PET/CT mit Fusionsbildern – im Vergleich zum PET allein – bei der Tumordiagnostik eine deutlich verbesserte diagnostische Genauigkeit erlaubt. Nichtsdestotrotz wird die tatsächliche Notwendigkeit eines Kombinationsgerätes kontrovers diskutiert. Wie häufig sind quantitative Informationen, die eine Transmissionsmessung für die Diagnosestellung erfordern, notwendig? Beispielsweise beim Therapiemonitoring mit der Notwendigkeit von quantitativen Informationen versus einer Staginguntersuchung, bei der zumeist eine qualitative Beurteilung ausreicht. Wie häufig ist eine Korrelation morphologischer Informationen für die letztendliche Therapie-Entscheidung erforderlich? Beispielsweise beim Nachweis eines solitären Prozesses versus einer disseminierten Erkrankung. Auch ist unklar, ob eine Koregistrierung zwingend notwendig ist. Um eine optimale diagnostische Bildqualität (CT) zu erhalten, sind auch hier unterschiedliche Untersuchungsbedingungen (maximale Inspiration, Arme über dem Kopf) notwendig, die im PET nicht oder schwer durchführbar sind und damit die Überlagerung stören können.

Kombinierte PET/CT:

▶ deutlich verbesserte diagnostische Genauigkeit, aber nicht immer nötig

7.2.3 Cyclotron

Die in der PET eingesetzten Positronen-Emitter werden gewöhnlich in einem Cyclotron produziert. Cyclotrone sind Teilchenbeschleuniger für geladene Teilchen, wobei das Verfahren eine Umwandlung chemischer Elemente ermöglicht. Cyclotrone unterscheiden sich erheblich in ihrer Größe und Leistungsfähigkeit, angefangen von kleinen Einheiten, die sich nur für eine reine Vor-Ort-Produktion (PET-Zentrum: 1 Cyclotron – 1 PET-Scanner) von Radionukliden eignen, bis hin zu großen medizinischen Cyklotronen, die so große Mengen an Radionukliden produzieren, dass auch eine Verteilung in entfernte Einrichtungen (Satelliten-Konzept: 1 Cyclotron – mehrere PET-Scanner) möglich wird.

Positronen-Emitter werden in einem Teilchenbeschleuniger für geladene Teilchen produziert.

In Abhängigkeit von dem erzielbaren Protonenenergiespektrum unterscheidet man drei Klassen:

Drei Cyclotron-Klassen

- Gruppe 1: kleine Maschinen mit einer Leistung von 10–13 Megaelektronenvolts (MeV) – geeignet für die Produktion kleiner Mengen der vier wichtigsten PET Radionuklide Fluor-18 (^{18}F), Sauerstoff-15 (^{15}O), Stickstoff-13 (^{13}N) und Kohlenstoff-11 (^{11}C);
- Gruppe 2: mittlere Maschinen mit einer Leistung von 16–18 MeV – die Produktion größerer Mengen der o. g. Radioisotope ist möglich. Zusätzlich können kleinere Mengen anderer PET-Radioisotope produziert werden: Iod-124 (^{124}I), Brom-76 (^{76}Br), Gallium-68 (^{68}Ga), Rubidium-82 (^{82}Rb) und Kupfer-64 (^{64}Cu);

- Gruppe 3: große Maschinen mit einer Leistung von 30–32 MeV, die eine Produktion großer Mengen der o. g. Radioisotope erlaubt. Zusätzlich können sie auch für die Produktion von SPECT-Radionukliden verwendet werden: Iod-123 (^{123}I), Thallium-201 (^{201}Tl) und Gallium-67 (^{67}Ga).

7.3 Physikalische Grundlagen der PET

7.3.1 Physik der Positronen-Emission

PET-Nuklide:
- emittieren energiereiche Photonen
- kaum Interaktion der Photonen mit Gewebe
- erzeugen Bilder mit deutlich höherer Auflösung

Die meisten Radionuklide, die in der konventionellen Nuklearmedizin eingesetzt werden, emittieren Photonen mit einer Energie zwischen 80 und 400 Kiloelektronenvolt (keV). Radionuklide, die bei der SPECT eingesetzt werden, emittieren typischerweise Photonen um 140 keV (z. B. Technetium-99m). Diese relativ geringe Energie führt zu Bildverzerrungen aufgrund von Streuungs- und Absorptionseffekten der Photonen auf dem Weg durch das Gewebe und Materialien vom Entstehungsort bis zum Detektorkristall. Die Photonen, die im Rahmen der Annihilation entstehen, haben eine relativ hohe Energie (511 keV) und zeigen eine nur vernachlässigbare Interaktion mit Materie. Somit können bei der PET – im Vergleich mit SPECT – Bilder mit einer deutlich höheren Auflösung erzeugt werden. Aufgrund physikalischer Gegebenheiten liegt die theoretische Auflösungsgrenze bei 2–3 mm. Neue Scannergenerationen nähern sich diesem Limit.

7.3.2 Koinzidenz-Messung

Prinzip der Koinzidenzmessung

Den Umstand, dass bei der Annihilation Photonen gleichzeitig freisetzt und in die entgegengesetzte Richtung abgestrahlt werden, nutzen PET-Scanner (mit Ausnahme der für Hochenergie-SPECT umgerüsteten Gamma-Kameras) mittels einer so genannten Koinzidenzmessung (Abb. 7.2). Die Detektorkristalle sind nicht nur ringförmig um das Untersuchungsobjekt angeordnet, sondern gegenüberliegende Kristalle sind paarweise elektronisch miteinander verbunden. Wird in einem Detektorpaar innerhalb eines engen Zeitfensters (wenige Nanosekunden) ein Signal aufgezeichnet, spricht man von einer Koinzidenz. Da die Annihilations-Photonen in entgegengesetzte Richtungen (ca. 180°) abstrahlen, muss im Falle einer Koinzidenzmessung das Zerfallsereignis auf der Verbindungslinie des aktivierten Detektorpaars liegen, der so genannten Aktivitätslinie (engl. line of response). Typische PET-Scanner bestehen deshalb aus einem Vollring, einem rotierenden Partialring mit gegenüberliegenden Detektorblöcken oder modifizierten Gamma-Kameras mit gegenüberliegenden Großfelddetektoren. Während eines PET-Scans werden mehrere Millionen Koinzidenzen aufgezeichnet, die Informationen über die Menge und örtliche Zuordnung des Radionuklids im Körper ergeben.

7.3.3 Tomographie

Bildrekonstruktion aus Summe der Koinzidenzen auf den Aktivitätslinien

Der Ort und Winkel jeder Aktivitätslinie (AL) ist einmalig und die Aufzeichnung einer großen Zahl dieser ALs ergibt den Datensatz, aus dem das Schnittbild rekonstruiert wird. Vor jeder Rekonstruktion müssen die akquirierten Daten bezüglich Unterschieden der Detektorempfindlichkeit, Totzeit, radioaktivem Zerfall und Abschwächung des Photons im Körper korrigiert werden.

Nach der Korrektur repräsentiert der Wert einer AL die Summe aller Koinzidenzen, die sich auf dieser Linie ereignet haben. Bilder können von diesen AL-Daten mittels gefilterter Rückprojektion oder iterativen Techniken berechnet werden. So wird typischerweise eine Serie von parallelen zweidimensionalen, transaxialen Schnitten erzeugt, mit einem Abstand von 3–4 mm und einer axialen Ausdehnung von 10–25 cm.

7.3.4 Ereignisarten bei der PET

„Echte“ Koinzidenzen ergeben PET-Bild

Idealerweise werden von einem PET-Scanner nur die Ereignisse aufgezeichnet, die Folge einer Annihilation von Positronen sind, die sich auf der AL eines Detektorpaars ereignet. Diese werden als echte Koinzidenzen („trues“) gewertet und nur sie besitzen nützliche Informationen bezüglich des Ortes des Radionuklids. Daneben gibt es aber auch Koinzidenzen (zufällige, mehrfache und Streuungskoinzidenzen), welche die Bildqualität reduzieren.

Artefakte durch
- Zufallskoinzidenz

Aufgrund physikalischer und technischer Grenzen ist eine zeitliche Auflösung zweier Messungen nur bis ca. 4 Nanosekunden möglich. Aus praktischen Gründen wurde für die Annahme einer Koinzidenz ein Zeitfenster von 8–15 nsec definiert. Deshalb ist es möglich, dass zwei Photonen aus unterschiedlichen Zerfallsereignissen innerhalb dieses Zeitfensters aufgezeichnet und als Koinzidenz gewertet werden. Diese Ereignisse werden auch als zufällige Koinzidenzen („randoms“) bezeichnet. Da sie von unterschiedlichen Zerfallsereignissen stammen, kann keine Informationen über den Zerfallsort abgeleitet werden.

- Mehrfachkoinzidenz

Weiterhin ist es möglich, dass bei hohen Zählraten drei oder mehr Ereignisse innerhalb des Zeitfensters aufgezeichnet werden, wenn mehr als ein Positron innerhalb dieses definierten Zeitfensters zerfällt. Diese Ereignisse werden als Mehrfachkoinzidenzen („multiple“) bezeichnet und tragen nicht zur Bildinformation bei. Mehrfachkoinzidenzen sind im Gegensatz zu Zufallskoinzidenzen leicht zu identifizieren und auszusortieren. Ihr negativer Einfluss auf die Bildqualität ist deshalb nur gering.

Da nur die echten Koinzidenzen eine verwertbare Bildinformation übermitteln und zufällige und gestreute (engl. scattered) Koinzidenzen nur das Bildrauschen verstärken, sollte ihr Anteil an den aufgezeichneten Daten möglichst gering sein. Aufgrund ihrer Geometrie

3D-Scanner für inkorrekte Koinzidenzen anfälliger

- Aktivitätsmengen nahe dem Aufnahmefeld (z. B. gefüllte Blase)

sind dabei 3D-Scanner (Die Detektoren sind nicht nur in der transversalen Schnittebene sondern auch in der axialen Richtung paarig verbunden) bezüglich inkorrekter Koinzidenzen anfälliger. Dies gilt insbesondere, wenn sich größere Aktivitätsmengen in der Nachbarschaft zu dem axialen Aufnahmefeld befinden (z. B. gefüllte Blase). Diese Aktivitätsfoci tragen zu einem hohen Fluss von Einzelphotonen (Totzeit) als auch gestreuter und zufälliger Koinzidenzen bei.

Anteil der echten Koinzidenzen sehr klein, daher hohe Ereignisraten nötig

Die meisten Ereignisse, die ein PET-Scanner detektiert, sind keine echten Koinzidenzen. Meist sind es Einzelereignisse (Einzelphotonen), die innerhalb des definierten Zeitfensters gemessen werden, so dass der Anteil an echten Koinzidenzen nur wenige Prozente der singulären Ereignisse ausmacht. Da die Einzelereignisse während der Koinzidenzbewertung aussortiert werden, ist die Verarbeitung hoher Ereignisraten sowohl bei den Detektoren (minimale Totzeiten) als auch bei der Elektronik Grundvoraussetzung für eine technische Realisierung. Beispielsweise ist für eine gewünschte Koinzidenzrate von 300.000 Ereignissen pro Sekunde (engl. counts per second: cps) mit einer Wahrscheinlichkeit von 2% eine Photonenflussrate von 1,5 Millionen cps erforderlich.

7.4 Grundlagen der PET-Tracer

7.4.1 Radiochemie

Cyclotronprodukte müssen in Radiopharmaka eingebaut werden.

Die Rohprodukte eines Cyclotrons sind klinisch nur begrenzt für die PET einsetzbar (obwohl ^{18}F sich direkt für die Knochenszintigraphie eignet) und müssen erst in ein Radiopharmakon eingebaut werden. Diese Synthese ist ein kritischer Schritt auf dem Weg zur Durchführung einer PET. Falls die vier wichtigsten Radionuklide (^{18}F, ^{11}C, ^{13}N und ^{15}O) vor Ort vorhanden sind, ist ein flexibles Programm für die Synthese verschiedener Radiopharmaka notwendig.

Sehr kurze Halbwertszeiten der Radionuklide erfordern spezielle Synthesetechniken.

Wegen der oft sehr kurzen Halbwertszeiten der Radionuklide ist Zeit ein wichtiger Faktor bei der radioaktiven Markierung. Meist sind deshalb neue Syntheseprozeduren notwendig, um das Radionuklid möglich erst beim letzten Syntheseschritt in das Molekül einzufügen. Einige Synthesetechniken erlauben den Einsatz automatischer Synthesemodule. Der Vorteil liegt vor allem bei einer deutlich reduzierten Strahlenbelastung des Personals, da die Prozesse automatisch hinter einer guten Abschirmung durchgeführt werden.

Verwendete Radionuklide: ^{15}O, ^{13}N, ^{11}C, ^{18}F

Die Radiochemie mit ^{15}O ($t_{1/2}$ = 2 min.) und ^{13}N ($t_{1/2}$ = 10 min.) erfordert dabei eine online-Synthese.

Die Radiochemie mit ^{11}C ($t_{1/2}$ = 20 min.) ist wegen der Notwendigkeit einer Mehrschrittsynthese meist limitiert und liefert häufig nur geringe Ausbeuten. Aufgrund der kurzen Halbwertszeit ist keines der o. g. Radionuklide für den Einsatz in einem PET-Satellit geeignet.

Tab. 7.1: PET-Radionuklide und deren Halbwertszeit

Radionuklid		Halbwertszeit
Rubidium	Rb-82	1 Minute
Sauerstoff	O-15	2 Minuten
Stickstoff	N-13	10 Minuten
Kohlenstoff	C-11	20 Minuten
Gallium	G-68	68 Minuten
Fluor	F-18	110 Minuten
Rubidium	Rb-81	4 Stunden
Yttrium	Y-86	14 Stunden
Iod	I-124	96 Stunden

Mit einer Halbwertszeit von knapp 2 Stunden sind ^{18}F-markierte Radiopharmaka die einzigen konventionellen PET-Tracer, die realistisch auch in entfernte PET-Satelliten verteilt werden können. Der gegenwärtig verbreitetste Tracer ist die ^{18}Fluoro-2-Desoxy-D-Glukose (^{18}FDG), mit der mehr als 80 % der publizierten klinischen Studien durchgeführt wurden. Auch hier sind automatische FDG-Synthesemodule kommerziell erhältlich und garantieren eine gleichbleibende, tägliche Produktion.

Verbreitetster PET-Tracer: ^{18}Fluoro-2-Desoxy-D-Glukose

PET-Radionuklide, deren Einsatz sich im Entwicklungsstadium befindet, sind Kupfer-64 (^{64}Cu), Iod-124 (^{124}I) und Yttrium-86 (^{86}Y).

PET-Radionuklide im Test

7.4.2 Qualitätskontrolle

Der letzte Schritt der Synthese ist die biochemische Qualitätskontrolle des Radiopharmakons. Diese umfasst die Identifikation des Radionuklids und dessen Reinheit, die chemische und radiochemische Bestimmung der Reinheit des Endprodukts, eine Sterilitätsprüfung über den Ausschluss von Endotoxinen oder die Kontamination mit Schwermetallen sowie die Bestimmung des pH-Wertes.

Wichtig: biochemische Qualitätskontrolle des Radiopharmakons

7.4.3 Positronen-Emitter in der PET

^{18}Fluor-Desoxyglukose (^{18}FDG), in der das ^{18}F eine Hydroxylgruppe ersetzt, verhält sich sehr ähnlich wie die normale D-Glukose. Es kann so am Glukosestoffwechsel teilnehmen und erlaubt somit eine bildliche Darstellung des Glukosestoffwechsels. Nachdem es von der Zelle aufgenommen wurde, erfolgt wie bei der Glukose eine Phosphorylierung zu ^{18}FDG-6-Phoshat (^{18}FDG-6-P). Dieses kann dann aber nicht – im Gegensatz zum Glukose-6-P – in den Embden-Meyerhoff-Zyklus eingeschleust werden. Als hydrophiles Molekül kann ^{18}FDG-6-P auch nicht mehr die Zellmembran passieren. Bei vielen malignen Tumoren ist – im Vergleich mit normalen Geweben – zudem die Aktivität der Phosphatase reduziert, die die Rückreaktion zu ^{18}FDG steuert. Da ^{18}FDG den Patienten in Spurenmengen injiziert wird, führt es zu keinerlei Beeinflussung des Glukosestoffwechsels.

^{18}FDG erlaubt bildliche Darstellung des Glukosestoffwechsels.

^{18}FDG wird bevorzugt von Geweben aufgenommen, deren Hauptenergiequelle Glukose ist

^{18}FDG wird bevorzugt von Geweben aufgenommen, deren Hauptenergiequelle Glukose ist: maligne entartete Tumoren und deren Metastasen, Myokard und Nervenzellen (z. B. Cortex). Nervenzellen des Gehirns verwenden fast ausschließlich Glukose als Energielieferanten. Wenn ^{18}FDG ins Gehirn gelangt, zeigt ein PET-Scan eine topographische Verteilung der Glukoseutilisation der unterschiedlichen Hirnabschnitte. Ähnlich ist es bei malignen Tumoren und deren Metastasen, die im Vergleich zu normalen Geweben Glukose deutlich stärker aufnehmen. Eine Tumorprogression ist in der Regel mit einer zunehmenden anaeroben Glykolyse vergesellschaftet, da die Funktion des Zitronensäure-Zyklus im Rahmen der Tumorprogression bzw. Entdifferenzierung zunehmend verloren geht. Die Glukose wird darüber hinaus auch als Lieferant von Kohlenstoffketten genutzt, die bei hohen Zellteilungsrate erforderlich sind.

Ein kompletter Verlust des Zitronensäure-Zyklus kann den Zuckerverbrauch um das 19fache pro generiertem ATP-Molekül steigern. Beim Umsatz von Glukose zu Laktat werden nur zwei ATP-Moleküle freigesetzt, im Gegensatz zu 38 bei einem kompletten Abbau zu Wasser und Kohlendioxid. Ein weiterer Mechanismus, der zu einem verstärkten Glukoseverbrauch führt, ist der Hexose-Monophosphat-Shunt. Beide Mechanismen nehmen mit zunehmender Tumorprogression zu. Somit unterscheiden sich normale von malignen Zellen durch eine deutlich erhöhte Aufnahme von ^{18}FDG. Dies ist der Grund warum ^{18FDG}-PET beim Nachweis und Staging einer Reihe von Tumoren besonders empfindlich ist. Somit hat sich die klinische Anwendung von ^{18}FDG im Bereich der Onkologie, Kardiologie und der Neurologie etabliert, wobei ca. 80% der Untersuchungen bei onkologischen Fragestellungen durchgeführt werden.

Maligne Zellen unterscheiden sich von gesunden durch deutlich erhöhte Aufnahme von ^{18}FDG.

^{18}FDG-PET bei Tumor-Nachweis und -Staging sehr empfindlich

Die Niere erkennt ^{18}FDG nicht als Glukose, so dass ein Großteil glomerulär filtriert wird. In Patienten werden so ca. 50% der applizierten Dosis innerhalb von 2–2,5 Stunden mit dem Urin ausgeschieden.

^{18}FDG wird über Niere ausgeschieden.

7.4.4 Neue PET-Tracer

Neue PET-Tracer:

Potentielle Angriffspunkte der funktionellen bzw. molekularen Bildgebung, bei denen Erfahrungen mit PET-Tracern vorliegen, sind in Tabelle 7.2 zusammengefasst. Neben ^{18}FDG gibt es eine Reihe vielversprechender Verbindungen in der experimentellen, bzw. präklinischen Erprobung:

▸ Thymidinderivate

- ^{11}C-Thymidin und ^{18}F-Fluorothymidin (FLT), DNS-Vorstufen, die als Marker der Zellproliferation gelten;

▸ Metronidazol

- ^{18}F-Metronidazol-Derivate für den Hypoxienachweis in Tumoren;

▸ Östrogen-Rezeptor-Analoga

- ^{18}F-Estradiol, ein Östrogen-Rezeptor-Agonist. Dieser erlaubt den Nachweis der ER-Verteilung in Mamma-Karzinomen und den Verlust der ER-Expression unter der Therapie oder im Rahmen einer Tumorprogression;

▸ Cholin, Acetat

- ^{11}C- und ^{18}F-Choline, sowie ^{11}C- und ^{18}F-Acetat sind mit der Membransynthese vergesellschaftet. Erste Daten zum Nachweis

Tab. 7.2: PET-Tracer in Praxis und Forschung

Stoffwechseltarget	Radionuklid	Substanz
Ernergieverbrauch/ Glukose-Utilisation	F-18 C-11	Fluoro-Desoxyglukose Glukose
Fettstoffwechsel	C-11	Ephedrin
Aminosäurestoffwechsel/ Protein-Synthese	F-18 C-11, F-18 N-13	Ethylthyrosin, Methionin, Leucin Glutamat
DNA/RNA-Synthese/ Genexpression Zellmembransynthese	C-11, F-18 F-18 C-11, F-18	Fluoro-Thymidin Fluoro-Desoxyadenosin Cholin, Azetat
Perfusion	O-15 Rb-82 Rb-81	Wasser Rubidiumchlorid
Blut-Volumen	O-15, C-11	Kohlenstoffdioxid
Sauerstoffextraktion	O-15	Sauerstoff
Hypoxie	F-18	Fluoro-Misonidazol
Chemotherapeutika/ in-vivo Pharmakokinetik	F-18 C-11, N-13 N-13	5-Fluoro-Uracil (5-FU) BCNU Cisplatin
Signalübermittlung Neurotransmitter/Rezeptoren		
– Dopamin-R.	F-18	F-Dopa
– Östrogen-R.	F-18	Fluoro-Östradiol
– Progesteron-R.	F-18	Fluoro-Norprogesteron
– Somatostatin-R.	G-68	Octreotide
Tumor-Antigene	Y-86 I-124	monoklonale Antikörper Antiköperfragmente, single-chain-Antikörper

von Prostatakarzinomen sind ermutigend, da hier ^{18}FDG, aufgrund der relativ geringen Zellteilungsrate dieser Tumoren, ungeeignet ist.

7.5 ^{18}FDG-PET

7.5.1 Klinische Untersuchungsbedingungen

Vorbereitung des Patienten

- Blutzucker < 120 mg %

Zur Untersuchung kommen nüchterne Patienten (> 4 Stunden), um vor allem eine Insulin-induzierte Glukoseaufnahme in Muskulatur und Leber zu minimieren. Der Blutzucker sollte < 120 mg % betragen. Bei höheren Blutzuckerwerten sollte auf eine Insulingabe verzichtet werden oder nach Injektion von Insulin der Blutzucker über mindestens 30 Minuten stabil sein.

Nach Injektion des ^{18}FDG ist eine Lagerung des Patienten in einem abgedunkelten Raum anzustreben (muskuläre Inaktivität), ggf.

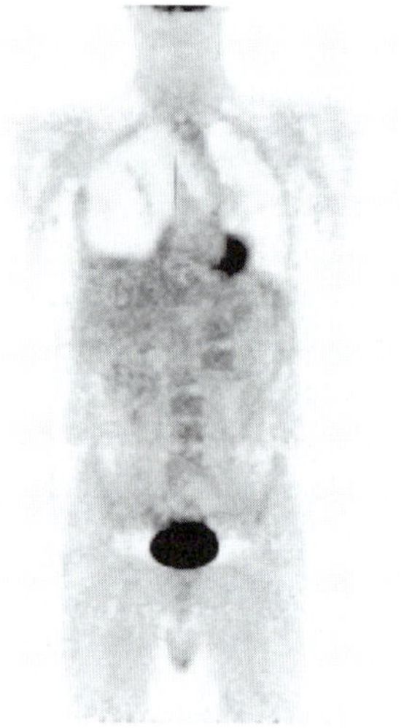

Abb. 7.3: Beispiel einer Ganzkörperuntersuchung mit ^{18}FDG.

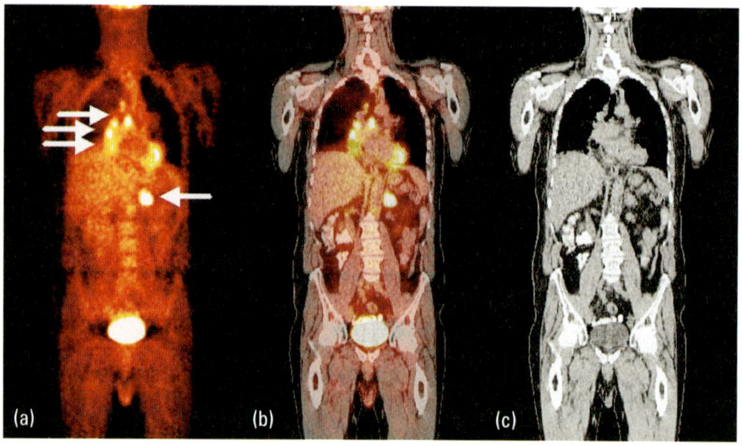

Abb. 7.4: Beispiel einer Ganzkörperuntersuchung mit **(a)** ^{18}FDG-PET, **(b)** Fusionsbild und **(c)** CT → pathologische Mehrspeicherungen.

▸ Tracerapplikation

mit Infusion einer Kochsalzlösung und 10–20 mg Lasix zur Ausschwemmung von renal ausgeschiedenem ^{18}FDG.

Ganzkörperuntersuchung

Für eine Ganzkörperuntersuchung (in der Regel Schädel bis Beckenunterkante) werden 6–7 Bettpositionen gefahren, bestehend aus 7–10 Minuten Emission und 3–5 Minuten Transmission (bei iterativer Rekonstruktion) oder 5–7 Minuten (bei gefilterter Rückprojektion). Bei einem PET/CT wird die Transmissionsaufnahmen durch die CT-Untersuchung ersetzt.

PET/CT

Bildbefundung rein qualitativ

Die Bildbefundung erfolgt zunächst rein qualitativ durch den Nachweis oder Ausschluss unphysiologischer Mehranreicherungen („hot spots"), z. B. analog einem Knochenszintigramm (SPECT) (Abb. 7.3). Die Bewertung pathologischer Mehrspeicherungen kann durch die Bestimmung eines näherungsweisen Schätzwerts, dem standardisierten Aufnahmewert (SUV), der die FDG-Anreicherung in einer Läsion oder einem Organ mit der durchschnittlichen Aufnahme im Restkörper vergleicht, unterstützt werden. Im Gegensatz dazu haben sich echte quantitative Analysen der Glukoseaufnahme in Tumoren oder Organen in der klinischen Routine nicht etabliert.

7.5.2 Sicherheit und Risiken

PET wird generell als nichtinvasive und relativ sichere Diagnostikmethode akzeptiert. Es gibt nur wenige Publikationen, die sich mit Sicherheitsaspekten beschäftigen. Meist wird dabei nur der Aspekt der Positronen-Emitter bzw. Radiopharmaka und weniger die Prozedur als Ganzes betrachtet.

Nichtinvasives Verfahren

In einer großen Analyse mit retrospektiv und prospektiv erhobenen Daten (etwa jeweils die Hälfte) von 1994–1997 wurden bei mehr als 80.000 applizierten Dosen (zumeist ^{18}FDG) keine Nebenwirkungen berichtet oder beobachtet. Basierend auf dieser Analyse sind die PET-Radiopharmaka als gut dokumentiert und sicher einzustufen. Nach Einstufung der FDA (United States Food and Drug Administration) sind für das ^{18}FDG keine Nebenwirkungen bekannt.

Für ^{18}FDG keine Nebenwirkungen bekannt

Radiotracer werden im Allgemeinen in Mikrogramm-Mengen verabreicht, so dass die Wahrscheinlichkeit einer Nebenwirkung auf kleine Mengen markierter Moleküle weiterhin sehr gering ist.

Die Strahlenbelastung (effektive Äquivalenzdosis) liegt bei der Gabe von 370 MBq ^{18}FDG bei 7,4 mSv und damit im Rahmen anderer nuklearmedizinischer Verfahren bzw. der natürlichen Strahlenbelastung. Zum Vergleich: Die effektive Dosis bei einem Spiral-CT des Thorax wird zwischen 3,2 und 5,4 mSv angegeben.

Strahlenbelastung im Rahmen anderer nuklearmedizinischer Verfahren

Es gibt ein potenzielles Risiko, an einem Zweitkarzinom als Folge der applizierten Radioaktivität zu erkranken. Das lebenslange Risiko beträgt weniger als 1 pro 3.000 Patienten für eine Person mit normaler Lebenserwartung. Das Krebsrisiko ist dem eines CT-Scans vergleichbar und als gering einzustufen.

Risiko für Zweitkarzinom gering

Für die Indikationsstellung gelten bei der PET generell die gleichen Einschränkungen (Schwangere, Kinder u. a.) wie bei allen anderen, bildgebenden Verfahren, die ionisierende Strahlungen nutzen.

Kontraindikationen:
- Schwangere, Kinder

7.5.4 PET-Kosten

Die Kosten einer PET Untersuchung hängen im Wesentlichen vom Patientendurchsatz ab. Realistischerweise kann man eine Zahl von 1.200 Patienten pro Scanner und Jahr annehmen, aus der sich ein Kostenpunkt von 1.000–1.200 Euro pro Untersuchung berechnen lässt. Bei vielen Patienten werden allerdings zwei oder mehr Untersuchungen notwendig werden. Neuere Scanner erlauben eine kürzere Untersuchungszeit, die bei einem verbesserten Patientendurchsatz die Kosten pro Untersuchung deutlich reduzieren kann.

Kosten:
1.000–1.200 Euro pro Untersuchung

7.6 Klinische Indikationen und Einsatzgebiete der PET

Der Einsatz der PET verlangt, aufgrund der notwendig hohen technischen Ausrüstung (PET-Scanner mit adäquatem Rechnerpotential; ggf. Cyclotron), eine hohe finanzielle Investition, die sich letztendlich in den anfallenden Kosten einer Untersuchung niederschlägt. Eine Reihe von nationalen Regulierungsbehörden, die sich mit Gesundheitsfragen und Kosten beschäftigen, haben versucht, den Nutzen der PET bei verschiedenen Fragestellungen zu bewerten (FDA-USA, Health Technology Assessment Groups in Australien und Großbritannien sowie der Bundesausschuss für Ärzte und Krankenkassen in der BRD). Hierbei wurde in der Regel die vorhandene Literatur gesichtet, deren wissenschaftliche Bedeutung gewertet und aus der Datenlage der klinische Nutzen und die mögliche Kosteneffektivität der PET für einzelne Indikationen abgeleitet (Tab. 7.3).

Mögliche Kosteneffektivität der PET für einzelne Indikationen

Im Allgemeinen kamen die diversen Gremien zu dem Schluss, dass ^{18}FDG-PET

^{18}FDG-PET:

- höhere diagnostische Treffsicherheit
- verbesserter therapeutischer Nutzen

1. eine höhere diagnostische Treffsicherheit hat als konventionelle Verfahren und
2. damit die Möglichkeit eines verbesserten therapeutischen Nutzens bietet.

Dies trifft insbesondere im Bereich der Strahlentherapie und dem Nachweis von Fernmetastasen zu. Allerdings ist die Datenlage in Bezug auf den Einsatz als Routinediagnostik noch nicht zufrieden stellend geklärt. Zur Lösung dieses Problems werden im Allgemeinen mehr kontrollierte, prospektive und randomisierte Studien gefordert. Weiterhin ist der Langzeitnutzen einer verbesserten Diagnostik durch den Einsatz der PET nur durch kontrollierte, prospektive Studien zu belegen. Basierend auf dieser Datenlage wurde deshalb eine Kostenübernahme einer PET-Untersuchung auf definierte Indikationen beschränkt und ist von Land zu Land verschieden (Tab. 7.3).

Kostenübernahme einer PET-Untersuchung auf definierte Indikationen beschränkt

Auch in Deutschland wurde aufgrund vorliegender wissenschaftlicher Publikationen der Nutzen der PET für diverse Indikationen im Rahmen mehrerer Konsensuskonferenzen bewertet, während sich bei der Frage einer Kostenerstattung der Bundesausschuss für Ärzte und Krankenkassen nur auf die wenigen Indikationen beschränkte, für die das ^{18}FDG zum Zeitpunkt der Bewertung als Medikament zugelassen war. Der Bundesausschuss kam letztendlich zu dem Votum, dass vergleichende Studien fehlten, die den klinischen und ökonomischen Nutzen einer PET-Untersuchung für die beurteilten Indikationen (mit Ausnahme der Kardiologie) belegen. Eine Kostenerstattung im Bereich der gesetzlichen Krankenversicherungen wurde deshalb, aufgrund des fehlenden Nachweises der Wirtschaftlichkeit des Verfahrens, nicht befürwortet. Auf der anderen Seite ist die PET schon lange Teil des Leistungskatalogs von privaten Krankenversicherungen. Auch kann PET noch im Rahmen der Großgerätenutzung bei der prä- und poststationären Diagnostik/Behandlung abgerechnet werden. Zum selben Zeitpunkt wurden im Rahmen von interdiszipli-

Keine Kostenerstattung durch gesetzliche Krankenkassen

PET Teil des Leistungskatalogs der privaten Krankenkassen

Tab. 7.3: PET-Indikationen in Europa, USA und Australien, bei denen unter bestimmten Einschränkungen eine Kostenübernahme erfolgt. In der BRD ist von den gesetzlichen Krankenkassen bisher keine Kostenerstattung akzeptiert. Ersatzweise wurden die Indikationen aufgelistet, die im Rahmen einer interdisziplinären Konsus-Konferenz (ONKO-PET 2000) und bei bestimmten Fragestellungen mit 1 A (klinischer Nutzen erwiesen) bewertet wurden.

PET-Indikationen	Europa											USA	Australien
	B	NL	F	GB	I	DK	FIN	CH	E	A	D[1]		
NSCLC	x[2]	x	x	x	x	x	x	x	x		(x)[3]	x	x
Lungenrundherd (solitär)											(x)	x	x
kolorektales Karzinom	x	x	x	x	x	x	x	x	x		(x)	x	x
Kopf-Hals-Tumoren	x	x	x	x	x	x	x		x		(x)	x	x
Lymphome	x	x	x	x	x	x	x	x	x		(x)	x	x
Melanome	x	x	x	x	x	x	x	x	x		(x)		
Ösophagus-Karzinom	x	x	x	x	x	x	x		x		(x)	x	x
Pankreas-Karzinom	x	x	x	x	x	x	x				(x)	x	
Ovarial-Karzinom	x	x	x	x	x								
Mamma-Karzinom		x	x	x	x	x	x	x	x		(x)	x	x
Hodentumoren		x	x	x	x			x				x	
Schilddrüsen-Karzinom		x	x	x	x	x	x				(x)		
primäre Hirntumore	x	x	x	x	x	x	x	x			(x)	x	x
andere, CUP		x	x	x	x		x		x		(x)	x	x

[1] Für die gesetzlichen Krankenkassen wurde keine Indikation für eine Kostenerstattung akzeptiert.
[2] Eine Kostenerstattung für eine PET-Untersuchung ist in den jeweiligen Ländern für die aufgelisteten Tumoren zumeist auf definierte Fragestellungen begrenzt!
[3] Tumoren mit einer 1A-Indikation (klinischer Nutzen erwiesen) bei definierten Fragestellungen nach dt. Konsensus Onko-PET 1997 und 2000.

närer Konsensuskonferenzen Indikationslisten im Bereich der Onkologie, Kardiologie und Neurologie erarbeitet und deren klinischer Nutzen bewertet und belegt.

7.7 Rolle von PET in der Onkologie

Die diagnostische Strategie und deren Qualität ist bei der Behandlung von Krebs immens wichtig und erfordert eine enge Zusammenarbeit zwischen Radiologen, Nuklearmedizinern und Klinikern. Ein akkurates Staging ist dabei wichtig, um über die Behandlung zu entscheiden, da eine lokale Therapie mit einer Heilungsabsicht, wie z. B. Operation oder Strahlentherapie nur dann realistisch bzw. sinnvoll ist, wenn keine Fernmetastasen vorliegen. Auch sind akkurate Diagnostikmethoden notwendig, wenn über den Therapieerfolg entschieden werden soll. Bei Folgebehandlungen sollte der Nachweis eines Rezidivs zum frühestmöglichen Zeitpunkt erfolgen, um so die besten Ergebnisse zu erzielen.

Staging, akkurate Diagnostik und Nachweis eines Rezidivs immens wichtig

Im Gegensatz zu MRT und CT, die Bilder auf der Basis der Anatomie erzeugen, erlaubt PET die Darstellung biochemischer Prozesse. Beispielsweise zeigen Tumorzellen in Abhängigkeit vom Grad der Entdifferenzierung eine gesteigerte Glukoseutilisation im Vergleich zu normalen oder gutartigen Geweben. So können mittels ^{18}FDG Primärtumoren oder Metastasen schon vor dem Auftreten von mor-

PET erlaubt Darstellung biochemischer Prozesse

Differenzierung zwischen gut- und bösartigen Strukturveränderungen über Glukoseutilisation

phologischen Veränderungen nachgewiesen werden. So kann zwischen gutartigen und bösartigen Strukturveränderungen differenziert werden. Die Steigerung der Glukoseutilisation korreliert dabei gut mit der Proliferationsrate, so dass hochdifferenzierte Karzinome (z. B. Schilddrüsen-, Prostata-Karzinom) beim Einsatz von ^{18}FDG meist nicht erfasst werden, im Gegensatz zu schnell wachsenden Tumoren (z. B. Melanom, Plattenepithel-Karzinom). Ähnlich können auch Veränderungen in Gehirn und Myokard über die Bestimmung der Glukoseutilisation untersucht werden.

Problem: nicht erkannte Fernmetastasen

Viele Patienten haben zum Zeitpunkt der Erstdiagnose schon Fernmetastasen, auch solche, bei denen das konventionelle Primärstaging nur ein lokales Tumorleiden ergab. Der Nachweis von Tumoren im fortgeschrittenen Stadium, insbesondere wenn schon Metastasen nachweisbar sind, führt zu komplexen Therapiemaßnahmen, oft verbunden mit einer schlechteren Prognose und hohen Kosten.

Prinzipielle PET-Indikationen

Der Einsatz von PET wurde bisher für die Diagnostik von Malignomen oder bei dem Verdacht auf ein Karzinom prinzipiell bei folgenden Fragestellungen vorgeschlagen:

- Diagnostik: PET wird zusammen mit einem CT-Scan zur Bewertung eines Primärtumors eingesetzt, der histologisch bestätigt werden soll. PET kann so helfen, größere invasive Maßnahmen zu vermeiden, oder kann im Falle eines invasiven Eingriffs die beste anatomische Lokalisation, z. B. vitales Areal bei einer Biopsie, identifizieren;
- Staging: Im Falle von fraglichen Befunden beim konventionellen Staging kann PET zur Diagnosesicherung herangezogen werden. PET könnte auch konventionelle Diagnostikmaßnahmen ersetzen, wenn diese sich als nicht ausreichend für das Patientenmanagement erweisen;
- qualitative und quantitative Bewertung, ob und in welchem Ausmaß Chemotherapeutika tatsächlich den Tumor erreichen;
- Quantifizierung des Therapieeffekts, z. B. durch Bestimmung der Stoffwechselveränderung schon während des laufenden Therapiezyklus bzw. des Therapieerfolgs, z. B. durch Nachweis oder Ausschluss von vitalem Restgewebe nach Abschluss der Therapie;
- Nachweis von Tumoreigenschaften, die den erwarteten Behandlungserfolg reduzieren oder verhindern (z. B. Hypoxie, schlechte Perfusionsverhältnisse);
- Rezidivdiagnostik im Rahmen des konventionellen Follow-up.

Hauptanwendungsbereiche der ^{18}FDG-PET im Routineeinsatz

Die Mehrzahl der klinischen PET-Untersuchungen im Rahmen onkologischer Fragestellungen wurden zum Staging verschiedener maligner Tumoren, dem Nachweis eines Tumorrezidivs und/oder der Erfolgskontrolle nach Therapie eingesetzt. Schwerpunkte sind dabei:

- Dignitätsbeurteilung (benigne versus maligne) von Weichteilformationen, z. B. bei solitären Lungenrundherden oder Läsionen in der Nebenniere;

- Nachweis von Lymphknotenmetastasen oder Metastasen im Mediastinum, Abdomen oder Becken, die durch morphologische Bildgebung nicht sicher zu beurteilen sind;
- Bewertung des Tumorstoffwechsels (Vitalität) nach Chemo- und/oder Strahlentherapie;
- Nachweis eines Rezidivs bei Lungen-, Kopf-Hals-, Mamma- und kolorektalen Tumoren.

7.7.1 Indikationen in der Onkologie

Die unten aufgeführten Indikationen sind gut dokumentiert, möglicherweise auch kosteneffizient und es erfolgt eine Kostenübernahme des Gesundheitssystems oder der Krankenkassen in einzelnen Ländern (siehe auch Tab. 7.3). Sie sollen deshalb etwas ausführlicher dargestellt werden.

Indikationen in der Onkologie:

Präoperatives Staging von nichtkleinzelligen Bronchial-Karzinomen (NSCLC). Im Vordergrund steht hier die Frage des Nutzens der ^{18}FDG-PET zusammen mit konventionellem Staging versus konventionelles Staging alleine bei potenziell heilbaren nichtkleinzelligen Lungentumoren (NSCLC).

Präoperatives Staging des NSCLC

Meta-Analysen zeigen, dass PET bei CT-negativen Befunden eine Sensitivität von 86% und eine Spezifität von 90% hat; bei CT-positiven Befunden lässt sich für PET eine Sensitivität von 92% und eine Spezifität von 76% belegen.

PET hat eine höhere diagnostische Genauigkeit beim Nachweis von mediastinalen und Fernmetastasen beim NSCLC im Rahmen eines präoperativen Staging. Dies trifft insbesondere zu, wenn PET als Ergänzung zur konventionellen Diagnostik herangezogen wird.

▶ Ausschluss von Fernmetastasen

Es gibt zahlreiche Hinweise, dass PET das präoperative Therapiekonzept deutlich beeinflusst (10–40%), doch es fehlen Angaben, welchen Einfluss dies auf das Langzeitergebnis hat.

▶ Therapiemanagement

PET erlaubt eine Prognose bei einem neu diagnostizierten NSCLC. Es gibt allerdings noch keine kontrollierte Studien, welche Bedeutung das Ergebnis der PET auf das Langzeitergebnis hat.

▶ PET erlaubt Prognose

PET scheint kosteneffektiv zu sein, da – in Abhängigkeit von den Einschlusskriterien – ein erheblicher Prozentsatz an nicht mehr kurativen Thorakotomien vermieden werden kann. Dies trifft insbesondere dann zu, wenn PET ein M1-Stadium nachweisen kann.

▶ PET kosteneffektiv

Solitärer Lungenherd. Die publizierten Daten zeigen übereinstimmend, dass PET eine hohe diagnostische Treffsicherheit bei solitären Lungenherden aufweist. Allerdings fehlen prospektive oder retrospektive Studien, die sich mit den Langzeiteffekten (Überlebensrate) beschäftigen. Die vorliegenden, sehr unterschiedlichen Untersuchungen können aufgrund differierender Einschlusskriterien nicht miteinander verglichen werden. Auch führt die hohe Rate an eingeschlossenen Malignomen in vielen Studien zu einem Bias, da falsch positive Befunde durch Tuberkulose oder entzündliche Erkrankungen vernachlässigt werden.

Solitärer Lungenherd
▶ hohe Treffsicherheit

Kolorektales Karzinom (CRC)

Kolorektales Karzinom (CRC). Die meisten Untersuchungen beschäftigen sich hier mit der Frage, welche Rolle die ^{18}FDG-PET beim Rezidivverdacht eines kolorektalen Karzinoms spielt. Der Verdacht gründet sich dabei auf

- klinische Symptome,
- Veränderungen in der morphologischen Bildgebung und/oder
- erhöhte oder ansteigende Tumormarker (z. B. karzinoembryonales Antigen CEA).

▸ Rezidivdiagnostik

Im Falle eines Tumorrezidivs und beim Nachweis von Lebermetastasen können mit PET Tumorfoci gefunden werden, die im CT übersehen worden wären. Es gibt Hinweise, dass eine frühzeitige Chemotherapie im noch asymptomatischen Krankheitsstadium das Überleben verbessert. Es ist aber unklar, ob dieser Vorteil auch die Tumorstadien betrifft, die nur mittels PET erfasst werden.

▸ verbesserte Nachweisrate für Lebermetastasen

PET zeigt eine verbesserte Nachweisrate von extrahepatischen Metastasen, gemessen an anderen Verfahren. Hier besteht die Möglichkeit, beim Nachweis extrahepatischer Metastasen auf eine chirurgische Intervention zu verzichten und so menschliche und finanzielle Ressourcen zu schonen. Bisher fehlen allerdings Studien, die den Effekt alternativer Behandlungsmethoden auf die Morbidität, Motilität und Lebensqualität erfassen, bei denen PET zusätzliche pathologische Foci nachweist.

▸ CRC-Rezidive nur selten kurativ behandelbar

Es bleibt aber abzuwarten, ob der gewonnene diagnostische Vorteil auch einen zusätzlichen therapeutischen Nutzen bringt, da sich CRC-Rezidive nur in seltenen Fällen kurativ behandelt lassen.

Auf der anderen Seite ist zu erwarten, dass die Resektion von solitären Metastasen in einem besser vorselektionierten Krankengut, durch Ausschluss von Patienten, bei denen die PET ein ausgedehnteres Tumorleiden aufzeigt, durchgeführt wird.

Kopf-Hals-Tumoren

▸ Rezidivdiagnostik nach Strahlentherapie

Kopf-Hals-Tumoren. Die publizierten Daten belegen einen hohen Nutzen der PET, insbesondere bei einem Rezidivverdacht nach Strahlentherapie, wenn die klinische Untersuchung und CT/MRT eine sichere Beurteilung aufgrund von Narbengewebe nicht zulassen. Es ist bisher unklar, ob sich dieser diagnostische Nutzen in einem verbesserten, therapeutischen Langzeitergebnis niederschlägt.

▸ Nachweis von CUP-Syndrom und/oder Lymphknotenmetastasen

Der Nachweis eines Tumors bei einem unbekannten Primärtumor (Cancer of Unknown Primary, CUP-Syndrom) und/oder von Lymphknotenmetastasen mittels ^{18}FDG-PET gilt als belegt. Diese Patientengruppe kann zwar auch ohne die PET-Information oft durch Strahlentherapie geheilt werden, der Nachteil ist aber die Anwendung von großen Bestrahlungsfeldern. Der Nachweis eines Primärtumors hat daher oft als therapeutische Konsequenz, dass die Bestrahlungsfelder verkleinert werden können und dann erst eine radikale Behandlung ermöglichen.

▸ Lymphknoten-Staging

Beim Staging von KHT ist die Situation mittels ^{18}FDG-PET ähnlich. Eine bessere Abgrenzung des Tumors und der befallenen Lymphknotenregionen kann zu einer Optimierung der Strahlentherapie führen und den Chirurgen bei der Entfernung befallener Lymphknoten unterstützen. Größere prospektive Studien, die sich mit Überlebenszeiten, der Bedeutung von Lymhknoten-Rezidiven und/oder Nebenwirkungen der Strahlentherapie beschäftigen, stehen noch aus.

Malignes Melanom

Malignes Melanom. Hier stellt sich vor allem die Frage, ob ^{18}FDG-PET die Rolle chirurgischer Maßnahmen bei Patienten mit potentiell resektablen Melanommetastasen besser definieren kann.

▶ höhere diagnostische Genauigkeit bei Metastasen-Diagnostik

PET scheint – im Vergleich mit konventionellen Schnittbildmethoden – eine höhere diagnostische Genauigkeit bei der Diagnostik von Metastasen aufzuweisen. PET hat die potentielle Möglichkeit, die Patienten zu identifizieren, bei denen mittels operativer Intervention eine lokale Tumorkontrolle möglich ist, und kann so den Beginn von Symptomen oder Komplikationen infolge von Metastasen hinauszögern.

▶ Diagnostik von Lymphknoten- und Organmetastasen

PET eignet sich dabei am besten für die Diagnostik von Lymphknoten- und Organmetastasen (Leber, Lunge). Der Nutzen ist definitiv, wenn PET eine ausgedehnte Metastasierung nachweist, die eine operative Intervention obsolet macht. Dies erspart nicht nur aussichtslose Operationen, sondern auch Folgekosten. Allerdings ist der Nutzen der PET bezüglich der Beeinflussung des Therapiemanagements noch nicht durch kontrollierte Studien belegt. Studien mit Bewertung von Langzeitergebnissen nach Änderung der Therapie infolge der höheren diagnostischen Sensitivität der PET wären hilfreich, um so den klinischen Einsatz von PET bei der Diagnostik von Melanommetastasen bei Rezidiven zu optimieren.

Mammakarzinom

▶ Lymphknoten-Staging

Mammakarzinom. PET scheint eine vielversprechende Methode zum Nachweis bzw. Ausschluss von axillären Lymphknotenmetastasen zu sein. Eine abschließende Beurteilung ist aber aufgrund der Datenlage noch nicht möglich. Insgesamt belegen die Ergebnisse allerdings einen hohen negativen Voraussagewert.

Malignes Gliom

▶ Rezidivdiagnostik

Malignes Gliom. Von klinischer Bedeutung ist die Frage nach der Rolle von ^{18}FDG-PET bei der Differenzierung von Tumorresiduen bei Patienten mit vitalen Tumorresten oder einem Rezidiv nach Therapie eines malignen Glioms.

▶ Vitalitätsdiagnostik

PET mag bei der Differenzierung von nekrotischem Gewebe nach Strahlentherapie versus Tumorresiduen dem MRT überlegen sein, allerdings gibt es keine hinreichenden Belege, die den Schluss zulassen, dass dies auch im Vergleich mit SPECT zutrifft.

▶ Dignitätsbeurteilung

PET erlaubt eine Bewertung bezüglich der Entdifferenzierung von Gliomrezidiven und auch eine Bestimmung des Biopsieortes eines Glioms. Die bisher publizierten Daten sprechen für einen Vorteil der PET – verglichen mit SPECT – beim Grading und dem Nachweis hypermetaboler Regionen vor operativer Resektion oder Biopsie.

Restaging von Lymphomen
▸ Primärstaging

▸ Rezidivstaging

▸ Nachweis von vitalem Restgewebe nach Chemotherapie

Restaging von Lymphomen. Hinweise eines potentiellen Nutzens der ^{18}FDG-PET bei Lymphomen betreffen das Primärstaging, die Bewertung der Therapie-Effektivität (Restaging), die frühzeitige Voraussage des Therapie-Erfolgs während der Therapie und die Rezidivdiagnostik. Klinisch relevant erscheinen aber bevorzugt die Frage von vitalen Tumorresiduen nach Chemotherapie und der Nachweis/Ausschluss eines Rezidivs, da nach der Ersttherapie hier noch mit guten Heilungschancen zu rechnen ist.

Meta-Analysen ergaben bei der Beurteilung der diagnostischen Treffsicherheit von PET zum Nachweis von vitalem Restgewebe nach Chemotherapie bei Lymphomen und einem dokumentierten Gewebsrest im CT eine Sensitivität von 80% bei einer Spezifität von 89%. Der Nachweis von residuellem Tumorgewebe nach initialer Chemotherapie zeigte für das PET (ohne CT-Befund) eine Sensitivität von 81% bei einer Spezifität von 95%, für das CT eine Sensitivität von 75% bei einer Spezifität von 45%. Trotz der Tatsache, dass es sich meist um retrospektive Studien mit heterogenen Patientenkollektiven und Follow-up-Zeiten handelt, ist eine deutlich verbesserte Spezifität bei ähnlicher Sensitivität beim Einsatz von ^{18}FDG-PET belegt. ^{18}FDG-PET eignet sich deshalb besser für den Nachweis von vitalem Restgewebe nach Chemotherapie und zur Rezidivdiagnostik.

Hodgkin-Lymphome

▸ Vitalitätsdiagnostik

▸ PET kosteneffektiv

Hodgkin-Lymphome. ^{18}FDG-PET hat eine höhere Spezifität als CT bei der Differenzierung zwischen vitalen Tumorresten und Narbengewebe und erlaubt möglicherweise, dass auf eine Strahlentherapie mit der bekannten Morbidität und Mortalität verzichtet werden kann. Kosten-Nutzen-Analysen diverser Strategien zeigten keine wesentlichen Unterschiede untereinander, so dass das klinische Langzeitergebnis („gewonnene Lebensjahre") den entscheidenden Faktor in der Berechnung der Kosteneffektivität darstellt. Eine Behandlung basierend allein auf dem ^{18}FDG-PET Ergebnis zeigte die höchste Rate an „gewonnenen Lebensjahren" über alle Patienten. Obwohl der Einsatz von PET nur in CT-positiven Patienten im Vergleich zur Anwendung von PET in allen Patienten etwas billiger ist, sind beide Strategien als kosteneffektiv zu werten. Die Modellrechnungen sagen dabei voraus, dass bei der Verwendung von CT allein 36% der Patienten unnötigerweise eine Strahlentherapie erhalten. Dies kann bei gleichzeitigem Einsatz von ^{18}FDG-PET auf 4% reduziert werden bzw. auf 6%, wenn nur CT-positive Patienten ein ^{18}FDG-PET erhalten.

7.8 Rolle der PET in der Kardiologie

Kardiologie
▸ Vitalitätsdiagnostik

▸ Vermeidung einer Herztransplantation

Der Einsatz der PET in der Kardiologie betrifft Patienten mit koronarer Herzkrankheit und dient zur Optimierung der Kandidatenauswahl, die von einer koronarer Revaskularisation (Bypass-OP, Angioplastie) und Herztransplantation profitieren.

Es wird davon ausgegangen, dass sich ein Nutzen der PET durch die Vermeidung einer Herztransplantation mit hohen Kosten ergibt. Verschiedene PET-Studien belegen, dass PET – im Vergleich mit anderen konventionellen bildgebenden Verfahren – in 10–20% der

Fälle mehr vitales, aber nicht mehr kontraktiles („hibernierendes") Myokard nachweist, welches durch eine Revaskularisation wieder aktiviert werden kann. PET ist dabei sensitiver als SPECT; unklar ist aber, wie viel Myokard, das von PET, aber nicht von SPECT als vital eingestuft wird, von einer Revaskularisation profitiert.

PET versus SPECT

Der Unterschied bei der Vitalitätsbeurteilung zwischen PET und SPECT wird insgesamt als gering eingeschätzt. Da SPECT in dieser Frage eine hohe Sensitivität erreicht, ergibt sich wohl kein großes Potential für die ^{18}FDG-PET. Auf der anderen Seite zeigen Daten, die sich mit dem Einfluss auf das Therapiemanagement beschäftigen, eine höhere Spezifität der PET im Vergleich zur SPECT. Eine Bewertung des Langzeiteffekts von SPECT-positiven Fällen, die PET-negativ sind, steht noch aus.

7.9 Rolle der PET in der Neurologie

7.9.1 Grading von Gliomen

Neurologie

- Grading, Rezidivdiagnostik

Der Einsatz der PET in der Neurologie umfasst Fragestellungen der Dignitätsbeurteilung von Hirntumoren, des Gradings von Hirntumoren, d. h. der Differenzierung von High-Grade- versus Low-Grade-Gliomen, des Nachweises maligner Transformationen in Low-Grade-Gliomen, der Differenzierung eines Tumorrezidivs versus Behandlungseffekten (z. B. Strahlennekrose) (siehe oben).

7.9.2 Fokussuche bei Epilepsie

- Nachweis eines epileptogenen Fokus bei behandlungsresistenter Epilepsie

Weitere Einsatzgebiete sind der Nachweis eines epileptogenen Fokus bei behandlungsresistenter Epilepsie. Welchen Nutzen hat die ^{18}FDG-PET bei Patienten mit therapierefraktionärer Epilepsie, die zur chirurgischen Intervention anstehen, bei denen aber kein Focus auf der Basis konkordanter morphologischer Veränderungen und des Elektroenzephalogramms (EEG) gefunden wird? Hier zeigen die Daten, dass eine Subpopulation dieser Patientengruppe von einem positiven PET-Befund profitiert. Inwieweit dies aber auf die gesamte Patientengruppe mit therapierefraktionärer Epilepsie zutrifft, ist bisher abschließend nicht zu beantworten. Hier fehlen insbesondere auch Daten zu falsch-negativen ^{18}FDG-PET Ergebnissen und ^{18}FDG-PET positive Patienten, die nicht operiert werden.

PET versus SPECT

Auch gibt es bisher keine fundierten Daten, die einen Vorteil der ^{18}FDG-PET im Vergleich zu dem weit verbreitetem SPECT mit Perfusionsmarkern belegen.

7.9.3 Neurodegenerative Veränderungen

- Differenzierung kognitiver/demenzieller Erkrankungen

Mit PET können eine Reihe von neurodegenerativen Veränderungen (z. B. multiple Systematrophie, Progressive Paralyse) erkannt werden. PET erlaubt eine Differenzierung kognitiver/demenzieller Erkrankungen (Alzheimer versus frontotemporale und vaskuläre Demenzen). Auch scheint die diagnostische Treffsicherheit der PET im Vergleich zur SPECT mit Perfusionsmarkern deutlich besser zu sein.

Allerdings gibt es bisher keine prospektive Untersuchung zum Nutzen der PET bei Patienten mit einer möglichen Demenz vom Alzheimer-Typ (DAT), im Gegensatz zu Patienten mit einer wahrscheinlichen DAT.

7.9.4 Spezielle klinische Einsatzgebiete

- Gliome in Nähe sensomotorischer Gehirnareale

Es gibt einige spezialisierte Anwendungsgebiete, wie z. B. die Evaluierung von Patienten mit Gliomen in nächster Nachbarschaft zu sensomotorischen Gehirnarealen. Durch Aktivierungsstudien mit $H_2{}^{15}O$ kann die chirurgische Planung unterstützt werden, um so eine Minimierung neurologischer Defizite zu erreichen. Insbesondere bei Patienten, bei denen eine funktionelle MRT nicht möglich ist, kann dies mit PET aufgrund kürzerer Akquisationszeiten bei Aktivierungsstudien erreicht werden. Aufgrund der extrem kurzen Halbwertszeit von ^{15}O (20 Sekunden) werden Untersuchungen mit diesem Tracer selten und auf spezialisierte Zentren begrenzt bleiben.

7.10 Zukunftsperspektiven

Forschung:
- klinischer Einsatz neuer Tracer
- molekulare Bildgebung

Entwicklungen der näheren Zukunft werden sich im Wesentlichen auf die Etablierung sowie Neuentwicklung zahlreicher Tracer für die klinische Routinediagnostik konzentrieren. Aufgrund der hohen Nachweissensitivität geringster Stoffkonzentrationen (ca. 1.000fach empfindlicher als MRT) bei einer deutlich verbesserten räumlichen Auflösung (mm-Bereich) ist der Grundstein für das „molekulare Imaging" gelegt, von dem man sich wesentliche Impulse bei der nichtinvasiven in-vivo-Diagnostik pathologischer Prozesse erwartet. Hier erhofft man vor allem auch einen frühzeitigen Effektnachweis bei systemischen Therapien, bevor ein Therapiezyklus abgeschlossen ist oder morphologische Veränderungen nachweisbar sind.

- schnellere Scanner

Weiterhin ist im Bereich der Geschwindigkeit der Datenakquisation und -verarbeitung, z. B. Dauer einer Ganzkörperuntersuchung in < 20 Minuten, durch die Entwicklung günstigerer Detektorkristalle (z. B. höhere Empfindlichkeit etc.) ein breiterer und kostengünstigerer Einsatz der PET möglich.

- Bildfusion durch PET/CT-Kombinationsgeräte

Die Verwendung der Bildfusion sowohl durch den Einsatz von Kombinationsgeräten als auch durch verbesserte Softwarelösungen wird die diagnostische Genauigkeit beeinflussen und signifikante Impulse auf das gegenwärtige Diagnose- und Therapiemanagement bei benignen und malignen Erkrankungen haben. Weiterhin erlaubt die Bildfusion funktioneller und morphologischer Daten in der Strahlentherapie eine Optimierung der Bestrahlung des Zielvolumens, so dass auch eine gezielte Aufsättigung der Strahlendosis im Bereich des Tumorzentrums oder bei vitalem Restgewebe eine Verbesserung des therapeutischen Langzeiteffektes bei einer niedrigeren Nebenwirkungsrate zu erwarten ist.

- Optimierung der Therapieplanung in der Strahlentherapie

Literatur

Abella-Columna E, Valk PE. Positron emission tomography imaging in melanoma and lymphoma. Semin Roentgenol 2002;37:129–39.

Benard F, Romsa J, Hustinx R. Imaging gliomas with positron emission tomography and single-photon emission computed tomography. Semin Nucl Med 2003;33:148–62.

Dehdashti F, Siegel BA. Evaluation of breast and gynecologic cancers by positron emission tomography. Semin Roentgenol 2002;37:151–68.

Fletcher JW. PET scanning and the solitary pulmonary nodule. Semin Thorac Cardiovasc Surg 2002;14:268–74.

Hartman TE. Radiologic evaluation of the solitary pulmonary nodule. Semin Thorac Cardiovasc Surg 2002;14:261–7.

Kuwert T, Bartenstein P, Grunwald F, Herholz K, Larisch R, Sabri O, Biersack HJ, Moser E, Muller-Gartner HW, Schober O, Schwaiger M, Bull U, Heiss WD. Clinical value of positron emission tomography in neuromedicine. Position paper on results of an interdisciplinary consensus conference. Nervenarzt 1998;69:1045–60.

Lee BC, Mintun M, Buckner RL, Morris JC. Imaging of Alzheimer's disease. J Neuroimaging 2003;13:199–214.

Reske SN, Kotzerke J. FDG-PET for clinical use. Results of the 3rd German Interdisciplinary Consensus Conference, „Onko-PET III“, 21st July and 19th September 2000. Eur J Nucl Med 2001;28:1707–23.

Varagnolo L, Stokkel MP, Mazzi U, Pauwels EK. 18F-labeled radiopharmaceuticals for PET in oncology, excluding FDG. Nucl Med Biol 2000; 27:103–12.

Vitola J, Delbeke D. Positron emission tomography for evaluation of colorectal carcinoma. Semin Roentgenol 2002;37:118–28.

8 Therapie gut- und bösartiger Schilddrüsenerkrankungen

E. Moser

8.1 Einführung

Radioiodtherapie: bewährte Methode bei Behandlung gutartiger und maligner Erkrankungen der Schilddrüse

Bei der Behandlung gutartiger und maligner Erkrankungen der Schilddrüse hat sich in den letzten 60 Jahren die Radioiodtherapie (RITx) bewährt, eine Methode, die erstmalig 1942 durchgeführt wurde. Bei Schilddrüsenerkrankungen wie funktioneller Autonomie, immunogener Hyperthyreose und Struma mit Euthyreose stellt sie eine Alternative zum operativen Vorgehen dar. Anders beim Schilddrüsenkarzinom: Hier funktioniert sie additiv, d. h. sie ergänzt die chirurgische Organentfernung.

Verwendung des Iod-Isotops ^{131}I
- keine lokalen Nebenwirkungen
- Anreicherung von stabilem und radioaktivem Iod

Für die Therapie verwendet man das künstliche Iod-Isotop ^{131}I mit einer physikalischen Halbwertszeit von acht Tagen. Im Gewebe beträgt die Reichweite der β-Strahlung nur etwa 0,5 mm. Da dies dem Durchmesser eines Schilddrüsenfollikels entspricht, werden lokale Nebenwirkungen verhindert. Stabiles und radioaktives Iod (RI) werden gleichermaßen selektiv in der Schilddrüse angereichert – zu etwa 15 % bei hoher Iodversorgung und 70 % bei Iodmangel. Hierfür ist im Wesentlichen der Natrium-Iodid-Symporter verantwortlich, eine hoch spezialisierte Iodpumpe, die an der basolateralen Membran der Schilddrüsenfollikel lokalisiert ist.

Effektive Herddosen

Jahrelange Erfahrungen haben gezeigt, welche Herddosen (HD) effektiv sind:

- 150 bis 400 Gy bei funktioneller Autonomie;
- 200 bis 300 Gy bei immunogener Hyperthyreose;
- 150 Gy bei Struma mit Euthyreose (Struma mit Normalfunktion);
- 1000 Gy beim Schilddrüsenkarzinom.

Herddosis kann nicht direkt appliziert werden. Berechnung der notwendigen Aktivität

Im Gegensatz zur Strahlentherapie kann bei der Radioiodtherapie die Herddosis nicht direkt appliziert werden. Vielmehr berechnet man die Herddosis aus der notwendigen Aktivität unter Berücksichtigung folgender Größen:

- Aufnahme von Radioiod;
- effektive Halbwertszeit;
- Zielvolumen.

Durchführung der Radioiodtherapie

Aufnahme und Halbwertszeit werden in einem Radioiodtest vor der Therapie, das Zielvolumen durch den Ultraschall bestimmt. Die Applikation der individuell ermittelten Aktivität erfolgt oral als Kapsel. Nach deutschem Strahlenschutzrecht muss die Radioiodtherapie stationär im Kontrollbereich erfolgen.

Ein aktuelle Zusammenfassung aller Aspekte der Radioiodtherapie bei gut- und bösartigen Schilddrüsenerkrankungen findet sich in der Monographie von Bell und Grünwald.

8.2 Indikationen

8.2.1 Funktionelle Autonomie

Funktionelle Autonomie

Bei der funktionellen Autonomie (fA) ist die thyreotrope (die Schilddrüsenfunktion stimulierende) Steuerung der Schilddrüsen-Hormon-Produktion durch Mutation im Thyreotropin- (TSH-) Rezeptor abhanden gekommen. Länger bestehender Iodmangel begünstigt diese Mutation. Daher beträgt die Autonomie-Inzidenz im Iodmangelgebiet Deutschland bis zu 50% – abhängig vom Patientenalter, von Größe und Konfiguration der Struma.

Diagnostische Herausforderung: Unterscheidung zwischen relevanter und nicht-relevanter Autonomie

Eine diagnostische Herausforderung stellt die Unterscheidung zwischen relevanter und nicht-relevanter Autonomie dar. Die nicht-relevante fA kann in eine manifeste Hyperthyreose bis hin zur thyreotoxischen Krise mit einer hohen Letalität übergehen, z. B. durch Iodexzess im Rahmen der Applikation von iodhaltigen Kontrastmitteln oder Medikamenten (Amiodarone). Daher wird bei der Indikationsstellung zur Radioiodtherapie zunehmend auch die Prophylaxe dieser seltenen, aber lebensbedrohlichen Komplikation wichtig.

Absolute Indikationen

Als gesicherte, absolute Indikationen gelten:

- manifeste Hyperthyreose;
- latente Hyperthyreose (Schilddrüsenhormone normal, TSH blockiert) mit klinischer Symptomatik, z. B. Herzrhythmusstörungen.

Relative Indikationen

Relative Indikationen stellen dar:

- Zustand nach Hyperthyreose (auf dem Boden einer funktionellen Autonomie);
- funktionelle Autonomie und absehbarer Iodexzess, z. B. durch eine Koronarangiographie.

Zusätzlich ergeben sich aus Befunden von Sonogramm (Autonomiemasse) und Szintigramm (^{99m}Tc-Uptake) relative Therapieindikationen.

8.2.2 Immunogene Hyperthyreose (Morbus Basedow)

Immunogene Hyperthreose

Bei der immunogenen Hyperthyreose (IH) handelt es sich um eine immunologische Erkrankung, bei der stimulierende Antikörper (AK) gegen Schilddrüsengewebe gebildet werden. In etwa 50% der Fälle richten sich die Antikörper auch gegen retrobulbäres Gewebe, also gegen Gewebe hinter dem Augapfel. Dies führt zu einer Schwellung in der Augenhöhle, zur sog. endokrinen Orbitopathie (EO).

Da eine kausale Therapie der immunogenen Hyperthyreose derzeit (noch) nicht möglich ist, muss die gesunde Schilddrüse als Antigenpool behandelt werden. Laut Lehrmeinung sollte zunächst für sechs bis zwölf Monate eine medikamentöse *Thyreostase* eingeleitet werden, so dass die Biosynthese und/oder die Sekretion der Schilddrüsenhormone gehemmt werden und sich wieder eine normale Schilddrüsenfunktion einstellt. Kommt es bei einem Auslassversuch zu einem Rezidiv, ist die Indikation zur definitiven Behandlung durch Operation oder Radioiodtherapie gegeben. Dieses Vorgehen resultiert aus der Erfahrung, dass etwa 50 % der Patienten nach Absetzen der Thyreostatika euthyreot bleiben, die Schilddrüse also wieder normal funktioniert und keine definitive Therapie benötigen.

▸ medikamentöse *Thyreostase*

▸ bei Rezidiv: OP oder Radioiodtherapie

Als Ziel der Radioiodtherapie bei der immunogenen Hyperthyreose wird die Beseitigung der Hyperthyreose akzeptiert. Dies beinhaltet die weitgehende Entfernung der Schilddrüse (ablatives Konzept) mit einer Herddosis von 300 Gy – mit der Folge einer hohen Inzidenz an posttherapeutischer Hypothyreose. Eine vergleichbare Strategie wenden die Chirurgen bei der Resektion von Basedow-Strumen an.

▸ Ziel: Beseitigung der Hyperthyreose

Generell lässt sich in Abgrenzung zur Strumaresektion feststellen, dass sich größere Schilddrüsenvolumina (> 60 ml bei immunogener Hyperthyreose, > 100 ml bei funktioneller Autonomie) eher für eine Operation eignen. Diese sollte auch zum Zug kommen, wenn ein schneller Therapieerfolg angestrebt wird, da der Wirkungseintritt einer Radioiodtherapie erst nach zwei bis drei Monaten zu erwarten ist. Daher kann nach Radioiodtherapie eine thyreostatische Übergangsmedikation erforderlich werden. Eine Altersgrenze zur Weichenstellung zwischen Operation und Radioiodtherapie ist nicht mehr gerechtfertigt.

▸ größere Schilddrüsenvolumina eher für OP geeignet

▸ Radioiodtherapie: Wirkungseintritt nach 2–3 Monaten

8.2.3 Struma mit Euthyreose

Unter einem Struma mit Euthyreose versteht man eine Vergrößerung der Schilddrüse, die jedoch ihre normale Stoffwechselfunktion behält. Hier ergibt sich die Indikation zur Radioiodtherapie nur, wenn eine Strumaresektion nicht infrage kommt. Dies kann der Fall sein, wenn der Patient nicht operabel oder narkosefähig ist oder eine Operation ablehnt.

Struma mit Euthyreose

8.2.4 Schilddrüsenkarzinom

Die Indikation zur Radioiodtherapie ist nur beim differenzierten Schilddrüsenkarzinom (DTC) gegeben, nicht jedoch beim medullären und anaplastischen Karzinom. Im Einzelnen ist die Radioiodtherapie folgendermaßen indiziert:

Differenziertes Schilddrüsenkarzinom

- zur Vervollständigung der als Totalentfernung intendierten Thyreoidektomie. Erfahrungsgemäß findet sich postoperativ im Radio-

▸ Vervollständigung der Thyreoidektomie

iodtest unter hoher thyreotroper Stimulation noch eine deutliche Speicherung von Iod im Schilddrüsenbett. Durch die vollständige Radioiodentfernung postoperativ verbliebenen Restschilddrüsen- bzw. Tumorgewebes sind optimale Voraussetzungen zur Nachsorge mit Radioiod und dem Tumormarker Thyreoglobulin gegeben.

▸ kurative oder palliative Therapie

- zur kurativen oder palliativen Therapie von Radioiod speichernden Tumorresten, Lokalrezidiven, Lymphknoten- und Fernmetastasen.

8.3 Kontraindikationen

Kontraindikationen

Bei gutartigen Schilddrüsenerkrankungen ist die Radioiodtherapie kontraindiziert, wenn Zweifel an der Dignität der Erkrankung bestehen, z. B. wenn ein kalter Knoten ohne zytologische Abklärung vorliegt. Weitere Kontraindikationen sind Gravidität, Laktation und eine mangelnde Bereitschaft des Patienten, strahlenhygienische Maßnahmen einzuhalten. Bei der Radioiodtherapie des Schilddrüsenkarzinoms gibt es lediglich eine Kontraindikation bei Schwangerschaft, in der Stillperiode und bei ausgeprägter Knochenmarkdepression, sofern eine hoch dosierte Radioiodtherapie, z. B. bei Metastasen, diskutiert wird.

8.4 Nebenwirkungen

Nebenwirkungen

An Nebenwirkungen der Radioiodtherapie gutartiger Schilddrüsenerkrankungen sind zu nennen:

- Hypothyreose: bei der weitgehenden Entfernung der Schilddrüse (ablatives Konzept) im Allgemeinen unvermeidbar (siehe Abschn. 8.2.2);
- Strahlenthyreoiditis, eine Entzündung der Schilddrüse (selten);
- Immunthyreopathie, z. B. Morbus Basedow, nach Radioiodtherapie einer funktionellen Autonomie: 0,7 % Risiko.
- Erstmanifestation oder Progredienz einer endokrinen Orbitopathie: Das Risiko kann durch die Wahl der Herddosis und durch Gabe von Glukokortikosteroiden während der Radioiodtherapie minimiert werden.

Malignom-Induktion konnte ausgeschlossen werden.

In umfangreichen Verlaufsstudien konnte eine Malignom-Induktion durch die Radioiodtherapie gutartiger Schilddrüsenerkrankungen ausgeschlossen werden. Da diese Unbedenklichkeit für einen Zeitraum von mehr als 60 Jahren bestätigt werden konnte, ist die früher übliche Altersbegrenzung für die Radioiodtherapie (> 40 Jahre) hinfällig geworden.

Bei hoch dosierter Radioiodtherapie des Schilddrüsenkarzinoms ist mit folgenden Nebenwirkungen zu rechnen:

8.4.1 Frühe Nebenwirkungen

Frühe Nebenwirkungen

- Lokale schmerzhafte Schwellung der Restschilddrüse, des Tumors bzw. der Metastasen (Häufigkeit 10 bis 20 %, abhängig von der Gewebemasse);
- passagere Gastritis (Häufigkeit ca. 30 %);
- passagere Knochenmarksveränderungen mit Thrombo-/Leukopenie (Häufigkeit bis zu 70 %, abhängig von der Radioiodaktivität);
- radiogene Sialadenitis, d. h. vorübergehende Entzündung der Speicheldrüsen (Häufigkeit ca. 30 %).

8.4.2 Späte Nebenwirkungen

Späte Nebenwirkungen

- Trockenheit der Mundschleimhaut (Xerostomie) infolge chronischer Entzündung der Speicheldrüsen mit Geschmacksstörungen, ggf. mit sog. Sicca-Syndrom infolge ungenügender Sekretion der Tränendrüsen (Häufigkeit abhängig von der Aktivität: 10 % bei der ablativen Radioiodtherapie und bis 80 % bei der Metastasenbehandlung);
- Knochenmarkdepression;
- Leukämie (Latenz: > 5 Jahre; Häufigkeit 1 % bei einer kumuliertem Aktivität von > 30 GBq nach wiederholter Radioiodtherapie);
- Lungenfibrose bei Radioiod speichernden Lungenmetastasen (sehr selten);
- Fehlen beweglicher, reifer Spermien im Ejakulat, sog. Azoospermie (sehr selten).

Nebenwirkungen selten, abhängig von Gesamtaktivität

Bei der einmaligen ablativen Radioiodtherapie des Schilddrüsenkarzinoms sind die genannten Nebenwirkungen selten, ihre Häufigkeit hängt von der Gesamtaktivität ab und steigt bei mehrmaliger Radioiodtherapie, z. B. zur Behandlung speichernder Metastasen.

8.5 Wichtige Informationen für den Patienten

Der Patient ist über die nachfolgend aufgeführten Einzelheiten aufzuklären. Detaillierte Informationen zu den Abschnitten 8.2, 8.3, 8.4 und 8.5 sind in einschlägigen Leitlinien und Verfahrensanweisungen der Deutschen Krebsgesellschaft und der Deutschen Gesellschaft für Nuklearmedizin zusammengestellt.

8.5.1 Allgemeine Informationen

Allgemeine Informationen für den Patienten

- Durchführung der Radioiodtherapie unter stationären Bedingungen;
- strahlenhygienische Maßnahmen während der Radioiodtherapie und nach der Entlassung;
- Nebenwirkungen (siehe Abschn. 8.4);
- lebenslange Nachsorge durch einen verantwortlichen fachkundigen Arzt.

8.5.2 Spezielle Informationen bei gutartigen Schilddrüsenerkrankungen

Informationen bei gutartigen Schilddrüsenerkrankungen

- Operation als Alternative bei gutartigen Schilddrüsenerkrankungen;
- Notwendigkeit einer Kontrazeption über vier bis sechs Monate;
- bei immunogener Hyperthyreose Risiko einer Erstmanifestation oder Progression der endokrinen Orbitopathie.

8.5.3 Spezielle Informationen beim Schilddrüsenkarzinom

Informationen beim Schilddrüsenkarzinom

- Vermeidung einer Schwangerschaft durch konsequente Kontrazeption für sechs bis zwölf Monate bei gebärfähigen Patientinnen.
- Falls hohe Gesamtaktivitäten zu erwarten sind, wird für Patienten ohne abgeschlossene Familienplanung die Kryokonservierung von Sperma empfohlen.
- Zur Minderung des Sialadenitis- und Xerostomie-Risikos lässt sich der Speichelfluss, z. B. durch Zitronensaft oder saure Drops, anregen.
- Zur Reduktion der Strahlenexposition können ein mildes Abführmittel und eine häufige Blasenentleerung beitragen.

8.6 Kosten und Erlös der Radioiodtherapie

Abrechnung als obligat stationäre Leistung nach DRG-System

Seit 2004 wird die Radioiodtherapie als obligat stationäre Leistung nur noch nach dem DRG-System abgerechnet. Zusammen mit den üblichen Diagnoseschlüsseln (ICD) für Schilddrüsenkrankheiten erfolgt eine Eingruppierung in die DRG K42 Z (Radioiodtherapie der Schilddrüse). Bei einem angenommenen krankenhausspezifischen Basispreis von 3.000 Euro ergibt sich pro Radioiodtherapie ein Erlös in Höhe von 2.508 Euro.

Beim metastasierten Schilddrüsenkarzinom wird der OPS-Schlüssel 8-530.5 (systemische Therapie mit offenen Nukliden) verwendet; dies führt zu einer Eingruppierung in die DRG K41 Z (Erlös: 3.591 Euro). Wenn nur noch die Metastasen mit einem deutlichen Mehraufwand therapiert werden, wird dies als Hauptdiagnose verschlüsselt. Die Eingruppierung erfolgt dann je nach Metastasenlokalisation in unterschiedlichen DRGs; da bei diesen DRGs in der Regel sehr lange Verweildauern zugrunde liegen, erfolgen zum Teil erhebliche Abschläge wegen Unterschreiten der unteren Grenzverweildauer.

Kosten einer Radioiodkapsel moderat

Dem Erlös stehen die Kosten gegenüber. Dabei sind die Kosten einer Radioiodkapsel moderat, sie schwanken zwischen 85 Euro für 740 MBq (typische Aktivität zur Radioiodtherapie gutartiger Schilddrüsenerkrankungen) und 230 Euro für 3.700 MBq (zur Radioiod-Ablation bei Karzinom). Ein Großteil der tatsächlichen Kosten entfällt auf Personal sowie auf die vorgehaltene Infrastruktur (z. B. Strahlenschutz, Abklinganlage).

8.7 Studienlage und Bewertung der Radioiodtherapie

8.7.1 Funktionelle Autonomie

Radioiodtherapie bei unifokaler Autonomie mit Erfolgschance von über 90 %

Unifokale Autonomie (UFA). Bei der unifokalen Autonomie liegt ein einzelner autonomer Herd vor. Die Wirksamkeit der Radioiodtherapie bei diesem Krankheitsbild ist in Tab. 8.1 zusammengestellt und in einer Übersichtsarbeit von Reiners und Schneider zusammengefasst. Die Übersichtsarbeit basiert auf Publikationen aus der Zeit von 1967 bis 1999, die Erfolgsraten zwischen 68 und 100 % belegen konnten. Horst et al. verwendeten in der ersten Studie eine nach heutiger Meinung zu niedrige Herddosis von 200 Gy. Mittlerweile werden 300 bis 400 Gy auf das Volumen des heißen Knotens, der sich in der Regel problemlos sonographisch bestimmen lässt, appliziert. Die Hypothyreoserate schwankt zwischen 0 und 28 %. Alle Studien zusammenfassend kann der Radioiodtherapie bei unifokaler Autonomie eine Erfolgschance von über 90 % bei einem Hypothyreose-Risiko von 12 % bescheinigt werden.

Typisches Fallbeispiel: Diagnose und Therapie eines heißen Knotens

Ein typisches Fallbeispiel findet sich in Abb. 8.1: Die Patientin wurde beim Hausarzt wegen Herzrhythmusstörungen vorstellig. Es ließ sich ein zervikaler Knoten rechts tasten. Im Ultraschall fand sich eine scharf begrenzte, echogleiche, zentral bereits zystisch degenerierte Läsion mit einem Volumen von 22 ml. Die Werte der Schilddrüsenhormone lagen im oberen Normbereich, die thyreotrope Stimulation fehlte (TSH < 0,01 mU/l). Das Szintigramm (Abb. 8.1a),

Tab. 8.1: Ergebnisse der Radioiodtherapie bei unifokaler Autonomie

Referent	Herddosis (Gy)	Nachuntersuchung (Jahre)	Erfolgsrate in %	Hypothyreoserate in %
Horst et al. (1967)	200	0,25	68	0
Horst et al. (1967)	300	0,25	83	0
Frey et al. (1974)	300	1,5	88	0
Heinze et al. (1977)	300	2,5	99	11
Pickardt (1982)	300/400	0,5	98	11
Tosch et al. (1983)	300	0,5	94	16
Tosch et al. (1983)	400	0,5	95	22
Heinze und Bohn (1987)	400	2	98	11
Müller-Gärtner et al. (1989)	200	11	75	14
Berding und Schicha (1990)	300/400	1	100	17
Moser (1992)	400	1,5	96	13
Reinhardt (1995)	400	3,5	100	28
Guhlmann et al. (1995)	300	1	85	8
Langhammer et al. (1999)	386	1	95	21

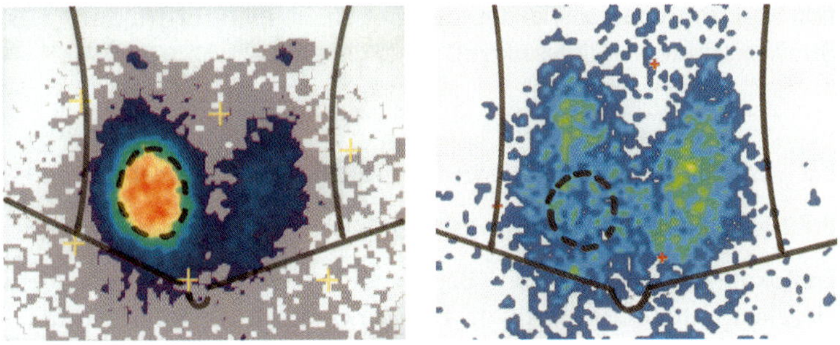

(a) (b)

Abb. 8.1: Szintigraphische Dokumentation einer erfolgreichen Radioiodtherapie bei unifokaler Autonomie (UFA): **(a)** vor Radioiodtherapie; **(b)** 3 Monate nach Radioiodtherapie.

unabdingbar für die Beschreibung der Funktionalität der sonographischen Läsion, spricht für sich: Nachweis eines heißen Knotens. Paranoduläres Gewebe kam infolge fehlender TSH-Stimulation nur angedeutet zur Darstellung. Es wurde eine Radioiodtherapie mit 750 MBq durchgeführt. Bei Befundkontrolle drei Monate später waren die Herzrhythmusstörungen verschwunden. Es lag jetzt eine thyreotrope Stimulation bei einem TSH von 2,2 mU/l und leicht abgefallenen Werten der Schilddrüsenhormone. Der sonographische Herd war auf 6 ml geschrumpft und deutlich regressiv verändert. Er stellt sich im Szintigramm als kalter Knoten dar. Durch die thyreotrope Stimulation ist jetzt das paranoduläre Gewebe sichtbar (Abb. 8.1b). Ein schilddrüsenspezifische Medikation war nicht erforderlich.

Multifokale und disseminierte Autonomie (MFA, DISA). Tabelle 8.2 zeigt die Ergebnisse der Radioiodtherapie bei der multifokalen (mehrere Herde) und disseminierten (Befall der gesamten Schilddrüse) Autonomie (MFA, DISA). Die Resultate in den ersten vier Studien waren nicht ganz so überzeugend wie bei der unifokalen Autonomie. Multifokale und disseminierte Autonomie sind offensichtlich unterschiedlich ausgeprägt, was quantitativ durch die ^{99m}Tc-Aufnahme unter Suppression erfasst werden kann. Die eigene Arbeitsgruppe führte das Konzept der Herddosis, die an die ^{99m}Tc-Aufnahme unter Suppression adaptiert ist, ein. Die Herddosis wird nach folgendem Schema gewählt:

^{99m}Tc-Aufnahme (%)	Herddosis (Gy)
1,5–2,5	150
2,5–3,5	200
3,5–4,5	250
> 4,5	300

Tab. 8.2: Ergebnisse der Radioiodtherapie bei multifokaler und disseminierter Autonomie (MFA/DISA), zunächst Berücksichtigung des Autonomie-Grades. Erst eine Herddosis von 300 Gy führt zu akzeptablen Resultaten wie bei der unifokalen Autonomie. Diese Beobachtung war der Ausgangspunkt für eine ^{99m}Tc-Aufnahme-adaptierte Wahl der Herddosis.

Referent	Herddosis (Gy)	Erfolgsrate in %	Hypothyreoserate in %
Emrich und Reinhardt (1989)	200	82	3
Berding und Schicha (1990)	150–250	66	9
Moser (1992)	80	40	4
	150	83	9
Reinhard et al. (1994)	150*	63	9
	200*	76	0
	300*	90	0

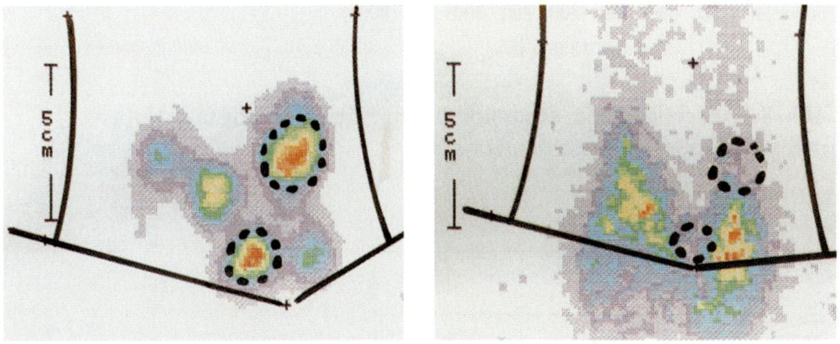

(a) (b)

Abb. 8.2: Szintigraphische Dokumentation einer erfolgreichen Radioiodtherapie bei multifokaler Autonomie (MFA): **(a)** vor Radioiodtherapie; **(b)** 11 Wochen nach Radioiodtherapie.

Steigerung der Erfolgsrate bei multifokaler und disseminierter Autonomie auf 92 %

Es konnte belegt werden, dass sich mit diesem Regime eine Erfolgsrate von 92 %, ähnlich wie bei der unifokalen Autonomie, erzielen läßt. Die Hypothyreose-Rate lag bei 0,9 %.

Beispiel: Radioiodtherapie bei multifokaler Autonomie

Abb. 8.2 zeigt ein typisches Beispiel einer erfolgreichen Radioiodtherapie bei multifokaler Autonomie. Im Szintigramm vor der Radioiodtherapie (Abb. 8.2a) finden sich zwei mehrspeichernde Areale (heiße Knoten), die mit sonographischen Adenomen korrelieren. Elf Wochen nach der Radioiodtherapie sind die heißen Knoten deaktiviert, das paranoduläre Gewebe stellt sich infolge des TSH-Anstiegs regelrecht, teilweise retroklavikulär, dar (Abb. 8.2b).

8.7.2 Immunogene Hyperthyreose/Morbus Basedow

ablative Radioiodtherapie bei der immunogenen Hyperthyreose: Erfolgsrate von 90 %

Peters et al. haben die Ergebnisse der Radioiodtherapie bei der immunogenen Hyperthyreose in einer Multicenter-Studie zusammengestellt. Abb. 8.3 zeigt den Zusammenhang zwischen Herddosis und Erfolgsrate einerseits sowie posttherapeutischer Schilddrüsenunterfunktion andererseits. Heute wird das ablative Konzept mit einer

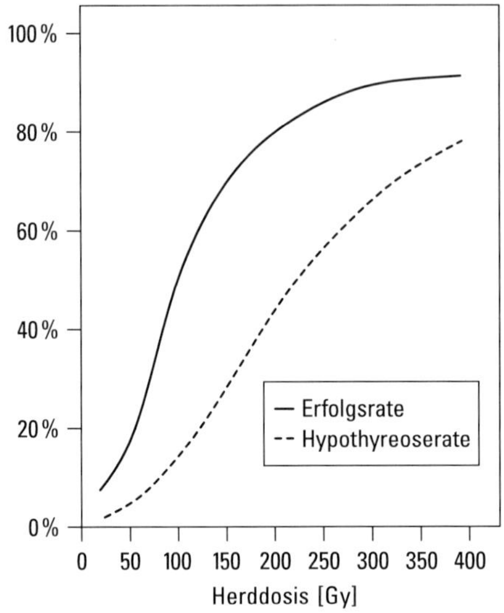

Abb. 8.3: Ergebnisse der Radioiodtherapie bei immunogener Hyperthyreose, modifiziert nach Peters et al.

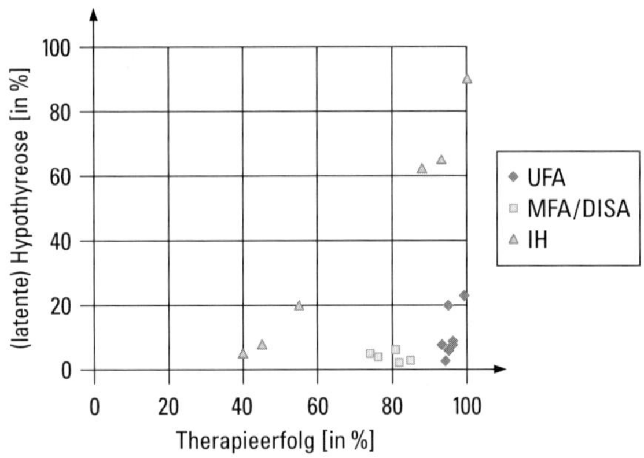

Abb. 8.4: Therapieerfolg versus (latente) Hypothyreose nach Radioiodtherapie von immunogener Hyperthyreose (IH) und funktioneller Autonomie: Unifokale (UFA), multifokale bzw. disseminierte Autonomie (MFA/DISA), modifiziert nach Schicha.

Konsens: Endpunkt einer definitiven Behandlung ist Beseitigung der Überfunktion.

Herddosis von 300 Gy allgemein bevorzugt. Dadurch lässt sich eine Erfolgsrate von 90 % garantieren. Andererseits kommt es nach Radioiodtherapie in einer hohen Zahl von Fällen (65 %) früher oder später zu einer Schilddrüsenunterfunktion. Ähnlich verfahren die Chirurgen, die durch großzügige Resektion (Restgewebe 4 bis 8 g) ein vergleichbares Verhältnis von Erfolg und Hypothyreoserate erzielen. Daher besteht Konsens, dass als Endpunkt einer definitiven Behandlung, unabhängig vom Verfahren, die Beseitigung der Überfunktion angesehen wird. Eine konsekutive Hypothyreose wird als das geringere Übel – verglichen mit einer Persistenz der Überfunktion – akzeptiert, da sie problemlos mit Schilddrüsenhormon behandelbar ist.

Schicha hat die Unterschiede bei der Radioiodtherapie von funktioneller Autonomie und immunogener Hyperthyreose herausgearbeitet (siehe Abb. 8.4). Während sich bei der funktionellen Autonomie gute bis sehr gute Erfolge mit akzeptabler Hypothyreoserate erzielen lassen, ist dies bei der immunogenen Hyperthyreose anders: Ein Hochdosiskonzept (300 Gy) bietet Erfolgsgarantie, allerdings bei fast garantierter Hypothyreose.

Unterschiede bei Radioiodtherapie von funktioneller Autonomie und immunogener Hyperthyreose

8.7.3 Struma mit Euthyreose

Das Schilddrüsenvolumen lässt sich bei Struma mit Euthyreose um etwa 30 bis 50 % verkleinern. Der Verkleinerungseffekt ist umso geringer, je ausgeprägter sich regressive Veränderungen mit eingeschränkter Speicherungsfähigkeit finden. Die Volumenreduktion durch Radioiod liegt etwa in der Größenordnung, die durch eine medikamentöse Strumaverkleinerung möglich ist. Daher ist, wenn immer möglich, eine form- und funktionsgerechten Strumaresektion zu bevorzugen.

Verkleinerung des Schilddrüsenvolumens um 30–50 %.

Besser: form- und funktionsgerechte Strumaresektion

8.7.4 Schilddrüsenkarzinom

Ablation. Es gibt keine Studien, die nach *Evidence-based-medicine*-Kriterien den Benefit einer ablativen Radioiodtherapie belegen können. Trotzdem gehört sie als integraler Bestandteil zu einem standardisierten interdisziplinären Therapiekonzept, bestehend aus Thyreoidektomie (siehe Abschn. 8.2.4), ablativer Radioiodtherapie und TSH-suppressiver Hormontherapie. Denn in bereits historisch zu nennenden Studien konnte eine deutliche Verringerung des Rezidivrisikos beim differenzierten Schilddrüsenkarzinom (DTC) durch die in adjuvanter Zielsetzung durchgeführte Radioiodtherapie erzielt werden. Die Prognose von Patienten mit differenzierten Schilddrüsenkarzinom ist bei Anwendung dieses Therapieschemas gut bis sogar sehr gut, sie hängt ab vom histologischen Typ, vom Tumorstadium und vom Patientenalter. Als Richtwerte für die Zehn-Jahres-Überlebensrate können gelten:

Ablative Radioiodtherapie ist integraler Bestandteil eines standardisierten interdisziplinären Therapiekonzeptes.

- Erfolgsraten von 85 bis 90 % beim papillären DTC;
- Erfolgsraten von 75 bis 80 % beim follikulären DTC.

Erfolgsraten zwischen 75 und 90 %

Radioiodtherapie bei Metastasen. Solange Lokalrezidive, Lymphknoten- und Fernmetastasen ihre Fähigkeit zur Speicherung von Radioiod nicht verloren haben, sind sie einer Radioiodtherapie zugänglich. Die Erfahrung bestätigt, dass dies nicht nur in palliativer, sondern auch in kurativer Zielsetzung möglich ist.

Solange Metastasen Radioiod speichern können, sind sie einer Radioiodtherapie zugänglich.

Abb. 8.5 zeigt die Kasuistik eines zum Zeitpunkt der Erstdiagnose 11-jährigen Patienten mit papillärem Schilddrüsenkarzinom. Vier Wochen nach (fast) totaler Thyreoidektomie wurde die Radioiodthe-

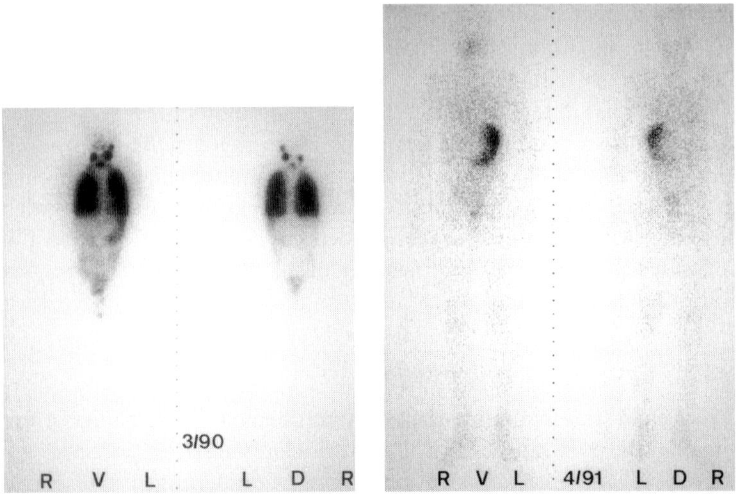

(a) (b)

Abb. 8.5: Szintigraphischer Verlauf einer erfolgreichen Radioiodtherapie bei pulmonal metastasiertem papillärem Schilddrüsen-Karzinom. **(a)** Posttherapie-Szintigramm: Radioiod-Speicherung im Halsbereich (Rest-Schilddrüse; Halslymphknoten) sowie diffuse Speicherung in beiden Lungen; **(b)** Kontroll-Szintigramm 13 Monate später: Lediglich Darstellung der physiologischen Ausscheidung von Radioiod, insbesondere über die Magenschleimhaut.

rapie durchgeführt. Das am Entlassungstag angefertigte Posttherapie-Szintigramm (Abb. 8.5a) gibt den unerwarteten Befund einer diffusen Lungenspeicherung wieder, der in einer Thorax-Computertomographie als miliare Metastasierung bestätigt wurde. Der Patient war völlig asymptomatisch, die Lungenfunktion nicht eingeschränkt. Dreizehn Monate später wurde erneut eine Radioioddiagnostik durchgeführt, die bei fehlender Speicherung für eine totale Devitalisierung der Lungenherde sprach. Es zeigten sich lediglich die physiologischen Ausscheidungswege von Radioiod über Gastrointestinaltrakt, Nieren und Harnblase (Abb. 8.5b). Der ursprünglich massiv erhöhte Wert des für differenzierte Schilddrüsenkarzinome hochsensitiven Tumormakers Thyreoglobulin (Tg) war in den Bereich der unteren Nachweisgrenze abgefallen. Der jetzt 28-jährige Patient hatte danach erfolgreich Gymnasialzeit und Ingenieurstudium beendet. Eine regelmäßig durchgeführte Nachsorge hat die komplette Remission bestätigt. Dieser Fall zeigt, dass differenzierte Schilddrüsenkarzinome auch im metastasierten Zustand noch sehr gut therapierbar sind.

Differenzierte Schilddrüsenkarzinome können auch im metastasierten Zustand noch sehr gut therapierbar sein.

In einer eigenen, bislang unveröffentlichten Studie wurde die Wirkung der Radioiodtherapie an 105 Patienten mit Fernmetastasen eines follikulären (94) und papillären (11) Schilddrüsenkarzinoms überprüft. In 41 Fällen lagen Lungenmetastasen, in 64 Fällen Knochenmetastasen vor. Endpunkte der Studie waren Speicherungsfähig-

Tab. 8.3: Ergebnisse der Radioiodtherapie beim metastasierten differenzierten Schilddrüsen-Karzinom (N = Anzahl)

	N
Therapieerfolg	62
a) Metastasen nicht mehr sichtbar	40
b) Größenabnahme	22
Keine Änderung (no change)	23
Progression	20
a) Neue Herde	
b) Größenzunahme bekannter Herde	7
c) a) + b)	5

keit, Größenverlauf einer Referenzmetastase 18 Monate nach der letzten Radioiodtherapie sowie der Thyreoglobulin-Wert, mit dem man erkennen kann, ob sich erneut Tumorgewebe gebildet hat. Von einem maximalen Therapieerfolg wurde gesprochen, wenn die Metastasen im Radioiod-Scan und in der Schnittbildgebung (Computertomogramm, Magnet-Resonanz-Tomogramm) nicht mehr nachweisbar waren und das Thyreoglobulin auf die untere Nachweisgrenze abgefallen war. Tab. 8.3 zeigt das Ergebnis. Es gibt immer wieder Einzelfälle von Patienten mit metastasiertem DTC, die Jahrzehnte nach Erstdiagnose noch in kompletter Remission regelmäßig zur Nachsorge erscheinen. Offensichtlich resultiert die günstige Prognose dieser Patienten auch aus einem kurativen Ansatz der RITx bei Fernmetastasen, was generell in der Onkologie eher selten ist.

8.8 Stand der Forschung – zukünftige Entwicklungen

Etabliertes und ausgereiftes Verfahren

Die Radioiodtherapie gutartiger Schilddrüsenerkrankungen ist ein etabliertes und ausgereiftes Verfahren.

Rekombinantes humanes Thyreotropin (rhTSH) und Retionoide im Test

Bei der Radioiodtherapie des Schilddrüsenkarzinoms ist die Gabe von rekombinantem humanen Thyreotropin (rhTSH) als Ersatz für die endogene thyreotrope Stimulation nach Hormonkarenz Gegenstand verschiedener Studien. Derzeit ist rhTSH nur zur Diagnostik im Rahmen der Nachsorge des Schilddrüsenkarzinoms zugelassen, jedoch nicht zur Radioiodtherapie ohne Hormonkarenz. Weiterhin wird der Einsatz von Retinoiden (Vitamin-A-Derivaten) zur Verbesserung der Radioiodspeicherung in Metastasen mit zuvor fehlender oder unzureichender Speicherung (Redifferenzierung) geprüft.

Literatur

Bell E, Grünwald F. Radiojodtherapie bei benignen und malignen Schilddrüsenerkrankungen. Berlin–Heidelberg–New York–Barcelona–Hongkong–London–Mailand–Paris–Singapur–Tokio: Springer, 2000.

Deutsche Krebsgesellschaft. Interdisziplinäre Leitlinie der Deutschen Krebsgesellschaft und der Deutschen Gesellschaft für Chirugie [Informationszentrum für Standards in der Onkologie – ISTO]. Maligne Schilddrüsentumoren, 3rd ed. 2002, http://www.uni-duesseldorf.de/AWMF.

Dietlein M et al. Leitlinie zur Radioiodtherapie (RIT) bei benignen Schilddrüsenerkrankungen. 2002, http://www.nuklearmedizin.de.

Dietlein M et al. Verfahrensanweisung zur Radioiodtherapie (RIT) beim differenzierten Schilddrüsenkarzinom (Version 2), Nuklearmedizin 2004;43: 115–20.

Peters H et al. Radioiodine therapie of Graves' hyperthyroidism: standard vs. calculated ^{131}iodine activity. Results from a prospective, randomized, multicentre study. Eur J Clin Invest 1995;25:186–93.

Reiners C, Schneider P. Radioiodine therapy of thyroid autonomy. EJNM 2002;29 (Suppl. 2):S471–8.

Reinhardt MJ et al. Doses selection for radioiodine therapy of border-line hyperthyroid patients with multifocal and disseminated autonomy on the basis of ^{99m}Tc-pertechnetate thyroid uptake. EJNM 2002;29:480–5.

Schicha H. Radioiodtherapie – neuester Stand: Nicht immunogene Hyperthyreose. Akt Endokr Stoffw 1992;13:71–9.

9 Palliative Schmerztherapie bei Skelettmetastasierung mit Radionukliden

M. Fischer

9.1 Einleitung

Kontsilieris (1995) brachte die Überzeugung zum Ausdruck, dass „das Verständnis und die Kenntnis der Regeln, die die Metastasen regulieren, der einzige Weg hin zu besseren therapeutischen Interventionen darstellt. Dieser Prozess muss direkt verbunden sein mit der Erforschung der metastatischen Zellbiologie, der Zell-Zell-Interaktion sowie der Tumorzell-Tumorzellskelett-Interaktion. Es ist zu erwarten, dass unser Verständnis für molekulare Aspekte von ... Tumormetastasen das pharmazeutische Agens bestimmen kann, das die fetale Entwicklung von Knochenmetastasen modifizieren könnte".

Prostata- und Mammakarzinom: bei ca. 75–80 % Nachweis von Knochenmetastasen

In Deutschland werden jährlich etwa 50 neue Prostatakarzinome sowie etwa 85 neue Mammakarzinome auf 100.000 Einwohner diagnostiziert. Im Autopsiematerial können bei etwa 80 % der Prostatakarzinompatienten und etwa 75 % der Mammakarzinompatientinnen Knochenmetastasen nachgewiesen werden (Tab. 9.1). Szintigraphisch lassen sich Skelettmetastasen mit hoher Sensitivität allerdings bei weniger Primärtumoren nachweisen (Tab. 9.2). Ein Großteil dieser Patienten entwickelt im Verlauf der Erkrankung eine ausgeprägte Schmerzsymptomatik, die die Lebensqualität einschränkt und daher einer gezielten Therapie bedarf, die interdisziplinär durchgeführt werden sollte, um ein Optimum für den Patienten zu erreichen. Ziel der Behandlung muss es sein, die Lebensqualität zu verbessern, das heißt „to add life to the years, not years to the life".

Entwicklung einer ausgeprägten Schmerzsymptomatik

Tab. 9.1: Inzidenz der Skelettmetastasierung im Autopsiematerial

Primärtumor	mittlere Häufigkeit (%)	Bereich (%)
Mamma	73	47–85
Prostata	68	33–85
Schilddrüse	42	28–85
Niere	35	33–40
Lunge	36	30–55
Ösophagus	6	5–7
Gastrointestinum	5	3–11
Rektum	11	8–13

Tab. 9.2: Szintigraphische Nachweishäufigkeit von Skelettmetastasen verschiedener Primärtumoren

Primärtumor	Knochenmetastasen positiv im Knochenszintigramm (%)
Mammakarzinom	84
Prostatakarzinom	70
Nieren-, Bronchial-, Rektum-, Uteruskarzinom	56–64

Metastasen häufig im Stammskelett

Von der Metastasenlokalisation im Skelett findet sich eine Häufung im Stammskelett einschließlich Becken und Thorax bei Mamma-, Prostata- und Blasenkarzinom, während das Rektum- und Zervixkarzinom weniger häufig in das Stammskelett, aber häufiger in die Extremitäten metastasiert.

Unterscheidung von osteoblastischen und osteolytischen Metastasen

In radiologischen Befunden wird allgemein zwischen sklerosierenden „osteoblastischen" oder destruierenden „osteolytischen" Metastasen sowie den Mischformen unterschieden. Eine differenzierte Betrachtung der Metastasenmorphologie im Knochen ist jedoch für die Interpretation der Physiologie und damit für die funktionell orientierte Therapie entscheidend. Wichtig dabei ist die

- Architektur des betroffenen Knochens und die
- generelle Konfiguration des invasiv wachsenden Tumors.

Formativ osteoblastische Metastase vergleichbar mit Frakturheilung

Hierbei spielen die Osteoblasten, Osteoklasten, Osteoiddepositionen, kartilaginäre Metaplasien und die Proliferation des umgebenden Gewebes eine wichtige Rolle. Die reine Morphologie des Knochens ist zwischen formativ und destruktiv uniform, während histologisch-quantitativ ein Unterschied besteht. Die formativ „osteoblastische" Metastase ist vergleichbar mit einer Frakturheilung. Metastasenzellen führen kontinuierlich zu Verletzungen des gesunden Knochens. Im Gegensatz zur Fraktur läuft dieser Prozess in der Regel aber langsam ab, so dass genügend Osteoblasten für reparative Vorgänge zur Verfügung stehen. Weitere Faktoren, die möglicherweise bei den formativen Metastasen eine Rolle spielen können, sind eine Hyperämie, die direkte Funktion von Tumorzellen als osteogene Zellen oder chemische Stimulation durch saure Phosphatase oder andere Enzyme, auch wenn dies nicht sehr wahrscheinlich ist. Dieser knochenaufbauende Vorgang ist charakterisiert durch:

Charakterisierung des knochenaufbauenden Vorgangs

1. ein irregulär verflochtenes Netzwerk einer gesteigerten Anzahl von mäßig bis erheblich verdickten Trabekeln;
2. Einlagerung von Osteoid in und um das Tumorgewebe mit Einschlüssen osteoblastischer Zellen sowie undifferenzierter Mesenchymalzellen in den Intertrabekularräumen;
3. neue subperiostale Knochenformationen;
4. isolierte Tumorzellhaufen;

5. eine Tendenz zu Knochenmarkhypoplasie infolge tumorbedingter Raumeinengung. Das histologische Erscheinungsbild des Metastasengewebes differiert nicht wesentlich von dem des Primärtumors.

Bei langsam wachsenden Tumoren ist die Knochenformation eher möglich als bei schnellem Wachstum, das per se zu Knochendestruktion führt.

Lytischer osteoklastischer Prozess

Der lytische „osteoklastische“ Prozess zeigt zusätzlich

1. eine Osteoklastenproliferation, die durch osteoklastenstimulierende Faktoren (OSF) angeregt ist;
2. chemische Prozesse, die per se zu Osteolysen führen können.

Vielzahl von Faktoren beeinflusst Knochenstoffwechsel im Bereich der Metastasen.

Neben den OSF konnte eine Vielzahl von Faktoren erkannt werden, von denen angenommen werden kann, dass sie den Knochenstoffwechsel im Bereich der Metastasen beeinflussen. Der Insulin-like Growth Faktor I und II oder der Transforming Growth Faktor ß führen zu Destruktionen, während Faktoren wie z. B. Transforming Growth Faktor ß2, Fibroblast Growth Faktor und ein Bone Morphogenetic Protein eher die Formation in Metastasen fördern.

Reaktive Knochenneuformation wichtigste Antwort auf tumorbedingte Knochendestruktion

Die reaktive Knochenneuformation ist die wichtigste Antwort auf tumorbedingte Knochendestruktion. In experimentellen Untersuchungen führten Tumorzellinjektionen in den Markraum zu endostalen Destruktionen und periostalen Neuformationen, während die Reaktion bei periostaler Injektion umgekehrt war. Dies ließ sich auch an Trabekeln nachweisen: auf einer Seite Destruktion und auf der gegenüberliegenden Seite des Trabekels Neuformation. In tumorenthaltenden Knochenabschnitten können bis 40 % Faserknochen nachgewiesen werden. Im normalen Erwachsenenwirbel sind es dagegen lediglich < 1–2 % neben dem überwiegenden Lamellenknochen.

Gesteigerte Formation von unreifem reaktivem neuem Knochen bei fast allen Metastasen

Diese gesteigerte Formation von unreifem reaktivem neuem Knochen findet sich bei fast allen Metastasen, unabhängig von dem Primärtumor. Ausnahmen bilden Metastasen von Myelom, Lymphom, Morbus Hodgkin, schnellwachsende hochmaligne Metastasen sowie Spätstadien, wenn Reste des Knochens von Tumormassen umschlossen sind und Osteoprogenitorzellen fehlen.

Knochenszintigramm zeigt funktionelle Veränderungen

Während Röntgenbilder den Nettoeffekt dieser parallel ablaufenden formativ-destruktiven Prozesse dokumentieren, stellt das Knochenszintigramm die funktionellen Veränderungen wie die gesteigerte Mineralisation der Osteoiddepositionen oder die differenzierte Organisation des Faserknochens dar.

Bereits 1940/41 wurde der erste Patient mit einem metastasierten Prostatakarzinom und schmerzhaften osteoblastischen Metastasen durch C. Pecher erfolgreich mit 296 MBq Strontium [^{89}Sr]-Chlorid behandelt. Etwa 10 Jahre später setzte Friedell Phosphor [^{32}P] zur nuklearmedizinischen Therapie von Knochenmetastasen des Mammakarzinoms ein.

9.2 Physikalische Grundlagen

Palliative Schmerztherapie verwendet radioaktive Pharmaka.

Neben der medikamentösen Therapie nach dem WHO-Stufenschema, der perkutanen Strahlentherapie sowie der chirurgischen Tumortherapie stehen für die palliative Therapie schmerzhafter Knochenmetastasen zusätzlich radioaktive Pharmaka zur Verfügung.

In Europa drei Radionuklide zugelassen:

- Strontium[^{89}Sr]chlorid
- Samarium[^{153}Sm]-EDTMP
- Rhenium [^{186}Re]-HEDP

Für die nuklearmedizinische palliative Schmerztherapie bei Knochenmetastasen sind in Europa drei Radionuklide zugelassen: Strontium[^{89}Sr]chlorid, Samarium[^{153}Sm]-EDTMP und Rhenium [^{186}Re]-HEDP. ^{32}P wird in Europa wegen der möglichen ausgeprägten Myelotoxizität nur noch in wenigen Ländern eingesetzt. ^{89}Sr reagiert über einen Austausch mit dem Kalziumatom des Hydroxylapatits und wird zunächst an der Kristalloberfläche, dann in das Kristallinnere eingelagert. Die radioaktiv markierten Bisphosphonate ^{153}Sm-EDTMP und ^{186}Re-HEDP lagern sich an der Hydroxylapatitkristalloberfläche an, wie es auch die in der Diagnostik von Knochenprozessen eingesetzten Technetium[^{99m}Tc]-markierten Phosphatkomplexe tun. Das Ausmaß der Aktivitätseinlagerung hängt von der Stoffwechselaktivität des normalen Knochens sowie des Tumorgewebes ab. Durch den Unterschied zwischen normalem und deutlich gesteigertem Knochenstoffwechsel in osteoblastischen Metastasen und die dadurch gesteigerte und verlängerte Tracereinlagerung in den tumorösen Läsionen ist die Strahlenwirkung in den osteoblastischen Metastasen erklärbar. So wird ^{89}Sr in metastatischen Läsionen mit einer biologischen Halbwertzeit von > 50 Tagen, im normalen Knochen nur von etwa 14 Tagen gespeichert. In einer Studie wurden für den Knochenuptake für ^{186}Re und ^{153}Sm niedrigere Werte (22 % bzw. 48 %) gemessen als bisher errechnet (62 %). Dies könnte auch die in klinischen Studien beobachtete geringere myelotoxische Wirkung der Radionuklidtherapie erklären.

Ausmaß der Aktivitätseinlagerung hängt von Stoffwechselaktivität des normalen Knochens sowie des Tumorgewebes ab.

^{117m}Sn, ^{33}P und ^{188}Re im klinischen Test

Drei weitere Nuklide werden zur Zeit in klinischen Studien für die palliative Schmerztherapie eingesetzt: Zinn [^{117m}Sn], Phosphor [^{33}P] und Rhenium [^{188}Re] (siehe Tab. 9.3).

Tab. 9.3: Physikalische Charakteristika der radioaktiven Pharmazeutika zur palliativen Schmerztherapie bei Knochenmetastasen

Radionuklid	Pharmazeutikum	phys. Halbwertzeit (Tage)	max./mittl. ß-Energie (MeV)	max./mittl. ß-Energie (MeV)	max. Reichweite in den Weichteilen	Gamma-Photon keV (%)
^{89}Sr	Chlorid	50,5	1,46	0,583	6,7	–
^{153}Sm	EDTMP	1,95	0,8	0,224	3,4	103
^{186}Re	HEDP	3,8	1,07	0,349	4,7	137
^{32}P*)	Orthophosphat	14,28	1,71	0,695	7,9	–
^{188}Re**)	HEDP	0,71	2,12	0,76	11,0	155
^{117m}Sn**)	DTPA	13,6	keine ß-Emission – Konversionselektronen		0,3	159
^{33}P**)	Phosphat	25,34		0,76	0,05	

*) in Deutschland zur palliativen Schmerztherapie nicht zugelassen.
**) z. Zt. in der Erprobung in klinischen Studien.

Neben der biologischen Halbwertzeit wird die Myelotoxizität auch durch die Energie und damit die Reichweite der Strahlung im Gewebe beeinflusst. Mit den niedrigenergetischen Nukliden ^{117m}Sn und ^{33}P lässt sich direkt an der Knochenoberfläche als Speicherort eine hohe Strahlendosis aufbauen, ohne dass das blutbildende Knochenmark wesentlich beeinflusst wird. Nach theoretischen Dosiskalkulationen lässt sich für ^{33}P ein 3–6facher Vorteil bezüglich der Knochenmarktoxizität gegenüber ^{32}P erwarten. Hierbei ist allerdings auch zu bedenken, dass im Knochenmark vorhandene Mikrometastasen wegen der geringen Reichweite von nur 0,05 mm hiermit nicht erfasst werden.

Einfluss auf Myelotoxizität:
- biologische Halbwertzeit
- Energie der Strahlung im Gewebe

^{33}P erfasst Mikrometastasen im Knochenmark nicht.

9.3 Indikationen und Kontraindikationen

In einer kanadischen evidenzbasierten Praxisleitlinie wurde die Radionuklidtherapie auf folgende spezifische Indikationen beschränkt:

Indikationen

- gesichertes Prostatakarzinom mit Knochenmetastasen;
- fortschreitende Schmerzsymptomatik mit unzureichender Kontrolle durch konventionelle Schmerzmedikamente;
- schmerzhafte Metastasen oberhalb und unterhalb des thorakolumbalen Übergangs (sonst Indikation für eine Halbkörperstrahlentherapie);

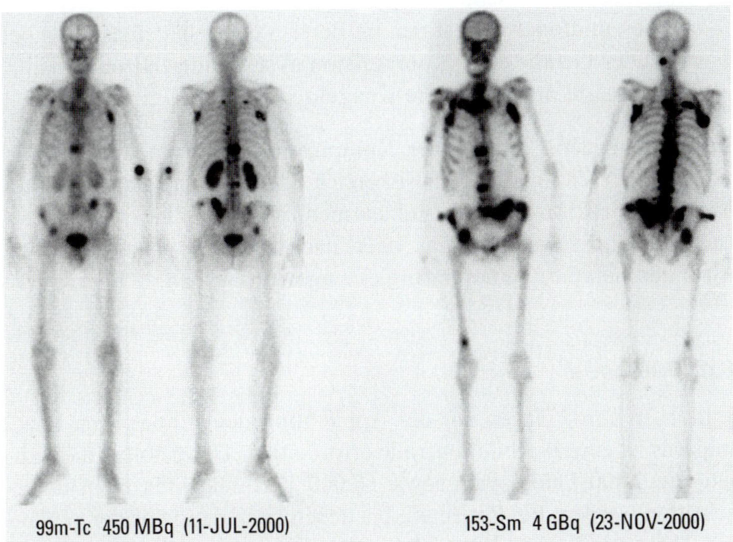

Abb. 9.1: Patient mit metastasiertem Prostatakarzinom. Das Stagingszintigramm mit ^{99m}Tc-HMDP (11. 7. 2000) zeigt einzelne ossäre Metastasen (Wirbelsäule, Thorax und Becken). Keine Schmerzsymptomatik. 4 Monate später (23. 11. 2000) ossäre Schmerzen. Das posttherapeutische Szintigramm nach ^{153}Sm-EDTMP zeigt eine ausgeprägte Progredienz.

- Zahl und Lokalisation der Knochenmetastasen, die mehrere Einzelfeldbestrahlungen ausschließen;
- keine nachweisbare Spinalmarkkompression;
- Nachweis einer guten Nuklidspeicherung in den Knochenmetastasen.

Heute wird die Indikation weiter gefasst, nachdem auch Daten für Knochenmetastasen anderer Primärtumoren vorliegen.

Strontium[^{89}Sr]Chlorid sowie Rhenium[^{186}Re]HEDP sind indiziert für die Therapie bei Metastasen eines Prostatakarzinoms mit entsprechender Schmerzsymptomatik, die mit konventioneller Schmerzmedikation nach der WHO-Stufenleiter nicht beherrscht werden kann, während Samarium[^{153}Sm]EDTMP zur Behandlung schmerzhafter osteoblastischer Knochenmetastasen, unabhängig vom Primärtumor zugelassen ist (Abb. 9.1).

9.3.1 Kontraindikationen

Absolute und relative Kontraindikationen

Absolute Kontraindikationen: Schwangerschaften und Stillzeit. Relative Kontraindikationen:

- Myelosuppression;
- Einschränkung der Nierenfunktion (Harnstoff > 12 mmol/l; Kreatinin > 150 mmol/l;
- Harninkontinenz;
- akute oder chronische Kompression des Spinalmarks durch Metastasen und/oder Metastasen im Bereich der Schädelbasis, bei bestehender Gefahr einer Kompression austretender Hirnnerven;
- disseminierte intravaskuläre Koagulopathie.

Bei bestehender Gefahr einer Kompression des Spinalmarks oder von Hirnnerven im Schädelbasisbereich oder einer drohenden pathologischen Fraktur sollte die nuklearmedizinische palliative Schmerztherapie nur zusammen mit oder nach anderen Therapieformen (Strahlentherapie, Tumorchirurgie) eingesetzt werden.

9.4 Methode

Blutbildkontrolle erforderlich

Innerhalb von 7 Tagen vor der Applikation des radioaktiven Pharmakons ist eine Blutbildkontrolle erforderlich. Dabei sollen die Zahlen von 2.400 Leukozyten sowie 60.000 Thrombozyten nicht unterschritten werden. Bei Patienten, bei denen kurzfristig vor der geplanten Therapie eine Hochdosischemotherapie oder eine Großfeldstrahlentherapie abgeschlossen wurde, sind nicht die Absolutzahlen, sondern ihr Verlauf wichtig. Die Blutbildkontrolle sollte daher wiederholt werden. Bei einer nuklearmedizinischen Therapie im noch abfallenden Schenkel der Zellzahlen erhöht sich das Risiko für eine Infektion oder Blutung. Grundsätzlich sollten Patienten 6–8 Wo-

Tab. 9.4: Empfohlene Aktivitäten, Überwachungsintervalle und Therapieintervalle

Nuklid	Aktivität (MBq)	Überwachungs-Intervall (Wochen)	Therapie-Intervall (Monate)
^{89}Sr	150	6–12	~ 6
^{186}Re	1295	6–8	~ 3
^{153}Sm	37/kg KG	6–8	~ 3

chen vor oder 6–12 Wochen nach einer ^{89}Sr-Therapie keine myelosuppressive Chemotherapie bekommen haben oder bekommen. Bei den kurzlebigen ^{153}Sm oder ^{186}Re können diese Zeitintervalle kürzer gewählt werden, in jedem Fall aber in Abhängigkeit vom Blutbild. Zusätzlich empfiehlt sich kurzfristig vor der Therapie mit Radionukliden die Durchführung eines Knochenszintigrammes. Hierbei sollte eine exakte Differenzierung zwischen Schmerzlokalisation aufgrund einer Metastase oder degenerativer Veränderungen im Skelett getroffen werden, um „Nonresponder" nicht als Therapieversager falsch einzugruppieren. Ein Absetzen einer laufenden Bisphosphonattherapie ist nicht sinnvoll, da die biologische Halbwertzeit dieser Arzneimittel > 10 Jahre beträgt, und unter der laufenden Therapie eher von einer gesteigerten und längeren Tracerspeicherung ausgegangen werden kann. Um eine sich entwickelnde Myelosuppression unter der nuklearmedizinischen Therapie besser kontrollieren zu können, sind Blutbildkontrollen nach einer Therapiedosis von ^{89}Sr in Intervallen von 3 (–6) Wochen bis zu 3 Monaten nach der Tracerapplikation anzuraten sowie bei ^{153}Sm oder ^{186}Re 1 (–2) Wochen über einen Zeitraum von etwa 8 Wochen. Nach dieser Zeit hat sich das Knochenmark bei ausreichender Reserve in der Regel erholt.

Keine myelosuppressive Chemotherapie direkt vor oder nach Therapie mit Radionukliden

Knochenszintigramm kurzfristig vor Therapie

Absetzen einer laufenden Bisphosphonattherapie nicht sinnvoll

Für die zugelassenen Nuklide werden für eine Therapiedosis Aktivitäten und für Wiederholungsbehandlung Therapieintervalle empfohlen, die in Tabelle 9.4 aufgeführt sind (siehe auch Abb. 9.2).

Empfohlene Aktivitäten und Therapieintervalle

Die Aktivität wird über einen liegenden venösen Zugang injiziert, der nach der Tracerapplikation sorgfältig mit physiologischer Kochsalzlösung gespült wird. Etwa 60 % der applizierten Aktivität, die nicht am Knochen angelagert wird, wird innerhalb von etwa 6–8 Stunden nach der Applikation renal ausgeschieden.

Die nuklearmedizinische palliative Schmerztherapie kann, falls erforderlich und indiziert, etwa 6 Monate nach der Ersttherapie mit ^{89}Sr oder etwa 8–12 Wochen nach der Ersttherapie mit ^{153}Sm oder ^{156}Re wiederholt werden. Die in den Knochenmetastasen absorbierten Strahlendosen schwanken zwischen 6–61 cGy/MBq ^{89}Sr, 1.000–14.000 cGy bei einer Therapieaktivität von 1295 MBq ^{186}Re und betragen bei einer Therapieaktivität von 2590 MBq ^{153}Sm im Mittel 86,5 Gy. Für ^{117m}Sn-DTPA wurde eine Dosis für die Knochenoberfläche von etwa 54 mGy/MBq sowie eine Knochenmarkdosis von etwa 5,94 mGy/MBq angegeben, bei einer Schwankungsbreite des Knochenuptakes zwischen 34 bis 83 %.

Palliative Schmerztherapie kann, falls erforderlich, wiederholt werden.

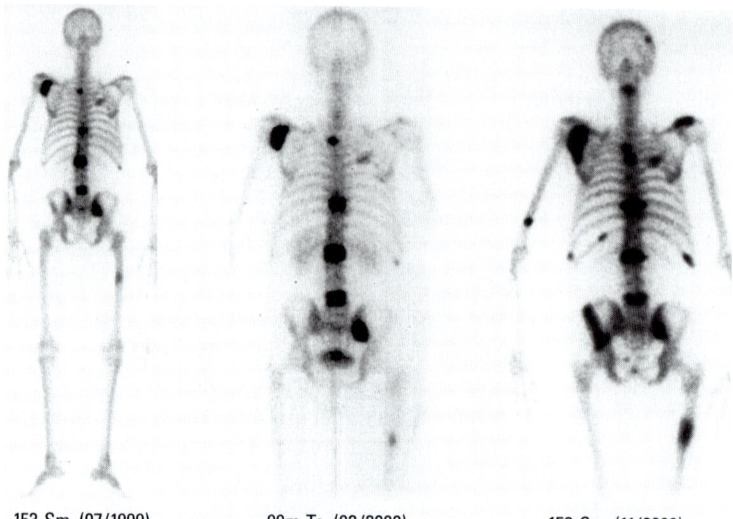

Abb. 9.2: Stabilisierender Effekt einer wiederholten palliativen Schmerztherapie mit Radionukliden über 1 Jahr (07/1999–09/2000). Danach Progredienz der intraossären Metastasierung.

9.5 Ergebnisse

Keine eindeutigen Faktoren für ein Ansprechen des individuellen Patienten auf Radionuklidtherapie

Bisher sind in der Literatur keine eindeutigen Faktoren beschrieben, die auf ein Ansprechen des individuellen Patienten auf die Radionuklidtherapie hindeuten könnten. Dies trifft zu auf Vortherapien, das zeitgleiche Vorhandensein von Weichteilmetastasen, die Zeitspanne zwischen Erstdiagnose oder Metastasennachweis und Therapiebeginn sowie den Tumormarkerausgangswert. Auch ein mögliches Ansprechen des PSA-Wertes beim Prostatakarzinom nach einer Radionuklidtherapie korreliert nicht mit einer Änderung der Schmerzsymptomatik. Dagegen konnte bei einem Abfall oder einer Stabilisierung des PSA-Wertes nach Radionuklidtherapie eine Verlängerung der mittleren Überlebenszeit gegenüber Non-Respondern von 275 auf 641 Tage beobachtet werden. Auch eine Progression trat bei Ansprechen des PSA-Wertes später ein (142 : 67 Tage). Außer einer hohen lokalen Strahlendosis scheinen andere zusätzliche Faktoren bestimmend zu sein (Abb. 9.3).

In einer Literaturübersicht unter besonderer Berücksichtigung evidenzbasierter Studien hat Serafini die Ansprechrate auf unterschiedliche Radionuklide zusammengestellt (Tab. 9.5). Diese Ergebnisse konnten auch von anderen Arbeitsgruppen bestätigt oder ergänzt werden.

Nebenwirkungen:
- vermehrte Schmerzreaktion in den ersten Tagen

Bezüglich der Pain-flare-Reaktion (vermehrte Schmerzreaktion) ergeben sich Unterschiede bei den eingesetzten Nukliden. So wird diese in 10–20 % aller Fälle bei Patienten nach ^{89}Sr oder ^{153}Sm, aber in bis zu 50 % der Fälle nach ^{186}Re beobachtet. In unserem eigenen

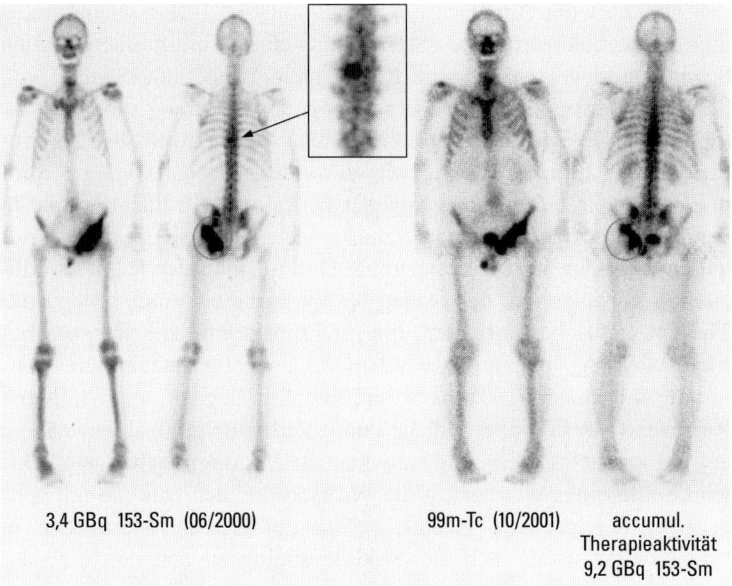

Abb. 9.3: Patient mit metastasiertem Prostatakarzinom, bei dem nach mehrfacher Radionuklidtherapie eine vorher positive Wirbelsäulenmetastase nicht mehr nachweisbar ist und die Beckenmetastasen an Größe abgenommen haben.

Tab. 9.5: Ansprechrate in Abhängigkeit vom eingesetzten Nuklid

Nuklid	Primärtumor	Response (%)
^{89}Sr	–	70–90
^{153}Sm	–	70–80
^{186}Re	–	70–80
^{186}Re	Mamma	50
^{186}Re	Mamma	92
^{89}Sr	Mamma	36
^{186}Re	Prostata	83

Patientengut liegt die Pain-flare-Rate für die drei Nuklide eher niedriger als 10 %. Weitere häufigere Nebenwirkungen außer milder Myelosuppression und der Pain-flare-Reaktion in den ersten 1–7 Tagen sind nicht zu erwarten, wenn die Kontraindikationen beachtet werden. Der Patient muss jedoch darauf hingewiesen werden, dass die konventionelle medikamentöse Schmerztherapie fortgeführt werden muss und nur in Zusammenarbeit mit dem behandelnden Arzt schrittweise reduziert werden darf, wenn sich eine Schmerzlinderung abzeichnet.

▶ Myelosuppression

Konventionelle medikamentöse Schmerztherapie muss fortgeführt werden

Bei wiederholter Therapie mit ^{89}Sr bei Knochenmetastasen eines Mammakarzinoms konnte eine Verlängerung der Wirkungsdauer von 3,08 $\pm$ 0,48 auf 5,33 $\pm$ 2,36 Monate beobachtet werden, bei einer Zunahme der Ansprechrate von 60 auf 83 %. Eine sehr aufwendige, placebokontrollierte Studie mit einem multidimensionalen Schmerzmodell ergab für die Radionuklidgruppe eine Spanne von 0–90 (im Mittel 27) Responsetagen, bei der Placebogruppe 0 bis 80 (im Mittel 13) Tagen. In randomisierten, placebokontrollierten Studien konnte außerdem nachgewiesen werden, dass nach einer Radionuklidtherapie bei vorangegangener perkutaner Strahlentherapie in der Verumgruppe neue schmerzhafte Metastasen signifikant später auftraten als in der Placebogruppe. Das Ausmaß der Schmerzreduzierung korreliert mit der Dauer der Wirksamkeit. Auch scheint der Therapieerfolg bei Patienten, die im Frühstadium der intraossären Metastasierung behandelt werden, längerfristig anzuhalten. Dies könnte mit einer Wirksamkeit der Radionuklide mit einer höheren Reichweite im Gewebe und die damit verbundene Strahlenwirkung auf Mikrometastasen im Knochenmark zusammenhängen. Das würde allerdings gleichzeitig die Wirksamkeit der Nuklide mit sehr geringer Reichweite (^{33}P und ^{117m}Sn) auf größere Metastasen in Frage stellen, wenn sich die Nuklide analog zu den von Galasko publizierten tierexperimentellen Untersuchungen überwiegend in den reaktiven formativen Knochenneubildungen, aber nicht in den destruierenden Tumoranteilen anreichern. Diese Hypothese wird gestützt durch die Ergebnisse einer adjuvanten Radionuklidtherapie bei perkutaner Strahlentherapie. Hierbei wurde die Tumorzieldosis von 55 Gy durch die Radionuklidtherapie bei der Osteosarkomtherapie um 3,6 bis 9 Gy aufgefüllt. Nach tierexperimentellen Studien wurden bei primären Knochentumoren mit einer Radionuklidtherapie mit ^{153}Sm sogar eine Tumordosis zwischen 10 bis 60 Gy beziehungsweise 100 Gy bei 111 MBq pro kg Körpergewicht erreicht.

Ausmaß der Schmerzreduzierung korreliert mit Dauer der Wirksamkeit.

Therapieerfolg bei Behandlung im Frühstadium längerfristig

In Zellkulturen führte eine gleichzeitige Inkubation mit Radionuklid und Cisplatin zu einem Synergieeffekt, der mit der Strahlendosis und Cisplatinkonzentration eng korrelierte. Diese Ergebnisse wurden in zwei randomisierten Studien bestätigt. Dabei fand sich eine signifikante Verlängerung der mittleren Überlebenszeit sowie eine Verbesserung und verlängerte Dauer der Schmerzreduzierung sowie eine Verzögerung im Auftreten neuer Schmerzen in vorher asymptomatischen Metastasen. Bezüglich der Hämatotoxizität fand sich kein signifikanter Unterschied zwischen der ^{89}Sr/Cisplatingruppe und der ^{89}Sr/Placebogruppe.

Kombination von Radionuklid und Cisplatin möglicherweise vorteilhaft

9.6 Zusammenfassung

Die nuklearmedizinische palliative Schmerztherapie stellt eine nebenwirkungsarme Ergänzung im Gesamtspektrum der Schmerztherapie bei Patienten mit einer Schmerzsymptomatik aufgrund einer osteoblastischen intraossären Metastasierung vieler Primärtumoren dar. Vorläufige Berechnungen weisen auf eine günstige Kosten/Nutzen-Relation hin. Bei primären Knochentumoren scheint ein kurativer

- nebenwirkungsarme Ergänzung der Schmerztherapie
- günstige Kosten/Nutzen-Relation

Ansatz möglich zu sein. Die Ergebnisse laufender Studien bleibt abzuwarten. Durch die nuklearmedizinische palliative Schmerztherapie bessert sich bei Patienten mit metastasiertem Mamma- oder Prostatakarzinom die Schmerzsymptomatik in 70–80 % der Fälle, bei anderen Primärtumoren weniger häufig. Völlig schmerzfrei werden nur wenige Patienten. Eine medikamentöse Basistherapie ist bei den meisten Tumorpatienten weiterhin erforderlich. Vergleichbare Ergebnisse zeigen bisherige Studien mit ^{188}Re und ^{117m}Sn. Der Wirkungseintritt ist bei ^{89}Sr nach etwa zwei Wochen zu erwarten, bei einer mittleren Wirkungsdauer von sechs Monaten. Nach ^{153}Sm oder ^{186}Re tritt die Wirkung innerhalb einer Woche ein, die Wirkungsdauer beträgt im Mittel drei Monate. Grundsätzlich ist ein früherer Einsatz der Radionuklidtherapie zu fordern. Die bisherigen Studienergebnisse zeigen, dass bei früher Radionuklidgabe, zum Beispiel bei wenig Tumormasse und beim Übergang in der WHO-Stufenleiter von der Stufe 1 auf 2, die Therapieergebnisse besser sind und dann mit dem Zusammenwirken anderer tumorwirksamer Substanzen möglicherweise ein kurativer Ansatz gefunden werden kann.

- primäre Knochentumoren: kurativer Ansatz möglich
- häufig Besserung der Schmerzsymptomatik
- medikamentöse Basistherapie meist erforderlich
- Wirkungseintritt nach 1–2 Wochen
- Wirkungsdauer: 3–6 Monate

9.7 Kosten

Die Kosten für die Radionuklidtherapie liegen pro Therapie bei etwa 1.000 bis 1.200 Euro. Sie sind abhängig von der Aktivität, die appliziert wird. Bei Kassenpatienten werden z. B. bei ambulanter Therapie 127 Euro über die kassenärztliche Vereinigung abgerechnet. Der Restbetrag wird dann von der Krankenkasse übernommen. Für jede Therapie muss allerdings vorher eine Kostenübernahmeerklärung bei der Krankenkasse beantragt werden. In der Regel fordert die Krankenkasse dazu eine Begutachtung beim medizinischen Dienst der Krankenkassen (MDK) an, um die Indikation überprüfen zu lassen.

Kosten der Radionuklidtherapie: ca. 1.000–1.200 Euro

9.8 Zukunft

Im Gegensatz zur perkutanen Strahlentherapie mit kurativem Ziel ist nach wie vor die Frage, ob bei der palliativen Schmerztherapie mit offenen Radionukliden die Zielzelle tatsächlich die Tumorzelle selbst oder chemische Faktoren freisetzende Zellen wie Lymphozyten, Osteoblasten, Osteoklasten, Makrophagen oder Mastzellen sind, letztlich nicht geklärt, besonders dann nicht, wenn der kurative Ansatz nicht konsequent weiter verfolgt wird.

Zielzelle bei der palliativen Schmerztherapie nicht geklärt

Krishnamurthy schreibt: „Nuklide mit einer sehr geringen Knochenmarktoxizität ermöglichen die Behandlung von Patienten schon mit dem Auftreten multipler Metastasen, lange vor dem Einsetzen der Schmerzsymptomatik" und definiert zwei Ziele der Radionuklidtherapie:

1. Behandlung der Schmerzsymptomatik und
2. Schmerztherapie und Kontrolle der Erkrankung.

Ziele der Radionuklidtherapie

Um die Möglichkeiten der Radionuklidtherapie bei intraossärer Metastasierung voll ausschöpfen zu können, ist es jedoch auch vorstellbar, in sehr enger interdisziplinärer Zusammenarbeit, durch die Kombination

- verschiedener Radionuklide unterschiedlicher Reichweite und verschiedener physikalischer und biologischer Halbwertzeiten,
- Radionuklide und Pharmaka (Hormone, Bisphosphonate, Chemotherapie),
- Radionuklide mit perkutaner Strahlentherapie

über das bisher überwiegend palliative Vorgehen zu einem kurativen Ansatz und dem Einsatz dieser Kombinationstherapiemodalitäten vor dem Auftreten der ersten Metastasen zu kommen. Hierfür sind entsprechende Studien erforderlich.

Literatur

Atkins HL, Mausner LF, Srivastava SC, Meinken GE et al. Tin-^{117m}(4+)-DTPA for palliation of pain from osseous metastases: a pilot study. J Nucl Med 1995;36:725–9.

Blake GM, Zivanovic MA, McEwan AJB, Ackery DM. Sr-89 therapy: strontium kinetics in disseminated carcinoma of the prostate. Eur J Nucl Med 1986;12:447–54.

Bolger JJ, Dearnaley DP, Kirk D, Lewington VJ et al. Strontium-89 (Metastron) versus external beam radiotherapy in patients with painful bone metastases secondary to prostate cancer: preliminary report of a multicenter trial. Seminars in Oncol 1993;20, suppl. 2:32–3.

Bouchet LG, Bolch WE, Goddu SM et al. Considerations in the selection of radiopharmaceuticals for palliation of bone pain from metastatic osseous lesions. J Nucl Med 2000;41:682–7.

Brenner W, Kampen WU, Kampen AM, Henze E. Skeletal uptake and soft tissue retention of ^{186}-Re-HEDP and ^{153}-Sm-EDTMP in patients with metastatic bone disease. J Nucl Med 2001;42:231–6.

Brucer M. A chronology of nuclear medicine. Heritage Publications St. Louis, 1990.

Bruland OS, Skretting A, Solheim OP, Aas M. Targeted radiotherapy of osteosarcoma using Sm-153 EDTMP. A new promising approach. Acta Oncol 1996;35:381–4.

Brundage MD, Crook JM, Lukka H and Provincial Genitourinary Cancer Disease Site Group. Use of strontium-89 in endocrine-refractory prostate cancer metatatic to bone. Cancer Prevent Contrl 1998;2:79–87.

Carrasquillo JA, Whatley M, Dyer V et al. Alendronate does not interfere with 99m-Tc-methylene diphosphonate bone scanning. J Nucl Med 2001; 42:1359–63.

Elgazzar AH, Maxon HR. Radioisotope therapy of cancer related bone pain. In: Limouris GS, Shukla SK, eds. Radionuclides for therapy. Mediterra Publishers, Athen 1993:111–6.

Fischer M. Leitlinie für die Radionuklidtherapie bei schmerzhaften Knochenmetastasen. Nuklearmedizin 1999;38:270–2.

Fuster D, Herranz R, Vidal-Sicart S et al. Usefulness of strontium-89 for bone pain palliation in metastatic breast cancer patients. Nucl Med Commun 2000;21:623–6.

Geldof AA, de Rooij L, Versteegh RT et al. Combination 186-Re-HEDP and cisplatin supraadditive treatment effects in prostate cancer cells. J Nucl Med 1999;40:667–71.

Goddu SM, Bbishayee A, Bouchet LG et al. Marrow toxicity of 33-P versus 32-P-orthophosphate: implication for therapy of bone pain and bone metastases. J Nucl Med 2000;41:941–51.

Han SH, deKlerk JMH, Tan S et al. The Placorhen Study: a double blind, placebo controlled, randomized radionuclide study with 186-Re-etidronate in hormon-resistant prostate cancer patients with painful bone metatases. J Nucl Med 2002;43:1150–6.

Kasalický J, Kraská V. The effect of repeated strontium-89 chloride therapy in bone pain palliation in patients with skeletal cancer metastases. Eur J Nucl Med 1998;25:1362–7.

Kontsilieris M. Skeletal metastases in advanced prostate cancer: cell biology and therapy. Crit Rev Oncol Hematol 1995;18:51–64.

Krishnamurthy GT, Krishnamurthy S. Invited commentary: Radionuclides for metastatic bone pain palliation: a need for rational re-evaluation in the new millenium. J Nucl Med 2000;41:688–91.

Liepe K, Franke W-G, Koch R et al. Comparison of Rhenium-188, Rhenium-186 and Strontium in palliation of painful bone metastases. Nuklearmedizin 2000;39:146–51.

Marcus CS, Saeed S, Mlikotic A et al. Prior bisphosphonate (Pamidronate) infusion does not decrease 153-Sm EDTMP skeletal uptake. J Nucl Med 2002;43 (suppl.) 316–317 (abstr.).

McCready VR, O·Sullivan J, Dearnaly D, Cook G. Prediction of response of skeletal metastases from cancer of the prostate to high activity 186-Re HEDP therapy. J Nucl Med 2002;43 (suppl.) 316 (abstr.).

Moe L, Boysen A, Ass M, Lonnaas L et al. Maxillectomy and targeted radionuclide therapy with Sm-153 EDTMP in a recurrent canine osteosarcoma. J Small Animal Pract. 1996;37:214–46.

Palmedo H, Guhlke S, Bender H, Sartor J et al. Dose escalation study with rhenium-188 hydroxyethylidene diphosphonate in prostate cancer patients with osseous metastases. Eur J Nucl Med 2000;27:123–30.

Paulus P. Re-186-HEDP in routine use: correlation between dose rate measurements and clinical efficacy. The Update 1995;1:17–20.

Porter AT, McEwan AJB, Powe JE, Reid R et al. Results of a randomized phase-III trial to evaluate the efficacy of strontium-89 adjuvant to local external beam irradiation in the managemant of endocrine resistant metastatic prostate cancer. Int J Rad Oncol Biol Phys 1993;25:805–13.

Sawyer EJ, Cassoni AM, Waddington W et al. Rhenium-186 HEDP as a boost to external beam irradiation in osteosarcoma. Brit Radiol 1999; 72:1225–9.

Sciuto R, Tofani A, Festa A et al. Short- and long-term effects of 186-Re-1-hydroxyethylidene diphosphonate in the treatment of painful bone metastases. J Nucl Med 2000;41:647–54.

Sciuto R, Festa A, Rea S et al. Effects of low-dose Cisplatin on 89-Sr therapy for painful bone metastases from prostate cancer: a randomized clinical trial. J Nucl Med 2002;43:79–86.

Serafini AN. Samarium Sm-153 Lexidronam for the palliation of bone pain associated with metastases. Cancer 2000;88 (suppl.) 2034–9.

Serafini AN. Therapy of metastatic bone pain. J Nucl Med 2001;42:895–906.

Silberstein EB, Taylor A jr. Society of Nuclear Medicine Procedure Guidline for Bone Pain Treatment. J Nucl Med 1997;38:111–5.

Tu SM, Delpass ES, Jones D et al. Strontium-89 combined with doxorubicin in the treatment of patients with androgen independent prostate cancer. Urol Oncol 1997;2:191–7.

Zyskowski A, Lamb D, Morum P et al. Strontium-89 treatment for prostate cancer bone metastases: does a prostate specific antigen response predict for improved survival? Australian Radiol 2001;45:39–42.

10 Therapieplanung: 3D-konformierende Bestrahlung und intensitätsmodulierte Radiotherapie

D. M. Aebersold, D. Vetterli, R. H. Greiner

10.1 Einleitung

Die Geschichte der Strahlentherapie ist zu einem nicht unwesentlichen Teil die Geschichte ihrer technischen Weiterentwicklung. In den 60er Jahren wurden Orthovolt-Bestrahlungsgeräte durch Kobaltgeräte abgelöst, welche in den 70er und 80er Jahren zunehmend Linearbeschleunigern Platz machten. Durch die Einführung der radiologischen Schnittverfahren, der Computer-Tomografie (CT) und der Magnetresonanz-Tomographie (MRT) wurde es möglich, von der zweidimensionalen Ansicht eines interessierenden Volumens in dessen dreidimensionale Darstellung zu wechseln. Den mittlerweile ebenfalls erhältlichen Planungscomputern konnten nun die Konturen eines definierten, räumlich eindeutig abgegrenzten Zielvolumens eingegeben werden. Die 3D-konformierende Radiotherapie, die homogene Bestrahlungsfelder verwendet, wird seit Mitte der 90er Jahre als Standard angesehen. Mit ihr lassen sich 3D-anatomisch optimierte Dosisverteilungen erreichen und die Dosisbelastungen von definierten Volumina (Zielvolumina und Risikostrukturen) mittels graphischer Darstellung, so genannten Dosis-Volumen-Histogrammen, dokumentieren. Die intensitätsmodulierte Radiotherapie (IMRT) stellt eine Weiterentwicklung dieser Bestrahlungsplanung dar, welche dank inhomogener (= intensitätsmodulierter) Bestrahlungsfelder neue Freiheitsgrade der Dosisverteilung erlaubt. Die perkutane Radiotherapie erfährt durch die Verfügbarkeit dieser Technologie ganz neue Möglichkeiten von Bestrahlungskonzepten und zur Schonung gesunden Gewebes.

3D-konformierende Radiotherapie:

- verwendet homogene Bestrahlungsfelder
- 3D-anatomisch optimierte Dosisverteilungen

Intensitätsmodulierte Radiotherapie:

- verwendet inhomogene Bestrahlungsfelder
- neue Freiheitsgrade der Dosisverteilung

10.2 3D-konformierende Radiotherapie (3D-CRT)

10.2.1 Definition

Ultraschall, CT und MRT erlauben die dreidimensionale Darstellung von tumorösen Prozessen und der normalen Anatomie. In erweitertem Sinn kann jede Radiotherapie, die auf einem solchen dreidimensionalen Datensatz basiert und die Dosisverteilung entsprechend zu

3D-konformierende Radiotherapie:

- CT-basierte Bestrahlungsplanung
- Schutz gesunder Organe
- Optimierung der Dosisverteilung

optimieren versucht, als „3D-konformierend" bezeichnet werden. In der radio-onkologischen Gemeinschaft wird der Begriff 3D-konformierende Radiotherapie (engl. 3D-Conformal Radiotherapy, 3D-CRT) allerdings im Wesentlichen auf eine CT-basierte Bestrahlungsplanung beschränkt, die mittels Mehrfeldertechnik, d. h. durch die Kombination von homogenen Feldern, und mit individualisierten Ausblockungen im Bereich schützenswerter Organe eine Optimierung der Dosisverteilung anstrebt.

10.2.2 Prinzipien der 3D-konformierenden Radiotherapie (3D-CRT)

Voraussetzung: 3D-Datensatz (CT)

Zur Vergleichbarkeit von Bestrahlungsplänen hat die International Commission on Radiation Units definierte Volumina in der 3D-Bestrahlungsplanung festgelegt.

Definition von Zielvolumina und Risikoorganen. Basierend auf einem 3D-Datensatz von der CT, eventuellen Zusatzuntersuchungen (MRT, PET) und onkologisch-pathologischen Parametern definiert der Radio-Onkologe das zu behandelnde Zielvolumen.

Um Volumina nach einheitlichen Kriterien zu definieren und somit die Vergleichbarkeit von Bestrahlungsplänen zu gewährleisten, sollten die von der ICRU (International Commission on Radiation Units) festgelegten Begriffe verwendet werden (Abbildung 10.1). Bei nichtoperierten Patienten setzt sich das Planungszielvolumen (engl. Planning Target Volume, PTV) aus dem makroskopisch bzw. bildgebend darstellbaren Tumor (engl. Gross Tumor Volume, GTV) und dem anzunehmenden mikroskopischen loko-regionären Befall (engl. Clinical Target Volume, CTV) zusammen. Dazu kommt noch ein Sicherheitssaum, der eine mögliche Bewegung des Gewebes und Lagerungsunsicherheiten mitberücksichtigt. Neben dem Planungszielvolumen konturiert der Radio-Onkologe auch Normalgewebe und Risikoorgane (engl. Organs at Risk, OAR), die es beim Anfertigen des Bestrahlungsplans zu berücksichtigen gilt. Nach Fertigstellung des Bestrahlungsplans kann das „behandelte Volumen" (engl. Treated Volume) berechnet werden. Darunter versteht man das Volu-

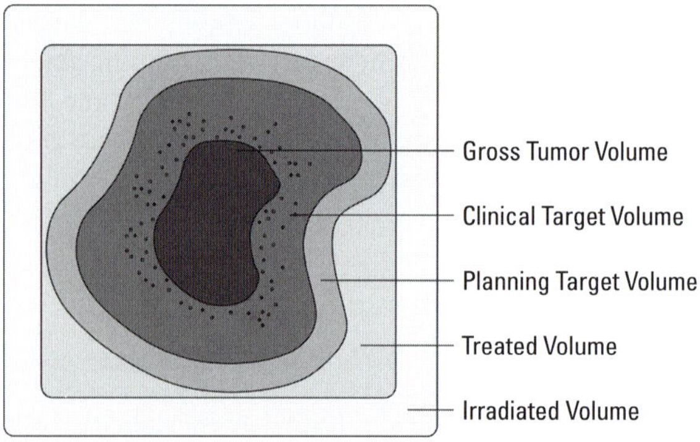

Abb. 10.1: Von der ICRU (International Commission on Radiation Units) definierte Volumina in der 3D-Bestrahlungsplanung (Erklärungen siehe Text).

men, welches durch die 95 % Isodose umschlossen ist. Es erlaubt, die Konformität eines Plans abzuschätzen: Je konformer der Plan, desto mehr stimmen Planungszielvolumen und behandeltes Volumen überein. Als „bestrahltes Volumen“ (engl. Irradiated Volume) schließlich wird das Volumen definiert, welches von einer zu definierenden, als klinisch-toxisch relevanten Isodose umfasst wird.

Isozentrische Planung und Patientenlagerung. Die Applikation hochpräziser Bestrahlungstechniken ist an die Definition eines Koordinatensystems gebunden, welches die exakte Positionierung des Patienten gemäß den Vorgaben des Bestrahlungsplanes erlaubt. Heutige Linearbeschleuniger und Bestrahlungstische sind gemäß dem isozentrischen Konzept konfiguriert: Das Isozentrum ist ein raumfester Punkt, in dem sich die Drehachse von Bestrahlungsgantry (Haltevorrichtung), Patientencouch und Kollimator schneiden (Abbildung 10.2). Bei der isozentrischen Bestrahlung wird der Patient so gelagert, dass das Isozentrum in der Regel im Tumorvolumen zu liegen kommt. Der Patient kann nun aus verschiedenen Richtungen bestrahlt werden, ohne dass dabei die Patientenposition verändert werden muss. Je nach Einstrahlrichtung ändert sich der Abstand zwischen Strahlungsquellpunkt und Patientenoberfläche. Dies muss bei der Berechnung der Dosis berücksichtigt werden. Bei jeder Positionierung des Patienten am Gerät muss sichergestellt werden, dass das

Isozentrum: raumfester Punkt, in dem sich die Drehachse von Bestrahlungsgantry, Patientencouch und Kollimator schneiden

Bei isozentrischer Bestrahlung wird der Patient so gelagert, dass das Isozentrum im Tumorvolumen liegt.

- Bestrahlung des Patienten aus verschiedenen Richtungen möglich

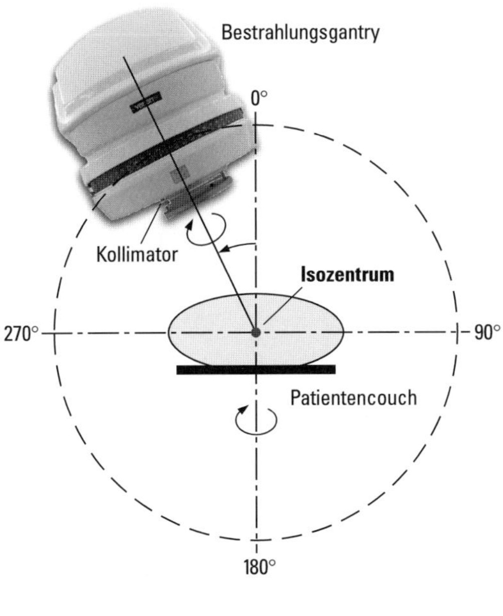

Abb. 10.2: Isozentrische Bestrahlung: Der Punkt, in dem sich die Drehachse von Bestrahlungsgantry, Patientencouch und Kollimator schneiden, wird Isozentrum genannt.

am Patienten respektive im Patienten-CT definierte Isozentrum mit dem Isozentrum des Bestrahlungsgerätes zur Deckung gebracht wird.

Veränderungen der Dosisverteilung durch verschiedene Parameter:
- Wahl der Photonen- oder Elektronen-Energie
- Verwendung von Keilfiltern

Physikalische Parameter und 3D-Konformierung. 3D-konformierende Bestrahlungsplanung wurde durch die Entwicklung von Software und leistungsfähigen Rechnern möglich, welche in 3D-CT-Datensätzen die Dosisverteilungen exakt und innerhalb akzeptabler Zeitlimits berechnen. Dosisverteilungen können dabei durch verschiedene Parameter verändert werden:

- *Wahl der Photonen- oder Elektronen-Energie*: Bei modernen Linearbeschleunigern kann meist zwischen Photonen und Elektronen unterschiedlicher Energien gewählt werden. Bei der Anfertigung des Bestrahlungsplanes wird entsprechend die für die jeweilige Tiefe des Zielvolumens optimale Energie ermittelt.
- *Verwendung von Keilfiltern:* In den Strahlengang eingeführte Keilfilter schwächen die Strahlungsintensität quer über die gesamte Feldbreite kontinuierlich ab. Dadurch entsteht eine Abwinkelung

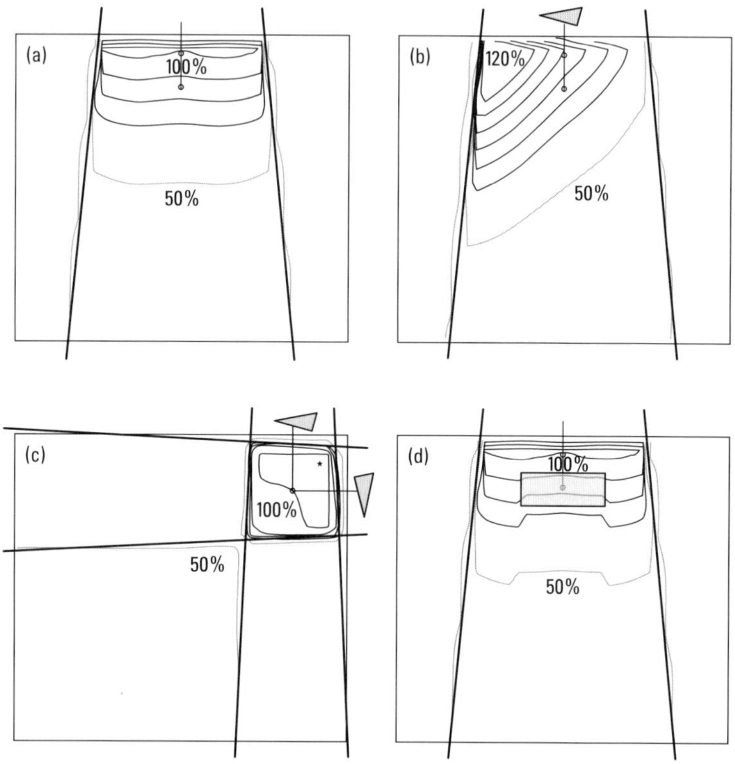

Abb. 10.3: Isodosenverläufe **(a)** bei einem homogenen Feld, **(b)** bei Einsatz eines Keilfilters, **(c)** bei Kombination zweier Felder und ausgleichender Keilfilter, **(d)** bei Interposition von Gewebe mit höherer Absorption als Wasser, wie z. B. Knochen.

des Isodosenverlaufs (Abbildung 10.3 a, b). Dadurch können z. B. Dosisinhomogenitäten aufgrund von schrägen Feldeinstrahlwinkeln ausgeglichen werden. Daneben werden Keilfilter auch bei der Mehrfeldtechnik zur Verhinderung von Überdosierungen im Überschneidungsbereich der Strahlenfelder eingesetzt (Abbildung 10.3 c).

▸ Auswirkungen von Gewebe-Inhomogenitäten

- *Auswirkungen von Gewebe-Inhomogenitäten:* Gewebe, dessen Zusammensetzung nicht derjenigen von Wasser entspricht (z. B. Lunge, Knochen), absorbiert ionisierende Strahlung unterschiedlich stark, was zu einer Beeinflussung der Isodosenverläufe führt (Abbildung 10.3 d). Moderne 3D-Planungs-Software berücksichtigt diese Absorptionsunterschiede mittels Algorithmen unterschiedlicher Komplexität.

▸ Einstrahlwinkel und Anzahl der verwendeten Felder

- *Einstrahlwinkel und Anzahl der verwendeten Felder:* Die Perspektive des Strahlenfeldes (der so genannte Beam's Eye View) erlaubt die ideale Ausrichtung des Feldes mit möglichst geringer Durchstrahlung eines Risikoorgans (z. B. Schonung der Niere in Abbildung 10.4 a). Dank der Mehrfeldertechnik kann die Dosis im Be-

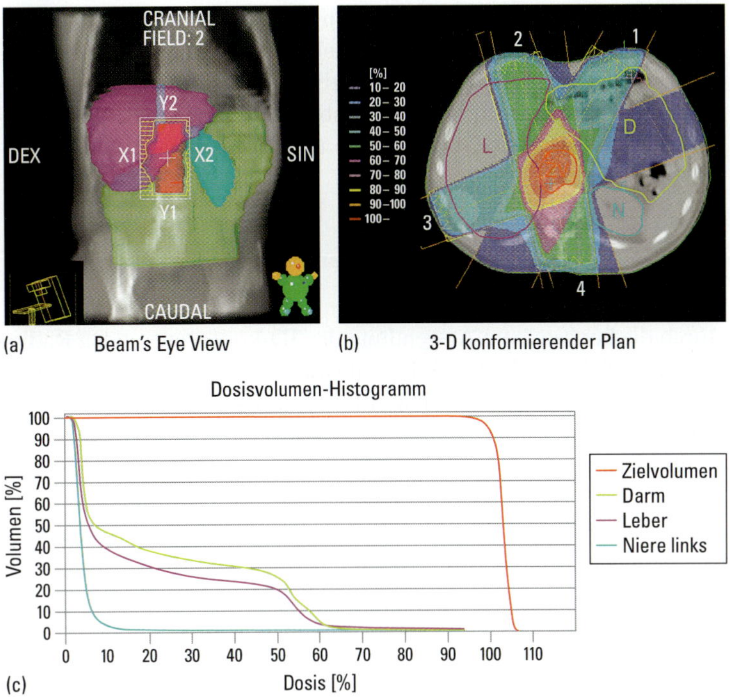

Abb. 10.4: Grundprinzipien von 3D-konformierender Bestrahlungsplanung: **(a)** Darstellung des Bestrahlungsfeldes aus der Perspektive der Einstrahlrichtung (Beam's Eye View) mit individueller Ausblockung [gelb] von Risikoorganen; **(b)** Mehrfeldertechnik mit Konzentration der Dosis im Bereich des Zielvolumens (ZV = Zielvolumen; L = Leber; D = Darm; N = Niere); **(c)** graphische Darstellung der Dosisbelastung definierter Volumina mittels Dosis-Volumen-Histogramm.

reich des Zielvolumens konzentriert werden (Abbildung 10.4 b). Die optimale Anzahl der Felder muss dabei individuell ermittelt werden.

▶ individuelle Feldkonfiguration durch Blöcke oder Multileaf-Kollimatoren

- *Individuelle Ausblockungen:* Die Bestrahlungsgeräte liefern rechteckige oder quadratische Felder. Ein wichtiger Bestandteil konformierender Bestrahlungsplanung ist die Anpassung der Außenkontur des Strahlenbündels an das Zielvolumen durch sekundäre Kollimation. Dazu dienen individuell gegossene Blöcke aus einer Metalllegierung oder Multileaf-Kollimatoren (siehe unten). Die optimale Form der Ausblockung wird im Beam's Eye View vorgenommen (Abbildung 10.4 a).

Dosisbelastung von definierten Volumina (Zielvolumen, Risikoorgane etc.) wird graphisch in Form von Dosis-Volumen-Histogrammen dargestellt.

Dosis-Volumen-Histogramme. Die 3D-konformierende Radiotherapie bietet die Möglichkeit, die Dosisverteilung im vollen dreidimensionalen Raum zu dokumentieren. Die Dosisbelastung von definierten Volumina (Zielvolumen, Risikoorgane etc.) wird graphisch in Form von so genannten Dosis-Volumen-Histogrammen dargestellt (Abbildung 10.4 c). Diese Darstellung gibt denjenigen Volumenanteil an, der mindestens eine bestimmte Dosis erhält. Unter Berücksichtigung von klinischen Erfahrungen lässt sich so die Wahrscheinlichkeit der lokalen Tumorkontrolle sowie von Nebenwirkungen an den verschiedenen Organen individuell quantitativ abschätzen. Dosis-Volumen-Histogramme erlauben die Qualitätsbeurteilung eines Bestrahlungsplanes und auch einen Quervergleich mit entsprechenden Plänen anderer Patienten.

10.2.2 Technische Erleichterungen der Routineanwendung von 3D-CRT

Durch die konsequente Anwendung der 3D-konformierenden Radiotherapie erhöht sich der Arbeitsaufwand sowohl für die Bestrahlungsplanung wie auch zur Durchführung der Bestrahlungen erheblich. Technische Entwicklungen in den 90er Jahren trugen dieser Situation Rechnung und haben zu Arbeitsvereinfachungen geführt.

Multileaf-Kollimator erlaubt gewünschte Abschirmung gesunder Organe über digitale Steuerung.

Multileaf-Kollimator. Der Multileaf-Kollimator ist ein in den Linearbeschleuniger integriertes System beweglicher Metall-Lamellen, durch die im Strahlengang die gewünschte Abschirmung ohne Anfertigung von Individualabsorbern ermöglicht wird (Abbildung 10.5). Die während der 3D-Planung konzipierten Blockkonfigurationen werden digital direkt an das Bestrahlungssystem übermittelt. Elektronisch gesteuerte Motoren führen jede Lamelle millimetergenau an die vorgesehene Position. Komplexe Bestrahlungen können so ohne das zeitaufwändige und körperlich anstrengende Auswechseln der jeweiligen Individualblöcke in der täglichen Routine angewendet werden. Dazu erhöht sich die Sicherheit der Bestrahlungsdurchführung, da die Zuordnung von Ausblockung und Feld automatisiert erfolgt.

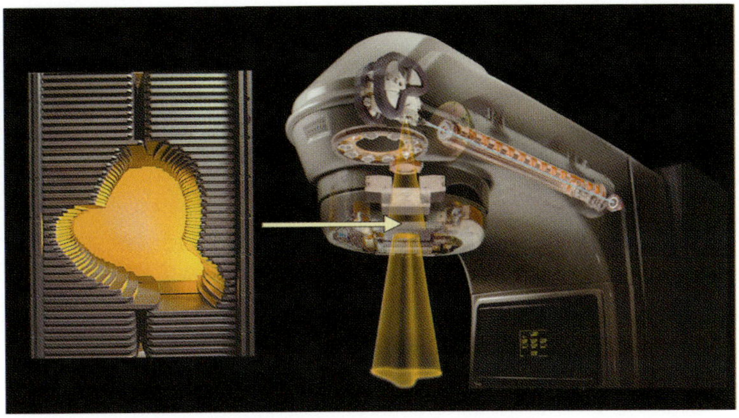

Abb. 10.5: Verwendung von Multileaf-Kollimatoren zur automatisierten individuellen Anpassung der Außenkontur des Strahlenbündels an das Zielvolumen durch sekundäre Kollimation (Verwendung der Bilder mit freundlicher Genehmigung von Varian Medical Systems).

Elektronische Portalbildgeber überwachen die korrekte Patientenposition vor der Bestrahlung.

Elektronische Portalbildgeber. Analog zum konventionellen Bildverstärker in der Röntgentechnik, ermöglichen elektronische Portalbildgeber die Aufnahme von Kontrastbildern im Bereich der therapeutischen, ultraharten Röntgenstrahlung. Sie dokumentieren die applizierte Feldform und ermöglichen eine Reduktion der täglichen Lagerungsfehler. Sie liefern eine gute Bildqualität der knöchernen Strukturen und vereinfachen so den Vergleich mit dem zugehörigen Referenzbild vom Therapiesimulator. Dank der Effizienz der heutigen Systeme können Qualitätssicherungsprogramme zur Überwachung der korrekten Patientenposition vor der Bestrahlung in die klinische Routine überführt werden. Damit wird der Forderung nach möglichst präziser geometrischer Applikation der Strahlung Rechnung getragen.

Im Bereich der intensitätsmodulierten Strahlentherapie sind Portalbildgeber (Portal Imaging) von großem Nutzen für die patientenbezogene Qualitätssicherung der intensitätsmodulierten Bestrahlungsfelder. Sie dienen hier auch als Dosimeter.

10.3 Intensitätsmodulierte Radiotherapie (IMRT)

10.3.1 Das Prinzip der intensitätsmodulierten Radiotherapie

In der klassischen 3D-Planung ergibt sich die Dosisverteilung im Zielvolumen durch die Summation einfacher Felder unterschiedlicher Einstrahlrichtung mit weitgehend homogener Strahlungsverteilung im einzelnen Feld. Die intensitätsmodulierte Radiotherapie (IMRT) variiert bzw. moduliert die Strahlungsintensitäten innerhalb der verwendeten Felder. Daraus resultieren komplexe Intensitätsprofile, auch Photonen-Fluenzen genannt, mit „Höhen“ und „Tiefen“, während Photonen-Fluenzen homogener Felder flach sind (Abbildung 10.6).

Intensitätsmodulierte Radiotherapie variiert bzw. moduliert Strahlungsintensitäten innerhalb der verwendeten Felder.

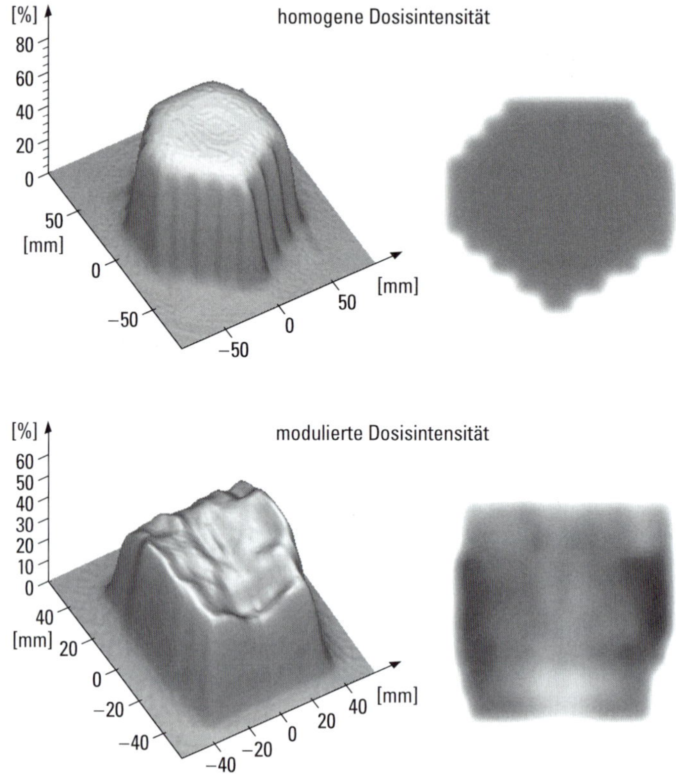

Abb. 10.6: Homogene versus modulierte Dosisintensitätsverteilung.

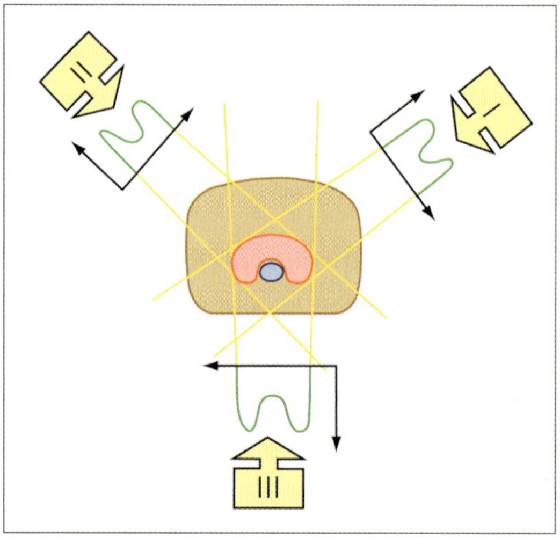

Abb. 10.7: Kombination mehrerer intensitätsmodulierter Felder (Fluenzen in grün) zur konformierenden Bestrahlung eines konkaven Zielvolumens (rot) unter Schonung des umschlossenen Risikoorgans (blau, z. B. Rückenmark).

Durch die Modulation von Dosisintensitäten lässt sich die Dosisverteilung deutlich besser an das Zielvolumen anpassen. Insbesondere komplex geformte Strukturen wie beispielsweise konkave Zielvolumina, welche U-förmig Risikoorgane umschließen, können durch die Kombination mehrerer intensitätsmodulierter Bestrahlungsfelder unter Schonung des Risikoorgans konformierend bestrahlt werden (Abbildung 10.7).

▸ bessere Anpassung der Dosisverteilung an das Zielvolumen

10.3.2 Technische Voraussetzungen

Intensitätsmodulation. Es werden zwei wesentliche Varianten der Intensitätsmodulation unterschieden:

Zwei Varianten der Intensitätsmodulation:

- *Sliding-window-Technique*: Die Intensitätsmodulation erfolgt mittels dynamischer, computergesteuerter Bewegung der Lamellen

▸ Sliding-window-Technique: Position der Lamellen wird während Bestrahlung ständig geändert.

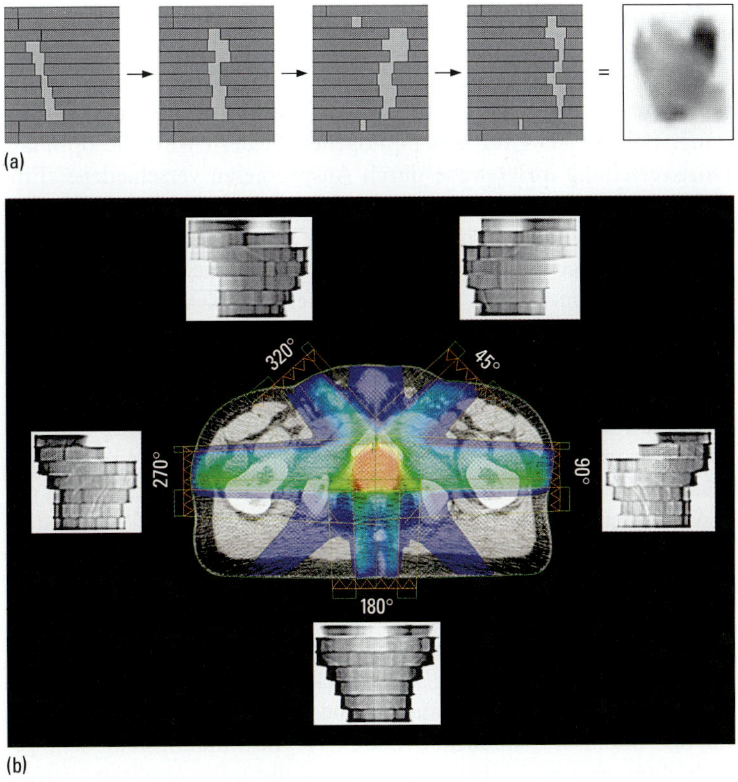

Abb. 10.8: Intensitätsmodulation mittels Sliding-window-Technique.
(a) Lamellen des Multileaf-Kollimators bewegen sich dynamisch während der Bestrahlung; **(b)** Dosisverteilung eines IMRT-Bestrahlungsplanes bei Prostatakarzinom, resultierend aus der Überlagerung von fünf intensitätsmodulierten Bestrahlungsfeldern. Auf Bildern von portalen Bildgebern resultieren entsprechend den Lamellen-Bewegungen unterschiedliche Schwärzungen.

während der Bestrahlung, d. h. die Position der Lamellen wird während der Bestrahlung ständig geändert (Abbildung 10.8 a). Auf Filmen respektive Portalbildgeber-Systemen resultieren Areale unterschiedlicher Schwärzungen (Abbildung 10.8 b).

▸ Step-and-shoot-Technique: Lamellen stehen während Bestrahlung still.

- *Step-and-shoot-Technique*: Nachdem der Multileaf-Kollimator eine vorher berechnete Einstellung erreicht hat, wird jeweils ein Teil der Strahlung abgegeben, d. h. die Lamellen stehen während der Bestrahlung still. Jedes Bestrahlungsfeld setzt sich aus mehreren, zeitlich nacheinander applizierten Segmenten zusammen.

Beide Techniken sind gleichwertig.

Beide Techniken werden klinisch angewendet. Die Präferenz für eine Technik ist meist durch den Hersteller des Bestrahlungssystems oder durch die Planungssoftware vorgegeben. Eine klare Überlegenheit einer der beiden Techniken ist nicht nachgewiesen. Die prinzipiell einfachste technische Lösung, nämlich die Anfertigung von Abschirmblöcken mit inhomogenen Schichtdicken (Kompensatoren), ist in der Praxis insbesondere bei multiplen Einstrahlrichtungen sehr aufwändig und dürfte sich langfristig kaum durchsetzen.

Inverse Planung der intensitätsmodulierten Radiotherapie

Zurückrechnen der Dosismodulation nach Maßgabe des Zielvolumens und der Normal-Organe

Inverse Planung. Die neu gewonnenen Freiheitsgrade der Dosisverteilung haben einen tief greifenden Einfluss auf die Bestrahlungsplanung. Bei der 3D-CRT mit homogenen Feldern wird die optimale Dosisverteilung im Gewebe durch Ausprobieren verschiedener Einstrahlrichtungen Schritt für Schritt ermittelt. Bei der IMRT-Planung hingegen definiert der Arzt neben dem Zielvolumen und dessen Solldosis auch gleich die Konturen der Normal-Organe sowie deren Toleranzdosen (Constraints). Mit Hilfe einer komplexen Planungssoftware berechnet nun der Physiker aus diesen Daten die notwendige Intensitätsmodulation der eingesetzten Strahlenfelder zum Erreichen der gewünschten Dosisverteilung. Aufgrund des Zurückrechnens der Dosismodulation nach Maßgabe des Zielvolumens und der Normal-Organe wurde diese Bestrahlungsplanung auch als invers bezeichnet. Das Rechnersystem berechnet anschließend die zur Realisierung der gewünschten Photonen-Fluenzen notwendigen Multileaf-Kollimator-Bewegungen (im Falle der Sliding-window-Technique) respektive -Stellungen (im Falle der Step-and-shoot-Technique).

Keine Kontrolle der korrekten Feldform mittels Lichtfeld bei der intensitätsmodulierten Radiotherapie möglich

Qualitätssicherung. Im Gegensatz zur 3D-konformierenden Radiotherapie ist es nicht möglich, die korrekte Feldform mittels Lichtfeld zu kontrollieren. Es gibt auch keine Möglichkeit zu überprüfen, ob das applizierte intensitätsmodulierte Bestrahlungsfeld dem gewünschten entspricht, bevor die Dosis vollständig appliziert wurde. Über eine vorgezogene Qualitätssicherung soll sichergestellt werden, dass der Datenfluss vom Planungsrechner zum Steuerrechner des Multileaf-Kollimators korrekt erfolgt ist und der Kollimator diese Befehle innerhalb vorgegebener Spezifikationen korrekt umsetzt.

Wünschenswert wäre eine 3D-Dosisverifikation des IMRT-Bestrahlungsplanes an einem speziellen Phantom. Dies ist jedoch sehr aufwändig und in der klinische Routine kaum durchführbar. Ein mögliches Qualitätssicherungskonzept sieht vor, dass jedes zu verifizierende IMRT-Feld im Planungsrechner auf ein homogenes Phantom umgerechnet wird. Die Testpläne werden auf das Phantom appliziert und die 2D-Dosisverteilung bestimmt. Die experimentellen Resultate werden mit der Rechnung verglichen. Stimmen sie gut überein, kann der Plan zur Bestrahlung freigegeben werden.

Daher Umrechnung aller zu verifizierenden IMRT-Felder im Planungsrechner auf ein homogenes Phantom

10.4 Indikationen und Resultate

10.4.1 Übersicht

Die Einführung der 3D-konformierenden Radiotherapie basierte im Wesentlichen auf zwei Hypothesen:

Ziele der 3D-konformierenden Radiotherapie

1. 3D-CRT führt zu einer Reduktion radiogener Akut- und Spätschäden;
2. Die Reduktion radiogener Toxizität erlaubt eine Erhöhung der Gesamt-Bestrahlungsdosen mit Verbesserung der lokalen Tumor-Kontrollraten.

Studien zur Beurteilung möglicher Vorteile der 3D-CRT wurden bei den meisten bestrahlten Tumor-Entitäten durchgeführt, inklusive Tumoren der Prostata, des Kopf-Hals-Bereichs, des Gehirns, der Lunge, der Brust, des Verdauungstraktes und der Zervix uteri. In allen diese Studien ist eine Überlegenheit der 3D-CRT verglichen mit konventioneller 2D-Planung gezeigt worden. Allerdings besteht die große Mehrzahl dieser Studien aus Vergleichen von Bestrahlungsplänen oder nicht-randomisierten Patienten-Kohorten, welche mit historischen Kontroll-Gruppen verglichen werden. Das weitgehende Fehlen von randomisierten Studien zum direkten klinischen Vergleich von konventioneller 2D- Bestrahlungsplanung mit 3D-CRT ist vor allem durch ethische Bedenken begründet, Patienten bei Verfügbarkeit von besser konformierenden Bestrahlungstechniken einer erhöhten Strahlenbelastung auszusetzen. Trotz spärlicher randomisierter Studien wird die 3D-CRT in den meisten radio-onkologischen Zentren als Standard strahlentherapeutischer Behandlung betrachtet.

3D-konformierende Radiotherapie in meisten radio-onkologischen Zentren Standard

In den letzten fünf Jahren wurden viele Planungsstudien zum Vergleich von 3D-CRT versus IMRT durchgeführt. Fast alle dieser Studien beweisen die Überlegenheit von IMRT-Plänen. Abgeschlossene, laufende oder geplante prospektiv-randomisierte Studien zum Vergleich von 3D-CRT und IMRT sind, wiederum aufgrund ethischer Bedenken, selten. Noch wird IMRT nicht flächendeckend von radioonkologischen Zentren angeboten. Man darf jedoch davon ausgehen, dass die IMRT in wenigen Jahren bei der Mehrzahl der kurativ bestrahlten Tumoren als Standard angesehen werden wird. Eine kritische Bedeutung wird dabei auch die Einführung einer Kosten deckenden Vergütung der IMRT durch die Krankenversicherer haben. Entsprechende Verhandlungen mit den beteiligten Partnern sind in mehreren europäischen Ländern inklusive Deutschland im Gange.

Intensitätsmodulierte Radiotherapie ist 3D-konformierender Radiotherapie überlegen, aber noch kein Standard.

Kostenübernahme durch Krankenkassen wird verhandelt.

Eine umfassende Darstellung der klinischen Resultate von 3D-CRT und IMRT übersteigt das Format dieses Kapitels. Da wesentliche Aspekte konformierender Therapie bei Tumoren der Prostata und des Kopf-Hals-Bereichs erarbeitet wurden, sollen diese beiden Indikationen an dieser Stelle etwas ausführlicher erläutert werden.

10.4.2 Dosiseskalation und Tumorkontrolle beim Prostatakarzinom

Die Dosis, die mit konventionellen Bestrahlungstechniken beim Prostatakarzinom angewendet werden kann, ist aufgrund der Nähe der Prostata zum Rektum und zur Harnblase auf 70 bis 72 Gy begrenzt. Bei weiterer Dosiserhöhung muss mit schwerwiegenden Spätschäden gerechnet werden. Diese Dosis führt bei der Mehrheit der Prostatakarzinome zu einer Sterilisierung des Tumors; die Wahrscheinlichkeit einer lokalen Tumorprogression ist aber hoch. Zahlreiche, teils randomisierte Untersuchungen wiesen nach, dass die Inzidenz von Spätschäden an Rektum und Blase durch die Verwendung von 3D-CRT gesenkt werden kann. Parallel dazu wurden an verschiedenen Zentren Dosiseskalations-Studien initiiert. Die größte Patienten-Kohorte wurde am Memorial Sloan Kettering Cancer Center in New York untersucht. Mittels einer 3D-konformierend geplanten 6-Felder-Technik wurde die Dosis sukzessive von 65 bis 70 Gy über 75,6 Gy bis auf 81 Gy gesteigert. Es resultierte eine signifikante Verbesserung des 5-Jahres-Überlebens ohne PSA-Anstieg (Tabelle 10.1). Die Verbesserung der Tumorkontrollraten durch Dosiseskalation war allerdings mit einer Zunahme der Inzidenz von spättoxischen Reaktionen verbunden.

- Senkung der Inzidenz von Spätschäden an Rektum und Blase durch 3D-konformierende Radiotherapie
- Verbesserung der Tumorkontrollraten durch Dosiseskalation
- Zunahme der Inzidenz von spättoxischen Reaktionen bei Dosiseskalation

In Planungsstudien konnte nachgewiesen werden, dass mittels IMRT vor allem das mit der Maximaldosis belastete Volumen der Rektumwand signifikant verringert werden kann. In Übereinstimmung damit zeigte der Vergleich von Patienten, welche 81 Gy mittels des 3D-konformierenden 6-Felder-Planes bzw. mittels IMRT erhalten hatten, eine deutliche Verringerung rektaler Komplikationen bei Verwendung von IMRT. Diese Resultate führten zu einer weiteren Erhöhung der Gesamtdosis auf 86,4 Gy.

Verringerung rektaler Komplikationen bei Einsatz der intensitätsmodulierten Radiotherapie

Tab. 10.1: 5-Jahres-Überleben ohne PSA-Anstieg in Abhängigkeit der applizierten perkutanen Strahlendosis (Daten des Memorial Sloan Kettering Cancer Centers, New York)

	5-Jahres-Überleben ohne PSA-Anstieg (%)			
	64,8–70,2 Gy	75,6 Gy	81–86,4 Gy	p
prognostische Gruppe*				
niedriges Risiko	65	86	96	< 0,01
mittleres Risiko	44	61	87	< 0,01
hohes Risiko	22	43	69	< 0,01

* Risikofaktoren: ≥ T2, Gleason-Summe ≥ 7, PSA ≥ 10 ng/ml.
Niedriges Risiko: Patienten ohne Risikofaktoren;
mittleres Risiko: Patienten mit maximal einem Risikofaktor;
hohes Risiko: Patienten mit zwei oder mehr Risikofaktoren.

10.4.3 Kopf-Hals-Tumoren

Wie Prostatakarzinome befinden sich auch Kopf-Hals-Tumoren in unmittelbarer Nachbarschaft verschiedener Risikostrukturen: Die Toleranz-Dosen von Rückenmark, Speicheldrüsen, Kiefergelenk, Sehbahn oder Hypophyse müssen streng beachtet werden. Zudem sind die Zielvolumina von Kopf-Hals-Tumoren häufig sehr komplex konfiguriert. 3D-CRT erlaubt eine gut dokumentierte, sorgfältige Bestrahlungsplanung mit ausreichender Schonung beispielsweise des Rückenmarks. Allerdings sind generell der Schonung der Speicheldrüsen sowie bei Tumoren der Nasennebenhöhlen der Schonung von Strukturen der Orbita und Schädelbasis enge Grenzen gesetzt. Planungsstudien zeigten, dass die IMRT in diesen Bereichen eine deutliche Verbesserung der Konformität erreicht (Abbildung 10.9).

Bessere Schonung von Rückenmark, Speicheldrüsen, Kiefergelenk, Sehbahn, Hypophyse durch Einsatz der intensitätsmodulierten Radiotherapie

In klinischen Studien wurden IMRT-behandelte Patienten mit historischen Kollektiven verglichen. Es zeigte sich, dass eine reduzierte Parotis-Dosis durch IMRT zu niedrigeren Xerostomieraten führte. Nach ersten klinischen Erfahrungen erlaubt eine IMRT von Nasenne-

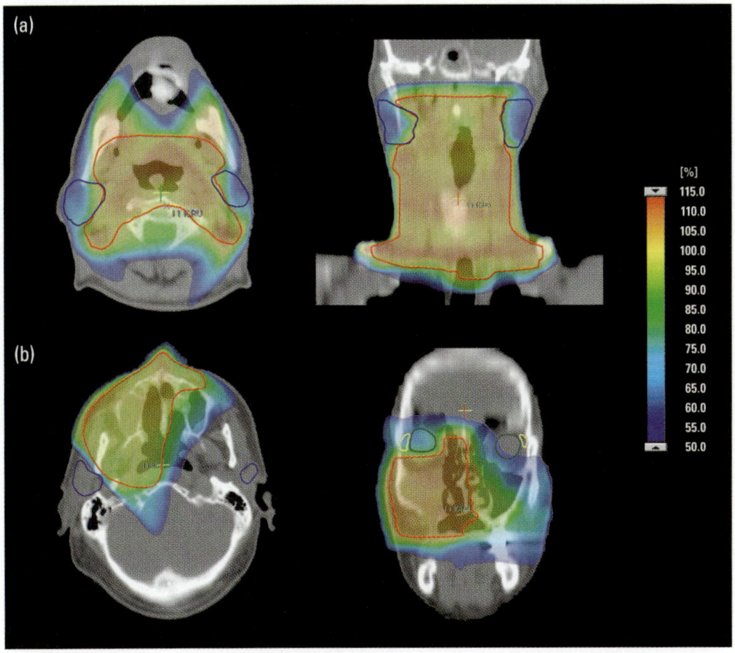

Abb. 10.9: IMRT-Pläne zur Bestrahlung von Tumoren im Kopf-Hals-Bereich (Planungs-Zielvolumen rot): **(a)** Schonung der Speicheldrüsen (blau) trotz großvolumiger Bestrahlung des Pharynx und des zervikalen Lymphabflusses; **(b)** konformierende Bestrahlung eines komplexen Zielvolumens bei einem Nasennebenhöhlentumor mit Schonung von Speicheldrüsen (blau) und Strukturen der Orbita (Augenbulbus, grün; Tränendrüse, gelb).

benhöhlentumoren durch Schonung der Sehbahn-Strukturen eine Erhöhung der Gesamtdosis ohne signifikante Nebenwirkungsraten.

10.5 Aspekte der Strahlenbelastung durch IMRT

Ineffektive Nutzung des Photonenstrahls durch Absorption im Multileaf-Kollimator

- längere Bestrahlungszeit und höhere Strahlenbelastung bei intensitätsmodulierter Radiotherapie

Alle IMRT-Applikationstechniken haben einen Nachteil: Der initial produzierte Photonenstrahl wird ineffizient genutzt, weil ein wesentlicher Teil durch den Multileaf-Kollimator absorbiert wird. Entsprechend benötigt die IMRT im Vergleich zur 3D-CRT eine drei- bis zehnmal längere Bestrahlungszeit. Dadurch steigt die Dosisbelastung durch Durchlauf- (nicht vollständig absorbierte Strahlung) und Streustrahlung. Wenn Photonen-Energien von mehr als 15 MV verwendet werden, erhöht sich zusätzlich zur Belastung mit Photonenstrahlung auch die Produktion von Neutronenstrahlung. Der Einsatz von hochenergetischen Photonen mit Energien über 15 MV bedarf deshalb sorgfältiger Abwägung.

Aus physikalischen Gründen führt die IMRT zu einer Zunahme von Patienten-Volumina, welche mit niedriger bis mittlerer Dosis belastet werden. Die Tiefendosisverteilung von Photonen ist in Materie nicht variierbar; nur die laterale Dosisintensität kann optimiert werden. Die IMRT entfaltet deswegen ihr volles Potential in vielen Fällen erst durch eine Zunahme der Feldeinstrahlrichtungen. Dadurch kann die Dosisverteilung im Bereich unterhalb von 50 % der therapeutischen Dosis im Vergleich zu 3D-CRT erheblich verändert werden. Diese Tatsache ist besonders in Fällen zu beachten, in denen bei konventioneller Bestrahlung nur wenige, geometrisch optimierte Feldeinstrahlrichtungen verwendet werden, wie z. B. bei Tumoren der Brust oder des Kopf-Hals-Bereichs.

Strahlenbelastung durch subtherapeutische Dosen umstritten

- Zunahme von Zweit-Tumoren befürchtet
- Vorsicht beim Einsatz der IMRT bei Kindern
- keine eigentlichen Kontraindikationen

Die Bedeutung der Strahlenbelastung durch subtherapeutische Dosen wird in der Radio-Onkologie kontrovers diskutiert. Befürchtet wird vor allem eine Zunahme von Zweit-Tumoren nach langer Latenz. Obwohl es für eine zuverlässige Beurteilung zu früh ist, sollte jede „untypische" Dosisverteilung sorgfältig evaluiert werden. Dies gilt insbesondere für den Einsatz der IMRT bei malignen Tumoren im Kindesalter. Die Verwendung von Protonen oder Schwerionen umgeht diesen Nachteil der IMRT. Eigentliche Kontraindikationen gegen den Einsatz der IMRT lassen sich aus den zurzeit vorhandenen Daten zum Risiko subtherapeutischer Dosen nicht ableiten.

10.6 Zukünftige Entwicklungen in der Bestrahlungsplanung

10.6.1 Verbesserungen im Bereich Zielvolumendefinition

Die exakte Abgrenzung des zu bestrahlenden Gebietes bedingt die Qualität der strahlentherapeutischen Behandlungskette. Alle nachgeschalteten Prozesse basieren auf dieser Angabe. Die CT bildet den aktuellen Standard der 3D-Bestrahlungsplanung, bietet jedoch Einschränkungen in der Weichteil- und Tumorkontrastierung. Hier ist die MRT dem CT deutlich überlegen. Daher wurde die Fusion von CT- und MRT-Daten in der Radiotherapie sehr wertvoll. Die MRT wird zunehmend besonders bei Prozessen im Bereich des Kopfes und im kleinen Becken eingesetzt. Die MRT reduziert die Wahrscheinlichkeit des „geographic miss", nämlich Anteile des Tumors oder des zu bestrahlenden Gewebes irrtümlich nicht zu behandeln.

- Fusion von CT- und MRT-Daten in der Radiotherapie
- vermehrter Einsatz der MRT

Auch andere bildgebende Verfahren, die Angaben über biologische Aktivität untersuchter Gewebe liefern, werden zunehmend in der Bestrahlungsplanung berücksichtigt. Dazu gehören die Positronen-Emissions-Tomographie (PET), die Magnet-Resonanz-Spektroskopie (MRS) und die Single Photon Emission Computed Tomography (SPECT), zusammengefasst als molekulare Bildgebung (engl. molecular imaging) bekannt. Besondere Bedeutung hat dabei die Integration von molekularer und konventioneller Bildgebung. Am präzisesten lässt sich diese Integration durch Ko-Registration am selben Gerät erreichen, wie es beispielsweise beim PET-CT verwirklicht ist, dessen Einsatz für die Bestrahlungsplanung an verschiedenen Instituten untersucht wird. Dadurch lassen sich Tumorareale unterschiedlicher Radio-Sensibilitäten identifizieren. Dank IMRT können Isodosenverläufe solchen Arealen angepasst werden. Radio-resistentere Tumoranteile werden entsprechend mit höheren Bestrahlungsdosen belegt. Dieses neue Konzept wird auch als „Dose painting" bezeichnet.

- vermehrter Einsatz der molekularen Bildgebung (PET, MRS, SPECT, PET-CT)

10.6.2 Verbesserungen im Bereich Lagerungstechniken und Lagerungskontrolle

Die zunehmende Präzision radio-onkologischer Applikationstechnologie verlangt nach optimaler Positionierung des Patienten respektive der zu behandelnden anatomischen Strukturen. Von besonderer Bedeutung ist dieser Aspekt bei der Bestrahlung mobiler Organe wie beispielsweise der Prostata. Unterschiedliche Füllungszustände von Blase und Rektum sowie Kontraktionen der Beckenbodenmuskulatur führen zu Verlagerungen dieses Organs bis zu 2 cm relativ zu den umgebenden knöchernen Strukturen. Daher muss das Bestrahlungsvolumen der Prostata um 1 bis 2 cm erweitert werden, um alle möglichen Positionen des Organs bei der täglichen Bestrahlung abzudecken und somit eine Unterdosierung zu verhindern. Durch eine Bestimmung der genauen Prostataposition könnte das Bestrahlungsvolumen entsprechend reduziert werden.

Optimale Positionierung des Patienten bzw. der zu behandelnden anatomischen Strukturen sehr wichtig

- Problem: mobile Organe

Diesen Zweck erfüllen beispielsweise röntgendichte, positionsstabile Goldmarker, die in die Prostata implantiert werden (Abbildung 10.10). Mittels eines elektronischen Portalbildgebers oder einer konventionellen Röntgenröhre können diese Marker am Linearbeschleuniger visualisiert und für die Berechnung der notwendigen Korrektur der Position verwendet werden. Dieses Verfahren wird auch „Organ Tracking" genannt. Durch die Reduktion des Zielvolumens resultiert eine weitere Verringerung der Strahlenbelastung von Blase und Rektum.

- Markierung mobiler Organe mittels „Organ Tracking"

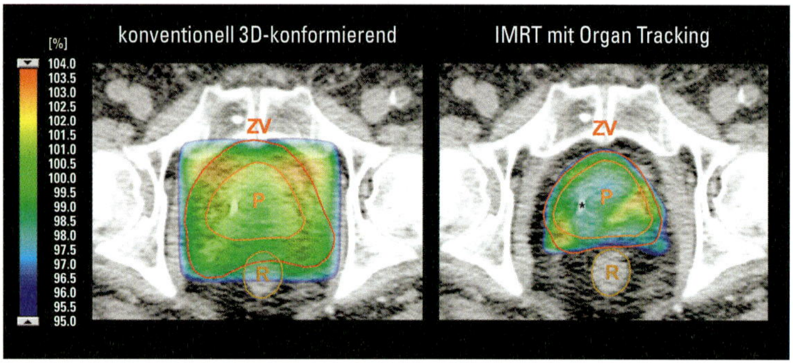

Abb. 10.10: Vergleich der Dosisverteilung bei 3D-konformierender und intensitätsmodulierter Radiotherapie (IMRT) mit reduziertem Zielvolumen dank Organ Tracking. * = implantierter Goldmarker; R = Rektum, P = Prostata, ZV = Zielvolumen.

▸ infrarot- und röntgenbasierte aktive Lagerungs- und Portalbildsysteme

▸ Systeme für die Bestrahlung pulmonaler Prozesse (Atembewegung)

Außerdem wurden infrarot- und röntgenbasierte aktive Lagerungs- und Portalbildsysteme entwickelt, welche körpereigene Strukturen oder implantierte Marker detektieren und entsprechende Lagerungskorrekturen vornehmen. In Entwicklung sind zudem Onboard-Imaging-Systeme (in die Linearbeschleuniger-Gantry integrierte bildgebende Apparaturen) und so genannte Gating-Systeme. Erstere können für die präzise Patientenlagerung oder für die Akquisition von CT-Daten des Patienten in Bestrahlungsposition, letztere für die Synchronisation der Bestrahlung mit Organbewegungen eingesetzt werden. Gating-Systeme werden insbesondere für die Bestrahlung von pulmonalen Prozessen entwickelt, welche ihre Lage durch die Atembewegung ständig verändern.

Literatur

International Commission on Radiation Units and Measurements: Prescribing, recording and reporting photon beam therapy. ICRU Report 50. Washington: ICRU, 1993.

Eisbruch A, Foote RL, O'Sullivan B, Beitler JJ, Vikram B. Intensity-modulated radiation therapy for head and neck cancer: emphasis on the selection and delineation of the targets. Semin Radiat Oncol 2002;12:238–49.

Glatstein, E. Intensity-modulated radiation therapy: the inverse, the converse, and the perverse. Semin Radiat Oncol 2002;12:272–81.

Hall EJ, Wuu CS. Radiation-induced second cancers: the impact of 3D-CRT and IMRT. Int J Radiat Oncol Biol Phys 2003;56:83–8.

Leibel SA, Fuks Z, Zelefsky MJ, Hunt M, Burman cm, Mageras GS, Chui CS, Jackson A, Amols HI, Ling CC. Technological advances in external-beam radiation therapy for the treatment of localized prostate cancer. Semin Oncol 2003;30:596–615.

Ling CC, Humm J, Larson S, Amols H, Fuks Z, Leibel S, Koutcher JA. Towards multidimensional radiotherapy (MD-CRT): biological imaging and biological conformality. Int J Radiat Oncol Biol Phys 2000;47:551–60.

Sack H, Thesen N. Bestrahlungsplanung. Essen–Köln: Thieme, 1997.
Suit H. The Gray Lecture 2001: coming technical advances in radiation oncology. Int J Radiat Oncol Biol Phys 2002;53:798–809.
Webb S. The physical basis of IMRT and inverse planning. Br J Radiol 2003; 76:678–89.
Williams PC. IMRT: delivery techniques and quality assurance. Br J Radiol 2003;76:766–76.

11 Kombinierte Radiochemotherapie: Indikationen und Ergebnisse

T. G. Wendt, R. Fietkau

11.1 Einleitung

11.1.1 Begriffe

Radiochemotherapie (RChT) bezeichnet eine prospektiv geplante, gleichzeitige oder sequentielle Anwendung von Radiotherapie und zytostatischen Substanzen mit dem Ziel der Therapieintensivierung. Abgesehen von Recall- (Erinnerungs-) Effekten, werden synergistische Effekte an der (Tumor-) Zelle nur beobachtet, wenn Zytostatika und ionisierende Strahlung gleichzeitig oder innerhalb weniger Stunden einwirken. Bei der sequentiellen Radiochemotherapie können die Zytostatika entweder vor (neoadjuvante, Induktionschemotherapie) oder nach (adjuvante Chemotherapie) der Bestrahlung eingesetzt werden. Eine adjuvante Chemotherapie richtet sich in erster Linie gegen okkulte Fernmetastasierung. Bei sehr vielen Tumoren werden Radio- und Chemotherapie im Verlauf der Erkrankung eingesetzt. Für eine Vielzahl von soliden lokalisierten Tumoren ist mittlerweile belegt, dass durch eine neo- oder adjuvante Chemotherapie in Ergänzung zur etablierten Lokaltherapie (Operation, Radiotherapie) die Langzeitüberlebensraten um etwa 5% steigen. Die klinische Forschung bestimmt gegenwärtig, welche Subgruppen möglicherweise am meisten oder am wenigsten von der multimodalen Therapie profitieren. Im engeren Sinne bezeichnet aber Radiochemotherapie die simultane Anwendung im kurativen Therapiekonzept. Auf diese Konzepte konzentrieren sich auch im Wesentlichen die nachfolgenden Ausführungen.

Radiochemotherapie: prospektiv geplante, gleichzeitige oder sequentielle Anwendung von Radiotherapie und zytostatischen Substanzen zur Therapieintensivierung

Radiochemotherapie im engeren Sinne bezeichnet die simultane Anwendung im kurativen Therapiekonzept.

11.1.2 Biologische Begründung der Radiochemotherapie („Rationale")

Klinisch bedeutsame Ziele sind sowohl eine erhöhte Rate an Tumorzellabtötung im bestrahlten (Ziel-) Volumen im Sinne verbesserter lokaler Tumorkontrolle (additive/supraadditive Wirkung) als auch die Ausschaltung subklinischer Fernmetastasierung (räumliche Ergänzung). Daher werden in der Regel Substanzen eingesetzt, die auch alleine wirksam sind. Die auftretenden Interaktionen sind vermutlich zytostatikaspezifisch und nicht vollständig aufgeklärt.

Ziele:

- Tumorzellabtötung im Zielvolumen
- Ausschaltung der subklinischen Fernmetastasierung

11.1.3 Zytostatische Substanzen/Radiosensitizer

Klassische Radiosensitizer:
- 5-Fluorouracil, Cisplatin, Carboplatin, Mitomycin C
- neu: Topoisomerasehemmer, Gemcitabine, moderne Platinderivate, Taxane

5-Fluorouracil (5-FU) wird seit den sechziger Jahren eingesetzt. Neben seiner intrinsischen zytostatischen Aktivität insbesondere bei Plattenepithel- und Adenokarzinomen entfaltet es bei Dauerinfusion z. B. über 24 bis 96 Stunden einen radiosensibilisierenden Effekt und wird bis heute wie auch Cisplatin (cDDP) und Carboplatin (CBDCA) als universeller Radiosensitizer (Chemotherapeutikum, das die Strahlenempfindlichkeit des Tumors erhöht) eingesetzt. In zunehmendem Maße werden auch neuere zytostatische Substanzen (Topoisomerasehemmer, Gemcitabine, moderne Platinderivate, Taxane) angewandt, ohne dass explizit ein synergistischer Effekt nachgewiesen ist. Da Gewebshypoxie (z. B. polarographisch durch Sonden messbar) zu Radioresistenz führt, kommt dem selektiv an hypoxischen Zellen wirksamen Zytostatikum Mitomycin C (MMC) in der Kombination mit simultaner Strahlentherapie immer noch Bedeutung zu.

11.2 Indikationen/Kontraindikationen

11.2.1 Plattenepithelkarzinome im Kopf- und Hals-Bereich

Radiochemotherapie große Bedeutung für metastasierende Nasopharynxkarzinome

Hierunter werden die Karzinome von (Naso-, Meso [Oro]- und Hypo-) Pharynx, von Larynx und Mundhöhle/Mundboden sowie die raren Tumoren der Wangen- und Alveolarmukosa subsummiert. Für die seltenen Karzinome der Nasenhaupt- und -nebenhöhlen liegen wenige Daten über kombinierte Radiochemotherapie vor, so dass die folgenden Ausführungen nicht unmittelbar übertragen werden können. Die Nasopharynxkarzinome nehmen insofern eine Sonderstellung ein, als dass die verschiedenen histologischen Formen mit unterschiedlicher Prognose verknüpft sind. Allerdings metastasieren sie deutlich häufiger als die übrigen Primärtumoren, so dass die Radiochemotherapie eine große Bedeutung hat. Die für alle Plattenepitelkarzinome charakteristische Neigung zur lymphogenen Metastasierung beeinflusst Prognose und Fernmetastasenrate entscheidend. Der nodale Status entscheidet über den Einsatz der Radiochemotherapie. Mit zunehmendem Alter sinkt der Vorteil für die Kombinationstherapie auf unter 4% Zugewinn an Überleben nach 5 Jahren, während er bei Patienten unter 60 Jahren 8% beträgt.

11.2.2 Loko-regionär fortgeschrittene operable Karzinome

Operable Karzinome: Bestrahlung postoperativ zur Minderung der lokalen Rezidivgefahr

Sind diese Tumoren technisch und onkologisch operabel, so wird postoperativ zur Minderung der lokalen Rezidivgefahr infolge des großen Primärtumors bestrahlt. Mit Gesamtdosen von 60 Gy am Primärtumorbett sowie 50 Gy am Lymphabflussgebiet werden hohe langfristige Tumorkontrollraten erzielt, sofern keine besondere Risikokonstellation vorliegt. Mehrere Zyklen adjuvante Polychemotherapie nach postoperativer Bestrahlung halbieren die Häufigkeit an späteren Fernmetastasen (von 24 auf 15%), dieses Vorgehen wird aber wegen geringer Compliance kaum eingesetzt.

Weist das histologische Präparat nach neck dissection (Halslymphknotenausräumung) ein die Lymphknotenkapsel überschreitendes Wachstum („rupture capsulaire", „extracapsular spread") auf oder reicht Tumorgewebe histologisch bis zum Resektionsrand (R1-Resektion), besteht ein erhöhtes Risiko für lokale Rezidive und Fernmetastasen. Die simultane Radiochemotherapie mit 66 Gy und Cisplatin erhöht die Chance auf tumorfreies Überleben nach 2 Jahren in zwei prospektiv randomisierten Studien um etwa 15% gegenüber alleiniger Radiotherapie, so dass die postoperative Radiochemotherapie für Risikopatienten als Standard anerkannt ist.

Postoperative Radiochemotherapie für Risikopatienten als Standard anerkannt.

Die präoperative Radiochemotherapie führt zu einer Tumorverkleinerung, welche die Tumorresektion in den ursprünglichen Grenzen erschwert, ohne die Langzeitüberlebensraten zu verbessern. Nachteilig ist zudem, dass die Therapie dabei nicht an das histologisch definierte individuelle Risiko angepasst werden kann. Daher wurde die präoperative Radio- (chemo-) therapie zugunsten der postoperativen weitgehend verlassen. In einer Metaanalyse erwies sich die Gabe von Zytostatika simultan zur Strahlentherapie wirksamer als die sequentielle Abfolge.

Simultane Radiochemotherapie wirksamer als sequentielle RChT

11.2.3 Loko-regionär fortgeschrittene inoperable Karzinome

Mit konventioneller Fraktionierung (eine Fraktion pro Tag, 9–10 Gy Wochendosis) werden 5-Jahres-Tumorkontrollraten von etwa 30% erzielt. Modifizierte Fraktionierung mit 2–3 Fraktionen pro Tag mit und ohne Verkürzung der Gesamtbehandlungsdauer (Akzelerierung, Hyperfraktionierung) verbessert die loko-regionäre Tumorkontrolle um etwa 10%, nicht jedoch das Gesamtüberleben. Dagegen führt Radiochemotherapie, insbesondere wenn beide Modalitäten simultan eingesetzt werden, auch zu verbessertem Gesamtüberleben nach drei bis fünf Jahren. Dieser Effekt ist sowohl für die konventionelle als auch für die modifiziert fraktionierte Strahlentherapie belegt worden. Neben der als Standard betrachteten Kombination 5-Fluorouracil und Cisplatin oder Carboplatin erwies sich auch Mitomycin C als effektiv. Vorwiegend wird die Chemotherapie in Zyklen (wie in der internistischen Chemotherapie üblich) appliziert, aber auch die bestrahlungstäglich niedrig dosierte Gabe von Cisplatin verbessert das Überleben. Es bleibt abzuwarten, ob neuere Substanzen überlegen sind. Die Therapie mit Antikörpern gegen vaskuläre epidermale Wachstumsfaktoren (VEGF) ist ein viel versprechender Ansatz für die Zukunft.

Inoperable Karzinome:

- verbessertes Gesamtüberleben nach simultaner Radiochemotherapie

11.2.4 Nasopharynxkarzinome

Nasopharynxkarzinome werden in aller Regel primär bestrahlt, z. T. kombiniert mit simultaner Chemotherapie.

Unabhängig von der Histologie (Plattenepithelkarzinom, undifferenziertes Karzinom, Karzinom mit lymphoepithelialem Stroma), werden sie in aller Regel primär bestrahlt. Zwei von vier großen Studien über die Radiochemotherapie zeigten ein verbessertes tumorfreies Überleben, insbesondere wenn die Chemotherapie zumindest teilweise parallel zur Bestrahlung eingesetzt wurde. Die hohe Rate an Fernmetastasen im weiteren Krankheitsverlauf kann durch eine adjuvante Chemotherapie (Cisplatin, 5-Fluorouracil) vermindert werden, ohne dass das Gesamtüberleben signifikant verbessert wird. Die Heterogenität der Studienkonzepte und die in Europa sowie Nordamerika relative Seltenheit der Tumoren machen die Wertung der Ergebnisse verschiedener Studien schwierig. Der Stellenwert der Radiochemotherapie scheint mindestens bei fortgeschrittenen Tumoren, insbesondere bei zervikalen Lymphknotenmetastasen, unbestritten, jedoch muss das optimale Therapiekonzept erst noch erarbeitet werden. Da die Radiotherapie mit Gesamtdosen von 65–70 Gy zusammen mit Chemotherapie zu erheblichen akuten Nebenwirkungen führt, spielen stereotaktisch geführte Präzisionsbestrahlung sowie neuerdings die intensitätsmodulierte Radiotherapie zumindest für die kleinvolumige Boost-Bestrahlung ab 50–60 Gy eine zunehmend wichtige Rolle.

- ▸ Verminderung von Fernmetastasen
- ▸ Supportivtherapie notwendig

Radiotherapie kann zusammen mit Chemotherapie zu erheblichen akuten Nebenwirkungen führen.

11.2.5 Organerhaltende Therapiestrategie beim Larynx- und Hypopharynxkarzinom

Alternative für totale Laryng-/Pharyngektomie: kehlkopferhaltende Bestrahlungsstrategien

Als Alternative für die totale Laryng-/Pharyngektomie zur Behandlung des loko-regionär fortgeschrittenen, aber operablen Kehlkopf- oder Hypopharynxkarzinoms wurden kehlkopferhaltende Therapieregime prospektiv geprüft.

Kombinierte Radiochemotherapie erreicht ähnliche 5-Jahres-Überlebensraten wie radikale OP.

Beim sequentiellen Konzept werden Tumoren, die auf Induktionschemotherapie (Cisplatin, 5-Fluorouracil) gut ansprechen (etwa 85 %), nachfolgend hochdosiert bestrahlt. Geringes Ansprechen oder Tumorprogression führt zur sofortigen („salvage-") Laryngektomie. Damit werden sowohl beim Larynxkarzinom als auch beim Hypopharynxkarzinom der radikalen Operation ebenbürtige 5-Jahres-Überlebensraten erreicht. Bei etwa der Hälfte der Langzeitüberlebenden kann ein funktionsfähiger Larynx erhalten werden. Entscheidend für den Erfolg eines solchen Protokolls ist die enge Zusammenarbeit zwischen HNO-Arzt und Strahlentherapeuten, um bei Nichtansprechen die kurative Chance durch Laryngektomie nicht zu verpassen.

Obwohl bei der primär simultanen Radiochemotherapie dieses tumorbiologische Selektionskriterium fehlt, führt sie zu den besten derzeit erreichbaren Raten an Organerhalt (zwei Jahre: 84 %) und tumorfreiem Überleben (zwei Jahre: 61 %). Die Wahrscheinlichkeit, fünf Jahre tumorfrei zu überleben, liegt unabhängig von der Art der Radiochemotherapie mit 36 % unakzeptabel niedrig. Von neueren

Substanzen, vor allem Taxanen, erwartet man sich eine bessere systemische Wirksamkeit und eine Abnahme der Fernmetastasenrate.

Die durch gleichzeitige Chemotherapie oder durch höhere Strahlendosis pro Woche intensivierte Behandlung führt zu gesteigerten akuten Nebenwirkungen und erfordert nicht nur eine besondere Bereitschaft des Patienten, sondern auch eine besondere ärztliche Erfahrung in der Supportivtherapie.

▸ hoher Stellenwert der Supportivtherapie

11.2.6 Nichtkleinzellige Bronchialkarzinome

Obwohl zwischen den verschiedenen, darunter subsummierten Tumorhistologien biologisch Unterschiede bestehen, werden sie unter therapeutischen Gesichtspunkten zusammengefasst. Bei den primär operablen Stadien IA–IIB (UICC), die etwa ein Viertel aller Patienten ausmachen, spielt die Radiochemotherapie keine Rolle.

Radiochemotherapie spielt keine Rolle in den Stadien I und II.

Operable Stadien. Im Stadium IIIA mit minimalem N2-Befall wird primär operiert und postoperativ bestrahlt. Eine Metaanalyse untersuchte den Einfluss der zusätzlichen sequentiellen postoperativen Chemotherapie in sieben randomisierten Studien, davon sechs mit Cisplatin. Mit Cisplatin verbesserte sich die 5-Jahres-Überlebensrate um 2%. Die postoperative simultane Radiochemotherapie, gefolgt von drei Zyklen adjuvanter Chemotherapie, erbrachte keinen Überlebensvorteil gegenüber alleiniger postoperativer Radiotherapie. In den operablen Stadien I–III (die Hälfte der Patienten N0, ein Viertel N1, ein Viertel N2) erhöhte die postoperative sequentielle Chemotherapie mit Cisplatin und einem Vinca-Alkaloid, gefolgt von Radiotherapie des Mediastinums, das 5-Jahres-Überleben von 40,4 auf 44,5%. Allerdings erhielten 30% der Patienten, hauptsächlich infolge mittlerweile eingetretener Krankheitsprogression, die vorgesehene Strahlentherapie nach Ende der Chemotherapie nicht, was den Vorteil für die Chemotherapie erklären kann. Nachdem die präoperative Chemotherapie in kleinen Studien Überlebensvorteile erbrachte, wird derzeit die präoperative Radiochemotherapie prospektiv geprüft.

Im Stadium IIIA mit minimalem N2-Befall wird primär operiert und postoperativ bestrahlt.

Prospektive Prüfung der präoperativen Radiochemotherapie in fortgeschrittenen Stadien

Inoperable Stadien. Bei als inoperabel eingestuften Patienten mit fortgeschrittenem N2-Befall sowie im Stadium IIIB (T4 oder N3 M0) verbessert die simultane Gabe von Cisplatin und Radiotherapie die 5-Jahres-Überlebensraten um 6 bis 16%. Cisplatin scheint die wichtigste Substanz darzustellen. In einer Metaanalyse an 1780 mit Cisplatin behandelten Patienten wurde über eine Zunahme des medianen Überlebens von 10 auf 13 Monate und eine Verbesserung der 2- (5-) Jahres-Überlebensrate um 3% (2%) berichtet. Auch nach multimodaler Therapie leben nach fünf Jahren nur weniger als 10% der Patienten. Trotzdem stellt heute die primäre kombinierte Radiochemotherapie bei gutem Allgemeinzustand die Therapie der Wahl dar. Allerdings müssen Sequenz der Behandlungsschritte, Dosierung und Auswahl der Substanzen noch optimiert werden, weshalb die Behandlung innerhalb von Therapiestudien empfohlen wird. Sowohl hinsichtlich des Toxizitätsprofils als auch der Antitumoraktivität hat

Primäre kombinierte Radiochemotherapie bei gutem Allgemeinzustand Therapie der Wahl im Stadium IIIB sich die Kombination aus Cisplatin und Vinorelbin als derzeit optimal erwiesen. Neben der Chemotherapie in Zyklen hat sich auch die gleichzeitige Gabe von Cisplatin oder Vinorelbin, wöchentlich niedrig dosiert, simultan zur Radiotherapie als wirksam erwiesen.

11.2.7 Kleinzellige Bronchialkarzinome

Sie sind durch ihre hohe Rate an (okkulten) Fernmetastasen sowie durch ihre hohe intrinsische Chemo- und Strahlenempfindlichkeit gekennzeichnet. Die früher gebräuchliche, sich an der Therapie orientierenden Einteilung in „limited disease" (Stadium 1–3) und „extensive disease" (Stadium 4) wird heute ergänzt bzw. ersetzt durch eine für Primärtumor, Lymphknoten- und Fernmetastasen getrennte Klassifikation, wie sie für die nicht-kleinzelligen Karzinome gültig ist.

Prophylaktische Bestrahlung des Neurokraniums senkt Häufigkeit von zerebralen Metastasen und verbessert Gesamtüberleben.

Limited disease. Führt eine antrazyklinhaltige Chemotherapie zu einer kompletten Remission, verbessert eine sich daran anschließende Bestrahlung des Mediastinums in einer Metaanalyse die 3-Jahres-Überlebensrate um etwa 5%. Die zunehmend eingesetzten Protokolle mit Cisplatin und Etoposid sind weniger toxisch und erlauben, die Strahlentherapie bereits nach dem ersten Zyklus Chemotherapie durchzuführen („up-font-radiotherapy"). Wird diese zwischen zwei Chemotherapiezyklen interponierte, teilweise simultane Radiotherapie hyperfraktioniert-akzeleriert durchgeführt, werden 5-Jahres-Überlebensraten von etwas über 20% erzielt, was derzeit das erreichbare Optimum darstellt. Die prophylaktische Bestrahlung des Neurokraniums senkt nicht nur die Häufigkeit von zerebralen Metastasen, sondern verbessert auch das Gesamtüberleben.

- keine Heilungschance
- Radiotherapie palliativ

- Radiotherapie des Neurokraniums bei intrazerebralem Befall

Extensive disease. Anders als beim auf eine Thoraxhälfte begrenzten kleinzelligen Bronchialkarzinom, besteht beim nach kontralateral oder in entfernt liegende Organe metastasierten Karzinom keine Heilungschance. Die palliative Radiotherapie wird fallbezogen individuell simultan oder sequentiell zur obligaten Chemotherapie, insbesondere bei therapieresistenten lokalen Symptomen durchgeführt. Eine Radiotherapie des Neurokraniums ist bei intrazerebralem Befall indiziert.

11.2.8 Zervixkarzinome

Radiochemotherapie:
- längeres rezidivfreies Überleben
- Reduktion der Metastasierung

Während der letzten Jahre wurde durch zahlreiche prospektive randomisierte Studien bewiesen, dass sowohl in der Primärtherapie als auch in der adjuvanten Therapie die Kombination von Strahlen- und Chemotherapie (Radiochemotherapie) der alleinigen Chemotherapie überlegen ist. Sowohl das rezidivfreie Überleben wurde verbessert als auch die Rate an Lokalrezidiven und Fernmetastasen signifikant reduziert.

Postoperative Radiotherapie bei hohem Risiko. In den frühen klinischen Stadien FIGO (Klassifizierung gynäkologischer Tumoren) IB

Tab. 11.1: Wichtige randomisierte Studien zum Stellenwert einer simultanen Radiochemotherapie bei verschiedenen malignen Tumoren des oberen Aerodigestivtraktes

Autoren	Studienarm	Ergebnisse	Kommentar
Operable Plattenepithelkarzinome des Oro-, Hypopharynx und der Mundhöhle			
EORTC	postoperative RT	23 Monate	Überleben: p = 0,04
Bernier 2004**	postoperative RChT	55 Monate	
RTOG	postoperative RT	20 Monate	Überleben: nicht signifikant
Cooper 2004**	postoperative RChT	28 Monate	
Inoperable Plattenepithelkarzinome des Oro-, Hypopharnynx und der Mundhöhle			
Wendt 1998[3]	alleinige RT	17%	p = 0,003
	simultane RChT	35%	
Calais 1999[3]	alleinige RT	20%	p = 0,02
	simultane RChT	40%	
Dobrowski 2001[4]	alleinige CHART	20%	p < 0,05
	simultane CHART+MMC	34%	
Staar 2001[1]	alleinige RT	40%	nur Tonsillen-Karzinom,
	simultane RChT	60%	p = 0,0091
Olmi 2003[3]	alleinige RT	18%	tumorfreies Überleben,
	simultane RChT	37%	p = 0,022
Larynx-/Hypopharynxkarzinom			
VA Protokoll 1991[4]	primäre Operation	42%	Larynxerhalt[6]: 0%
	InduktionsChT + RT	45%	Larynxerhalt[6]: 31%
EORTC Protokoll 1996[4]	primäre Operation	43%	Larynxerhalt[6]: 0%
	InduktionsChT + RT	57%	Larynxerhalt[6]: 42%
Forastiere 2003[5]	alleinige RT	56%	
	InduktionsChT + RT	61%	
	simultane RChT	78%	
Nasopharynxkarzinom			
Intergroup 0099	sim. RChT + adjuv. ChT	69%	nur 147 von 193 Patienten
1998[3, 7]	RT	24%	auswertbar
Bronchialkarzinom nicht-kleinzellig operable Tumoren			
Metaanalyse 1995***	OP+RT		Zunahme 5-Jahres-Überleben
	OP+RT+ChT		2%, p = 0,46
Keller 2000[4]	postoperative RT	35% (*39 Monate)	p = 0,56
	postoperative RChT + adjuvante ChT	32% (*38 Monate)	
IALT 2004[4]	postoperative RT	40,4%	p < 0,03
	postoperative ChT +RT	44,5%	
inoperable Tumoren			
Metaanalyse 1995	alleinige RT		Unterschied im 5-Jahres-
	sequentielle RChT		Überleben: 2%, p = 0,006
Furuse 1999[4]	sequentielle RChT	9%	
	simultane RChT	16%	
Bronchialkarzinom kleinzellig			
Jeremic 1997[4]	ChT + sequentielle RT	15%	p = 0,027
	simultane RChT	30%	
Takada 2002[4]	ChT + sequentielle RT	18%	p = 0,097
	simultane RChT	24%	

[1] 1-Jahres-Daten, Überleben mit lokaler Tumorkontrolle; [2] 2-Jahres-Daten Überleben; [3] 3-Jahres-Daten Überleben; [4] 5-Jahres-Daten Überleben; [5] 2-Jahres-Daten loko-regionäre Kontrolle; [6] der randomisierten Patienten; [7] progressionsfreies Überleben
* mediane Überlebenszeit; ** medianes progressionsfreies Überleben; *** nur Platin-haltige Protokolle
RT = Radiotherapie; RChT = Radiochemotherapie; ChT = Chemotherapie; OP = Operation;
CHART = kontinuierliche, hyperfraktionierte, akzelerierte Radiotherapie; MMC = Mitomycin C

Kombination aus Radio- und Chemotherapie hat die alleinige Bestrahlung bei Risikopatienten abgelöst.

und IIA werden mit radikaler Hysterektomie (Typ III) und primärer kombinierter Radiotherapie (Tele- und Brachytherapie) vergleichbare Raten an tumorfreiem Überleben nach fünf Jahren von gut 80% und Raten an Beckenrezidiven von etwa 25% erzielt. Die Operation erlaubt die Selektion von Patientinnen, die wegen eines erhöhten Lokalrezidivrisikos infolge positiver Abtragungsränder (R1-Resektion), tiefer Stromainvasion des Tumors im Bereich der Zervix und histologisch bestätigter Lymphangiosis carcinomatosa oder/und pelvinen Lymphknotenmetastasen eine adjuvante Therapie benötigen. Im Vergleich zur postoperativen Radiotherapie verbessert die postoperative Radiochemotherapie (zwei Zyklen simultan, zwei Zyklen adjuvant) mit Cisplatin und 5-Fluorouracil das progressionsfreie Überleben von 63% auf 80%. Damit wird auch die ungünstigere Prognose des Adenokarzinoms aufgehoben.

Präoperative Radiochemotherapie für fortgeschrittene Zervixkarzinome nur in Studien

Traditionell spielte die präoperative Radiotherapie bei operablen Stadien keine Rolle. Das hat sich mit der Einführung der Radiochemotherapie geändert. Im FIGO Stadium IIB–IIIA führte die präoperative Radiochemotherapie (40 Gy, Fluorouracil 1 g/m²/d an Tag 1–4 und 27–30) in 64% zu kompletter und in 30% zu partieller Remission. Bei 54% der Patientinnen zeigte das histologische Präparat keinen Tumor, nach zwei Jahren waren 91,7% der Patientinnen lokal tumorfrei. Derzeit ist aber die präoperative Radiochemotherapie für fortgeschrittene Zervixkarzinome Studien vorbehalten.

Behandlung fortgeschrittener Zervixkarzinome mit Kombination aus perkutaner Beckenbestrahlung und intrakavitärer Brachytherapie

Primäre Radiotherapie in den Stadien IIB–IIIB. Fortgeschrittene Zervixkarzinome der FIGO-Stadien IIB–IIIB werden seit vielen Jahrzehnten durch eine Kombination aus perkutaner Beckenbestrahlung und intrakavitärer Brachytherapie behandelt. Eine zur Beckenbestrahlung simultan verabreichte Chemotherapie (5-Fluorouracil und Cisplatin) erhöht das progressionsfreie Überleben nach vier bis fünf Jahren von durchschnittlich 60% auf 80% in den Stadien IB, IIA und IIB und von 35% auf 60% in den Stadien III und IVA. Cisplatin scheint die entscheidende Rolle zu spielen, da die zusätzliche Gabe von 5-Fluorouracil und Hydroxyurea keine weitere Verbesserung der Ergebnisse erbrachte.

11.2.9 Maligne Lymphome

Bestrahlung zusammenhängender Lymphknotenstationen verbessert Heilungsraten bei frühen und intermediären Stadien des Hodgkin-Lymphoms dramatisch.

Hodgkin-Lymphom. Die Bestrahlung zusammenhängender Lymphknotenstationen (Mantel-Feld, inverses Ypsilon) verbesserte die Heilungsraten bei frühen und intermediären Stadien des Hodgkin-Lymphoms dramatisch. Gehäufte Zweitneoplasien, oft nach 15 Jahren und später, sowie verminderte Organfunktionen bei geheilten Patienten führten zum Konzept der Induktionschemotherapie mit nachfolgender konsolidierender Radiotherapie ausgedehnter oder residueller Lymphommanifestationen. Parallel dazu wurde bei Hodgkin-Erkrankungen im Kindesalter systematisch die Radiotherapie hinsichtlich Zielvolumen und Dosis eingeschränkt sowie auf Patienten mit Risikofaktoren begrenzt. Dabei erwies sich eine risikoadaptierte Radiotherapie mit 20 Gy ebenso wirksam wie höhere Dosen, jedoch geht der völlige Verzicht auf die Bestrahlung mit einer erhöhten Rezidivrate einher.

Non-Hodgkin-Lymphome. Die früher (Kiel-Klassifikation) als zentroblastisch-zentrozytisches follikuläres Lymphom und heute (WHO-Klassifikation) als follikuläres Lymphom Grad 1 bezeichneten Lymphome werden in den Ann-Arbor-Stadien I–III durch alleinige Strahlentherapie mit Gesamtdosen von 25–35 Gy geheilt. Im Gegensatz dazu wird bei intermediären oder hochmalignen Lymphomen stets mit einer Chemotherapie begonnen. Die konsolidierende Strahlentherapie der befallenen Regionen („involved field“) mit Gesamtdosen von 40 Gy führt in den frühen Stadien führt zu höheren 5-Jahres-Raten an progressionsfreiem Überleben als die alleinige Chemotherapie.

Heilung der Ann-Arbor-Stadien I–III durch alleinige Strahlentherapie

Behandlungsbeginn intermediärer oder hochmaligner Lymphomen stets mit Chemotherapie

11.2.10 Magenkarzinome

Bis vor wenigen Jahren galt eine Strahlentherapie des Magenkarzinoms als wenig Erfolg versprechend. Diese Einstellung hat sich in den letzten Jahren geändert, insbesondere durch die Einführung der simultanen Radiochemotherapie. Zwar ist sie noch kein Standardverfahren bei der Behandlung des Magenkarzinoms, ihr potentieller Stellenwert wird allerdings derzeit in Phase II und III Studien geprüft. Postoperativ treten loko-regionäre Rezidive in 30–40 % auf und sind in fast stets mit systemischen oder peritonealen Rezidiven kombiniert.

Behandlung des Magenkarzinoms mit Radiochemotherapie noch kein Standardverfahren

Indikationen. Etablierte Indikationen sind die palliative Bestrahlung von Knochen- und Weichteilmetastasen sowie die bei Lokalrezidiven. Bei fortgeschrittenen Tumoren (pT2–4; pN+) kann die Indikation zur postoperativen Radiochemotherapie gestellt werden. Patienten, die primär keiner adäquaten Lymphknotendissektion unterzogen wurden oder bei denen eine R1- oder R2-Resektion vorliegt, sollte eine postoperative Radiochemotherapie empfohlen werden. Die neoadjuvante Radiochemotherapie bei Karzinomen der Kardia wird gegenwärtig untersucht.

Indikationen:

- palliative Bestrahlung von Knochen- und Weichteilmetastasen, Lokalrezidiven

Therapieergebnisse. In drei randomisierten Studien wurde der Stellenwert der Radiotherapie untersucht. Sowohl die postoperative Radiotherapie als auch die adjuvante Chemotherapie verbesserte die Ergebnisse der Operation nicht. Die präoperative Radiotherapie erhöhte die Wahrscheinlichkeit, rezidivfrei zu überleben. Die Kombination aus simultaner Radiochemotherapie und drei Zyklen Chemotherapie verminderte die Rate an postoperativen lokalen und regionären Rezidiven signifikant und verbesserte das Gesamtüberleben. Das Überleben nach Operation lag mit 30 % unter den Ergebnissen nach Lymphknotendissektion entsprechend europäischen chirurgischen Standards. Daher haben sich beide Verfahren bislang nicht als Standard im europäischem Raum durchgesetzt.

Präoperative Radiotherapie verlängert rezidivfreie Zeit.

Kombinierte simultane Radiochemotherapie vermindert Rezidive und verbessert Gesamtüberleben.

Beim Kardiakarzinom führt die neoadjuvante Radiochemotherapie mit Cisplatin oder Taxanen zu Remissionsraten von 50–70%. Bei T3- und T4-Tumoren gelingt danach in 50–70% eine R0-Resektion. Derzeit unklar ist, ob die Ergebnisse nach alleiniger Operation verbessert werden können.

Nebenwirkungen:
- Übelkeit, Erbrechen
- erhöhte Rate an hämatologischen Nebenwirkungen

Nebenwirkungen. Durch die Bestrahlung der Magenregion verursachtes Erbrechen und Übelkeit kann heutzutage durch die Verwendung moderner Antiemetika in aller Regel gut bekämpft werden. Wie immer bei der kombinierten Anwendung von Zytostatika und Bestrahlung, muss mit einer erhöhten Rate an hämatologischen Nebenwirkungen gerechnet werden. So wurden in der amerikanischen Intergroup-Studie bei 54% der Patienten hämatologische Nebenwirkungen Grad 3 oder Grad 4 festgestellt werden.

11.2.11 Ösophaguskarzinome

Operable Tumoren. Zur präoperativen simultanen bzw. alternierenden Radiochemotherapie (d. h. die Chemotherapie wurde unmittelbar vor, nach bzw. zwischen mehreren Strahlentherapieblöcken gegeben) wurden zwischenzeitlich über 50 Phase II-Studien sowie sieben randomisierte Studien publiziert, wobei nur in einer Studie eine signifikante Verbesserung der Prognose erreicht werden konnte. In einer kürzlich publizierten Metaanalyse waren die Resektionsrate, die postoperative Mortalität und die gesamte therapiebezogene Mortalität im rein operativen Arm günstiger. Nichtsdestotrotz waren die Überlebensdaten sowie die Rezidivdaten im präoperativen Arm signifikant besser. Die Autoren verweisen explizit darauf, dass die 3-Jahres-Überlebensraten am besten waren, wenn Chemotherapie und Bestrahlung simultan gegeben wurden, während sich ein deutlich geringerer, nicht signifikanter Vorteil bei der sequentiellen Therapie ergab.

Ergebnisse der neoadjuvanten Therapie

Zusammenfassung der Ergebnisse der neoadjuvanten Therapie:

- Bei einer Resektionsrate von 74% (37 bis 100%) wurde bei 24–42% der Patienten eine pathologisch komplette Remission gefunden
- Der Einschluss der Operation reduzierte die Rate an Lokalrezidiven auf 9% (niedriger als nach alleiniger Radiochemotherapie). Die Häufigkeit von Fernmetastasen in 31% und kombinierten Rezidiven lag bei 6%.
- Wurde bei der Operation eine komplette Remission festgestellt, so entwickelten die Patienten weniger Rezidive (Lokalrezidive 3%; Fernmetastasen 15%; kombinierte Rezidive 2%). Die Prognose dieser Patienten war in den meisten Studien besser als derjenigen, die keine komplette Resektion erreicht hatten.
- Kein sicherer Anhalt fand sich dafür, dass Plattenepithelkarzinome und Adenokarzinome unterschiedlich auf die Therapie ansprachen.

- Die postoperative Letalität schwanke in den verschiedenen Studien zwischen 0 und 29 %.

Allerdings scheint die hohe operative Lethalität die verbesserte Tumorkontrolle aufzuwiegen, so dass bei fortgeschrittenen Tumoren nicht mit einem verbesserten Gesamtüberleben gerechnet werden kann.

Lokal fortgeschrittene inoperable Tumoren. Die ungünstige Prognose von zwar auf den Thorax begrenzten, aber fortgeschrittenen inoperablen Ösophaguskarzinomen nach alleiniger Strahlentherapie konnte durch eine simultane Radiochemotherapie mit Cisplatin, 5-Fluorouracil sowie Mitomycin C verbessert werden. Sowohl die lokale Tumorkontrolle als auch die Überlebensrate nach zwei und fünf Jahren nahmen zu. Eine Intensivierung der Therapie durch eine Induktionschemotherapie hat dagegen nicht zu einer Verbesserung der Überlebensraten geführt.

Sowohl die Cochrane-Metaanalyse, die alle eingesetzten Zytostatika berücksichtigte, als auch die Metaanalyse der Cisplatin-haltigen Kombinationstherapien konnten einen signifikanten Überlebensgewinn gegenüber alleiniger Radiotherapie nachweisen. Mit kombinierten Protokollen können mediane Überlebensspannen von 13 bis 18 Monate, 2-Jahres-Überlebensraten von 20–40 % und 5-Jahres-Raten 16–30 % erreicht werden. Sowohl die lokalen Rezidivraten von 60 % als auch die hohe Fernmetastasierungsrate bleiben verbesserungswürdig.

Überlebensgewinn durch Radiochemotherapie

Indikationen. Bei inoperablen, aber nicht fernmetastasierten Tumoren ist die simultane Radiochemotherapie heute die Standardbehandlung. Relative Kontraindikation sind ungünstiger Allgemeinzustand sowie bestehende tracheo-ösophageale Fistelbildungen oder der histologischem Nachweis einer Tumorinfiltration in das Tracheobronchialsystem. Die Indikation zur postoperativen Radiochemotherapie ist bei einer R1/R2-Resektion gegeben, wenn keine neoadjuvante Radiotherapie durchgeführt wurde.

Indikationen und Kontraindikationen

Toxizität. Die Ausprägung der radiogenen Ösophagitis wird durch die Chemotherapie verstärkt. Die Rate an klinisch relevanten Pneumonitiden kann mit moderner 3-D-Bestrahlungstechnik auf unter 5 % gesenkt werden. Bedingt durch das relativ große bestrahlte Volumen insbesondere bei langstreckigen Tumoren, steigen die Raten an stärkeren hämatologischen Nebenwirkungen der Zytostatika auf bis zu 40 %, was eine intensive supportive Überwachung und Therapie erfordert.

- stärkere Ausprägung der radiogenen Ösophagitis durch Chemotherapie
- hämatologische Nebenwirkungen

Nach neoadjuvanter Radiochemotherapie ist das Risiko postoperativer Komplikationen erhöht. Erhöhte bronchopulmonale Komplikationen werden beobachtet, wenn große Abschnitte der Lungen mit mehr als 14 Gy bestrahlt wurden. Weitere Parameter sind die Gesamtdosis (> 45 Gy), die Länge des therapiefreien Intervalls sowie die Expertise aller beteiligten Disziplinen.

Nach neoadjuvanter Radiochemotherapie ist Risiko postoperativer Komplikationen erhöht.

11.2.12 Rektumkarzinome

Therapie des Rektumkarzinoms: Verbesserung der Prognose und Kontinenzerhalt

Resektionsprinzipien: totale mesorektale Exzision und en-bloc-Resektion der gesamten Lymphknoten

Die Therapie des Rektumkarzinoms hat die Verbesserung der Prognose und den Kontinenzerhalt zum Ziel. Daher muss die Einhaltung der chirurgisch-onkologischen Resektionsprinzipien; insbesondere die totale mesorektale Exzision (TME) sowie die gleichzeitige en-bloc-Resektion der regionären Lymphabflussgebiete, gefordert werden. Im Gegensatz zum Kolonkarzinom konnte beim Rektumkarzinom durch eine verbesserte chirurgische Technik (totale mesorektale Exstirpation) die Lokalrezidivrate auf 5–20 % gesenkt werden. Die Rate an Fernmetastasen (30–50 %) und das 5-Jahres-progressionsfreie Überleben von nur 50–75 % werden dadurch allerdings nicht beeinflusst.

Absenkung des Lokalrezidivrisikos post- oder präoperativ

Die kurative R0-Resektion ist dabei der wichtigste prognostische Faktor. Muss mikroskopisch oder makroskopisch Tumor zurückgelassen werden, so sinkt die 5-Jahres-Überlebensrate von 50–75 % auf 15–20 % ab. Durch eine zusätzlich applizierte Bestrahlung oder Radiochemotherapie lässt sich das Lokalrezidivrisiko deutlich absenken. Dies kann sowohl postoperativ wie auch präoperativ erfolgen.

Neoadjuvante Bestrahlung oder Radiochemotherapie wird postoperative adjuvante Behandlung ablösen, insbesondere bei:

- Tumoren mit unsicherer R0-Resektion
- Tumoren im distalen Drittel des Rektums

Indikationen. 1999 wurde von der Deutschen Konsensus-Konferenz die postoperative Radiochemotherapie im UICC-Stadium III und IV als Standard empfohlen. Entsprechend dieser Empfehlung werden sechs Kurse Chemotherapie mit 5-Fluorouracil (450–500 mg/m^2) als Bolus appliziert, davon der dritte und vierte Zyklus gleichzeitig mit einer Strahlentherapie (50,4 Gy + 5,4 Gy Boost). Aufgrund der Ergebnisse der randomisierten Studien zur Kurzzeitvorbestrahlung und zur neoadjuvanten Radiochemotherapie ist zu erwarten, dass in Zukunft die neoadjuvante Bestrahlung oder Radiochemotherapie die postoperative adjuvante Behandlung ablösen wird. In vielen Institutionen ist dieser Schritt schon vollzogen worden. Auf jeden Fall sollte auch jetzt schon bei Tumoren, bei denen eine R0-Resektion unsicher ist, oder bei Tumoren im distalen Drittel des Rektums, wenn ein sphinktererhaltendes Vorgehen angestrebt wird, eine neoadjuvante Behandlung erfolgen.

Postoperative Radiochemotherapie:

- Reduktion der Lokalrezidivrate

Therapieergebnisse. Postoperativ konnte in drei randomisierten Studien gezeigt werden, dass die Prognose der Patienten durch eine simultane Radiochemotherapie im Vergleich zur alleinigen postoperativen Bestrahlung oder nur operativen Behandlung verbessert werden kann. Dies war vor allem auf eine Reduktion der Lokalrezidivrate zurückzuführen. Auch im Vergleich zu einer alleinigen postoperativen Chemotherapie reduziert die zusätzliche Bestrahlung die Lokalrezidivrate weiter. Parallel zur Applikation von 45 Gy werden 5-Fluorouracil als Bolus oder Dauerinfusion gegeben. Die Modulation von 5-Fluorouracil durch den Nitroharnstoff Methyl-CCNU, Levamisol, Folinsäure oder die Verlängerung der Chemotherapie auf 12 Monate hat bislang in randomisierten Studien noch nicht die Prognose, die Lokalrezidiv- und die Fernmetastasierungsrate verbessern können. Derzeit wird geprüft, ob 5-Fluorouracil durch orale 5-Fluorouracil-Vorstufen ersetzt werden kann.

Die präoperative Strahlentherapie kann in zwei verschiedenen Arten durchgeführt werden:

Präoperative Strahlentherapie:

- Kurzzeitvorbestrahlung mit hohen Einzeldosen von 5 Gy bis 25 Gy. Die Behandlungsdauer beträgt hier maximal eine Woche. Die Patienten werden unmittelbar nach Abschluss der Behandlung operiert. Randomisierte Studien fanden eine Reduktion der Lokalrezidivrate um 50–60%. In einer schwedischen Studie hat dies zur Verbesserung der Prognose geführt. Bislang konnte dies durch die niederländische Studie nicht bestätigt werden.

▶ Kurzzeitvorbestrahlung: Reduktion der Lokalrezidivrate

- Langzeitvorbestrahlung mit niedrigen Einzeldosen von 1,8 Gy bis 50,4 Gy. Die Behandlung erstreckt sich hier über einen Zeitraum von sechs Wochen. Nach einem Intervall von vier bis sechs Wochen erfolgt die Operation. Parallel zur Bestrahlung wird eine 5-Fluorouracil-basierende Chemotherapie appliziert. Bislang sind zwei Studien durchgeführt worden, die im Vergleichsarm eine postoperative Chemotherapie beinhalteten. Die amerikanische Studie NSABP R03 litt unter einer sehr schlechten Patientenrekrutierung, so dass die Rekrutierung eingestellt wurde. Erste Zwischenergebnisse zeigen, dass im präoperativen Arm ein Sphinktererhalt in 44% im Vergleich zu 34% bei sofortiger Operation möglich war. Die rezidivfreie Überlebensrate nach einem Jahr beträgt im Arm mit präoperativer Radiochemotherapie 83% im Vergleich zu 78% bei postoperativer Radiochemotherapie; dieser Unterschied ist allerdings nicht signifikant ($p = 0{,}29$). In die deutsche ARO/AIO/CAO-Studie wurden über 800 Patienten eingebracht. Im präoperativen Arm zeigte sich eine signifikant geringere Lokalrezidivrate (6% versus 14%); die Gesamtüberlebensrate, die Fernmetastasierungsrate und die tumorspezifische Überlebensrate waren zwischen den beiden Armen gleich. In Phase II-Studien wird derzeit der Stellenwert von oralen Medikamenten-Vorstufen und einer Therapieintensivierung mit CPT-11 (Irinotecan) und Oxaliplatin untersucht.

▶ Langzeitvorbestrahlung: signifikant geringere Lokalrezidivrate

Derzeit ist strittig, ob eine präoperative Kurzzeitbestrahlung oder eine neoadjuvante Radiochemotherapie effektiver ist. Dies wird in randomisierten Studien abgeklärt.

Nebenwirkungen. Als akute Folge der Bestrahlung ist die Diarrhoe für den Patienten am meisten beeinträchtigend; insbesondere wenn die Bestrahlung durch eine Chemotherapie erweitert wird. Durch eine adäquate Schonung der Harnblase bei einer Drei- oder Vier-Felder-Technik lassen sich radiogene Zystitiden auf ein Minimum reduzieren. Wesentliche Einflussfaktoren auf Art und Ausprägung der therapieassoziierten Akuttoxizität sind das Bestrahlungsvolumen, die Operationsart, das Geschlecht und die Behandlungssequenz. Die deutsche ARO/AIO/CAO-Studie zeigte beispielsweise, dass sowohl

Akute Nebenwirkungen:
▶ Diarrhoe
▶ radiogene Zystitiden

Chronische Nebenwirkungen:

- chronische Diarrhoe, Malabsorption, Anastomosen, Stenosen, Ileus-, Subileusbildungen

die akuten Nebenwirkungen wie Diarrhoe als auch die chronischen Nebenwirkungen wie Anastomosenstenosen im neoadjuvanten Arm signifikant geringer waren.

Als chronische Therapiefolgen nach Bestrahlung des kleinen Beckens können auftreten: chronische Diarrhoe, Malabsorption, Anastomosen, Stenosen und Ileus-, Subileusbildungen durch Adhäsionen und Bridenbildungen des Dünndarmes. Diese letztgenannten Folgen sind zwar primär operativ bedingt, werden aber durch die Strahlentherapie verstärkt. Auch bei chronischen Nebenwirkungen konnte gezeigt werden, dass sowohl die Dosis, wie auch die Bestrahlungstechnik einen deutlichen Einfluss auf die Häufigkeit haben.

11.2.13 Pankreaskarzinom

Prognose des Pankreas-Karzinoms ist schlecht.

Die Prognose des Pankreas-Karzinoms ist schlecht. Nur ca. 20 % der Patienten sind primär operabel. Über die Hälfte der Patienten weist zum Diagnosezeitpunkt bereits Fernmetastasen auf. In Kombination mit einer Chemotherapie wird die Bestrahlung neoadjuvant, adjuvant oder palliativ eingesetzt.

Postoperativ: nach R1/2-Resektion

Palliativ bei nicht metastasierten Tumoren

Indikationen. Postoperativ sollte nach einer R1/2-Resektion eine Radiochemotherapie erfolgen. Nach einer R0-Resektion ist die Indikation derzeit umstritten. Bei fortgeschrittenen inoperablen Tumoren kann durch eine neoadjuvante Radiochemotherapie versucht werden, eine Operabilität zu erreichen. In der palliativen Situation ist eine simultane Radiochemotherapie bei nicht metastasierten Tumoren angezeigt.

Ergebnisse. Die Datenlage zur adjuvanten Radiochemotherapie nach R0-Resektion ist derzeit nicht eindeutig. Als Zytostatika werden überwiegend 5-Fluorouracil, gegebenenfalls in Kombination mit Mitomycin C; Gemcitabine oder Cisplatin, eingesetzt. Zwei amerikanische Studien fanden einen Vorteil zugunsten einer postoperativen Radiochemotherapie im Vergleich zu einer alleinigen operativen Therapie. Eine EORTC-Studie unterstützt dies vom Trend her. Allerdings wurden in diese Studie viele periampulläre Karzinome mit eingeschlossen, so dass die Fallzahl für Pankreaskopfkarzinome für eine signifikante Verbesserung der Überlebensrate nicht ausreicht. Schwierig ist die Interpretation der ESPAC 1-Studie, bei der viele verschiedene, zum Teil randomisierte Arme von den Teilnehmern frei gewählt werden konnten. Summarisch fand sich, dass durch eine alleinige postoperative Chemotherapie mit 5-Fluorouracil/Folinsäure die Überlebensraten verbessert wurden, nicht jedoch durch eine simultane Radiochemotherapie.

In Phase II-Studien zeigte sich, dass nach einer neoadjuvanten Radiochemotherapie ca. 25–40 % primär inoperabler Patienten komplett reseziert werden konnten. Ob dies die Prognose der Patienten verbessert, wird derzeit in Phase III-Studien abgeklärt.

Bei lokal fortgeschrittenen, inoperablen, aber nicht metastasierten Patienten können durch eine simultane Radiochemotherapie palliative Remissionen erzielt werden. Untersuchungen der GITSG zeigten, dass durch eine simultane Radiochemotherapie im Vergleich zur alleinigen Bestrahlung deutlich besser mediane Überlebenszeit erreicht werden konnten (5,2 versus 9,6 Monate, p = 0,05)

Durch RChT Remissionen bei lokal fortgeschrittenen, inoperablen, nicht metastasierten Tumoren

Die Nebenwirkungen entsprechen denen beim Magenkarzinom.

11.2.14 Karzinome von Analkanal und Analrand

Obwohl diese Karzinome selten sind, wurden sie zum Paradigma für den Organerhalt durch simultane Radiochemotherapie. Nach präoperativer Radiochemotherapie mit 5-Fluorouracil und Mitomycin C wurde in 21 von 26 Fällen eine histologische komplette Remission beobachtet. Seitdem wird die radikale Operation mit Kontinenzverlust nur noch für Rezidive und große ulzerierende Tumoren mit Zerstörung des größten Teils des Sphinkterapparates eingesetzt.

- Paradigma für den Organerhalt durch simultane Radiochemotherapie

Gegenüber alleiniger 5-Fluorouracil-Gabe senkt die zusätzliche Gabe von Mitomycin C die Rate an kolostomiepflichtigen Rezidiven nach vier Jahren von 30 auf 10%. Trotz gesteigerter Akuttoxizität stellt seither die Kombination aus konventionell fraktionierter Radiotherapie (40 Gy im prophylaktisch zu bestrahlenden Lymphabfluss und 60 Gy am manifesten Tumor) sowie 5-Fluorouracil plus Mitomycin C, in den Wochen eins und fünf appliziert, die Standardtherapie dar.

Standardtherapie: Kombination aus Radio- und Chemotherapie

Behandlungsziel ist ein sowohl tumor- als auch kolostomiefreies Überleben. In einer EORTC-Studie wurde eine 5-Jahres-Tumorkontrollrate von 68% an lokal ausgedehnten Tumoren oder bei Lymphknotenbefall erzielt. Allerdings überlebten nur 15 bis 25% der Patienten ohne lokale Tumorprogression, ohne Kolostomie oder schwerere Komplikationen. Zurückgeführt wird dieses ungünstige funktionelle Ergebnis auf die vergleichsweise hohen Einzeldosen bei der angewandten Strahlentherapie.

Behandlungsziel: tumor- und kolostomiefreies Überleben

11.3 Wichtige Informationen für den Patienten

Obwohl Krebserkrankungen insgesamt häufig sind – etwa 20% aller Menschen in Deutschland sterben daran –, ist die Behandlung nicht nur für jede Tumorart, sondern auch für die verschiedenen Stadien sehr unterschiedlich. Daher werden die besten Therapieergebnisse an Kliniken erreicht, die erstens viele Patienten behandeln, wo zweitens Spezialisten in jedem Fachgebiet vorhanden sind, die sich schwerpunktmäßig mit Tumorerkrankungen beschäftigen, und drittens die Kernfächer wie Strahlentherapie, medizinische Onkologie und Tumorchirurgie unter einem Dach eng zusammenarbeiten. Patienten sollen sich für geplante Therapien (im Gegensatz zu Notfällen) in Kliniken einweisen lassen, die diese Bedingungen erfüllen. Der Pati-

Beste Therapieergebnisse in spezialisierten Kliniken

Tab. 11.2: Wichtige randomisierte Studien zum Stellenwert einer simultanen Radiochemotherapie bei verschiedenen gastrointestinalen malignen Tumoren

Autoren	Studienarme	Lokale Rezidivrate	NED Überlebensrate	Überlebens-rate	Kommentar
Magenkarzinom					
Macdonald 2001	OP OP–ChT/RChT	19 % 29 %	19 Monate* 30 Monate* p = 0,001	27 Monate* 30 Monate* p = 0,005	Adjuvante Behandlung: Verbesserung der Prognose
Ösophaguskarzinom					
Smith 1998[2]	RT RChT			12 %* 27 %* p = 0,04	Definitive RChT: Verbesserung der Prognose im Vergleich zu alleiniger RT
Cooper 1999[4]	RT RChT/ChT	36 % 57 % p = 0,01		0 % 26 % p = 0,001	Definitive RChT: Verbesserung der Prognose im Vergleich zu alleiniger RT
Walsh 1996[3]	OP RChT–OP			76 % 37 % p = 0,006	Neoadjuvante RChT: Verbesserung der Prognose
Bosset 1997[3]	OP RChT–OP	besser für RChT mit p = 0,01	28 % 42 % p = 0,003	35 % 37 %	Neoadjuvante RChT: Verbesserung der lokalen Rezidivrate; aber nicht der Prognose
Urba 2001[3]	OP RChT–OP	58 % 19 % p = 0,02	16 % 28 % p = 0,16	16 %** 30 %** p = 0,15	Neoadjuvante RChT: Verbesserung der lokalen Rezidivrate, aber nicht der Progose
Stahl 2003 [3]	RChT–OP RChT	19 % 36 % p = 0,08		28 %** 20 %** p = 0,22	Vergleich neoadjuvante RChT + OP versus definitive RChT
Pankreaskarzinom					
Neoptolemos 2001	OP–RChT OP–keine RChT	15,5 Monate* 16,1 Monate*			Adjuvante RChT: Keine Verbesserung der Prognose im Vergleich zu alleiniger ChT
GITSG 1987	OP OP–RChT			11 Monate* 20 Monate*	Adjuvante RChT: Verbesserung der Prognose
Klinkenbijl 1999[2]	OP OP–RChT	kein Unterschied	38 % 37 % p = 0,6	41 % 51 % p = 0,208	Adjuvante RChT: Verbesserung der Prognose im Trend, insbesondere für Pankreaskopf-Tumoren (26 % versus 34 %, p = 0,099)
Rektumkarzinom					
Krook 1991[4]	OP–RT OP–RChT	25 % 13,5 % p = 0,04	38 % 59 % p = 0,006	47 % 56 % p = 0,025	Adjuvante RChT: Verbesserung der Prognose im Vergleich zu alleiniger RT
GITSG 1985[4]	OP OP–RChT	24 % 11 %	45 % 67 % p = 0,009 46 %	59 % p = 0,07	Adjuvante RChT: Verbesserung der Prognose durch RChT
Wollmark 2000[4]	OP–ChT OP–RChT	13 % 8 % p = 0,02	kein Unterschied	kein Unterschied	Adjuvante RChT: Verbesserung der lokalen Kontrolle im Vergleich zu alleiniger ChT

Tab. 11.2: (Fortsetzung)

Autoren	Studienarme	Lokale Rezidivrate	NED Überlebensrate	Überlebens-rate	Kommentar
Lee 2002[3]	OP–RChT spät OP–RChT früh	5,8 % 2,2 % p = 0,14	70 % 81 % p = 0,043	82 % 84 %	Adjuvante RChT: Verbesserung des tumorfreien Überlebens durch frühzeitige RChT
Roh 2001[1]	OP–RChT RChT–OP		78 % 83 %		Vergleich adjuvante versus neoadjuvante RChT
Sauer 2003[4]	OP–RChT RChT–OP	11 % 7 % p = 0,021	56 % 59 %	77 % 73 %	Vergleich adjuvante versus neoadjuvante RChT: Verbesserung der lokalen Kontrolle durch neoadjuvante RChT

[1] 1-Jahres-Daten; [2] 2-Jahres-Daten; [3] 3-Jahres-Daten; [4] 5-Jahres-Daten, * mediane Überlebenszeit
RT = Radiotherapie; RChT = Radiochemotherapie; ChT = Chemotherapie; OP = Operation.

ent sollte gezielt den Hausarzt darüber befragen. Die beste Behandlung erfahren Patienten, die in Therapiestudien behandelt werden, da sie am intensivsten von Spezialisten betreut werden.

Intensivste Patientenbetreuung im Rahmen von Therapiestudien

11.4 Stand der Forschung/zukünftige Entwicklung

Zukünftig werden neue zytostatische Substanzen und insbesondere Substanzen, welche die biologische Wirkung von Zytostatika und ionisierenden Strahlen modifizieren (biologische Response Modifier), die Konzepte und Ergebnisse beeinflussen. In klinisch-experimentellen Therapiestudien untersuchte oder bereits amtlich zugelassenen Substanzen hemmen z. B. die Neubildung von den Tumor versorgenden Blutgefäßen und unterstützen dadurch die Tumorrückbildung unter Chemo- oder Radiotherapie (Cetuxumab, Bevacizumab). Weitere wesentliche Fortschritte (verbesserte Tumorheilung, weniger Nebenwirkungen) sind von einer verbesserten Technik der Strahlentherapie zu erwarten, insbesondere von der intensitätsmodulierten Radiotherapie bei bestimmten Tumoren. Alle Neuerungen müssen in sorgfältig überwachten Therapiestudien überprüft werden.

- neue Zytostatika
- Medikamente, welche die biologische Wirkung von Zytostatika und ionisierenden Strahlen modifizieren
- verbesserte Technik der Strahlentherapie

11.5 Kosten der Therapie

Die (simultane) Radiochemotherapie wird häufig zumindest teilweise stationär durchgeführt, wodurch Kosten für Medikamente, Infusionen oder Ähnliches abgedeckt sind. Die meisten Zytostatika führen in unterschiedlichem Maße zu einem Abfall von Leukozyten, Thrombozyten und Hämoglobin, der in wiederholten Blutbildkontrollen häufig erst nach einer Latenz von zwei Wochen entdeckt wird. Wenn Grenzwerte unterschritten sind, muss gegebenenfalls ambulant eine Injektionsbehandlung mit Wachstumsfaktoren durchgeführt werden, deren Kosten von allen gesetzlichen Krankenkassen und privaten Krankenversicherungen übernommen werden.

Kosten werden von Krankenkassen übernommen.

Literatur

Cooper JS, Guo MD, Herskovic A, Macdonald JS, Martenson JA Jr, Al-Sarraf M, Byhardt R, Russell AH, Beitler JJ, Spencer S, Asbell SO, Graham MV, Leichman LL. Chemoradiotherapy of locally advanced esophageal cancer. Longterm follow-up of a prospective randomized trial. JAMA 1999;281:1623–7.

Green JA, Kirwan JM, Tierney JF, Symonds P, Fresco L, Collingwood M, Williams CJ. Survival and recurrence after concomitant chemotherapy and radiotherapy for cancer of the uterine cervix: a systematic review and meta-analysis. Lancet 2001;358:781–6.

Kapiteijn E, Marinjen CAM, Nagtegaal ID, Putter H, Steup WH, Widders T, Rutten HJT, Pahlman L, Glimelius B, van Krieken HJM, Leer JWH, van de Velde CJH for the Dutch Colorectal Cancer Group. Preoperative radiotherapy combined with total mesorectal excision for resectable rectal cancer. N Engl J Med 2001;345:638–46.

Macdonald JS, Smalley SR, Benedetti J, Hundahl SA, Estes NC, Stemmermann GN, Haller DG, Ajani JA. Chemoradiotherapy after Surgery Compared with Surgery Alone for Adenocarcinoma of the Stomach or Gastroesophageal Junction. N Engl J Med 2001;345:725–30.

Molls M, Bamberg M Sack H, eds. Radioonkologie. Band 2: Klinik. München: Zuckschwerdt Verlag, 2004.

Non-small Cell Lung Cancer Collaborative Group. Chemotherapy in non-small cell lung cancer: a meta-analysis using updated data on individual patients for 52 randomised clinical trials. Br Med J 1995;311:899–909.

Pignon JP, Bourhis J, Domenge C, Designé, on behalf of the MACH-HN Collaborative Group. Chemotherapy added to locoregional treatment for head and neck squamous cell carcinomas: three metaanalyses of updated individual data. The Lancet 2000;355:949–55.

Sauer R for the German Rectal Cancer Group. Adjuvant versus neoadjuvant combined modality treatment for locally advanced rectal cancer: first results of the German rectal cancer study group (CAO/ARO/AIO). Int J Radiat Oncol Biol Phys 2003;57 (Suppl 2):S124–5.

Thomas M, Baumann M, Deppermann M, Freitag L, Gatzemeier U, Huber R, Passlick B, Seke M, Ukena D. Empfehlungen zur Therapie des Bronchialkarzinoms. Pneumologie 2002;56:113–131.

Wendt TG, Bank P. Prognostic Factors in squamous cell carcinoma of the head and neck. Onkologie 2002;25:208–12.

Trog D, Wendt TG. Organ-preserving radiochemotherapy of the anal carcinoma. Onkologie 1998;21:130–5.

Informationen für Patienten

Die Deutsche Gesellschaft für Radioonkologie (DEGRO) bietet Informationen über die Behandlung mit Strahlen im Internet unter: http://www.degro/org/patienteninfo_idx.htm

Der Krebsinformationsdienst KID im Deutschen Krebsforschungszentrum Heidelberg beantwortet Fragen zum Thema Krebs. Informationen unter: http://www.krebsinformation.de/

12 Adjuvante Radiotherapie

H.-J. Ochel, G. Gademann

12.1 Begriffsbestimmung

In der Onkologie ist der Begriff „adjuvant" generell vorbehalten für eine Therapie nach vorausgegangener andersartiger Behandlung, welche zu einer so weitgehenden Remission geführt hat, dass keinerlei Anzeichen verbliebenen Tumorgewebes mehr vorliegen. In Anbetracht der Strenge dieser Definition ist es nicht verwunderlich, dass der Begriff „adjuvant" recht häufig fehlerhaft angewendet wird. Sobald begründeter Verdacht auf residuellen Tumor vorliegt, sollte man auf andere Termini wie „postoperativ", „postchemotherapeutisch", „additiv" oder „konsolidierend" ausweichen. „Adjunktiv" wird von einigen Autoren synonym zu „adjuvant" verwendet.

Onkologie: „adjuvante" Therapie setzt weitgehende Remission voraus

Besonders streng wird diese Nomenklatur bei Lymphomen ausgelegt. Hier wurde traditionell gefordert, dass sich zusätzlich zur Normalisierung bildgebender Befunde sämtliche Laborwerte mit potenziellem Bezug zur Erkrankung normalisiert haben müssen, bevor von einer kompletten Remission die Rede sein darf. Die Situation wurde durch die jetzt verfügbaren modernen bildgebenden Verfahren komplizierter: Mit Hilfe von CT, MRT oder PET lassen sich häufig schwer einzuordnende residuelle Anomalien nachweisen, welche von der Dignität her schwer einzuschätzen, meist aber benigne sind.

Beim Prostatakarzinom sollte bei ansteigendem PSA (prostataspezifisches Antigen) nach radikaler Prostatovesikulektomie nicht von einer adjuvanten Bestrahlung gesprochen werden, da das PSA als Tumormarker sehr verlässlich ist.

Beim Glioblastom ist tatsächlich der Begriff „adjuvant" nach kompletter Resektion des Tumors zulässig, wenn kein weiterer Hinweis auf malignes Gewebe vorliegt, obwohl regelmäßig mit einem Rezidiv gerechnet werden muss.

Die Residualstatusdefinition gibt einen gewissen Anhalt für den adäquaten Sprachgebrauch: Nur bei R0- und R1-Resektionen ist „adjuvant" potenziell angebracht, nicht jedoch im R2-Falle. Sollte man sich zur Nachbestrahlung nach Operation eines Primärtumors entschließen, obwohl gleichzeitig Fernmetastasen vorliegen, sollte „adjuvant" eher nicht verwendet werden.

Adjuvant nur bei R0- und R1-Resektionen, nicht bei R2

Im Falle der Erwähnung von Strahlengesamtenergiedosen ist stets die konventionelle Strahlentherapie gemeint, bei der diese Dosis in Einzeldosen von 1,8–2,0 Gy täglich appliziert wird.

12.2 Indikationen/Kontraindikationen

Akzeptierte Indikation: wenn adjuvante Bestrahlung einen relevanten klinischen Endpunkt verbessert

Die Indikationen zur adjuvanten Radiotherapie werden grob schematisch in akzeptierte, fragliche und fehlende eingeteilt. Eine akzeptierte Indikation liegt vor, wenn die adjuvante Bestrahlung einen relevanten klinischen Endpunkt, z. B. die Lokalrezidivrate, verbessert (belegt durch hinreichend gute Studien). Als fragliche Indikationen kann man solche ansehen, bei denen bislang keine ausreichende Wissensbasis zum Beleg der Wirksamkeit vorliegt. Tabelle 12.1 listet die Indikationen für die häufigeren Erwachsenentumoren auf.

Kontraindikationen: reduzierter Allgemeinzustand, Strahlenvorbelastung; selten: genetische Defekte

Kontraindikationen zur adjuvanten Strahlentherapie ergeben sich entweder aus dem reduzierten Allgemeinzustand des Patienten, aufgrund von Organdysfunktionen, aus der Vorbelastung durch Strahlentherapie im gleichen Volumen oder selten aus einer konstitutionell erhöhten Strahlensensibilität, z. B. bei Ataxia teleangiectatica.

Inwieweit der Allgemeinzustand keine adjuvante Bestrahlung zulässt, muss im Einzelfall entschieden werden. In der Regel kann ein Patient, dem eine Operation zugemutet werden konnte, auch nachbestrahlt werden. Es gibt aber durchaus Ausnahmen, auch aufgrund interkurrenter Ereignisse. Organdysfunktionen spielen insbesondere eine Rolle bei Bestrahlungen im Thorax- und ZNS-Bereich. Eine hinreichende Lungenfunktion ist dann erforderlich, wenn das Zielvolumen größere Lungenanteile erfassen wird. Im Zweifelsfall sollte eine Lungenfunktionsprüfung durchgeführt werden. Schwere Herzerkrankungen führen eher zu modifizierten Strahlentechniken mit maximal möglicher Aussparung des Herzens als zum kompletten Verzicht auf die Nachbestrahlung. Vorbestehende ZNS-Erkrankungen können we-

Häufige Indikationen

Tab. 12.1: Indikationen zur adjuvanten Strahlentherapie

Akzeptierte Indikationen zur adjuvanten Bestrahlung (bei den meisten Tumoren Spätstadien)
Mundhöhlenkarzinom
Oro- und Hypopharynxkarzinom
Speicheldrüsenkarzinom
Nasenhöhlen- und Nasennebenhöhlenkarzinom
Larynxkarzinom
Rektumkarzinom (in Kombination mit Chemotherapie)
Harnblasenkarzinom (in Kombination mit Chemotherapie)
Prostatakarzinom (bei R1-Resektion)
Seminom
Zervixkarzinom (zum Teil in Kombination mit Chemotherapie)
Korpuskarzinom
Vulvakarzinom
Mammakarzinom
kleinzelliges Bronchialkarzinom (Vollremission nach Chemotherapie)
Weichteilsarkom
Ewing-Sarkom
nichtkleinzelliges Bronchialkarzinom (N2)
anaplastisches Astrozytom und Glioblastom
Morbus Hodgkin (ohne fortgeschrittene Stadien)
hochmaligne Non-Hodgkin-Lymphome
akute lymphatische Leukämie (Hirnbestrahlung in bestimmten Fällen)

gen Verwirrtheit des Patienten eine Bestrahlung unmöglich machen oder eine solche als prognostisch nicht sinnvoll erscheinen lassen.

12.3 Ergebnisse des Verfahrens

12.3.1 Anaplastische Astrozytome und Glioblastome

Glioblastome haben eine schlechte Prognose.

Hochgradig maligne Astrozytome einschließlich der Glioblastome werden nach Operation bestrahlt, da sich im Vergleich zu supportiver Therapie die mittlere Überlebenszeit um 21 Wochen verlängert. In einer Teilhirnbestrahlung wird hierbei das ehemalige Tumorbett und ein Sicherheitssaum von 2 cm bestrahlt. Bei kurativer Intention werden 60 Gy Gesamtdosis in Einzeldosen zu 2 Gy appliziert. Bei sicher palliativer Situation können auch 45 Gy à 3 Gy verordnet werden. Eine Heilung der Erkrankung wird nur ausnahmsweise bei jungen Patienten erreicht (< 5 %). Abbildung 12.1 zeigt einen typischen Bestrahlungsplan für hochmaligne Hirntumoren.

Nebenwirkungen:

- Haarausfall
- Übelkeit, Erbrechen, Kopfschmerzen
- selten: Hirnnekrose

Als Nebenwirkung ist mit Haarausfall zu rechnen, der auch persistierend sein kann. Die Kopfhaut reagiert mit einem Erythem. Übelkeit, Erbrechen und Kopfschmerzen müssen symptomatisch behandelt werden. Diese Nebenwirkungen sind aber sehr viel wahrscheinlicher bei zumindest teilweise belassenem Tumor, während sie in der Adjuvanz eher selten sind. Eine zum Glück seltene Nebenwirkung ist die Hirnnekrose, d. h. das Strahlentherapie-bedingte Absterben normalen Hirngewebes im Zielvolumen. Dieses kann Symptome wie ein Rezidiv verursachen, muss gegebenenfalls operativ angegangen werden und kann nach einem Jahr oder später zeitverzögert auftreten.

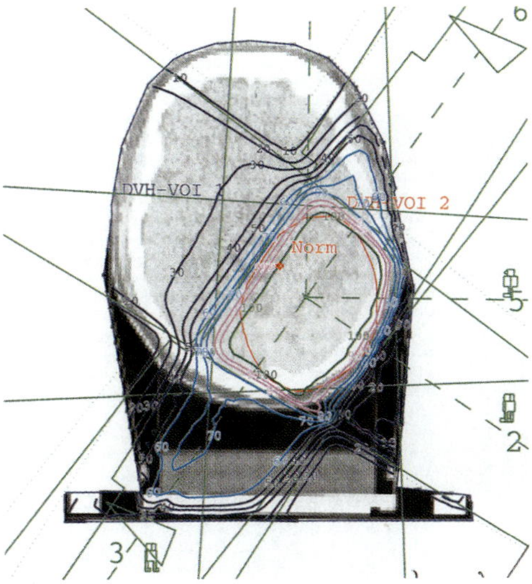

Abb. 12.1: Typischer Bestrahlungsplan für hochmaligne Hirntumoren. Darstellung der Isodosen in Prozent der Gesamtdosis in Projektion auf einen horizontalen CT-Schnitt.

12.3.2 Hals-Nasen-Ohren-Tumoren

Postoperative Bestrahlung Standard bei fortgeschrittenen HNO-Tumoren

In Frühstadien kann auf adjuvante Bestrahlung verzichtet werden.

Die postoperative Bestrahlung ist bei fortgeschrittenen Tumoren des Oropharynx, des Larynx und der Kieferhöhlen Standardtherapie. Bei Mundhöhlenkarzinomen kommen auch präoperative Behandlungskonzepte zur Anwendung. Retrospektive Studien belegen, dass die Lokalrezidivrate durch Nachbestrahlung deutlich gesenkt werden kann. Nur in Frühstadien kann auf die adjuvante Bestrahlung verzichtet werden. Die enge Lagebeziehung zu vitalen Strukturen verbietet in vielen Fällen eine großzügige Resektion, so dass sich nicht selten Indikationen bei knappem Resektionsrand oder R1-Situation ergeben. Im randomisierten Vergleich hat sich die postoperative Bestrahlung gegenüber der präoperativen als überlegen herausgestellt.

Bestrahlt werden die Primärtumorregion und der regionäre Lymphabfluss.

Bestrahlt wird nicht nur die Primärtumorregion, sondern auch der regionäre Lymphabfluss. Bei der Bestrahlung ist der Hals meist beidseits zu erfassen. Nur bei den weniger häufigen frühen Wangenkarzinomen und bei selektierten Kieferhöhlen- und Tonsillenkarzinomen ist eine unilaterale Erfassung des zervikalen Lymphabstroms ausreichend. Eine Computer-unterstützte Bestrahlungsplanung ist zwingend erforderlich, weil damit Risikoorgane wesentlich besser geschont werden können. Moderne Strahlenpläne vermeiden das risikobehaftete Ansetzen von einzelnen Strahlenfeldern durch die Anwendung komplexer Mehrfeldertechniken, welche eine Umlagerung des Patienten zwischen verschiedenen Strahlenfeldern überflüssig machen (Abb. 12.2). Die Anwendung thermoplastischer Masken

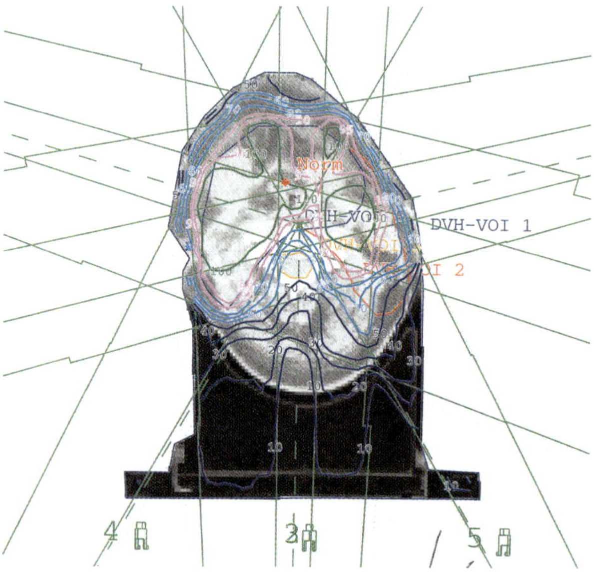

Abb. 12.2: Die Mehrfeldertechnik zur Bestrahlung von HNO-Tumoren erlaubt die Erfassung der Primärtumorregion und der regionären Lymphabflussgebiete ohne Überschreitung der Rückenmarkstoleranz.

sorgt für reproduzierbare Lagerung und macht Markierungen im Gesicht des Patienten überflüssig.

Die übliche Dosierung beträgt 60 Gy Gesamtdosis, in Einzeldosen von 2 Gy. Bei besonderen Risikokonstellationen, z. B. in der R1-Situation oder bei extrakapsulärem Wachstum von zuvor operativ entfernten Lymphknotenmetastasen, werden 66 Gy erforderlich. Die Gesamtbehandlungszeit hat einen nachweisbaren Einfluss auf das therapeutische Ergebnis, so dass die Nachbestrahlung möglichst in dem auf die Operation folgenden Monat begonnen werden sollte.

Nachbestrahlung möglichst bald nach OP

Es gibt Versuche, die Behandlungsergebnisse durch zusätzliche, simultane Chemotherapie zu verbessern. Die bisherigen Ergebnisse mit Cisplatin-haltigen Protokollen sind ermutigend, bedürfen aber noch der weiteren Bestätigung. Im Falle des fortgeschrittenen Larynxkarzinoms ist die adjuvante Strahlentherapie nach Laryngektomie die Standardtherapie. Die Datenlage zeigt aber je nach Patientenselektion bei konservativer Therapie mit Chemotherapie und sequentieller Bestrahlung ähnlich gute Ergebnisse. Durch simultane Applikation beider Modalitäten können diese noch weiter verbessert werden. Der Vergleich dieses simultanen Vorgehens zur ablativen Therapie steht noch aus.

Kombinierte Radiochemotherapie als Alternative zur radikalen Exstirpation

Als akute Nebenwirkungen sind zu erwähnen: Mukositis, Schleimproduktion, Xerostomie, Hauterythem. Einige wesentliche Nebenwirkungen sind bei HNO-Tumoren chronisch persistierend und besonders relevant: die Xerostomie aufgrund einer Schädigung der Speicheldrüsen, die Osteonekrose, die Schädigung des Kiefergelenks und die Fibrose der Hals- und Schulterweichteile. Gegen Letztgenannte wird die selbständige Durchführung von Bewegungsübungen empfohlen, obwohl unklar ist, ob die Fibrose-bedingte Bewegungseinschränkung dadurch effektiv verbessert werden kann. Durch Schonung der großen Speicheldrüsen schon von Anfang an bei der Bestrahlungsplanung wird der Xerostomie am besten vorgebeugt. Ansonsten kommt es bei einer Belastung der Speicheldrüsen mit mehr als 30 Gy zu kompletter Atrophie. Der Osteonekrose beugt man am besten durch konsequente Zahnsanierung vor Strahlentherapie vor. Sie ist aber trotz aller Vorsicht gelegentlich nicht zu verhindern und bedarf dann häufig der operativen Therapie.

Nebenwirkungen:

- Mukositis, Schleimproduktion, Xerostomie, Hauterythem
- Osteonekrose, Schädigung des Kiefergelenks
- Fibrose der Hals- und Schulterweichteile
- Xerostomie durch Parotisschonung vermeidbar

12.3.3 Rektumkarzinom

Die postoperative Strahlentherapie als ausschließliche adjuvante Therapie kann die Lokalrezidivrate senken (25 % zu 16 %), bewirkt aber keine Verbesserung des Überlebens. Sie wurde daher randomisiert mit einem präoperativen Vorgehen verglichen. Hierbei zeigte sich eine Senkung der Lokalrezidivrate bei präoperativer Therapie (21 % auf 12 %), allerdings ohne Verbesserung des Gesamtüberlebens. Mittels Metaanalyse kann man demgegenüber auch einen Überlebensvorteil für das präoperative Vorgehen nachweisen.

Adjuvante Bestrahlung des Rektumkarzinoms mit simultaner Chemotherapie erhöht nachweislich Überlebenschance.

Die Applikation einer zytostatischen Chemotherapie mit 5-Fluorouracil simultan zur Strahlenbehandlung erhöht nachweislich die Überlebenschancen eines Patienten mit Rektumkarzinom. Daher ist dieses Vorgehen zum Standard in der Behandlung des Rektumkarzinoms geworden. Die Lokalrezidivrate wird bei gleichzeitiger Chemotherapie in ähnlicher Weise durch adjuvante Bestrahlung positiv beeinflusst wie in Abwesenheit einer systemischen Therapie. Vor dem Hintergrund einer dann niedrigeren Rate von 13 % (alleinige Chemotherapie) ist der relative Gewinn allerdings kleiner (8 % mit Strahlenchemotherapie, d. h. nur 5 % Differenz). Die Modulation des 5-Fluorouracil durch zusätzliche Gabe von Calciumfolinat oder Levamisol bringt keine Vorteile und wird daher in der Adjuvanz nicht praktiziert.

Wichtig: Erfassung der präsakralen Region, da Rezidive üblicherweise hier entstehen.

Die Bestrahlung des Beckens bei Rektumkarzinom wird mittels drei (eigenes Vorgehen) oder vier isozentrischer Strahlenfelder durchgeführt. Bei drei Feldern liegen die Einfallrichtungen dorsal und beidseits lateral. Ein weiteres ventrales Feld belastet die Blase und ist aus unserer Sicht normalerweise entbehrlich. Die direkt präsakrale Region ist sicher zu erfassen, da Rezidive üblicherweise hier entstehen. Nach abdomino-sakraler Rektumamputation wird das Perineum mit in das Zielvolumen aufgenommen. Die Obergrenze liegt am Promontorium. Megavolttechniken und Computer-unterstützte Bestrahlungsplanung sind etablierter Standard. Zunächst wird das gesamte Becken bis 45 Gy bestrahlt, gefolgt von einem Boost auf das Tumorbett von 5,4 Gy.

Nebenwirkungen:
- Diarrhoe
- Zystitis
- Proktitis (selten)
- Frau: Infertilität
- Mann: persistierende Fertilitätsstörungen

Unter den Nebenwirkungen stehen die Diarrhoe, die Zystitis und die Proktitis im Vordergrund. Die Diarrhoe lässt sich durch Loperamid meist hinreichend behandeln. Gelegentlich muss wegen Zystitis spasmolytisch vorgegangen werden. Bei der eher seltenen Proktitis können kortisonhaltige Präparate rektal appliziert werden. Die Strahlentherapie des Beckens führt bei der Frau zu Infertilität und beim Mann aufgrund der Streustrahlung mit großer Wahrscheinlichkeit zu persistierenden Fertilitätsstörungen. Die Patienten sind über diese Sachverhalte aufzuklären. Bei jungen Männern kann eine Hodenkapsel zur Abschirmung verwendet werden.

12.3.4 Bronchialkarzinom

20 % aller Fälle: kleinzelliges Bronchialkarzinom

Die adjuvante Strahlentherapie des Bronchialkarzinoms bezieht sich im Falle des kleinzelligen Bronchialkarzinoms (20 % aller Fälle) auf den Zustand nach chemotherapeutisch induzierter Vollremission, da nach Resektion der seltenen echten Frühstadien dieses Tumors adjuvant Chemotherapie gegeben wird. Bei den viel häufigeren, primär chemotherapeutisch behandelten Fällen im Stadium der limitierten Erkrankung erfolgt die adjuvante Bestrahlung der ehemaligen Primärtumorregion und des Mediastinums mit 50 Gy in Einzeldosen von 2 Gy. Der genaue Wert dieser Therapie lässt sich schwer festlegen, weil in der Regel Patienten mit Vollremission und solche mit Teil- oder minimaler Remission nach Chemotherapie gemeinsam analysiert wurden. In einer Metaanalyse ergab sich für diese gemeinsam betrachteten Patienten ein Überlebensvorteil von 5,4% nach drei Jahren.

Beim nichtkleinzelligen Bronchialkarzinom (80% aller Fälle) stellt sich die Frage, ob nach in sano erfolgter Operation adjuvant bestrahlt werden muss. Eine Metaanalyse ergab, dass das 2-Jahres-Überleben der zusätzlich bestrahlten Patienten mit 48% im Vergleich zu 55% schlechter war als das der nur nachbeobachteten. Weitere Studien gingen der Frage nach, ob die Gabe von Chemotherapie zusätzlich zur adjuvanten Bestrahlung Verbesserungen der Ergebnisse bringt. In 2004 wurden zwei randomisierte Studien publiziert, die einen deutlichen Überlebensvorteil für die adjuvante Strahlentherapie auch in frühen Tumorstadien zeigten, wenn postoperativ mehrere Kurse Chemotherapie adjuvant gegeben wurden. Zur endgültigen Beurteilung müssen weitere Studien abgewartet werden.

80% aller Fälle: nichtkleinzelliges Bronchialkarzinom

Ältere retrospektive Analysen weisen auf eine positive Wirkung der adjuvanten Strahlentherapie in der N2-Situation, d. h. bei Vorliegen positiver, ipsilateraler, mediastinaler Lymphknotenmetastasen hin. Obwohl diese Erkenntnisse bislang nicht durch hinreichende prospektive Studien abgesichert sind, wird daher in Deutschland im Allgemeinen die Indikation zur Nachbestrahlung im N2-Falle gestellt.

Adjuvante Strahlentherapie des Bronchialkarzinoms ab N2

Wie bei den kleinzelligen Karzinomen umfasst das Zielvolumen den ehemaligen Primärtumorbereich und das Mediastinum. Eine Gesamtdosis von 50 Gy plus Boost zu 60 Gy werden in konventioneller Fraktionierung appliziert (Abb. 12.3).

Eine Haupt-Nebenwirkung ist die radiogene Pneumonitis, die häufig erst verzögert einige Wochen nach der Strahlentherapie auftritt. Als Ausdruck einer entzündlichen Lungenreaktion kommt es zu Hus-

Nebenwirkungen:
- radiogene Pneumonitis

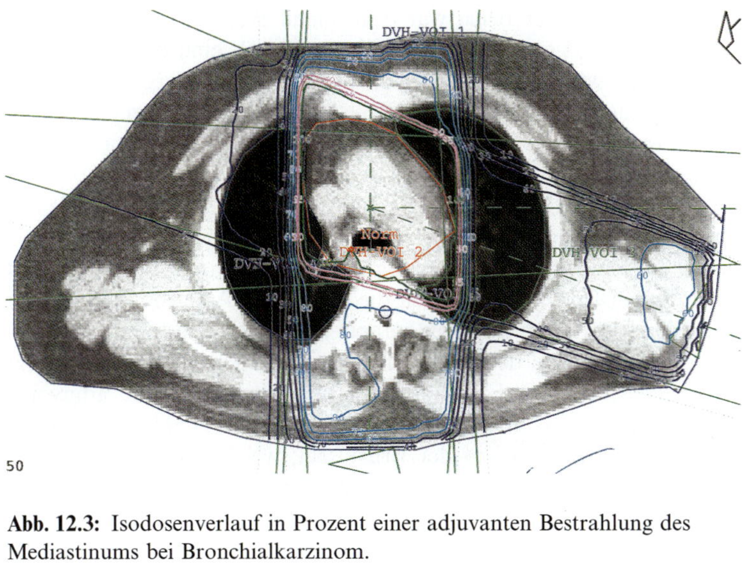

Abb. 12.3: Isodosenverlauf in Prozent einer adjuvanten Bestrahlung des Mediastinums bei Bronchialkarzinom.

ten, Auswurf, Fieber und Krankheitsgefühl. Die physikalische Untersuchung ergibt Befunde, welche von einer Pneumonie oft nicht zu unterscheiden sind. Die Differenzialdiagnose zwischen beiden ergibt sich aus radiologisch darstellbaren Verdichtungen, welche bei Pneumonitis streng auf das ehemalige Zielvolumen begrenzt sind. Therapeutisch können Glukokortikoide eingesetzt werden. Durch die im Weiteren einsetzende Fibrose lösen sich die genannten Symptome nach 3–4 Wochen. Außerdem sollte das Herz möglichst nicht mit mehr als ca. 40–50 Gy belastet werden, da ansonsten die Gefahr der radiogenen Perikarditis mit der Entwicklung eines chronischen Herzbeutelergusses droht. Zudem ist nachgewiesenermaßen die Bestrahlung der Koronararterien ein Risikofaktor für die Entwicklung einer koronaren Herzkrankheit. Durch die moderne, CT-gestützte Strahlenplanung lassen sich Risikoorgane wesentlich besser schonen als früher, so dass die genannten Nebenwirkungen heutzutage seltener als früher beobachtet werden.

- radiogene Perikarditis bei zu starker Herzbestrahlung
- Bestrahlung der Koronararterien kann zur koronaren Herzkrankheit führen.

12.3.5 Mammakarzinom

Die adjuvante Bestrahlung nach Operation eines Mammakarzinoms ist in der Mehrzahl der Fälle erforderlich. Im Wesentlichen soll die Nachbestrahlung nach Brustoperation ein Lokalrezidiv vermeiden. Werden größere Patientenkollektive mittels Metaanalyse oder im Rahmen randomisierter Studien untersucht, so lassen sich bei gleichzeitiger Applikation einer systemischen Therapie auch Überlebensvorteile nachweisen. Man unterscheidet zwei verschiedene Operationsstrategien: die brusterhaltende und die ablative. Die Wahl zwischen beiden ist nicht gänzlich frei, sondern unterliegt bestimmten Kriterien. Für die Patientin ist wichtig, dass die Nachbestrahlung nach brusterhaltender Operation stets erfolgen sollte, während sie nach Ablation der Brust nur in bestimmten Fällen indiziert ist.

Nachbestrahlung nach brusterhaltender Operation stets erforderlich

Nachbestrahlung nach Ablation der Brust nur in bestimmten Fällen indiziert

Die Ablation der Brust war traditionell Standardtherapie. Daher wurde im Rahmen von Studien überprüft, ob eine brusterhaltende Behandlungsstrategie möglich ist. Im dreiarmigen Vergleich war dabei das brusterhaltende Vorgehen mit Nachbestrahlung den ablativen Verfahren gleichwertig, während eine brusterhaltende Operation ohne adjuvante Bestrahlung nicht empfehlenswert ist. Wird nach brusterhaltender Operation auf eine Nachbestrahlung verzichtet, so bleiben nach 8 Jahren 61 % der Frauen rezidivfrei. Mit Nachbestrahlung bleiben 91 % ohne erneutes Auftreten der Erkrankung. Ein Lokalrezidiv erfordert in den meisten Fällen die sekundäre Ablation, so dass der Sinn der adjuvanten Strahlentherapie in der Vermeidung des psychologischen Traumas des Organverlustes zu sehen ist. Ein Grund für die Verbesserung der Behandlungsergebnisse durch die adjuvante Strahlentherapie könnten, abhängig von der Größe des Primärtumors, multiple maligne Foci in der Brust sein, welche aus verschiedenen Gründen nicht in allen Fällen durch die Operation saniert werden.

Es stellte sich die Frage, ob Patientinnen mit niedrigem Rezidivrisiko ebenfalls der adjuvanten Strahlentherapie bedürfen. Eine eigens dafür vorgenommene randomisierte Studie an Patientinnen mit Tumoren unter 1 cm Größe zeigte nach 8 Jahren 16,5 % Brustrezidive ohne Nachbestrahlung im Gegensatz zu nur 9,3 % mit Nachbestrahlung. Auch bei Patientinnen mit kleinen Tumoren ist die postoperative Strahlentherapie also indiziert.

Auch bei kleinen Tumoren ist postoperative Strahlentherapie indiziert.

Ebenfalls systematisch untersucht wurde die Notwendigkeit einer lokalen Aufsättigung des Tumorbettes. Die Bestrahlung der gesamten Brust wird üblicherweise mit einer Dosis von 50 Gy durchgeführt. An mehr als 5.000 Patientinnen wurde untersucht, ob ein zusätzlicher Boost von 16 Gy Vorteile bietet. Die Lokalrezidivrate nach 5 Jahren betrug 4,3 % mit Boost und 7,3 % ohne einen solchen. Dieses positive Resultat beschränkt sich laut Subgruppenanalyse aber im Wesentlichen auf junge Patientinnen. Im eigenen Vorgehen wird daher der Boost nur bei Patientinnen unter 50 Jahren durchgeführt. Bei Älteren kann sich allerdings bei R1-Resektion oder nur knapper Exzision ebenfalls die Indikation zur lokalen Aufsättigung ergeben.

Das Standardzielvolumen für die Nachbestrahlung nach brusterhaltender Therapie ist die gesamte Brust. Diese wird in der Regel über zwei tangential einfallende, isozentrische Stehfelder, häufig mit Divergenzausgleich, durchgeführt (Abb. 12.4).

Typische Nebenwirkungen

Hinsichtlich der Nebenwirkungen sind typischerweise zu erwähnen: Hautrötung, trockene oder feuchte Epitheliolyse, Fibrose von Haut und Unterhaut, unregelmäßige Braunverfärbung der Haut, Teleangiektasien, Formveränderung der Brust (meist ausgeprägter durch die Operation), gering erhöhtes Risiko von Herzerkrankungen

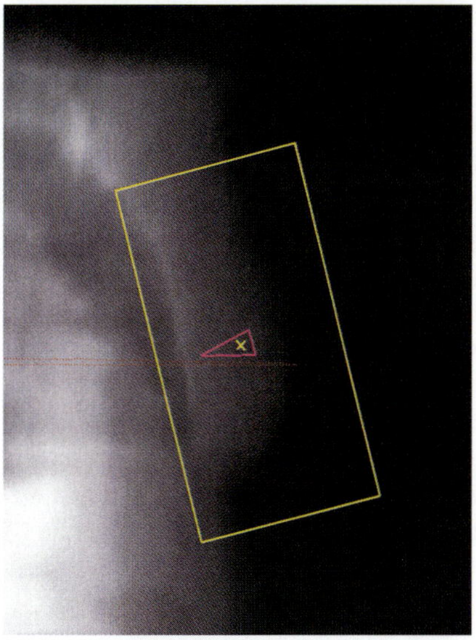

Abb. 12.4: Digital rekonstruiertes Radiogramm eines tangential einfallenden Strahlenfeldes bei Brustbestrahlung nach organerhaltender operativer Therapie.

im Falle der Nachbestrahlung der linken Brust und die radiogene Pneumonitis als Überempfindlichkeitsreaktion der Lunge. Die letztgenannten zwei Nebenwirkungen treten nur selten auf. Bei großen Brüsten ist ein akutes und chronisches Lymphödem als Strahlentherapiefolge möglich.

Nach Ablatio mammae nur bei hohem Risiko nachbestrahlen

Die Situation nach Ablatio mammae ist etwas komplizierter. Früher wurde in allen Stadien nachbestrahlt, doch hat sich mittlerweile herauskristallisiert, dass nur bei bestimmten Risikokonstellationen und in Kombination mit systemischer Therapie eine adjuvante Strahlentherapie Vorteile bietet.

Eine große dänische Studie untersuchte an prämenopausalen Patientinnen, bei denen eine Chemotherapie vorgesehen war, den Effekt der adjuvanten Strahlentherapie. Hierzu wurden nur Frauen mit hohem Rezidivrisiko berücksichtigt: Befall axillärer Lymphknoten, Tumorgröße von mehr als 5 Zentimetern, Hautbeteiligung oder Involvierung der Pektoralisfaszie. Es ergaben sich nach 10 Jahren deutliche Vorteile zu Gunsten der Nachbestrahlten mit einer Lokalrezidivrate von 9% zu 32% und einem Überleben von 54% zu 45%. Die gleiche Arbeitsgruppe verglich randomisiert auch den Effekt der adjuvanten Strahlentherapie bei postmenopausalen Patientinnen mit den gleichen Risikokonstellationen, die aber eine adjuvante Tamoxifentherapie erhielten. Erneut zeigten sich Vorteile für Nachbestrahlte: Die Lokalrezidivrate lag bei 8% zu 35% und das 10-Jahres-Überleben bei 45% zu 36%. Aus diesen Daten lässt sich schließen, dass bei gegebenen Risiken für ein Lokalrezidiv die adjuvante Bestrahlung nach Mastektomie indiziert ist. Welche Risikofaktoren eine solche postoperative Strahlentherapie rechtfertigen, ist noch umstritten.

Welche Risikofaktoren postoperative Strahlentherapie rechtfertigen, ist noch umstritten.

Die axilläre/supraklavikuläre Region wird im eigenen Vorgehen über ventrodorsale Photonenfelder bestrahlt. Die Thoraxwand und der Retrosternalraum werden über ein angepasstes Elektronen-Stehfeld behandelt. Durch Wahl der Elektronenenergie und Anwendung von Bolusmaterial kann meist eine günstige Erfassung des Zielvolumens erreicht werden. In einigen Kliniken wird der retrosternale Bereich teils mit Photonen und teils mit Elektronen bestrahlt. Die normale Dosisverordnung lautet 50 Gy in Einzeldosen von 2 Gy. Ein Boost von 6–16 Gy à 2 Gy wird bei großem Primärtumor, Infiltration der Pektoralisfaszie oder der Haut, bei R1-Resektion, knappem Resektionsrand und bei Alter unter 50 Jahren empfohlen. Die Nebenwirkungen sind die gleichen wie oben erwähnt, allerdings muss bei axillärer Bestrahlung zusätzlich das Lymphödem des Armes erwähnt werden, welches trotz schonenderer Operationstechnik in weniger als 10% der Patientinnen auftreten kann.

Lymphödem des Armes zusätzliche Nebenwirkung bei axillärer Bestrahlung

12.3.6 Zervixkarzinom

Zur adjuvanten Therapie des Zervixkarzinoms liegt nur eine prospektive Untersuchung vor. Sie umfasst Patientinnen der klinischen Stadien IA2, IB und IIA, bei denen sich nach radikaler Hysterektomie und pelviner Lymphonodektomie befallene Lymphknoten, positive Schnittränder oder ein zuvor okkulter Parametrienbefall herausstellten. Damit handelt es sich um eine Patientengruppe mit schlechten prognostischen Faktoren. Verglichen wurde eine postoperative Strahlentherapie des Beckens (49,3 Gy) allein mit einer solchen in Kombination mit vier Chemotherapiekursen mit Cisplatin und 5-Fluorouracil. Nach 4 Jahren war das progressionsfreie Überleben mit 63 % versus 80 % und das Gesamtüberleben mit 71 % versus 81 % jeweils besser bei simultaner Strahlenchemotherapie. Die hier beschriebene Patientengruppe ist hinsichtlich des Risikos allerdings nicht vergleichbar mit denjenigen in Frühstadien der Erkrankung. Daher ist die Übertragbarkeit der Ergebnisse nicht gegeben.

Strahlenchemotherapie bei Zervixkarzinom überlegen gegenüber alleiniger Strahlentherapie bei Risikopatientinnen mit befallenen Lymphknoten oder tiefer Stroma-Invasion

Bei der technischen Umsetzung ist eine Vierfelder-Box-Technik mit täglicher Bestrahlung aller Felder günstig. Eine Gesamtdosis von ca. 50 Gy sollte erreicht werden. Bei Einsatz der Megavoltphotonen-Bestrahlung (vorzugsweise mehr als 10 MeV) können auch Risikobereiche tief im Becken sicher erfasst werden.

Die Nebenwirkungen der Therapie sind überwiegend mild: Diarrhoe, Zystitis, Proktitis, Hauterythem. Nur bei einer Minderzahl der Patienten muss medikamentös interveniert werden, um Nebenwirkungen abzufedern. Selten sind Verschlüsse von Hohlorganen wie Dünndarm, Ureter und Urethra möglich, so dass dies in die Aufklärung der Patientin einfließen muss. Über die simultane Chemotherapie und ihre Risiken muss eine separate Aufklärung erfolgen.

Nebenwirkungen:
- Diarrhoe, Zystitis, Proktitis, Hauterythem
- selten: Verschlüsse von Dünndarm, Ureter und Urethra

12.3.7 Korpuskarzinom

Das Korpuskarzinom ist unter den gynäkologischen Tumoren derjenige mit der höchsten Heilungsrate. Am Anfang der Behandlung steht, wenn vom Allgemeinzustand und den Begleiterkrankungen her vertretbar, stets die radikale Hysterektomie unter Mitnahme beider Adnexe und, abhängig vom uterinen Infiltrationsgrad, gegebenenfalls auch die pelvine Lymphonodektomie. Die adjuvante Behandlung umfasst entweder die vaginale Afterloadingtherapie, die perkutane Bestrahlung des Beckens oder beides. Im Regelfall kann nur im Stadium pT1aGI von einer adjuvanten Strahlentherapie abgesehen werden. Obwohl es mehrere gut durchgeführte, auch randomisierte Studien zur Frage der adjuvanten Strahlentherapie des Korpuskarzinoms gibt, ist bislang nicht abschließend geklärt, wann eine vaginale Afterloadingbehandlung und wann perkutan oder kombiniert behandelt werden soll. Die wesentlichen Prognosefaktoren sind die myometrane Eindringtiefe und das Grading. In Abhängigkeit von diesen ist nach radikaler Hysterektomie in bis zu 10 % der Fälle mit überwiegend vaginalen Rezidiven zu rechnen. Durch eine intravaginale Afterloadingtherapie kann die Rate vaginaler Rezidive auf unter 2 % gesenkt werden, so dass diese Behandlung bei niedrigem Grading empfohlen werden kann. Die perkutane Bestrahlung nach vaginaler Afterloadingtherapie kann zu weiteren Verbesserungen nur im fort-

Korpuskarzinom unter gynäkologischen Tumoren mit höchster Heilungsrate

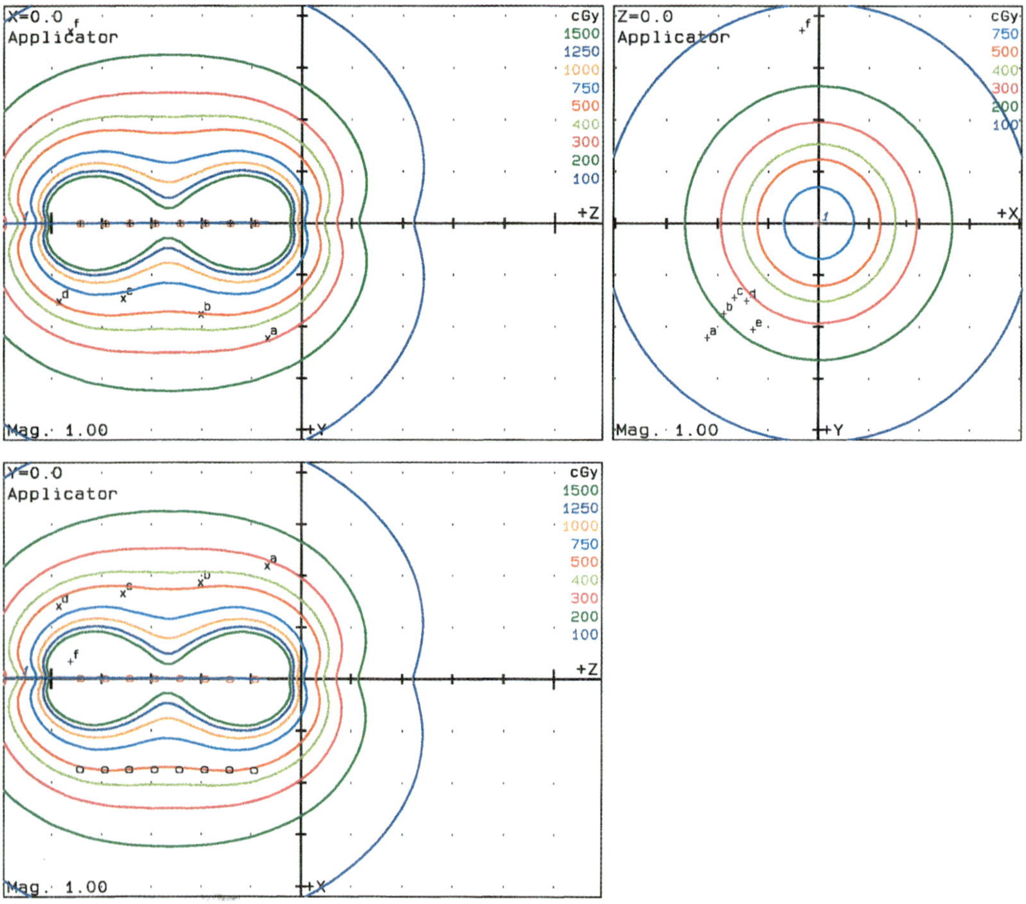

Abb. 12.5: Resultierende Isodosen in drei Ebenen bei intravaginaler adjuvanter Brachytherapie.

Vaginale und perkutane Strahlentherapie ab Stadium pT1cGIII

geschrittenen Stadium pT1cGIII führen. Eine niederländische Studie prüfte bei intermediärem Risiko, (pT1cGI; pT1b,cGII; pT1bGIII) die alleinige, perkutane Strahlentherapie (46 Gy). Diese senkte die Lokalrezidivrate nach 4 $^1/_4$ Jahren von 14 % auf 4 %.

Im eigenen Vorgehen wird die alleinige vaginale Einlagenbehandlung bei allen Patientinnen im Stadium I mit Ausnahme der Stadien pT1aGI und pT1cGIII durchgeführt (Abb. 12.5). Während bei ersterem die Indikation entfällt, wird bei pT1cGIII eine kombinierte intravaginale und perkutane Therapie vorgenommen. Die Afterloadingbehandlung wird in wöchentlichen Abständen 4-mal zu je 5 Gy durchgeführt und beschränkt sich auf die oberen zwei Drittel der Scheide. Bei kombiniertem Vorgehen werden – vorzugsweise vor der Afterloadingtherapie – 40 Gy perkutaner Bestrahlung auf das Becken appliziert, gefolgt von Aufsättigung der beidseitigen Parametrien auf dort 50 Gy.

Die Nebenwirkungen der perkutanen Therapie entsprechen denen der oben beim Zervixkarzinom beschriebenen. Die vaginale Afterloadingtherapie geht mit Mukositis der Schleimhaut einher und kann eine Proktitis oder Zystitis verursachen. Als Langzeitschäden können sich Trockenheit der Vagina, eine Verkürzung derselben und selten eine operativ zu behebende Verklebung der Vaginalwände ergeben. Die Mitbestrahlung von Urethra und Ureteren kann in seltenen Fällen zu Verschlüssen derselben führen.

Nebenwirkungen wie beim Zervixkarzinom

Langzeitschäden: Trockenheit und Verkürzung der Vagina

12.3.8 Seminom

Die erste Station des lymphatischen Abflusses liegt bei einem Seminom, bei welchem kein transskrotaler Eingriff erfolgte, im Bereich des Retroperitonealraumes. Obwohl dort im Stadium I initial keine Metastasen vorliegen, muss im weiteren Krankheitsverlauf doch bei bis zu 18 % der Patienten mit einem späteren Auftreten von Lymphknotenmetastasen gerechnet werden. Die Bestrahlung des Retroperitonealraumes (TH10 [BWS]–L4 [LWS]) kann diese Rezidive in der Regel verhindern. Sehr selten können sich pelvine Lymphknotenmetastasen entwickeln. Im randomisierten Vergleich zeigten sich indes keine Vorteile der zusätzlichen Bestrahlung pelviner Lymphknotenstationen, so dass die alleinige Retroperitonealbestrahlung derzeit der Standard ist. Wegen der ausgesprochenen Strahlensensibilität des Seminoms reicht eine Dosis von 26 Gy, konventionell fraktioniert, aus.

Seminom: Retroperitonealbestrahlung erforderlich

Nebenwirkungen können sich in Form von Übelkeit einstellen. In Anbetracht der Dosis und der Kürze der Therapie ist sie meist selbstlimitierend. Zum Schutz des kontralateralen Hodens vor Streustrahlung wird die Anwendung einer Hodenkapsel empfohlen.

Nebenwirkung: Übelkeit

12.3.9 Weichteilsarkom

Der Trend der letzten Jahre geht deutlich weg von radikalen Operationsverfahren und hin zu funktions- bzw. extremitätenerhaltenden Operationen. Weichteilsarkome brauchen keiner adjuvanten Strahlentherapie zugeführt werden, wenn eine radikale Resektion im Sinne einer Amputation oder Kompartmentresektion mit ausreichendem Sicherheitssaum erfolgte. Auch nach weiter Exzision eines oberflächlich gelegenen, niedriggradig malignen Tumors im Frühstadium (pT1a) kann eine adjuvante Strahlentherapie entfallen. In allen sonstigen Fällen sollte eine adjuvante Strahlentherapie mit einer Gesamtdosis von 50 Gy auf Tumorbett plus Sicherheitssaum, gefolgt von 10 Gy Boost in konventioneller Fraktionierung, angestrebt werden. Bei bestimmten Lokalisationen, z. B. in der Axilla, können wegen der Nähe wichtiger Normalgewebsstrukturen – in diesem Fall des Nervenplexus – nicht mehr als 56 Gy im Boostbereich eingestrahlt werden. Sehr wichtig ist bei Extremitätensarkomen, dass ein Streifen parallel zur Längsachse der Extremität unbestrahlt bleibt, da sonst ein Lymphödem der distal des Zielvolumens gelegenen Anteile eintritt.

Funktions- bzw. Extremitätenerhalt häufig möglich

Nur beim Rhabdomyosarkom, epitheloiden Sarkom oder Synovialsarkom ist in ca. 25% der Fälle mit Lymphknotenmetastasen zu rechnen. Bei Verdacht auf Mitbeteiligung von Lymphknoten sollte dieser bioptisch geklärt werden. Ein Lymphknotenbefall ist selten, daher liegen keine Daten zur Nachbestrahlung einer ehemals betroffenen, komplett operierten Lymphknotenstation vor. Eine adjuvante Strahlentherapie ist dann eine Einzelfallentscheidung.

Lymphknotenbefall selten

Nach der meist erfolgten weiten Resektion ist die Nachbestrahlung erforderlich, um zu mit radikalem Vorgehen vergleichbaren Ergebnissen zu kommen. Abhängig von Prognosefaktoren wie Grading oder Tumorgröße, ist mit einer Lokalrezidivrate von 13–25% zu rechnen. Ein Überlebensgewinn stellt sich durch die postoperative Strahlentherapie nicht nachweislich ein.

Mögliche Nebenwirkungen der Strahlentherapie sind: Gewebsfibrose, moderate bis schwere Bewegungseinschränkung, Kontraktur, Ödem, chronische Infektion, Schmerzen, Gehhilfe erforderlich, Knochenfraktur (v. a. nach zuvor operativ angegangenem Knochen) und selten die Notwendigkeit der Amputation. Der Anteil der mit Operation plus Nachbestrahlung Behandelten ohne wesentliche Funktionseinbuße liegt bei über 80%.

80 % nach OP und Nachbestrahlung ohne Funktionseinbuße

12.4 Wichtige Informationen für den Patienten

Der Patient muss vor Beginn der Behandlung vom Arzt umfassend informiert werden. Folgende Punkte sollten erläutert werden:

Umfassende Aufklärung des Patienten notwendig

- Besteht eine Indikation zur adjuvanten Strahlentherapie?
- Warum soll die Behandlung durchgeführt werden?
- Welche Risiken treten ohne Strahlenbehandlung und in welchem Umfang auf?
- Länge der Therapie und Anzahl der Bestrahlungen müssen besprochen werden.
- Soll die Behandlung unter stationären Bedingungen oder ambulant erfolgen?
- Gibt es alternative Behandlungsmöglichkeiten, z. B. eine Nachresektion, welche statt der Bestrahlung durchgeführt werden können?
- Sind vorbereitende Maßnahmen erforderlich? Wo können diese stattfinden? Ein Beispiel hierfür ist die Zahnsanierung, welche vor adjuvanter Strahlentherapie im Mund- oder Rachenbereich erforderlich werden kann.
- Was sind die typischen Nebenwirkungen der Therapie? Sie sollten weder unter- noch übertrieben und in einfühlsamer Weise beschrieben werden.

Unbegründeten Ängsten vor der Strahlentherapie sollte durch Aufklärung begegnet werden. Die Notwendigkeit und der zeitliche Ablauf einer Rehabilitation während oder nach adjuvanter Therapie müssen nicht selten angesprochen werden. Gegebenenfalls hilft es, den Kontakt zum Sozialdienst vor Ort zu vermitteln. Viele Patienten profitieren von zusätzlichen Informationen, die in schriftlicher Form angeboten werden, z. B. „Die blauen Ratgeber“ als Informationshefte der Deutschen Krebshilfe. Weitere Informationen finden sich im Internet.

Die Strahlentherapie als adjuvante Maßnahme nach Operation ist eine Kassenleistung. Auch nach der Gesundheitsreform werden Taxifahrten zur ambulanten Bestrahlung erstattet. Hierfür ist, falls keine Befreiung vorliegt, eine Zuzahlung erforderlich. Nicht erstattungsfähig sind die Kosten der erstmaligen ambulanten Vorstellung in der Strahlenklinik.

Adjuvante Strahlentherapie ist um ein Vielfaches billiger als Chemotherapie.

12.5 Zukünftige Entwicklungen

Die adjuvante Strahlentherapie wird sich der allgemeinen Strahlentherapie entsprechend weiterentwickeln. Fortschritte rein strahlentherapeutischer Art, welche teilweise schon ihren Weg in die Praxis gefunden haben, sind die intensitätsmodulierte Strahlentherapie (IMRT), die inverse Planung und die Protonentherapie, welche hier nur kurz angerissen werden sollen (siehe auch Kapitel 10).

Intensitätsmodulierte Strahlentherapie (IMRT), inverse Planung und Protonentherapie als Weiterentwicklungen

Unter intensitätsmodulierter Strahlentherapie versteht man eine Form der Bestrahlung, bei der innerhalb eines Strahlenfeldes durch geeignete Techniken in verschiedenen Teilbereichen unterschiedlich hohe Strahlendosen appliziert werden. Wird das Zielvolumen aus mehreren (meist 5–7) Richtungen in dieser Weise erfasst, so kann ein höherer Grad an Konformalität erreicht werden als mit anderen Techniken. Besonders konkave Isodosenverläufe können so realisiert werden. Das Zielvolumen wird bei größerer Schonung des Normalgewebes besser erfasst. Die IMRT hat mittlerweile die klinische Reife erlangt.

Intensitätsmodulierte Strahlentherapie: in verschiedenen Teilbereichen unterschiedlich hohe Strahlendosen

Die inverse Planung kehrt die bisherige Abfolge der Strahlentherapieplanung um. Planerisch werden bislang Strahlen verschiedener Einfallrichtungen vorgegeben, der resultierende Isodosenverlauf in Relation zum Zielvolumen zur Kenntnis genommen und gegebenenfalls modifiziert. Bei inverser Planung werden Zielvolumen und Risikostrukturen vorgegeben und daraus der optimale Bestrahlungsmodus, also Anzahl und Einfallrichtung der benötigten therapeutischen Strahlen, bestimmt.

Inverse Planung: Zielvolumen und Risikostrukturen werden vorgegeben und Bestrahlungsmodus daraus bestimmt.

Protonen weisen eine Tiefendosisverteilung auf, welche besonders gut zur Schonung umgebenden Normalgewebes geeignet ist. Daher bietet sich ihr Einsatz in der Strahlentherapie an. Protonen zeigen im Körper zunächst ein Wechselwirkungsplateau, gefolgt von einer engen Zone hoher Interaktion mit der Materie, hinter der praktisch keine Strahlung mehr auftritt. Durch diese Eigenschaften hat der Protonenstrahl quasi eine maximale Eindringtiefe, hinter der die Normalgewebe ideal geschont werden. Die Protonentherapie wird schon seit längerem angewandt, steht in Deutschland aber nicht flächendeckend zur Verfügung.

Protonen mit Tiefendosisverteilung, die umgebendes Normalgewebe ideal schont

Neue Trends bei HNO-Tumoren und Rektumkarzinom

Die adjuvante Strahlentherapie weist bei HNO-Tumoren neue Entwicklungen auf. Insbesondere wird geprüft, ob nach Operation simultan zur Strahlentherapie applizierte Chemotherapie zu einer Verbesserung der Resultate führt. Hierzu liegt bereits ein positiver Bericht vor, diese Strategie wird aber derzeit auch noch in laufenden Studien überprüft. Die simultane Gabe von Platinderivaten erscheint für diese Situation viel versprechend.

Im Bereich des Larynxkarzinoms gibt es Anstrengungen, stimmerhaltende Therapien zu verbessern. Die bisherige Vorgehensweise mit Laryngektomie plus adjuvanter Strahlentherapie wird dabei mit primärer, simultaner Strahlenchemotherapie verglichen.

Beim Rektumkarzinom gibt es zwei neue, beachtenswerte Entwicklungen. Zunächst wird versucht, die intravenöse Gabe von Fluorouracil durch das oral applizierbare Capecitabine zu ersetzen, welches im Körper zu Fluorouracil umgewandelt wird. Falls sich eine therapeutische Äquivalenz belegen ließe, wäre die Möglichkeit der oralen Behandlung im Rahmen der adjuvanten Strahlenchemotherapie eine sehr viel angenehmere Alternative zu den bisher erforderlichen Infusionen.

Die zweite Tendenz ergibt sich aus den Resultaten der deutschen Rektumkarzinomstudie, welche die präoperative mit einer postoperativen Strahlenchemotherapie vergleicht. Hierbei zeigen sich Vorteile, vor allem hinsichtlich der Möglichkeit des Sphinktererhalts, des präoperativen Vorgehens, so dass in Zukunft sich hier eventuell ein neuer Standard abzeichnet.

Schließlich zeichnet sich ab, dass bei der adjuvanten Retroperitonealbestrahlung des Seminoms wahrscheinlich eine Dosis von 20 Gy ausreichend sein wird. Die Veröffentlichung dieser Daten wird mit Spannung erwartet.

12.6 Schlusswort

Adjuvante Radiotherapie ist bei einer Vielzahl bösartiger Tumoren indiziert

Die adjuvante Radiotherapie ist bei einer Vielzahl bösartiger Tumoren indiziert. Ihre Hauptwirkung liegt in der Verhinderung des lokalen Rezidives. Ein günstiger Einfluss auf das Überleben der Patienten ist in bestimmten Situationen anzunehmen. Die Kosten der Behandlung sind dem Wert gegenüber zu stellen, den z. B. der Erhalt eines Organes für den Patienten hat. Offensichtlich sind die Vermeidung des psychologischen Traumas einer Brustamputation oder die Verhinderung des Verlustes des Analsphinkters wegen eines Lokalrezidivs beim Rektumkarzinom höchst wünschenswert. Akute und chronische Nebenwirkungen sind in der Regel tolerabel, obwohl im Einzelfall bedeutsame Komplikationen nicht ausgeschlossen werden können. Neuere Therapietechniken wie konformale oder intensitätsmodulierte Strahlentherapie haben die Rate unerwünschter Nebenwirkungen deutlich gesenkt. Da die adjuvante Strahlentherapie sehr häufig als Bestandteil multimodaler Therapiekonzepte angewendet wird, gilt es, für den Patienten aus den vielen therapeutischen Optionen die beste auszuwählen.

Literatur

Aalders J, Abeler V, Kolstad P, Onsrud M. Postoperative external irradiation and prognostic parameters in stage I endometrial carcinoma. Obstet Gynecol 1980;56:419–6.

Creutzberg CL, van Putten WLJ, Koper PCM, Lybeert MLM, Jobsen JJ, Warlam-Rodenhuis CC, et al. Surgery and postoperative radiotherapy versus surgery alone for patients with stage-1 endometrial carcinoma: multicentre randomised trial. Lancet 2000;355:1404–11.

Fisher B, Bryant J, Digname JJ, Wickerham L, Mamounas EP, Fisher ER, et al. Tamoxifen, radiation therapy, or both for prevention of ipsilateral breast tumor recurrence after lumpectomy in women with invasive breast cancers of one centimeter or less. J Clin Oncol 2002;20:4141–9.

Fisher B, Redmond C, Poisson R, Margolese R, Wolmark N, Wickerham L, et al. Eight-year results of a randomized clinical trial comparing total mastectomy and lumpectomy with or without irradiation in the treatment of breast cancer. N Engl J Med 1989;320:822–8.

Fisher B, Wolmark N, Rockette H, Redmond C, Deutsch M, Wickerham LD, et al. Postoperative adjuvant chemotherapy or radiation therapy for rectal cancer: results from NSABP protocol R-01. J Natl Cancer Inst 1988;80:21–9.

Forastiere AA, Goepfert H, Maor M, Pajak TF, Weber R, Morrison WH, et al. Concurrent chemotherapy and radiotherapy for organ preservation in advanced laryngeal cancer. New Engl J Med 2003;349:2091–8.

Fossa SD, Horwich A, Russell JM, Roberts JT, Cullen MH, Hodson NJ, et al. Optimal planning target volume for stage I testicular seminoma: a Medical Research Council randomized trial. Medical Research Council Testicular Tumor Working Group. J Clin Oncol 1999;17:1146–54.

Hallissey MT, Dunn JA, Ward LC, Allum WH. The second British Stomach Cancer Group trial of adjuvant radiotherapy or chemotherapy in resectable gastric cancer: five-year follow-up. Lancet 1994;343:1309–12.

Kramer S, Gelber RD, Snow JB, Marcial VA, Lowry LD, Davis LW, et al. Combined radiation therapy and surgery in the management of advanced head and neck cancer: final report of study 73-03 of the Radiation Therapy Oncology Group. Head Neck Surg 1987;10:19–30.

Macdonald JS, Smalley SR, Benedetti J, Hundahl SA, Estes NC, Stemmermann GN, et al. Chemoradiotherapy after surgery compared with surgery alone for adenocarcinoma of the stomach or gastroesophageal junction. N Engl J Med 2001;345:725–30.

Overgaard M, Hansen PS, Overgaard J, Rose C, Andersson M, Bach F, et al. Postoperative radiotherapy in high-risk premenopausal women with breast cancer who receive adjuvant chemotherapy. N Engl J Med 1997; 337:949–55.

Pahlman L, Glimelius B. Pre- or postoperative radiotherapy in rectal and rectosigmoid carcinoma. Report from a randomized multicenter trial. Ann Surg 1990;211:187–95.

Peters III WA, Liu PY, Barrett II RJ, Monk BJ, Berek JS, Souhami L, et al. Concurrent chemotherapy and pelvic radiation therapy compared with pelvic radiation therapy alone as adjuvant therapy after radical surgery in high-risk early-stage cancer of the cervix. J Clin Oncol 2000;18:1606–13.

Walker MD, Alexander Jr E, Hunt WE, MacCarty CS, Mahaley Jr MS, Mealey Jr J, et al. Evaluation of BCNU and/or radiotherapy in the treatment of anaplastic gliomas. A cooperative trial. J Neurosurg 1978;49:333–43.

13 Palliative Radiotherapie

I. A. Adamietz

13.1 Einleitung

Die Fortschritte in der Tumorbehandlung führten in den letzten 20 Jahren bei der Mehrzahl der Tumorerkrankten zu einer deutlichen Steigerung der Überlebensraten. Für einen beträchtlichen Teil der Krebspatienten resultieren hieraus gleichzeitig eine längere Krankheitsdauer, ein fortschreitendes Tumorwachstum sowie Bildung von Tochtergeschwülsten, vielfach verbunden mit direkt und indirekt tumorbedingten Beschwerden. Palliation hat die Aufgabe, diese Symptome durch geeignete Therapiemaßnahmen für die verbleibende Lebenszeit zu lindern und die Lebensqualität des nicht heilbaren Tumorkranken zu verbessern bzw. zu erhalten. Der Stellenwert der Strahlentherapie in der Palliation ist sehr hoch, weil sie über eine kausale (= ursächliche) Wirkung verfügt und eine gezielte, lokal begrenzte Anwendung ermöglicht. Sie kann in allen Bereichen des Körpers, unabhängig von der Art des Tumors, eingesetzt werden. Besondere Bedeutung gewinnt die Strahlentherapie bei der Bekämpfung der tumorbedingten Ursachen des Schmerzes, die häufigste Erscheinung der fortgeschrittenen Tumorerkrankung.

Aufgabe der Palliation:
- Linderung tumorbedingter Beschwerden
- Erhalt bzw. Verbesserung der Lebensqualität des unheilbar Tumorkranken

Ziele der palliativen Strahlentherapie bei Tumorpatienten sind eine funktionierende und anhaltende Schmerzkontrolle sowie eine wirksame Reduktion/Beseitigung oder Verhinderung von tumorbedingten Symptomen, die meistens mit einem lokalen Tumorwachstum zusammenhängen.

Ziele: Schmerzkontrolle, Reduktion tumorbedingter Symptome

Umfragen unter den Radiotherapeuten zeigen, dass die Ärzte die palliative Radiotherapie mit unterschiedlicher Zielsetzung anwenden. Dazu gehören Lebensverlängerung und Hoffnung für den Patienten, aber auch das Ausschöpfen aller therapeutischen Möglichkeiten.

13.2 Indikationen und Kontraindikationen

Das Indikationsspektrum zur Durchführung einer palliativen Strahlentherapie ist außerordentlich breit. Dringend zwingende Gründe zur Durchführung werden in der palliativen Strahlenbehandlung in der Regel problemlos definiert und sichergestellt. Systematisch können sie in symptom-, syndrom- oder krankheitsbezogene Indikationen unterteilt werden. Da es sich bei fortgeschrittenen Erkrankungen um komplexe Krankheitsgeschehen handelt, beziehen sich die unter-

Indikationsspektrum zur Durchführung einer palliativen Strahlentherapie ist sehr breit.

Keine strenge Kontraindikation außer unzumutbare Belastung

schiedlich definierten Indikationen auf dieselben Ursachen. Bei der Aufklärung vor palliativer Strahlentherapie ist zu beachten, dass umso strengere Maßstäbe an die Aufklärungsverpflichtung zu stellen sind, je weniger ein Verfahren indiziert ist, z. B. weil eine sinnvolle Alternative in Betracht kommt.

Strenge Kontraindikationen für eine palliative Strahlentherapie gibt es nicht. In einigen Fällen kann aber die Strahlenbehandlung eine unzumutbare Belastung darstellen. Diese relative Kontraindikation sollte der behandelnde Arzt mit dem Patienten und seinen Angehörigen diskutieren.

13.3 Nebenwirkungen

Palliative Behandlung bedeutet lindernde Therapie, keine Heilung.

Palliative Behandlung bedeutet eine lindernde Therapie im Gegensatz zur einer heilenden Behandlung. Aus der Sicht des Patienten sollte allerdings zwischen dem Therapieansatz und dem Therapieergebnis unterschieden werden. Eine aggressive Therapie, die eine Heilung zwar anstrebt, aber nicht erreicht hat, wird ungewollt zu einem palliativen Verfahren.

Bestrahlung ist hochwirksames Therapieverfahren bei Behandlung maligner Tumoren.

Die Bestrahlung ist ein hochwirksames Therapieverfahren bei der Behandlung maligner Tumoren. Sie ist gezielt und sehr flexibel anwendbar und wird dadurch zu einer tragenden Säule der Symptomkontrolle. Gerade dort ist eine Flexibilität sehr wichtig, damit Therapien individuell an die Bedürfnisse des Patienten angepasst werden können. Beispielsweise durch einfache Veränderungen an der Fraktionierung (Anzahl und Umfang der Bestrahlungssitzungen) und an der Dosis, lässt sich die Strahlentherapie entsprechend variieren.

Nebenwirkungen sollten möglichst vermieden werden.

Die Nebenwirkungen der palliativen Radiotherapie sind von der bestrahlten Region abhängig und qualitativ mit den Reaktionen auf die kurative Strahlentherapie vergleichbar. In der palliativen Strahlentherapie unterscheiden sie sich jedoch durch ihre Ausprägung. Die akuten Nebenwirkungen werden zugunsten später Nebenwirkungen vermieden (Abb. 13.1).

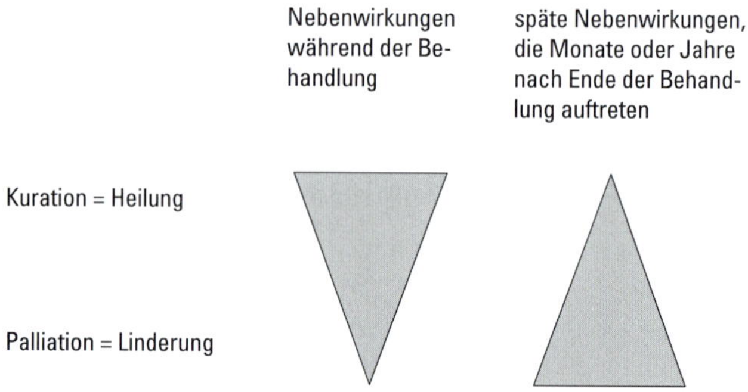

Abb. 13.1: Verhältnis der akuten und späten Nebenwirkungen bei der kurativen und palliativen Tumorbehandlung.

13.4 Wichtige Informationen für den Patienten

In der palliativen Strahlentherapie muss der Arzt die tumorassoziierten, die therapiebezogenen und die sozialen Aspekte im Auge behalten. Er versucht, den Einfluss des Tumors auf das multidimensionale Geschehen so zu gestalten, dass sich das aktuelle Produkt aus Überleben und Lebensqualität für den Patienten nicht verschlechtert.

Produkt aus Überleben und Lebensqualität darf sich nicht verschlechtern.

Standards sind bei der Behandlung fortgeschrittener Tumorpatienten nicht zu erwarten, da die Vorhersage aller möglichen Entwicklungen der Tumorkrankheit mit ihren Auswirkungen im Körper des Trägers sowie auf sein soziales Umfeld im Individualfall auch in Zukunft nicht möglich sein wird.

Bei der Palliation werden der Patient und Arzt Schwierigkeiten haben, überschaubare Schemata zu finden. Die Therapiepläne werden zwar in Anlehnung an häufig angewandte Konzepte zusammengestellt, aber immer auf die Erkrankung des Patienten abgestimmt. Aus diesem Grunde sollte palliative Strahlentherapie von erfahrenen Strahlentherapeuten appliziert werden. Der Patient findet gerade im fortgeschrittenen Stadium der Tumorerkrankung zahlreiche therapeutische Angebote aus verschiedenen Fachgebieten. Sein Entscheidungsvermögen wird überfordert. Der Arzt muss imstande sein, die Zusammenhänge zwischen Wirkung und die Wahrscheinlichkeit des Ansprechens auf die verschiedenen Therapien zu erklären.

Therapiepläne werden auf Erkrankung abgestimmt, daher keine Standards möglich.

Applikation der Strahlentherapie durch erfahrene Therapeuten

Ein sinnvoller, zeitgerechter Einsatz (häufig auch situationsbedingt innovativ), allein oder kombiniert mit anderen Verfahren, bedarf klinischer Erfahrung und Absprache zwischen Ärzten verschiedener Fachrichtungen. Besonders bei der palliativen Strahlentherapie hängt der Erfolg von der Feinabstimmung einzelner Verfahren aufeinander ab.

13.5 Strahlenbelastung

Strahlenbelastung spielt bei palliativen Radiotherapieverfahren eine untergeordnete Rolle. Aufgrund der meist geringen Lebenserwartung sind weder genetische noch somatische Strahlenfolgen zu befürchten. Dennoch sollte der Radiotherapeut stets auf die bereits bestehende Vorbelastung durch vorangegangene Bestrahlung achten. Dabei spielt nur die mehrfache Bestrahlung einer Region eine Rolle. Genaue Angaben über Institutionen und Zentren, in welchen der Patient einer Behandlung unterzogen wurde, erlauben dem Strahlentherapeuten, die Bestrahlungsunterlagen anzufordern und bei der Therapieplanung eine Doppelbelastung zu vermeiden.

Strahlenbelastung spielt wegen der meist geringen Lebenserwartung untergeordnete Rolle.

13.6 Stand der Forschung und zukünftige Entwicklungen

Strahlentherapeuten nutzen seit langer Zeit modernste Technik zur Versorgung schwerstkranker Patienten. Über 100 Jahre Strahlentherapie sind gekennzeichnet durch stetige Weiterentwicklung, die

Ziel: effektive Therapiemöglichkeiten mit weniger Nebenwirkungen

schließlich in die effektive und dabei kostengünstige Hochvolttherapie mit Linearbeschleunigern mündete. Die Zukunft wird zum Beispiel Techniken der Protonenbestrahlung oder der intensitätsmodulierten Radiotherapie für noch mehr Tumorpatienten verfügbar machen. Dies bedeutet auch für palliativ zu behandelnde Patienten effektive Therapiemöglichkeiten mit weniger Nebenwirkungen und somit besserer Lebensqualität.

Forschungsansätze:
- Symptomkontrolle
- Kombination therapeutischer Verfahren

Eine verstärkte Forschungstätigkeit auf dem Gebiet der palliativen Strahlentherapie wird angemahnt. Die Forschung zur Symptomkontrolle hat im Bereich der Strahlentherapie bereits gute Tradition. Als Beispiele dienen die Bestrahlung von Knochen- und Hirnmetastasen, der oberen Einflussstauung oder des drohenden Querschnitts. Auch die Behandlung akuter und chronischer Nebenwirkungen der Strahlentherapie kann im Sinne der Symptomkontrolle gedeutet werden. Zusätzlich existieren viele Ansätze zum Thema Lebensqualität und Symptomkontrolle in der Radioonkologie. Eine wichtige Rolle spielt die Kombination der Radiotherapie in palliativer Situation mit anderen therapeutischen Verfahren wie z. B. Chemotherapie oder Hyperthermie.

13.7 Ergebnisse des Verfahrens

13.7.1 Knochenmetastasen

Knochenmetastasen: mit ca. 60 % häufigste Entität zur palliativen Strahlenbehandlung

Knochenmetastasen stellen mit ca. 60 % die häufigste Entität zur palliativen Strahlenbehandlung dar. Der Anteil von Skelettmetastasen am Gesamtgut bestrahlter Patienten in Deutschland beträgt 15–20 %. Knochenmetastasen imponieren als solitäre Tumorherde oder als diffuse Karzinose des Knochenmarks, die durch die begleitende Symptome klinisch in Erscheinung treten. Ein Teil zerstört das Skelett osteolytisch. Andere führen durch ungeordneten und übersteigerten Knochenumbau zum Ersatz des lamellär gebauten, trajektoriell gegliederten und gut mineralisierten Knochens durch funktionell minderwertiges Knochengewebe, das nur unzureichende tragende Funktion übernehmen kann. Die Folge dieser Prozesse sind Knochenschmerzen und pathologische Frakturen. Die metastatischen Knochenläsionen führen zur Abnahme der Leistungsfähigkeit und Reduktion der Lebensqualität. Bei einem massiven pathologischen Knochenabbau entsteht eine Hyperkalzämie. Die Indikationen zur perkutanen Strahlenbehandlung sind Schmerzen, Frakturgefahr (Häufigkeit ca. 10 %), eine manifeste Fraktur sowie Kompression durch die Tumormasse (z. B. Hirnnervenausfälle durch ossäre Veränderungen im Bereich der Austrittsstellen an der Schädelbasis). Die Behandlungsziele sind Verbesserung und Erhaltung der Lebensqualität durch Schmerzlinderung, Mobilitätsgewinn, Funktionsverbesserung, Steigerung des Wohlbefindens, Pflegeerleichterung und lokaler Tumorwachstumsstillstand. Ansprechraten der Schmerzsymptomatik von 80–90 %, mit kompletter Remission bis zu 50 %, werden angegeben. Eine retrospektive Analyse mehrerer randomisierter Studien zur Bestrahlung von Knochenmetastasen ergab geringfügig niedrigere Werte (komplette Schmerzremission 37 %, teilweise Schmerzremis-

Indikationen:
- Schmerzen, Frakturgefahr, Fraktur, Kompression durch Tumormasse

Behandlungsziel: Verbesserung und Erhaltung der Lebensqualität

Ansprechraten der Schmerzsymptomatik: 80–90 %

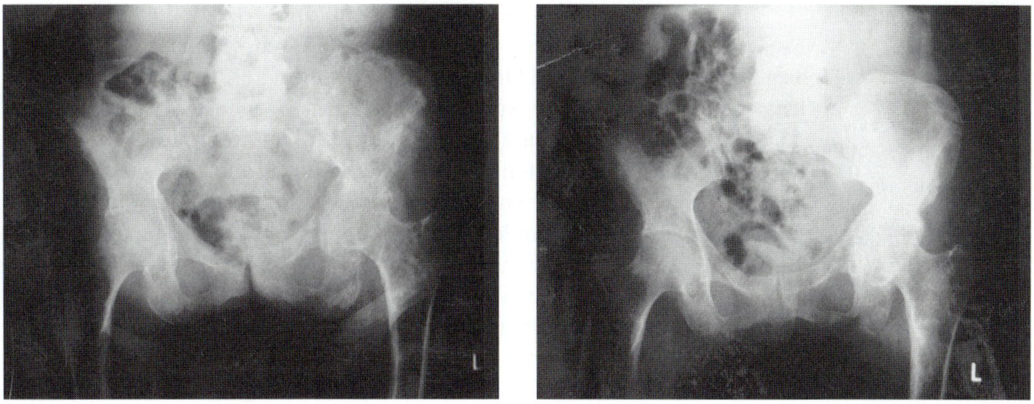

(a) (b)

Abb. 13.2: Rekalzifizierung der durch Metastasen zerstörten Beckenschaufel links nach Bestrahlung mit 40 Gy in 20 Sitzungen bei einer 63jährigen Patientin mit Mammakarzinom. **(a)** Knochenmetastasen vor Therapie, **(b)** Knochenmetastasen nach Therapie.

sion 43 %). Die Schmerzbesserung tritt in der Regel 1–3 Wochen nach Beginn der Strahlentherapie ein.

Remission als Rekalzifizierung nach Strahlentherapie zwischen 5 und 70 %, je nach Tumorart

Die objektive Remission als röntgenologisch nachweisbare Rekalzifizierung (Abb. 13.2) 1–6 Monate nach Strahlentherapie, die durch methodische Probleme in der exakten Mess- und Vergleichbarkeit unterschiedlich geschätzt wird, liegt bei allen Tumorentitäten zwischen 5 und 70 %, mit höchster Ansprechrate beim Mammakarzinom (62 %), gefolgt vom Prostatakarzinom (57 %), Bronchialkarzinom (28 %) und Nierenzellkarzinom (11 %). Osteolytische Destruktionen im Bereich des Stammskelettes remineralisieren besser (ca. 60 %) als in Abschnitten der Extremitäten. Die Dauer der objektiven Remission beträgt beim Mammakarzinom durchschnittlich 16 Monate, beim Prostata-, Bronchial- und Nierenzellkarzinom 12 Monate. Nach akzelerierter Strahlentherapie (z. B. 3-mal 3 Gy/Tag bis 27 Gy in 3 Tagen) wird eine ähnliche Remineralisierungsrate von 43 % wie nach konventioneller Bestrahlung erreicht. Eine deutlich geringere Remineralisationsrate bei einer Einzeitbestrahlung (1-mal 8 Gy), verglichen mit einer fraktionierten Bestrahlung (10-mal 3 Gy), wurde beobachtet. Die Analyse der derzeit verfügbaren Daten zur Bestrahlung von Knochenmetastasen ergibt, dass eine Standardfraktionierung nicht empfohlen werden kann. Um eine rasche Schmerzlinderung zu erreichen, kann eine Einzeitbestrahlung gewählt werden (1-mal 8 Gy). Sollte die Remineralisation das Ziel sein, werden fraktionierte Schemata empfohlen (4-mal 5 Gy, 10-mal 3 Gy, 20-mal 2 Gy).

Stammskelett remineralisiert besser als Extremitäten.

Keine Standardfraktionierung zur Bestrahlung von Knochenmetastasen

13.7.2 Zerebrale Metastasen

Die Inzidenzen zerebraler Metastasen schwanken und sind abhängig von der untersuchten Kohorte. Beispielsweise finden sich im Obduktionsgut von Patienten mit Tumorerkrankungen in ca. 20–30 % der

Symptome zerebraler Metastasen: Kopfschmerzen, Krampfanfälle, Wortfindungs- und Orientierungsstörungen

Strahlentherapie erzielt bei 55–80 % der Patienten eine erhebliche Besserung der neurologischen Symptomatik.

Fälle zerebrale Filiae. Als Initialsymptome, die zur Diagnostik führen, treten in erster Linie Kopfschmerzen, Krampfanfälle sowie Wortfindungs- und Orientierungsstörungen auf. In der Mehrheit sind die neurologischen Ausfälle auch für die Prognose entscheidend.

Durch den Einsatz ionisierender Strahlen kann bei 55–80 % der betroffenen Patienten eine erhebliche Besserung der neurologischen Symptomatik und somit der Lebensqualität erreicht werden. Das Überleben unbehandelter Patienten beträgt im Mittel etwa einen Monat, nach einer symptomatischen Steroidbehandlung etwa zwei Monate. In unselektierten Kollektiven führt die Ganzhirnbestrahlung zu einer mittleren Überlebenszeit von 4–6 Monaten. Nach Metastasenresektion mit anschließender Ganzhirnbestrahlung wird die mediane Überlebenszeit auf 6–12 Monate angehoben. Über ein Jahr hinausgehende Überlebenszeiten sind praktisch nur in ausgewählten Kollektiven bei Zusammentreffen mehrerer günstiger Prognosefaktoren zu beobachten.

Das geeignete strahlentherapeutische Vorgehen wird häufig diskutiert. Nach mehreren randomisierten sowie nichtrandomisierten Studien empfiehlt sich eine Ganzhirnbestrahlung mit 10-mal 3 Gy in zwei Wochen als Standard. Zur Vermeidung von Spätfolgen wie Konzentrations- und Gedächtnisstörungen werden 20-mal 2 Gy in vier Wochen befürwortet.

Überlebensrate der am Ganzhirn bestrahlten Patienten im Mittel 3–6 Monate

Akute Nebenwirkungen: Hirnödem, Somnolenz, Enzephalopathie

Ein initiales Ansprechen der neurologischen Symptome findet sich bei etwa 80 % der am Ganzhirn bestrahlten Patienten. Nach der Strahlentherapie beträgt die Einjahresüberlebensrate lediglich 10–20 %. Die Behandlungsergebnisse sind für die verschiedenen Bestrahlungsschemata vergleichbar. Das mediane Überleben liegt für alle bisher veröffentlichten Kollektive zwischen drei und sechs Monaten. Eine Verkürzung der Behandlungszeit führt zu keinem Überlebensvorteil. Die akuten Nebenwirkungen (Akutreaktion mit Hirnödem und Somnolenz sowie Enzephalopathie) sind als limitierende Faktoren anzusehen.

13.7.3 Obere Einflussstauung oder Vena-cava-superior-Syndrom

Behinderung des venösen Blutstroms bedeutet akute bis subakute Bedrohung

Die obere Einflussstauung oder das Vena-cava-superior-Syndrom (VCSS) stellt die klinische Manifestation einer Obstruktion der oberen Hohlvene dar. Die Behinderung des venösen Blutstroms im Bereich dieses großen Gefäßes und seiner Hauptäste durch einen Tumor bedeutet eine akute bis subakute Bedrohung für den Patienten. Infolge des Tumorwachstums wird das dünnwandige Gefäß komprimiert, infiltriert oder thrombosiert. Die Ursachen sind Bronchialkarzinome (65–80 %), Lymphome (10–20 %), Schilddrüsenkarzinome, Thymome, Keimzelltumoren und Metastasen.

Klinischer Erfolg der Strahlentherapie innerhalb weniger Tage

Der klinische Erfolg der Behandlung ist rasch. Bei ca. 75 % der Patienten kann ein Rückgang der Symptome der oberen Einflussstauung schon 3–4 Tage nach Beginn der Strahlenbehandlung bzw. der Chemotherapie objektiviert werden. 90 % geben eine deutliche

Besserung der Beschwerden innerhalb einer Woche nach Therapiebeginn an.

Der Karnofsky-Aktivitätsindex (Index zur Beurteilung der Aktivität von Patienten unter Berücksichtigung körperlicher und sozialer Faktoren), das Stadium der Erkrankung und die applizierte Gesamtdosis nehmen Einfluss auf die Prognose. Auch bei initial hoher Remissionsqualität ist die Gesamtprognose für die betroffenen Patienten begrenzt. Bei Patienten mit nichtkleinzelligen Bronchialkarzinomen beträgt die Ein-Jahres-Überlebensrate 17% und die Zwei-Jahres-Überlebensrate 2%. Bei einem Karnofsky-Index unter 50% liegt das einjährige Überleben bei 11%. Wird die Therapie vorzeitig nach neun Tagen abgebrochen, beträgt das mittlere Überleben nur 17 Tage. Kombiniert behandelte kleinzellige Bronchialkarzinome mit einer oberen Einflussstauung erreichen ein Fünf-Jahres-Überleben von 15% bei einem medianen Überleben von 16 Monaten

Gesamtprognose für betroffene Patienten begrenzt

Bei Patienten mit einem Non-Hodgkin-Lymphom ist eine komplette Rückbildung der Beschwerden spätestens nach Ablauf der zweiten Woche zu beobachten. Die Langzeitergebnisse sind gut. 41% der Patienten erleben das erste Jahr ohne Rezidiv. Besteht bei der Diagnose einer oberen Einflussstauung eine Dysphagie, Rekurrenz und Lähmung oder Stridor, sind diese Symptome als negative prognostische Faktoren anzusehen.

Non-Hodgkin-Lymphom: komplette Rückbildung der Beschwerden nach zwei Wochen

13.7.4 Rückenmarkkompression

Eine Rückenmarkkompression entwickelt sich bei ca. 5% der Tumorpatienten und stellt häufig ein präterminales Ereignis bei generalisierter Tumorerkrankung dar. Das mediane Überleben liegt bei den betroffenen Patienten bis auf eine kleine Zahl Langzeitüberlebender bei 3–6 Monaten. Abgesehen von einer Kompression des Rückenmarks oder der Cauda equina durch intraspinale Metastasierung, ist die Ursache in nahezu 80% der Fälle extraduraler Herkunft. Meist liegt ein Tumorbefall der Wirbelkörper vor, seltener eine tumorbedingte Destruktion der Bogenwurzeln. Prinzipiell werden fünf unterschiedliche Mechanismen des spinalen tumorbedingten Kompressionssyndroms unterschieden. Es konnte experimentell gezeigt werden, dass bereits die alleinige Kompression des Venenplexus, des sog. Plexus paravertebralis, zu vasogenen Ödemen des Rückenmarks, venösen Hämorrhagien, Demyelinisierung und zur Ischämie führen kann, mit ähnlichen klinischen Symptomen wie die direkte Kompression.

Rückenmarkkompression
- ca. 5% der Patienten
- häufig präterminales Ereignis bei generalisierter Tumorerkrankung

Eine lokale Bestrahlung beim Vorliegen einer spinalen Kompression ist grundsätzlich wirksam. Die alleinige Strahlentherapie ist indiziert bei einer sich langsam entwickelnden Querschnittssymptomatik, Lokalisation im Bereich der Cauda equina, intraduralem Tumor, strahlensensiblem Tumor, fehlender ossärer Instabilität, ausgedehnten paravertebralen Tumoranteilen oder Kontraindikationen für eine Operation (wie eine komplette Paraplegie von mehr als zwölf Stunden, Sphinkterfunktionsverlust von mehr als 24 Stunden, ausgedehnt generalisierte Grunderkrankung mit ausgeschöpften oder fehlenden Therapieoptionen und/oder äußerst kurzer Überlebenszeit). Die

Lokale Bestrahlung bei spinaler Kompression grundsätzlich wirksam

Strahlenbehandlung innerhalb 8–12 Stunden nach Beginn der Symptomatik

Wahl der Fraktionierung abhängig von Therapieintention

Strahlenbehandlung sollte innerhalb von 8–12 Stunden nach Beginn der Symptomatik begonnen werden.

Die Wahl der Fraktionierung hängt von der Therapieintention ab. Das gebräuchlichste Therapieschema ist die Applikation von 20-mal 2 Gy in vier Wochen. Als Alternative wird bei Patienten mit schlechterer Prognose (z. B. < 4–6 Monate) eine Fraktionierung von 10-mal 3 Gy in zwei Wochen gewählt. Das Therapieergebnis hängt maßgeblich vom neurologischen Ausgangsstatus ab. Patienten, die vor der Therapie gehfähig sind, bleiben neurologisch stabil, während nur etwa 25 % der Patienten mit motorischer Schwäche und weniger als 10 % der Paraplegiker wieder ihre Mobilität erlangen. Insgesamt ist bei 40–60 % der betroffenen Patienten mit Gehfähigkeit nach Therapie zu rechnen.

13.8 Spezielle strahlentherapeutische Techniken

13.8.1 Brachytherapie

Brachytherapie effektive Therapieoption in palliativer Strahlenbehandlung

Brachytherapie im Bronchialsystem:

- Ansprechraten bei 72–85 % der Patienten
- seltene Komplikation: Blutungen

Brachytherapie bei Ösophaguskarzinom:

- Besserung in 65–96 % der Fälle

Die unterschiedlichen Formen der Tumormanifestationen bei fortgeschrittener maligner Erkrankung stellen nicht selten hohe Anforderungen an die therapeutischen Verfahren. Aus diesem Grunde kann der Einsatz spezieller strahlentherapeutischer Techniken sowie die gezielte Anwendung etablierter Methoden und die Einbeziehung additiver Therapiemodalitäten einen Vorteil für den Patienten darstellen. Die Brachytherapie stellt eine effektive Therapieoption in der palliativen Strahlenbehandlung dar. Zur Anwendung kommt hauptsächlich das High-Dose-Rate-(HDR-) Afterloadingverfahren als intrakavitäre bzw. endoluminale oder interstitielle Technik zum Einsatz. Die Indikation zur Brachytherapie im Bronchialsystem ist dann gegeben, wenn die anderen etablierten Verfahren wie Operation, perkutane Strahlenbehandlung und/oder Chemotherapie ausgeschöpft sind (siehe auch Kapitel 19). Die Tumorrückbildung, verbunden mit der Wiederbelüftung des Lungenabschnitts, führt bei den unter erheblicher Dyspnoe leidenden Patienten zu einer enormen Verbesserung der Lebensqualität. Objektive Ansprechraten, dokumentiert mittels Lungenfunktion und Messung des Lumendurchmessers, werden bei 72–85 % der Patienten erreicht. Die endobronchiale Afterloadingtherapie ist für den Patienten eine wenig belastende, subjektiv und objektiv effektive Palliativtherapie. Als relevante Komplikationen wurden in seltenen Fällen Blutungen berichtet.

Der akuter Handlungsbedarf beim Ösophaguskarzinom resultiert in erster Linie aus der Dysphagie, welche bei ca. 80 % der Patienten bereits zum Zeitpunkt der Erstdiagnose vorliegt. Nach HDR-Brachytherapie werden in 65–96 % der Fälle subjektive Besserungen berichtet. Allerdings ist bei ca. 7 % der Behandelten eine ösophagotracheale Fistel zu befürchten. Die Dauer des Ansprechens beträgt im Median 4,5 Monate. Die medianen Überlebenszeiten nach alleiniger palliativer Brachytherapie betragen 7–8 Monate und sind damit mit reiner endoskopischer Palliativtherapie vergleichbar (Abb. 13.3).

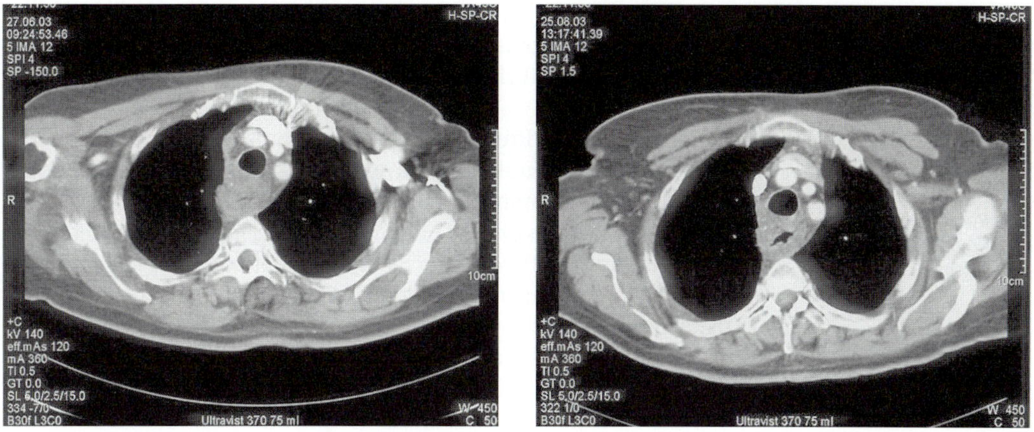

(a) (b)

Abb. 13.3: Wiederherstellung der Lichtung der Speiseröhre bei einer 53jährigen Patientin mit Speiseröhrenkarzinom: **(a)** vor Therapie; **(b)** nach Therapie.

Generell kann die notfallmäßige Wiedereröffnung der Passage durch endoskopische Maßnahmen schneller erreicht werden.

▸ notfallmäßige Passageneröffnung durch endoskopische Maßnahmen schneller

13.8.2 Intraoperative Radiotherapie (IORT)

Die intraoperative Radiotherapie (IORT) wird als eine Einzeitbestrahlung während eines operativen Vorgehens definiert (siehe auch Kapitel 17). Eindrucksvolle Palliativeffekte im Sinne einer signifikanten Schmerzlinderung können bei bis zu 80 % der Patienten beobachtet werden. Die Schmerzlinderung tritt etwa zehn Tage nach IORT auf und hält über mehrere Monate an. Die IORT bei lokaler Inoperabilität bietet sich insbesondere bei den Patienten an, die zur Anlage einer biliodigestiven oder gastrointestinalen Anastomose laparotomiert werden.

Signifikante Schmerzlinderung durch intraoperative Radiotherapie bei 80 % der Patienten

Aufgrund ihrer physikalischen Eigenschaften und hoher biologischer Wirksamkeit bieten Neutronen bei Rezidiven im HNO-Bereich sowie bei präsakralen Läsionen eine wirksame therapeutische Option in palliativer Situation. Neben einer auffallend raschen Schmerzbesserung ließ sich eine hohe Ansprechrate (bis zu 50 % komplette Schmerzfreiheit über eine Periode von bis zu sechs Monaten) beobachten, verbunden mit einem Überlebensvorteil für Patienten ohne viszerale Metastasierung.

Überlebensvorteil für Patienten ohne viszerale Metastasierung

13.8.3 Hyperthermie

Die Hyperthermie in Kombination mit Radiotherapie bzw. Chemotherapie hat sich in klinischen Studien bei Patienten mit lokal fortgeschrittenen, oberflächlich und tief gelegenen Tumoren als Palliativmaßnahme bewährt. Als besonders günstige Behandlungsindikationen für eine Oberflächenhyperthermie erweisen sich beim Mammakarzinom Thoraxwandrezidive, Lymphknotenmetastasen von Plat-

Kombination Hyperthermie/Radio- bzw. Chemotherapie bei Patienten mit lokal fortgeschrittenen, oberflächlich und tief gelegenen Tumoren bewährt tenepithelkarzinomen im HNO-Bereich und kutane Melanommetastasen. Die Therapie ist wenig belastend und bringt im Vergleich zur alleinigen Strahlenbehandlung keine wesentlichen zusätzlichen Nebenwirkungen.

Inoperable präsakrale Rezidive von Rektum- oder Sigmakarzinomen: rückenmarknahe Opiatapplikation sinnvoller

Ein besonderes Problem in der Palliativtherapie stellen die meist inoperablen präsakralen Rezidive von Rektum- oder Sigmakarzinomen dar. Leitsymptom ist der sakrale oder tiefe Beckenschmerz. Die Schmerzen lassen sich mit oralen Analgetika meist nur ungenügend einstellen. Eine befriedigende Schmerzdämpfung kann besser mit einer rückenmarknahen Opiatapplikation durch ein peridurales Kathetersystem erreicht werden.

Kombination Radiotherapie/Tiefenhyperthermie: > 80 % erfolgreich

Durch die Kombination der Radiotherapie mit einer Tiefenhyperthermie wird bei mehr als 80 % der Patienten eine deutliche Rückbildung der Schmerzen bis hin zu weitgehender Schmerzfreiheit über einen Zeitraum von 2–9 Monaten erreicht. Messbare palliative Effekte durch den Einsatz von Hyperthermie wurden bei Lebermetastasen, fortgeschrittenem Zervixkarzinom und Prostatakarzinom beschrieben.

13.9 Kosten der Therapie

Genaue Kostenabschätzung nicht möglich

Die Berechnung der Gesamtkosten palliativer Behandlung sowie die Bestimmung ihrer Wirksamkeit unter Berücksichtigung der Qualitätskriterien ist schwierig. Eine sinnvolle Verbindung medizinischer und ökonomischer Gesichtspunkte bei Planung und Durchführung palliativer Behandlung erscheint zum jetzigen Zeitpunkt nicht möglich. Für eine Einsparung von Kosten durch Veränderung der Therapiekonzepte in der Radiotherapie fehlen derzeit gesicherte wissenschaftliche Daten. Eine sinnvolle Koordination der interdisziplinären Therapiestrategie bei Patienten mit fortgeschrittenen Tumoren kann sich möglicherweise als Kosten sparend erweisen.

Finanzieller Aufwand bei Palliation beträchtlich

Der finanzieller Aufwand bei der Palliation ist beträchtlich. Schätzungen zufolge verursacht die palliative Radiotherapie in den USA alleine bei Patienten mit nichtkleinzelligem Bronchialkarzinom sowie bei Hirn- und Knochenmetastasen aller soliden Tumoren jährliche Kosten von ca. 900 Mio. $. Für die Bundesrepublik Deutschland gibt es derartige Schätzungen nicht. Es kann allerdings angenommen werden, dass bei Übertragung auf unsere Bevölkerung ähnlich hohe Beträge zu erwarten sind.

Laut mehrerer Umfragen zur volkswirtschaftlichen Bedeutung palliativer Strahlentherapie weichen die Ansichten von Radiotherapeuten zur Palliation stark voneinander ab. Auch Ergebnisse klinischer Studien können diese Situation offensichtlich nicht ändern. Die Empfehlungen mancher Autoren, auf weniger kostenintensive Therapieschemata umzusteigen, haben bisher kaum Resonanz erzielt. Möglicherweise liegt das an den teilweise widersprüchlichen Daten. Es ist daher weiterhin zu fordern, dass bei unheilbar Krebskranken jede medizinisch indizierte Behandlung durchführbar sein muss. Das palliative Gesamtkonzept sollte jedoch gut durchdacht und koordiniert sein. In der besseren Koordination liegt möglicherweise das derzeit aussichtsreichste Feld zur Optimierung der Kosten. Ob sich früheres und aggressiveres therapeutisches Verhalten im Rahmen der palliativen Konzepte als vorteilhaft erweisen wird, muss abgewartet werden.

Die Kosten der Strahlenbehandlung werden vollständig von den Krankenkassen übernommen. Bei kombinierten Verfahren, wie z. B. Strahlentherapie mit der Hyperthermie, muss die Kostenübernahme für Hyperthermie beantragt werden.

Keine generelle Kostenübernahme für Hyperthermie

Literatur

Adamietz IA. Palliative Radiotherapie. In: Bamberg M, Molls M, Sack H, eds. Radioonkologie. München–Bern–Wien–New York: W. Zuckschwerdt Verlag, 2004.

Adamietz IA, Knecht R, et al. eds. Maligne Rezidive im Kopf-Hals-Bereich. Stuttgart–New York: Schattauer Verlag, 2003.

Böttcher HD, Adamietz IA. eds. Klinik der Skelettmetastasen. München–Bern–Wien–New York: W. Zuckschwerdt Verlag, 1997.

Böttcher HD, Seifert V, et al. eds. Klinik der hirneigenen Tumoren und Metastasen. München–Bern–Wien–New York: W. Zuckschwerdt Verlag, 2002.

Böttcher HD, Wendt TG, et al. eds. Klinik des Rezidivtumors im Kopf-Hals-Bereich. München–Bern–Wien–New York: W. Zuckschwerdt Verlag, 2001.

Fritze G. Palliative Krebsbehandlung. München–Bern–Wien–New York: W. Zuckschwerdt Verlag, 2002.

Zamboglou N, Flentje M. Radioonkologische Aspekte in der palliativen Tumortherapie. München–Bern–Wien–New York: W. Zuckschwerdt Verlag, 1995.

http://www.palliative-radiotherapie.de.

14 Brachytherapie als Methode bei bösartigen Veränderungen

G. Kovács

14.1 Einleitung

Bei der Brachytherapie (operative Strahlentherapie) wird ein Isotop (eine spezielle radioaktive Quelle) direkt in einen Tumor oder in dessen Nähe gebracht. Durch den steilen Dosisabfall des Isotops nach dem Abstandsquadratgesetz (bei doppeltem Abstand nur noch 25 % der Dosis pro Masseneinheit) werden sehr hohe Strahlendosen im Tumor bei gleichzeitiger Schonung der umliegenden Normalgewebeanteile erreicht. Dieses Verfahren wird entweder als alleinige Therapie oder in Kombination mit der Chirurgie oder mit der externen Bestrahlung eingesetzt. Die Anwendung der Brachytherapie bedarf einer große persönliche Erfahrung von Seiten der Strahlentherapeuten/Medizinphysiker und in der Regel eine gut funktionierende interdisziplinäre Zusammenarbeit zwischen den unterschiedlichsten Disziplinen. Mit Hilfe der Brachytherapie oder mit den kombinierten Verfahren kann man Tumorpatienten oft mit den gleichen Heilungschancen funktionserhaltender oder mit besseren kosmetischen Ergebnissen behandeln.

Bei der Brachytherapie wird ein Isotop direkt in einen Tumor oder in dessen Nähe gebracht.

Zweck: sehr hohe Strahlendosen im Tumor bei gleichzeitiger Schonung der umliegenden Normalgewebeanteile

14.1.1 Verwendete Isotope

Je nach Anwendung werden Beta- (z. B. Strontium-90, Phosphor-32) oder Gamma-Strahler (z. B. Kobalt-60, Iridium-192), selten Neutronen-Strahler (z. B. Californium-252) verwendet.

Verwendung von Beta- oder Gamma-Strahlern

14.1.2 Applikationsformen

Die häufigste Form der Brachytherapie ist die intrakavitäre/intraluminelle Therapie. Hierbei wird die Strahlenquelle in natürlich vorhandene Körperöffnungen gebracht, um die dort lokalisierten Malignome zu bestrahlen. Wenn die Quellen auf die Haut oder auf Schleimhautoberflächen gelegt werden (in der Regel mit Hilfe von Moulagen, individuell angefertigten Applikatoren), spricht man von einer Oberflächentherapie. Bei anatomisch nicht vorhandenen Öffnungen muss man die Quellen in das Gewebe applizieren. Dies entspricht der interstitiellen Brachytherapie.

Applikationsformen:

- häufigste Form: intrakavitäre/intraluminelle Therapie
- Oberflächentherapie
- interstitielle Therapie

Wenn Quellen bis zum vollständigen Abklingen der Radioaktivität im Körper verbleiben (die Hülsen der Quellen bleiben bis zum Le-

Man unterscheidet permanente und temporäre Implantationen.

bensende der Patienten im Körper), handelt es sich um eine permanente Implantation. Bei der temporären Implantation werden die Quellen nach einem kürzeren oder längeren Aufenthalt im Körper wieder vollständig entfernt.

Direktes manuelles Einbringen der Quellen: hot-loading

- hohe Strahlenbelastung

Bei dem direkten manuellen Einbringen der Quellen („hot-loading“ z. B. interstitielle Radium-226-Therapie) ist sowohl für die Patienten als auch für das Operationsteam und das Pflegepersonal eine sehr hohe Strahlenbelastung vorhanden. Deswegen sind unterschiedliche Nachladeverfahren („Afterloading-Methode“) entwickelt worden. Bei diesem Verfahren werden zuerst inaktive Applikatoren in den Patienten implantiert. Nach der Bestrahlungsplanung lädt man dann die aktiven Quellen nach. Dadurch sind die Expositionszeiten des Personals auf ein Minimum reduziert. Bei den Nachladeverfahren unterscheidet man das „manuelle Afterloading-Verfahren“, bei dem die Quellen durch den Operateur manuell in die vorher implantierten und kontrollierten Applikatoren eingeführt werden, und das automatisierte „Remote-Afterloading-Verfahren“. In diesem Fall werden die Quellen durch Computersteuerung ohne die Anwesenheit von Personal bewegt. Dadurch entsteht keine Strahlenbelastung für das Personal.

Nachladeverfahren:

- manuelles Afterloading-Verfahren
- automatisiertes Remote-Afterloading-Verfahren
- keine Strahlenbelastung für das Personal

Die Dosisleistung der verwendeten Isotope hat einen ausgeprägten Einfluss auf die biologische Wirkung der Bestrahlung. Hohe Dosisleistungen verursachen mehr Schäden für das Normalgewebe als Quellen mit niedrigeren Dosisleistungen. Wenn Quellen mit niedriger Dosisleistung (< 2 Gy/Stunde) eingesetzt werden, wird die Applikation als LDR- („Low-Dose-Rate“-) Applikation bezeichnet, bei der Verwendung von höheren Dosisleistungen (> 12 Gy/Stunde) spricht

Unterschiedliche Dosisleistungen der verwendeten Isotope:

- Low-Dose-Rate-Verfahren

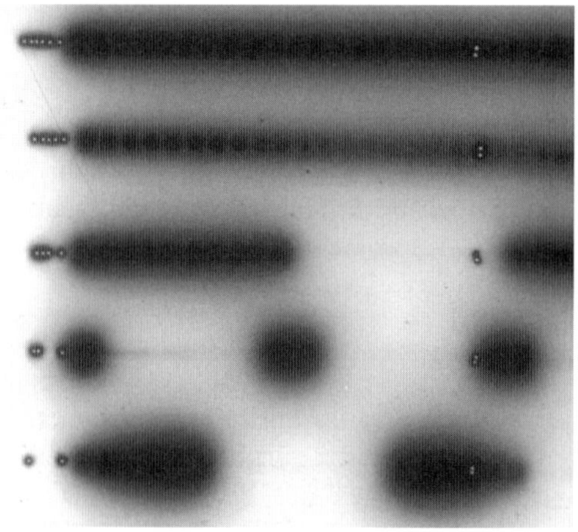

Abb. 14.1: Autoradiographie unterschiedlicher Programme eines Afterloading-Gerätes. Die horizontalen Linien repräsentieren die einzelnen Kanäle. Die verschiedenen Graustufenmuster werden durch die unterschiedliche Programmierung der schrittweise bewegten Quelle erzeugt (Änderung der Aufenthaltszeiten in den einzelnen Positionen sowie Änderung der Schrittlänge der Quelle).

man von einer HDR- („High-Dose-Rate"-) Brachytherapie. Das so genannte „Pulsed-Dose-Rate"- (PDR-) Verfahren kombiniert die strahlenbiologische Vorteile einer LDR-Therapie mit den technischen Vorteilen eines schrittweise bewegten HDR-Strahlers.

- High-Dose-Rate-Verfahren
- Pulsed-Dose-Rate-Verfahren

Im deutschsprachigen Raum wird am häufigsten ein High-Dose-Rate-Afterloading-Gerät benutzt, bei dem die radioaktive Quelle in einem abgeschirmten Behälter gelagert ist. Zunächst werden die inaktiven Applikatoren gelegt. Nachdem die Positionsgenauigkeit gewährleistet und kontrolliert, die Bestrahlung geplant bzw. die Verweildauer der radioaktiven Quelle berechnet wurden, wird die Quelle computergesteuert in die erste Bestrahlungsposition gebracht und dem Programm entsprechend schrittweise bewegt (Abb. 14.1). Die Afterloading-Technik und die moderne Bestrahlungsplanung ermöglichen eine optimale Schonung der Patienten, der Ärzte und Medizinphysiker sowie des Pflegepersonals.

Afterloading-Technik und moderne Bestrahlungsplanung ermöglichen optimale Schonung von Patient und Personal.

14.2 Indikationen/Kontraindikationen des Verfahrens

14.2.1 Allgemeine Bemerkungen

Alleinige Brachytherapie. Durch den steilen Dosisabfall der in der Brachytherapie benutzten Isotope sind der Anwendung dieser Methode auch Grenzen gesetzt. Die Methode ist für Fälle geeignet, in denen die Grenzen des Tumors genau bestimmbar sind und keine nachweisbare mikro- oder makroskopische Lymphknotenausbreitung vorliegt. Die Bestrahlungsvolumina müssen möglichst klein gehalten werden, da nach heutigen Erkenntnissen die Nebenwirkungen der Therapie mit der Zunahme der brachytherapeutischen Bestrahlungsvolumina zunehmen. Bei kleinen Tumoren sind die Ergebnisse der alleinigen Brachytherapie mit den Ergebnissen chirurgischer Methoden gleichwertig. Allerdings entfällt bei chirurgischem Vorgehen das Risiko eines späteren strahleninduzierten Tumors (etwa in 10–15% der Fälle und 10–20 Jahre nach der Bestrahlung).

Brachytherapie: für Fälle mit genau bestimmbaren Grenzen des Tumors und ohne nachweisbare mikro- oder makroskopische Lymphknotenausbreitung

Eine besondere Möglichkeit der Brachytherapie ist die Therapie der Rezidive in vorbestrahlten Bereichen, in denen eine erneute externe Strahlentherapie nicht mehr in Frage kommt. Unter bestimmten Voraussetzungen kann die Brachytherapie in solchen Fällen noch mit kurativer Zielsetzung eingesetzt werden.

Therapie der Rezidive in vorbestrahlten Bereichen

Kombination externe Bestrahlung und Brachytherapie. In der Kombinationsbehandlung mit einer externen Bestrahlung übernimmt die Brachytherapie die Rolle einer lokalen Dosisaufsättigung. Die durch die externe Strahlentherapie verkleinerte Tumormasse kann aufgrund des schon früher erwähnten steilen Dosisabfalls der benutzten Quelle weiter bestrahlt werden, ohne eine höhere Normalgewebebelastung durch verschiedene externe Bestrahlungstechniken. Diese Kombination von zwei Bestrahlungstechniken kommt dann besonders in Frage, wenn es sich um Tumoren mit einer hohen Lokalrezidivrate handelt und die betroffene anatomische Region für die Brachytherapie leicht zugänglich ist (z. B. Zunge/Zungengrund, Abb. 14.2).

Lokale Dosisaufsättigung durch Brachytherapie in Kombination mit externer Bestrahlung, z. B. bei hoher Lokalrezidivrate

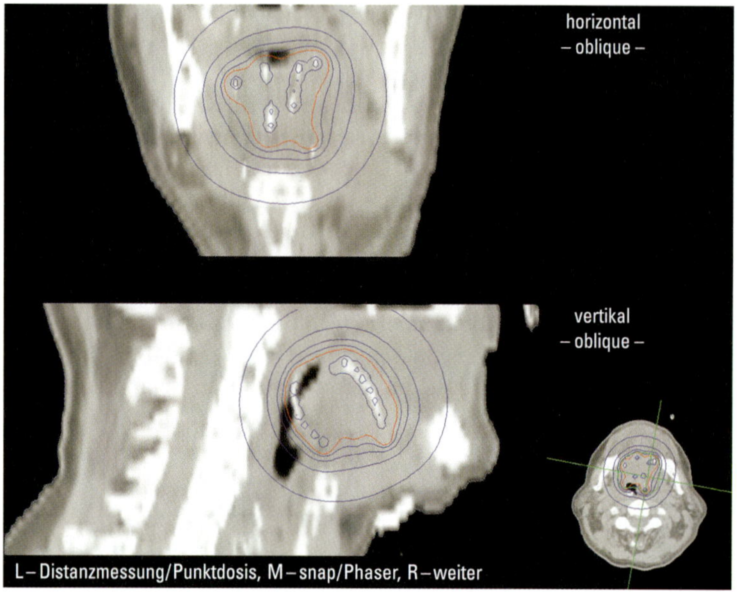

Abb. 14.2: Dosisverteilung in drei Ebenen einer Zungengrundimplantation. Die Linien repräsentieren die unterschiedlichen Dosisbereiche.

Intraoperative Brachytherapie: Bestrahlung fraglicher oder nicht sauberer Resektionsränder während OP

Perioperative Brachytherapie: Platzierung der Applikatoren intraoperativ, Bestrahlung später

Kombination Chirurgie und Brachytherapie mit/ohne komplementäre externe Bestrahlung. Bei dieser Kombination unterschiedlicher Therapieverfahren wird die Tumormasse möglichst vollständig entfernt, wobei großer Wert auf die Funktionserhaltung sowie auf das kosmetische Ergebnis gelegt wird. Die intraoperative, in einer Fraktion erfolgte Applikation der Brachytherapie („intraoperative Brachytherapie“) soll eventuell fragliche oder nicht saubere (mikroskopische Tumorreste) Resektionsränder mit hohen Strahlendosen versorgen und eine nachgeschaltete externe Bestrahlung mit niedrigeren Dosen ermöglichen. Eine andere Form der intraoperativen Brachytherapie ist die so genannte „perioperative Brachytherapie“. Bei diesem Verfahren werden die Applikatoren intraoperativ platziert, die eigentliche Bestrahlungsplanung und Bestrahlung erfolgt fraktioniert aber erst nach einigen Tagen Wundheilungszeit. Beide Verfahren haben theoretische und organisatorische Vor- und Nachteile. Eindeutige Unterschiede in den Heilungsraten lassen sich aber nach der heutigen Fachliteratur nicht erkennen.

Zielsetzung: Linderung von Leiden mit einer eventuellen Lebensverlängerung

Palliativbehandlungen. Zielsetzung der palliativen Eingriffe ist die Linderung von Leiden mit einer eventuellen Lebensverlängerung. Für diese Zwecke kann die Brachytherapie oft sehr erfolgreich genutzt werden, da sie durch das geringere Bestrahlungsvolumen und die damit verbundene Schonung von gesundem Gewebe auch bei Rezidiven im vorbestrahlten Bereich mit Erfolg eingesetzt werden kann. Die Indikation wird in diesen Fällen immer individuell gestellt.

14.2.2 Allgemeine Kontraindikationen

Die allgemeinen Kontraindikationen entsprechen denen bei allen operativen Eingriffen: Wenn die Voraussetzungen eines operativen Eingriffes nicht gegeben sind (Anästhesie nicht möglich, zu großes Blutungsrisiko, mangelnde Kooperation des Patienten usw.), ist die Brachytherapie nicht durchführbar. Dazu kommen noch die für das verwendete Verfahren vorgeschriebenen Strahlenschutzregelungen (z. B. baulicher Strahlenschutz, Pflegevorschriften „aktiver“ Patienten usw.), welche erfüllt werden müssen. Zudem sollte eine ausreichende Erfahrung des Arztes in dem geplanten Eingriff und des Medizinphysikers in dessen spezieller Bestrahlungsplanung vorliegen.

Allgemeine Kontraindikationen entsprechen denen bei allen operativen Eingriffen.

14.2.3 Spezielle Applikationsformen

Haut und Lippe. Die Ergebnisse der Brachytherapie in diesem Behandlungsbereich sind mit aufwendigen chirurgischen Verfahren vergleichbar. Die Brachytherapie bietet in vielen Fällen allerdings eine bessere Kosmetik und den Funktionserhalt. Nachteil der Methode ist die lokal erhöhte Strahlenbelastung.

- bessere Kosmetik und Funktionserhalt

Hirn, Hirnmetastasen. Bei malignen Gliomen (MG) ist ein Überlebensvorteil zu Gunsten der Brachytherapie im Vergleich zur alleinigen Operation festgestellt worden. Allerdings mussten etwa 50 % der Patienten anschließend wegen einer Nekrose operiert werden. Bei anaplastischen Astrozytomen oder niedrig malignen (low-grade) MG bietet eine Brachytherapie nur bei Rezidiven nach einer Behandlung einige Vorteile. Bei kindlichen Hirntumoren kommt sie nur in palliativen Fällen nach einer individuellen Erwägung in Frage. Bei der Therapie von Hirnmetastasen anderer Malignome ist die hochpräzise externe Bestrahlung (Radiochirurgie) erfolgreicher.

- Überlebensvorteil
- hohes Nekroserisiko
- kindliche Hirntumoren: nur in palliativen Fällen

Kopf- und Halsbereich. Diese Lokalisation gehört zu den klassischen Einsatzbereichen der Brachytherapie, vorwiegend der interstitiellen, aber auch der Oberflächentherapie (Abb. 14.3). Bei kleinen, nicht aggressiven Tumoren (T1−2, N0, M0, G1−2) sind die Ergebnisse der alleinigen Brachytherapie gleich denen von chirurgischen Verfahren. Bei größeren oder aggressiveren Tumoren (T3−4, N+, Mx, G3) ist der Einsatz der alleinigen Brachytherapie überwiegend in palliativen Fällen angebracht (Abb. 14.4). In Kombination mit der Chirurgie mit/ohne Chemotherapie sind die Ergebnisse oft besser als die Erfolge anderer Methoden (Abb. 14.5).

Klassischer Einsatzbereich der Brachytherapie

Als Nebenwirkungen kommen in etwa 10−20 % aller Fälle in erster Linie Nekrosen, Blutungen, Fistelbildung und schwere Fibrosen vor. Die am meisten gefürchtete Nebenwirkung der Brachytherapie in diesem Bereich, die Osteoradionekrose, ist mit der modernen Therapieplanung unter 5−10 % zu halten. Die persönliche Erfahrung der Strahlentherapeuten spielt bei dem Zustandekommen der Nebenwirkungen eine zentrale Rolle.

Nebenwirkungen:

- Nekrosen, Blutungen, Fistelbildung, schwere Fibrosen
- gefürchtet: Osteoradionekrose

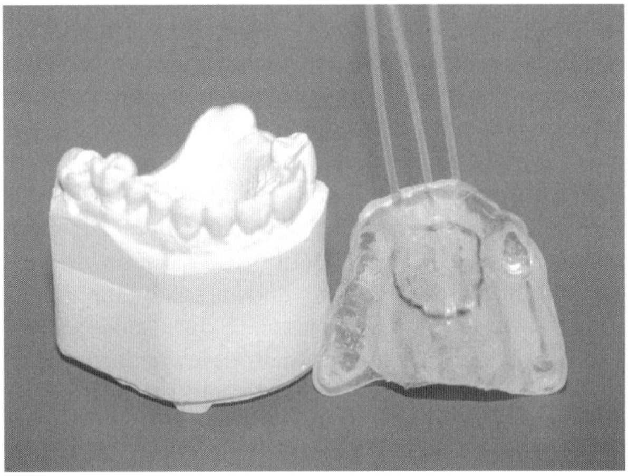

Abb. 14.3: Individuell angefertigte Moulage zur Bestrahlung eines Harter-Gaumen-Karzinoms. Das Zielgebiet ist mit einer schwarzen Linie auf der Oberfläche des Oberflächenapplikators markiert.

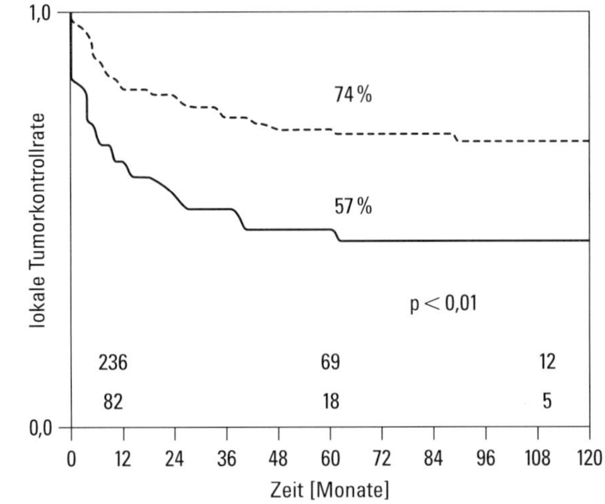

Abb. 14.4: Lokale Tumorkontrollrate für Patienten mit einem Plattenepithelkarzinom der Mundhöhle und des Oropharynx, die mit interstitieller Brachytherapie als Teil ihres Behandlungskonzeptes therapiert wurden. Die obere Kurve zeigt Patienten nach Primärtherapie, die untere nach Rezidivtherapie.

Eine der erfolgreichsten Applikationsmethoden der Brachytherapie

Ophthalmologische Brachytherapie. Die ophthalmologische Brachytherapie ist eine der erfolgreichsten Applikationsmethoden. Dabei werden die unterschiedlichsten Isotope verwendet (J-125, Co-37, Ru/Rh-106, Sr-90).

Bei den ophthalmologischen Anwendungen ist der steile Dosisabfall der verwendeten Isotope (überwiegend der β-Strahler, wie Sr-90,

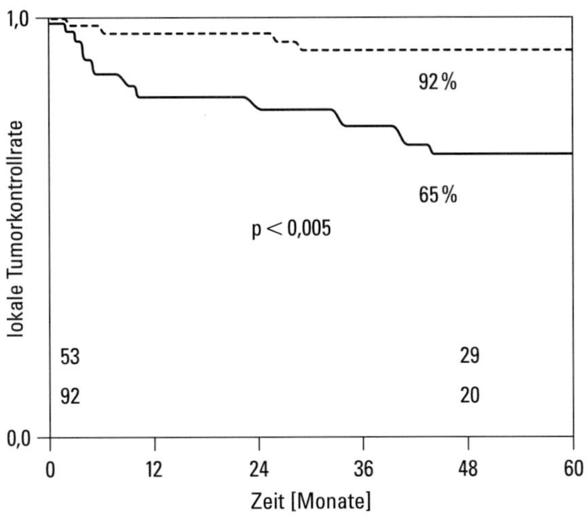

Abb. 14.5: Lokale Tumorkontrollrate für Patienten mit Plattenepithelkarzinom der Mundhöhle und des Oropharynx, die mit einer Kombination aus enoraler Chirurgie, interstitieller und externer Radiotherapie behandelt wurden. Die obere Kurve repräsentiert Patienten in den Stadien I–II, die untere Kurve in den Stadien III–IV.

Ru/Rh-106) von besonderer Bedeutung. Die gesunden Bestandteile des Auges (Linse, Kammerwinkel, Netzhaut, Sehnerv usw.) weisen nämlich nur sehr niedrige Toleranzdosen auf.

Die häufigsten Indikationen für Brachytherapie sind die choroidealen Melanome, die Retinoblastome (Primär- und Rezidivfälle) sowie Bindehautkarzinome. Auch bei gutartigen Geschwulsten, wie z. B. beim Pterygium, sind die Behandlungsergebnisse der kombinierten chirurgisch-brachytherapeutischen Versorgung deutlich den Monotherapien überlegen. Ziel der Brachytherapie ist in jedem Fall eine sehkrafterhaltende Therapie.

Häufigste Indikationen:
- choroideale Melanome, Retinoblastome, Bindehautkarzinome, gutartige Geschwulste
- sehkrafterhaltende Therapie

Bei rezidivierenden Retinoblastomen wird in der Literatur über 5-Jahres-Heilungsraten von 60–61 % berichtet, bei Aderhautmelanomen über Enukleationen (Rezidivraten) bei 12–20 % nach Brachytherapie mit Ru/Rh-106 und bei den Pterygien über Heilungsraten von 94–100 %.

Die häufigsten Nebenwirkungen sind oberflächliche Nekrosen der Sklera und periphere Gesichtsfeldeinschränkungen.

Nebenwirkungen: Nekrosen der Sklera, Gesichtsfeldeinschränkungen

Eine sehr spezielle interdisziplinäre Anwendung der interstitiellen Brachytherapie ermöglicht bei rezidivierenden intraorbitalen Tumoren oder bei in die Orbita eingebrochenen Tumoren eine augenerhaltende Therapie.

Ösophagus. Geeignet für die Brachytherapie sind unifokale, < 10 cm große, im thorakalen Abschnitt sitzende Tumoren. Eine aktuelle endoskopische und röntgenologische Kontrolle des Lokalbefundes ist Voraussetzung. Insbesondere sind ausgedehnte Ulzerationen, evtl.

Indikation: unifokale, < 10 cm große, im thorakalen Abschnitt sitzende Tumoren

Fistelungen und schwere Nekrosebildungen nach vorausgegangener Therapie zu überprüfen. Für zervikale, im Bereich des Ösophagusmundes gelegene Tumoren wie auch für die distalen in den Magen hineinreichende Karzinomstenosen ist die Brachytherapie im Allgemeinen ungeeignet.

Kurative Intention bei kleinen, oberflächlichen, frühen karzinomatösen Prozessen

Mit kurativer Intention ist eine alleinige Brachytherapie lediglich bei kleinen, oberflächlichen, frühen karzinomatösen Prozessen möglich. Sinnvoll einzusetzen ist die Brachytherapie hier als lokal umschriebene Dosisaufsättigung zur Devitalisierung verbliebener muköser und submuköser Tumorreste nach vorausgegangener perkutaner Bestrahlung. Zu empfehlen ist nach einer perkutanen Dosis von 50–60 Gy der 2- bis maximal 3-malige Boost mit jeweils 5–7 Gy in wöchentlichen Intervallen.

In der Rezidivtherapie wird die Brachytherapie des Ösophagus in Kombination mit einer perkutanen Strahlentherapie oder mit einer Radiochemotherapie nach primärer Operation ohne präoperative Strahlentherapie eingesetzt.

Palliativ in der Rezidivtherapie zur Verbesserung/Beseitigung der Dysphagie

Palliativ wird die Brachytherapie des Ösophagus auch in der Rezidivtherapie verwendet, um die Dysphagie zu verbessern bzw. zu beseitigen. Dabei wird bei primär nicht resektablen oder medizinisch nicht operablen Ösophaguskarzinompatienten ein intraluminaler Boost gegeben, kombiniert mit einer perkutanen Strahlen- oder Strahlenchemotherapie. Die Dosierung ist individuell und richtet sich nach dem Ausmaß der Vorbehandlungen.

In der palliativen Rezidivtherapie kommt die Brachytherapie auch in Kombination mit Laser und/oder Stent-/Tubusimplantation sowie nach vorausgegangener hochdosierter (60–70 Gy) Strahlenbehandlung zum Einsatz.

Kurative Chancen bei ganz kleinen T1-Tumoren der Bronchialschleimhaut

Nichtkleinzelliges Bronchialkarzinom (NSCLC). Bei ganz kleinen T1-Tumoren, die auf die Bronchialschleimhaut beschränkt sind, hat die intraluminelle Brachytherapie kurative Chancen. In Kombination mit einer perkutanen Bestrahlung sorgt sie als Boost für eine lokale Dosisaufsättigung. Mit der Chemotherapie kombiniert, kann sie auch bei positiven Resektionsrändern der Bronchien nach einer Operation eingesetzt werden.

Endoluminale HDR-Brachytherapie: Palliativtherapie

Hauptindikationen: Blutung/Hämoptysen, Dyspnoe, Husten, Stenose mit poststenotischer Dysatelektase und Infekt

Die endoluminale High-Dose-Rate-Brachytherapie ist in erster Linie Palliativtherapie, sowohl bei Primärtumoren als auch bei Rezidivtumoren. Die Hauptindikationen für den Einsatz der Brachytherapie sind: Blutung/Hämoptysen, Dyspnoe, Husten, Stenose mit poststenotischer Dysatelektase und Infekt (Pneumonie). Die Indikation zur endoluminalen High-Dose-Rate-Brachytherapie ist abhängig von der Symptomatik, nicht aber vom Stadium. Bei entsprechender Symptomatik endobronchialer Metastasen von Tumoren, die nicht primär vom Bronchussystem ausgehen, ist ebenfalls eine endobronchiale Brachytherapie indiziert.

Für die erfolgreiche Durchführung der Therapie muss der Patient einer endoluminalen Brachytherapie zustimmen und sie tolerieren können. Im Fall eines verlegten Bronchuslumens geht der Brachytherapie eine Lasertherapie voraus.

Die möglichen Nebenwirkungen sind Blutungen (oft fatal) in 8% und Stenosen in 8–15% der Fälle.

Nebenwirkungen: Blutungen, Stenosen

Mamma. Nach brusterhaltender Operation des Mammakarzinoms kann das hohe spontane Risiko eines intramammären Tumorrezidives mit kurativer Zielsetzung durch Bestrahlung der Restbrust reduziert werden. Dazu werden in der Regel Strahlendosen um 50 Gy möglichst homogen mit der externen Bestrahlung appliziert. Das Tumorbett als Ort des nachweislich höchsten Rezidivrisikos kann zusätzlich kleinvolumig mit einer Dosis zwischen 10–25 Gy aufgesättigt werden. Dies ist besonders in den so genannten „high-risk-Fällen" indiziert. Technisch stehen dazu zwei Verfahren zur Verfügung: Die interstitielle Brachytherapie (sie ist besonders bei tief bzw. thoraxwandnah gelegenem Risikoareal geeignet) und die externe Bestrahlung mit Photonen oder Elektronen (dies ist besonders bei oberflächlicher Lage des Tumorbettes bis 15 mm oder weniger unter der Haut zu indizieren). Wenig geeignet zur Aufsättigung durch eine interstitielle Brachytherapie sind weit peripher am Ansatz der Brust oder im submammären Bereich gelegene Tumoren. Bei Inoperabilität und Operationsverweigerung kann ein Mammakarzinom ausnahmsweise primär bestrahlt werden, wobei der interstitiellen Brachytherapie eine wesentliche Rolle zukommt. Meistens wird dann zusätzlich medikamentös antineoplastisch (hormonell und/oder zytostatisch) behandelt. Es können sowohl Low-Dose-Rate-Applikationen als auch High-Dose-Rate-Implantationen mit Erfolg eingesetzt werden.

Nach brusterhaltender Operation des Mammakarzinoms Reduzierung des hohen spontanen Risikos eines intramammären Tumorrezidives durch Bestrahlung der Restbrust

Bei Inoperabilität und Operationsverweigerung ausnahmsweise primäre Bestrahlung

Die Brachytherapie als Dosisaufsättigung in Kombination mit der externen Strahlentherapie bietet, bei korrekter Indikation und Durchführung des Eingriffs, bei brusterhaltend operierten Mammakarzinompatientinnen eine signifikant niedrigere Lokalrezidivrate und ein späteres Eintreten der Lokalrezidive.

- signifikant niedrigere Lokalrezidivrate und späteres Eintreten der Lokalrezidive

In der neueren Fachliteratur häufen sich die Mitteilungen, dass die interstitielle Brachytherapie auch als alleinige postoperative Therapieform bei den brusterhaltend operierten Patientinnen geeignet wäre. Die frühen Ergebnisse der ersten Studien geben Hoffnung, dass wenigstens für ein gut selektiertes Patientengut die Methode eine schnelle und effektive Therapieform darstellen wird.

Akute Nebenwirkungen sind, abgesehen von den Folgen des Implantationstraumas, nicht zu erwarten. Späteffekte treten bevorzugt nach Behandlung größerer Volumina und oberflächlicher hautnaher Regionen auf. Hier werden vermehrt Fibrosen und Radioderme beobachtet. Sehr selten wurden radiogene Osteonekrosen und Pneumonitiden in der Nähe des Boostbereiches beobachtet. Diese unerwünschten Spätfolgen treten bis zu sechs Jahre nach der Behandlung in ihrer vollen Entwicklung auf, danach erfolgt keine weitere Zunahme mehr. Insgesamt scheint die Toleranz des richtig indizierten und technisch qualifiziert durchgeführten Brachytherapieboosts im Vergleich zum Elektronenboost höher, wahrscheinlich wegen des kleineren belasteten Gewebevolumens.

Keine akuten Nebenwirkungen
Späte Nebenwirkungen:
- Fibrosen, Radioderme
- sehr selten: radiogene Osteonekrosen und Pneumonitiden

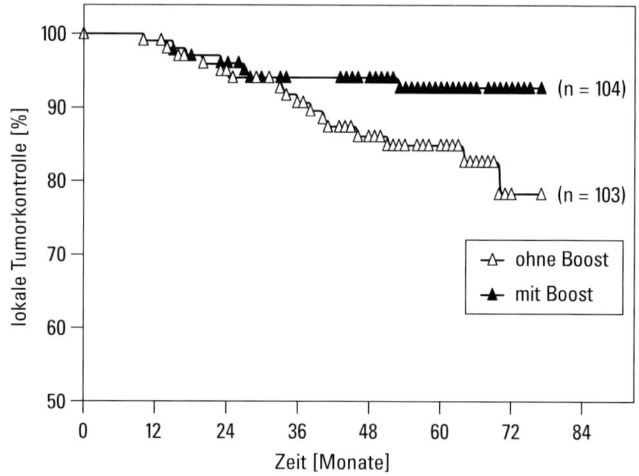

Abb. 14.6: Auftreten von Lokalrezidiven bei der Strahlentherapie des brusterhaltend operierten Mammakarzinoms.

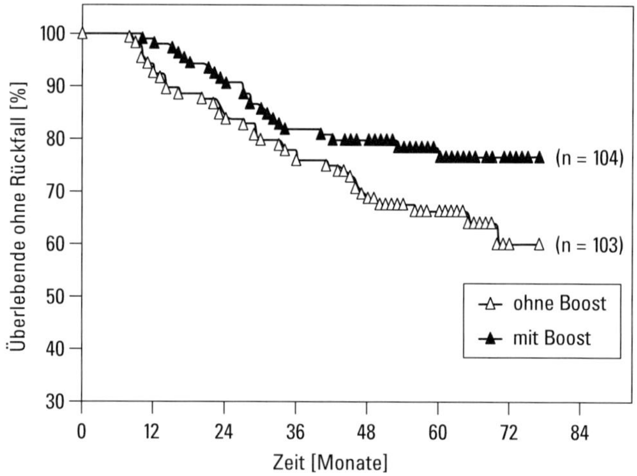

Abb. 14.7: Zeitspanne bis zum Auftreten des ersten Rezidivs bei der Strahlentherapie des brusterhaltend operierten Mammakarzinoms.

- sehr selten
- nur palliativ

Extrahepatische Gallenwege. Diese Anwendungsform ist sehr selten. Als alleinige intraluminelle Therapie kommt sie in der Regel nur palliativ zum Einsatz. Als lokale Dosisaufsättigung mit einer externen Bestrahlung kombiniert, werden mit der Low-Dose-Rate-Applikation 13–100 Gy, mit der High-Dose-Rate-Therapie 3–60 Gy appliziert. Der Einsatz der Brachytherapie im Rahmen eines kombinierten operativen und strahlentherapeutischen Vorgehens bietet etwa 2,5 Monate Überlebensvorteil.

Nebenwirkungen: Sepsis, Abszesse, Blutungen

Die häufigsten Nebenwirkungen sind Sepsis, Abszessbildung und Blutungen in unterschiedlichen Schweregraden.

Pankreas. Die Indikation zur interstitiellen Brachytherapie besteht bei einem histologisch gesicherten Adenokarzinom, bei einer Tumorgröße < 5 cm und bei der Inoperabilität des Tumors. Es werden in der Regel kombiniert mit einer externen Bestrahlung (45 Gy) 160 Gy (Low-Dose-Rate) sowie 20 Gy (High-Dose-Rate) appliziert.

Indikation: Adenokarzinom, Tumorgröße < 5 cm, Inoperabilität

Das kombinierte Vorgehen (externe Bestrahlung, Chemotherapie und Brachytherapie-Boost) bietet eine mediane Überlebensrate von 12,5 Monaten. Die perioperative Mortalität liegt bei 3–31%. Es treten in 6–42% der Fälle therapiebedingte Komplikationen auf.

▸ mediane Überlebensrate: 12,5 Monate

Analkanal. Als lokale Dosisaufsättigung wird die Brachytherapie in Form einer endokavitären Brachytherapie oder der interstitiellen Therapie verwendet. Die Indikation besteht bei allen Patienten, bei denen die externe Bestrahlung (mit oder ohne Chemotherapie) nicht zur vollständigen Tumorrückbildung (am besten mittels transrektaler Sonographie geprüft) geführt hat. Eine klinisch komplette Remission zum Zeitpunkt der Brachytherapie ist keine Kontraindikation. Patienten mit nachweisbarem Resttumor 4–6 Wochen nach Ende der Radiochemotherapie profitieren von der Brachytherapie.

Indikation: alle Patienten ohne vollständige Tumorrückbildung

Kontraindikationen stellen für die Brachytherapie dar:

Kontraindikationen

- Tumorinfiltration von mehr als der Hälfte der Analkanalzirkumferenz,
- Tumorlänge größer als 4–5 cm,
- Tumorinfiltration des M. sphincter externus,
- rektovaginale Fistel.

Sowohl Low-Dose-Rate- als auch Pulsed-Dose-Rate-Verfahren sind mit großem Erfolg applizierbar. Es gibt zwar ermutigende erste Berichte mit der Applikation von High-Dose-Rate-Verfahren mit Unterstützung der transrektalen Sonographie, sie gehört jedoch nicht zu den weit verbreiteten Applikationsmethoden. Die 5-Jahres-Überlebensraten liegen in der Literatur zwischen 60–70% (kolostomiefrei). Im Falle eines Lokalrezidivs/Resttumors kann die Überlebensrate mit einer Salvage-Operation bis auf 85% gesteigert werden. Die Brachytherapie trägt somit einen wesentlichen Beitrag zum Funktionserhalt bei.

Brachytherapie: wesentlicher Beitrag zum Funktionserhalt

Akute Nebenwirkungen (Radiodermatitis Grad II–III, Mukositis Grad II–III) treten zwar immer auf, sind allerdings nicht dosislimitierend. Das Ausmaß der akuten Strahlenfolgen steigt mit dem Anteil der perkutanen Strahlentherapie. Schwere Spätfolgen (Nekrosen, die eine Kolostomie erforderlich machen) treten bei lege artis durchgeführter Low-Dose-Rate/Pulsed-Dose-Rate-Brachytherapie bei weniger als 5% der Patienten auf. In diesem Zusammenhang ist es wichtig, eine Biopsie nach abgeschlossener Brachytherapie soweit wie möglich zu vermeiden.

Akute Nebenwirkungen:

▸ Radiodermatitis, Mukositis

Spätfolgen:

▸ Nekrosen

Prostata. Die interstitielle Brachytherapie kann bei Prostatakarzinomen entweder als alleinige Therapie oder als lokale Dosisaufsättigung in Kombination mit einer externen Strahlentherapie eingesetzt werden.

Tab. 14.1: Ergebnisse der kombinierten interstitiellen High-Dose-Rate-Brachytherapie mit externer Bestrahlung in Abhängigkeit von der antiandrogenen Therapie

Analyse	Alle Patienten	ADT (n = 151)	Keine ADT (n = 324)	ρ-Wert
OS	89 %	87 %	90 %	0,437
CSS	97 %	93 %	98 %	0,015
BC	79 %	80 %	79 %	0,605
DFS	71 %	73 %	70 %	0,987
c-LR	6,4 %	3,4 %	7,6 %	0,285
Alle drei Faktoren	(n = 123)	(n = 43)	(n = 80)	
OS	84 %	76 %	87 %	0,052
CSS	93 %	86 %	96 %	0,009
BC	66 %	60 %	69 %	0,178
DFS	57 %	53 %	60 %	0,318
c-LR	10,1 %	2,8 %	13,8 %	0,120

Durchschnittliche Nachbeobachtung: Alle Patienten = 5,1 Jahre; Patienten mit 3 Risikofaktoren = 6,1 Jahre (1,7–14,5 Jahre).
Abkürzungen: ADT = antiandrogene Therapie; OS = Gesamtüberleben; CSS = symptomfreies Überleben; BC = biochemische Tumorfreiheit; DFS = tumorfreies Überleben; c-LR = klinische Lokalrezidive.

Die Monotherapie mit dem High-Dose-Rate-Verfahren ist eine Entwicklung jüngster Zeit. Es existieren nur erste Erfahrungsberichte mit einer limitierten Nachbeobachtungszeit. Nach diesen Berichten kann mit der High-Dose-Rate-Therapie bei Niedrigrisiko-Patienten (PSA [prostataspezifisches Antigen] < 10 ng/mL, iPSA maximal 6, lokale Tumorausdehnung maximal T2a) mit dem gleichen Erfolg behandelt werden wie mit anderen strahlentherapeutischen Maßnahmen (zumindest bei einer mittleren Nachbeobachtungszeit von drei Jahren). Der Vorteil der High-Dose-Rate-Brachytherapie liegt im Vergleich mit den Seeds (radioaktive Partikel; siehe Kapitel 15) in den niedrigeren Kosten und der signifikant niedrigeren Toxizität.

Vorteil der High-Dose-Rate-Brachytherapie versus Seeds:

- niedrigere Kosten
- niedrigere Toxizität

Interstitielle High-Dose-Rate-Brachytherapie v. a. für intermediäre und Hochrisikopatienten

Als lokale Dosisaufsättigung wird die interstitielle High-Dose-Rate-Brachytherapie seit Mitte der 80er Jahre appliziert und es liegen genügend Erfahrungen vor. Demnach ist das Verfahren besonders bei den intermediären Risikopatienten (ein Faktor von den oben genannten drei Faktoren ist höher) und bei den Patienten mit hohem Risiko (zwei oder alle drei Faktoren sind höher) geeignet. Eine kurze (< 6 Monate) Hormontherapie scheint die Ergebnisse nicht zu beeinflussen (Tab. 14.1).

Kontraindikationen:

- zu großes Drüsenvolumen, zu geringer Abstand zwischen Rektumschleimhaut und Prostata

Eine relative Kontraindikation für die Applikation besteht bei einem zu großen Drüsenvolumen (> 60 ml). Ein zu geringer Abstand zwischen Rektumschleimhaut und Prostata (< 5 mm) führt zu hohen Dosen am Rektum und ist daher ebenfalls als relative Kontraindikation zu werten. Eine früher durchgeführte transurethrale Resektion (TUR) erhöht die Nebenwirkungsrate der Bestrahlung. In solchen Fällen ist eine individuelle Entscheidung zu treffen. Ein Abstand von mindestens 4–6 Monaten zwischen TUR und Strahlentherapie ist empfehlenswert. Sollte die Steinschnittlagerung nicht erreicht werden können oder sind die Patienten für entsprechende Anästhesieformen nicht geeignet, ist die Brachytherapie kontraindiziert. Dies sollte auch vor Beginn einer eventuell kombinierten Therapie berücksichtigt werden.

- keine Steinschnittlagerung oder bestimmte Anästhesieformen möglich

Blasenkarzinom. Die Brachytherapie bei Blasenkarzinom ist zwar eine seit Jahren bekannte interdisziplinäre Methode, wird aber in Deutschland nicht praktiziert. In der Literatur werden bei T1–3 Tumoren über sehr gute 5-Jahres-Heilungsraten (T1: 86%, T2: 65%, T3: 67%) berichtet. Diese Ergebnisse sind mit der kombinierten externen Bestrahlung und Low-Dose-Rate-Brachytherapie erzielt worden. Nachteil der Methode ist, dass nur etwa 10–29% aller vorgestellten Patienten geeignet sind.

Wird in Deutschland nicht praktiziert.

Weibliche Urethra. Dies stellt eine seltene, aber erfolgreiche funktionserhaltende Behandlungsform dar. Die Kombination der externen und Low-Dose-Rate-Brachytherapie (mit/ohne funktionserhaltender Chirurgie) führt zu Lokalkontrollraten von 60–100%. Die häufigsten Komplikationen (0–42%) sind Stenosen, Fistelbildungen und Inkontinenz.

Seltene, aber erfolgreiche funktionserhaltende Behandlungsform

Peniskarzinom. Die Brachytherapie ist Teil einer funktionserhaltenden Kombinationstherapie mit oder ohne chirurgischen Eingriff. Es werden über Lokalkontrollraten von 67–93% mit 5-Jahres-Überlebensraten von 58–89% berichtet. Die Methode ist besonders in französischsprachigen Ländern verbreitet. Ein Funktionserhalt gelingt in 67–80% der behandelten Fälle. Die häufigsten Nebenwirkungen (0–61%) sind Stenosen und Nekrosen. In Deutschland ist sie wegen mangelnder Zuweisung eine seltene Applikationsform.

Brachytherapie Teil einer funktionserhaltenden Kombinationstherapie

- selten
- Nebenwirkungen: Stenosen, Nekrosen

Gebärmutterhalskarzinom. Die Indikation der Brachytherapie kann mit kurativer, palliativer oder adjuvanter Zielsetzung erfolgen. Sie ist ein obligatorischer Bestandteil der kombinierten Therapie. Da dieser Bereich zu den ältesten Applikationsformen der Brachytherapie gehört, sind unterschiedliche, aber sehr erfolgreiche Schulen und Protokolle bekannt. Grundsätzlich gilt, dass die grobe Grenze zwischen der primären Strahlentherapie oder der primären Operation beim Stadium FIGO IIB liegt. Über FIGO IIB ist die alleinige Strahlentherapie der Operation überlegen. Die Brachytherapie kann im Form einer intrakavitären Applikation (Abb. 14.8) in Kombination mit einer externen Bestrahlung oder als interstitielle Applikation (mit/ohne intrakavitärer Behandlung) durchgeführt werden. Häufig wird auch postoperativ als adjuvante Maßnahme (mit/ohne externer Strahlentherapie) am Scheidenstumpf appliziert. Die Brachytherapie kann als Low-Dose-Rate-Therapie, aber auch als High-Dose-Rate-Therapie durchgeführt werden, wobei die High-Dose-Rate-Therapie fraktioniert (üblicherweise wöchentlich einmal) gegeben wird. Die in der Literatur beschriebenen Langzeitergebnisse bezüglich der alleinigen Strahlentherapie liegen bei etwa 76% Lokalkontrollraten bei fünf

Indikation der Brachytherapie mit kurativer, palliativer oder adjuvanter Zielsetzung

- eine der ältesten Applikationsformen der Brachytherapie

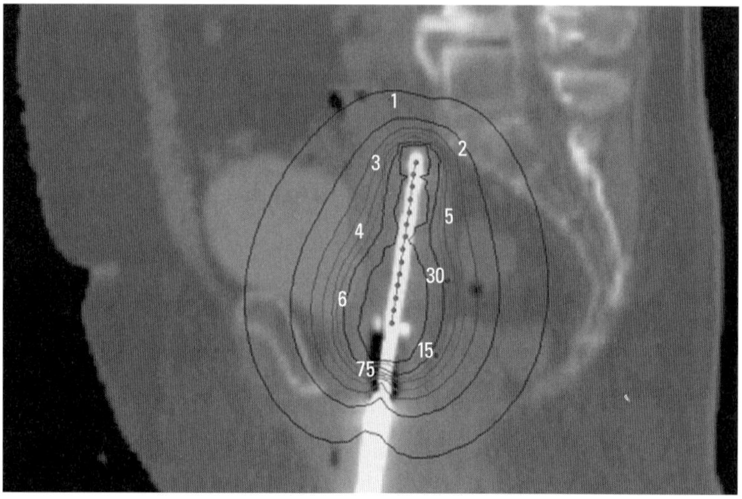

Abb. 14.8: Dosisverteilung einer intrakavitären Brachytherapie. Auf dem sagittalen CT-Bild ist der intrauterin liegende Applikator sowie die Dosisverteilung sichtbar. Fall von J. Hammer, Linz.

Jahren durchschnittlicher Nachbeobachtung, 73 % bei zehn Jahren und 66 % bei 15 Jahren. Die Ergebnisse hängen streng mit der primären Ausdehnung des Tumors zusammen. So werden bei Stadium I-Tumoren über 10-Jahres-Lokalkontrollraten von 88 %, bei Stadium II von 73 % und bei Stadium III bzw. IV von 61 bzw. 48 % berichtet.

Ergebnisse hängen streng mit der primären Ausdehnung des Tumors zusammen.

Hinsichtlich der Nebenwirkungen werden etwa bei 12 % der Patientinnen Grad II, bei 6 % Grad III und bei 3 % Grad IV angegeben. Am häufigsten treten entzündliche Prozesse an Darm, Blase und Vagina oder Knochenläsionen im Bestrahlungsfeld auf.

Nebenwirkungen: entzündliche Prozesse an Darm, Blase, Vagina; Knochenläsionen

Korpuskarzinom. Beim Korpuskarzinom ist die primäre Therapie der Wahl immer eine Operation, die dann durch eine adjuvante Bestrahlung mittels Brachytherapie mit/ohne perkutaner Bestrahlung ergänzt wird. Die Therapieergebnisse ohne Operation sind in allen Stadien 15–20 % schlechter als die Ergebnisse der kombinierten chirurgischen und strahlentherapeutischen Versorgung. Die besten Literaturdaten berichten über Heilungsraten von 75–95 % im Stadium I, 55–69 % im Stadium II, 20–45 % im Stadium III und 10–15 % im Stadium IV.

Primäre Therapie der Wahl immer Operation

Die Brachytherapie wird üblicherweise postoperativ im Form einer Scheidenstumpfmoulage appliziert. Wenn keine Operation stattfand, erreicht die so genannte Heymann'sche Packmethode (möglichst homogene Ausfüllung des Korpus mit Strahlern) die besten Ergebnisse.

Die möglichen Nebenwirkungen entsprechen denen der Behandlung des Gebärmutterhalskarzinoms.

Vagina. Vaginalkarzinome sind selten. Daher sind auch die Brachytherapieapplikationen keine frequenten Eingriffe. Mit der Ausnahme von Stadium I-Tumoren sollte die externe Strahlentherapie immer mit der Brachytherapie kombiniert werden. Beim Stadium I und nicht-aggressiver Tumorform (G1) wird die intrakavitäre Einlage bevorzugt. Dies kann sowohl mit High-Dose-Rate- als auch mit Low-Dose-Rate-Techniken durchgeführt werden.

▶ selten

In allen anderen Stadien sollte die Strahlentherapie kombiniert durchgeführt werden, mit Bevorzugung der interstitiellen Applikation der Brachytherapie.

In den Stadien I, II, III und IV wird über Lokalrezidivraten von 18 %, 14 %, 24 % und 30 % berichtet.

Weichteilsarkome. Die Weichteilsarkome sind für eine überdurchschnittlich hohe, vom Differenzierungsgrad abhängige Lokalrezidivrate bekannt. Diese kann mit einer lokalen Dosiseskalation im Tumorbett durch die Brachytherapie signifikant gesenkt werden.

Sehr hohe Lokalrezidivrate kann signifikant gesenkt werden.

Das übliche Vorgehen beinhaltet sowohl die Monotherapie als auch die Kombination mit einer externen Bestrahlung mit/ohne Che-

Tab. 14.2: Indikationsgebiete der Brachytherapie bei Weichteilsarkom bei verschiedenen klinischen Fragestellungen

Klinische Fragestellung	Nur LDR Ir-192	LDR Ir-192 + EBRT	TEMP I-125	PERM I-125	Nur FRAC.HDR	FRAC.HDR + EBRT	IOHDR + EBRT	IOEBRT + EBRT
High grade; negative oder knappe Resektionsränder*	++	++	+	+	+	+	+	+
Low grade; negative oder knappe Resektionsränder*	–	+	+	+	–	+	+	+
Positive Resektionsränder (alle Stadien)	–	++	+	+	–	+	–	–
Gross residual disease (GRD)	+	++	+	+	–	+	–	–
Kleinvolumiges Rezidiv	++	++	+	+	0	+	+	+
Großvolumiges Rezidiv	–	++	–	+	–	+	+	+
Kleine Kinder, „Small volume disease“	++	+	0	0	++	0	+	+
Kinder, „Extensive disease“	–	++	++	++	–	++	++	++

++ = empfehlenswert; + gebräuchlich; 0 = unzureichende Ergebnisse; – = nicht empfehlenswert.
*Überlegungen, bei kleinen Tumoren (< 5 cm) mit negativen Resektionsrändern keine Strahlenbehandlung einzusetzen.
Abkürzungen: EBRT = externe Strahlentherapie; LDR = niedrige Dosisrate; HDR = hohe Dosisrate; IOHDR = intraoperative hohe Dosisrate; IOEBRT = intraoperative Strahlentherapie; TEMP = temporär; PERM = permanent; FRAC = fraktioniert.

motherapie. Die Implantation erfolg in der Regel intraoperativ. Beide (Low-Dose-Rate- und High-Dose-Rate-) Methoden sind praktizierbar, wobei mit dem Low-Dose-Rate-Verfahren größere Erfahrungen vorliegen (Tab. 14.2).

Extremitätenerhaltende, funktionsschonende Behandlung möglich

In vielen Fällen gelingt es aufgrund des interdisziplinären Vorgehens, Weichteilsarkome extremitätenerhaltend und funktionsschonend zu behandeln. Die Erfolge der Therapie und die Höhe der Nebenwirkungen werden durch die Erfahrung des interdisziplinären Teams beeinflusst.

Bestrahlte Knochen werden in ihrem Wachstum gebremst.

Daher lokale Bestrahlung schlechter als Brachytherapie

Tumore im Kindesalter. Die Strahlentherapie im Kindesalter führt dazu, dass bestrahlte Knochen in ihrem Wachstum gebremst werden. Dies kann im späteren Jahren zu deutlichen Lebensqualitätsverlusten der Patienten führen. Deswegen muss immer sehr sorgfältig geprüft werden, ob eine nötige lokale Bestrahlung eventuell teilweise oder sogar allein in Form einer Brachytherapie durchgeführt werden kann. Dadurch lässt sich die Strahlenwirkung für das Normalgewebe auf das Nötigste reduzieren.

14.3 Wichtige Informationen für den Patienten

Die Brachytherapie ist ein operatives Vorgehen und wird in vielen Fällen interdisziplinär mit den unterschiedlichsten chirurgischen Fächern ausgeführt. Wie bei allen operativen Verfahren ist die Erfahrung des Arztes/Teams maßgebend zum Erreichen der optimalen Effektivität der Methode.

14.4 Strahlenbelastung

Strahlenschutz während und nach der Applikation ist sehr streng reguliert.

Der Strahlenschutz während und nach der Applikation ist sehr streng reguliert. Bei der temporären Brachytherapie wird die Strahlenexposition während des Krankenhausaufenthaltes beendet und die Patienten „strahlen“ nicht nach der Entlassung. Bei den permanenten Applikationen (wie z. B. die Seeds bei Prostatakarzinom) sind bestimmte Verhaltensregeln auch nach der Entlassung aus dem Krankenhaus notwendig. Diese werden schon vor der Therapie mit dem Betroffenen besprochen.

14.5 Stand der Forschung/zukünftige Entwicklungen

- Verbesserung der Fraktionierungsschemata
- Entwicklung in Bildgebungsqualität, Bestrahlungsplanung, Qualitätskontrolle

Die Forschungen in der Brachytherapie laufen zur Zeit in mehrere Richtungen. In der Strahlenbiologie versucht man, die Bedeutung unterschiedlicher Fraktionierungsschemata zu modellieren bzw. besser zu verstehen. Im technischen Teil der Methode ist eine rasante Entwicklung in der Bildgebungsqualität, in der Bestrahlungsplanung und in der Qualitätskontrolle zu beobachten. Die Einführung von Robotern in der Brachytherapie erscheint heutzutage nicht mehr unmöglich.

14.6 Kosten der Therapie

Die Kosten der Brachytherapie setzen sich aus den Investitionskosten (Geräte-, Quellen-, Software-, bauliche Strahlenschutzkosten) und aus den Personalkosten zusammen. Es stehen in der Literatur für Deutschland kaum diesbezügliche Daten zur Verfügung. Aufgrund internationaler Berechnungen erscheint die High-Dose-Rate-Brachytherapie billiger als die Verwendung von LDR-Ir-192-Drähten. Bei 100 Patienten/Jahr/Gerät erwies sich die High-Dose-Rate-Therapie bei gleicher Effektivität viermal kosteneffektiver als die Low-Dose-Rate-Therapie. Auch im Vergleich mit den Kosten der perkutanen Bestrahlung oder mit der Radiochemotherapie ist die alleinige Brachytherapie kosteneffektiver als die anderen Maßnahmen. Bei der lokalen Dosisaufsättigung mittels Brachytherapie erscheint eine Dosiseskalation lokal ebenso effektiv in den Therapieergebnissen, aber kostengünstiger als eine Radiochemotherapie.

Im Vergleich mit den Kosten der perkutanen Bestrahlung oder der Radiochemotherapie ist alleinige Brachytherapie kosteneffektiver.

Die maximale Ausnutzung eines Afterloadinggerätes bietet allgemein große finanzielle Vorteile. Daher sollte die Brachytherapie möglichst in großen Zentren und mit hoher Frequenz durchgeführt werden.

Afterloadinggerät sollte maximal ausgenutzt werden.

Literatur

Debois JM. Cesium-137 brachytherapy for epithelioma of the skin of the nose: experience with 370 patients. J Belge Radiol 1994;77:1–4.

Fongione S, Signor M, Beorchia A. Interstitial brachytherapy in carcinoma of the lip. Case histories and results. Radiol Med (Torino) 1994;88:657–60.

Galalae R, Martinez A, Mate T, et al. Long-term outcome by risk factors using conformal high-dose-rate brachytherapy (HDR-BT) boost with or without neoadjuvant androgen suppression for localized prostate cancer. Int J Radiat Oncol Biol Phys 2004;58:1048–55.

Grabenbauer GG, Rödel C, Brunner T, et al. Interstitial brachytherapy with Ir-192 low-dose-rate in the treatment of primary and recurrent cancer of the oral cavity and Oropharynx. Strahlenther Onkol 2001;177:338–44.

Grills IS, Martinez AA, Hollander M, et al. High dose rate brachytherapy as prostate cancer monotherapy reduces toxicity compared to low dose rate palladium seeds. J Urol 2004;171:1098–104.

Kovács G. Augenerhaltende Möglichkeiten der Strahlentherapie bei orbita- und schädelbasisnahen Tumoren. In: Rochels R, Behrendt S, eds. Reinbeck: Orbita-Chirurgie, Einhorn Presse-Verlag, 1997:87–92.

Martinez A, Galagae R, Mitchell C, et al. Lack of benefit at 5 years from a short course of neoadjuvant/concurrent androgen deprivation for unfavourable prostate cancer patients treated to a high total radiation dose. Int J Radiat Oncol Biol Phys 2002;57:175.

Mazeron JJ, Noel J, Simon JM, et al. Brachytherapy in head and neck cancers. Cancer Radiother 2003;7:62–72.

Nag S, Sasha D, Janjan N, et al. The American Brachytherapy Society recommendations for brachytherapy of soft tissue sarcomas. Int J Radiation Oncology Biol Phys 2001;49:1033–43.

Polgár Cs, Fodor J, Orosz M, et al. Electron and high-dose-rate brachytherapy boost in the conservative treatment of Stage I–II breast cancer. Strahlenther Onkol 2002;178:615–23.

Speiser BL, Spartling T. Remote afterloading brachytherapy for the local control of endobronchial carcinoma. Int J Radiat Oncol Biol Phys 1993; 25:579–87.

Weiterbildungsmöglichkeiten

Die GEC-ESTRO (Europäische Brachytherapie-Gesellschaft) bietet jährliche Basiskurse sowie jährliche Spezialkurse in der gynäkologischen und Prostata-Brachytherapie an.

Im Rahmen der individuellen Fortbildung oder durch Hospitieren in anerkannten Zentren können Kenntnisse erworben werden.

Internetadressen

DEGRO (Deutsche Gesellschaft für Radioonkologie), Berlin:
http://www.degro.org

GEC-ESTRO (Europäische Brachytherapie Gesellschaft), Brüssel:
http://www.estro.be

ABS (American Brachytherapy Society):
http://www.americanbrachytherapy.org/public/cancer/orgs.htm

15 Die permanente interstitielle Strahlentherapie des lokalisierten Prostatakarzinoms mit Seeds

S. Machtens, R. Baumann, J. H. Karstens, U. Jonas

15.1 Einleitung

Neben der radikalen operativen Behandlung gewinnen strahlentherapeutische Ansätze zur Behandlung des lokalisierten Prostatakarzinoms zunehmend an Bedeutung. Während die Strahlentherapie in zurückliegenden Jahren meist zur Therapie lokal fortgeschrittener Prostatakarzinome und zur Palliation metastasenbedingter Komplikationen eingesetzt wurde, hat die Einführung bzw. technische Modifikation neuer Verfahren der Strahlenapplikation zu einem vermehrten Einsatz dieser Therapie auch bei örtlich begrenzten Prostatakarzinomen geführt. So führten die externe 3D-Konformationsbehandlung und die transrektal-sonographisch geleitete interstitielle Brachytherapie zur Applikation höherer Strahlendosen im Zielgebiet, ohne die therapiebedingte Morbidität zu erhöhen. Die jüngsten epidemiologischen Daten zeigen, dass u. a. durch den vermehrten Einsatz des prostataspezifischen Antigens (PSA) zunehmend jüngere Patienten mit gut differenzierten und lokalisierten Tumoren detektiert werden. So hat inzwischen in Deutschland seit 1998 das Prostatakarzinom die höchste Inzidenz aller malignen Erkrankungen des Mannes. Gerade für diese zunehmend größer werdende Gruppe von erkrankten Männern steht mit der interstitiellen Brachytherapie ein Verfahren zur Verfügung, das eine effiziente Tumorkontrolle bei geringer therapiebedingter Morbidität bietet.

Einsatz der Strahlentherapie zur Therapie des Prostatakarzinoms sowie zur Palliation metastasenbedingter Komplikationen

Prostatakarzinom hat höchste Inzidenz aller malignen Erkrankungen des Mannes.

15.1.1 Geschichte

Die Brachytherapie an der Prostata wurde 1911 erstmals von Pasteau und Degrais eingesetzt. Die erste interstitielle Applikation von Radium unternahm Benjamin Barringer 1915. Nach jahrzehntelangen Weiterentwicklungen führte Watanabe 1974 den transrektalen Ultraschall der Prostata ein und ermöglichte die Durchführung der ersten transperinealen ultraschallgesteuerten Prostata-Stanzbiopsien. In

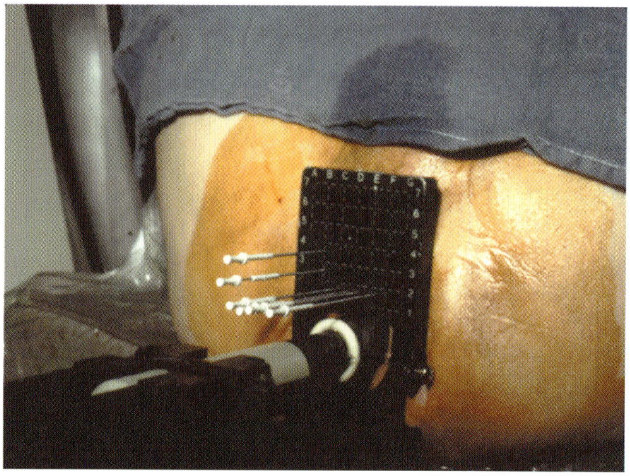

Abb. 15.1: Transperineal platzierte Nadeln in der Prostata bei einem in Steinschnittlage liegenden Patienten. Im Rektum eingebrachte Sonde eines transrektalen Ultraschallgerätes.

den frühen 80er Jahren wurden die ersten sonographisch kontrollierten Iod-125-Seedimplantationen vorgenommen. Beide Verfahren bilden den technischen Grundstein für die moderne ultraschallgesteuerte interstitielle Brachytherapie (Abb. 15.1).

15.2 Methodik

Seeds sind 4 mm lange und 0,8 mm breite Titankapseln, die meist Iod-125 oder Palladium-103 ummanteln.

Brachytherapeutische Verfahren:

- „Low-Dose-Rate"-Brachytherapie
- „High-Dose-Rate"-Brachytherapie

Grundsätzlich existieren zwei methodisch unterschiedliche brachytherapeutische Verfahren:

1. die „Low-Dose-Rate"- (LDR-) Brachytherapie unter der Verwendung von Iod-125- (I-125-), Palladium-103- (Pd-103-), Gold-198- (Au-198-) oder Ytterbium-169- (Yb-) Seeds;
2. die „High-Dose-Rate"- (HDR-) Brachytherapie oder Afterloadingimplantation mit Iridium-192 (Ir-192) und einem schrittweise bewegten Strahler, der wieder entfernt wird (siehe Kap. 14).

Low-Dose-Rate-Brachytherapie als kurativer Behandlungsansatz etabliert

Beide Verfahren ermöglichen die Applikation einer hohen Zieldosis unter Verwendung einer Strahlenqualität mit nur geringer Tiefenwirkung und dadurch minimierter Strahlenbelastung des periprostatischen Gewebes wie z. B. Rektum und Urethra. Der Einsatz der HDR-Brachytherapie als Monotherapie ohne ergänzende perkutane Aufsättigung ist aufgrund fehlender langfristiger Therapieergebnisse noch als experimentell anzusehen. Für den Einsatz der LDR-Brachytherapie als Monotherapie beim lokalisierten Prostatakarzinom liegen bereits ausreichende Erfahrungen vor. Als kurativer Behandlungsansatz ist diese Therapieform mittlerweile etabliert.

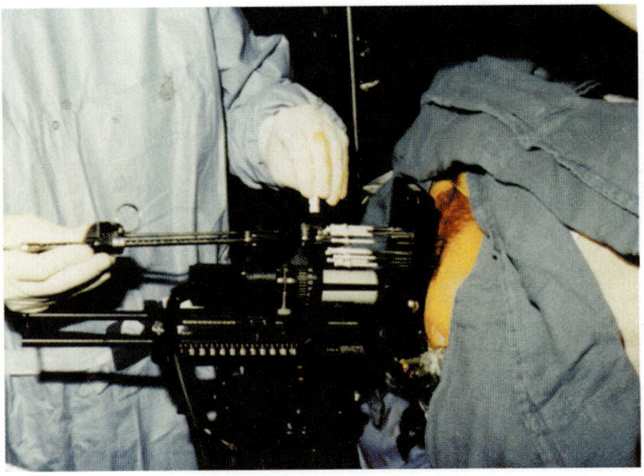

Abb. 15.2: Einlage von Iod-125-Seeds mittels eines Mick-Applikators.

Die permanente interstitielle Brachytherapie wird in zwei Formen durchgeführt:

Permanente interstitielle Brachytherapie in zwei Formen:
- Erstellung eines Bestrahlungsplanes vor der Therapie
- Bestrahlungsplanung und Implantation der Seeds gleichzeitig

1. Die erste Methode basiert auf der Erstellung eines Bestrahlungsplanes vor der Therapie. Serielle Ultraschallbilder in 5 mm Schichtdicke werden vor der Therapie aufgenommen und zur Erstellung eines Bestrahlungsplanes verwendet. Dieser Plan wird dann im Operationssaal umgesetzt. Die Seeds werden entweder in vorgeladenen Nadeln unter Verwendung von Platzhaltern oder fixiert in Strängen aus absorbierbarem Material eingesetzt.
2. Die „Real-Time-Methode“ bedient sich Normogramme und Referenztabellen, um die Anzahl der benötigten Strahler im Vorfeld der Therapie zu kalkulieren. Die Bestrahlungsplanung und Implantation der Seeds erfolgen intraoperativ an dem korrekt gelagerten Patienten mit Hilfe eines so genannten Mick-Applikators (Abb. 15.2).

Intraoperative Planungsmethode möglicherweise besser

Bisher fehlen prospektiv randomisierte Studien, welche die Überlegenheit der einen oder anderen Methode belegen würden. Erst kürzlich hat die Amerikanische Gesellschaft für Brachytherapie (ABS) die intraoperative Planungsmethode als die zu bevorzugende Technik der Brachytherapie propagiert.

Auch die Planungssoftware ist in den letzten Jahren kontinuierlich weiterentwickelt worden. Mittlerweile gibt es Softwareversionen, die eine „Real-Time“-Implantation mittels Planung am bipolaren Ultraschall möglich machen und die modifizierte periphere Seedverteilung umsetzen (Abb. 15.3).

Dosiskontrolle mit Postimplantationsdosimetrie durch CT

Die Einführung der Postimplantationsdosimetrie durch Computertomographie (CT) mit Hilfe einer 3D-Software macht eine relativ genaue Dosiskontrolle im Anschluss an eine rein ultraschallgestützte Implantation möglich.

Eine möglichst hohe Übereinstimmung zwischen intraoperativer und postoperativer Dosisverteilung gilt als Qualitätsmerkmal der

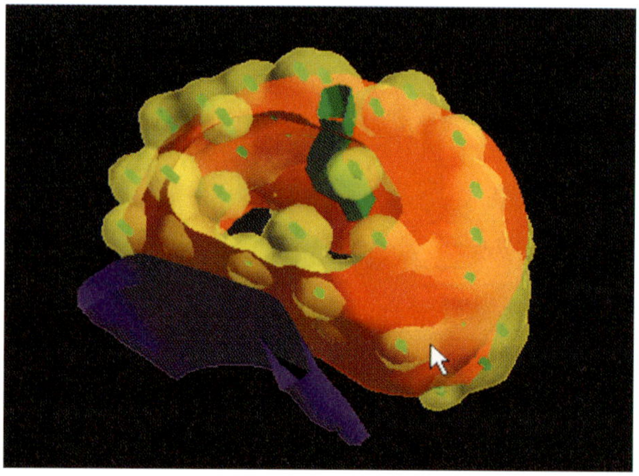

Abb. 15.3: Mehrdimensional animierte Darstellung der Dosisverteilung im Rahmen einer Seed-Applikation. Die mehrfarbigen Dosiswolken zeigen die definierte Strahlungsverteilung innerhalb eines Prostatabereiches an. Die Risikoorgane wie Urethra (grün) und Rektum (blau) werden markiert und bei der Dosisverteilung möglichst geschont.

Ergebnisse der Postimplantationsdosimetrie erlauben Vorhersagen bezüglich der Tumorkontrolle und der therapiebedingten Morbidität.

Implantation. Die CT-gestützte Dosiskontrolle sollte 4–6 Wochen nach der Implantation durchgeführt werden, um das Abklingen des implantationsbedingten Ödems der Prostata abzuwarten. Die Ergebnisse der Postimplantationsdosimetrie lassen Vorhersagen bezüglich der Tumorkontrolle und der therapiebedingten Morbidität zu. So konnten überlegene rezidivfreie Überlebenszeiten für die Patienten dokumentiert werden, die in der Postimplantationsdosimetrie in über 90 % der Prostata (D90) mehr als 140 Gy aufwiesen.

Die applizierte rektale und urethrale Dosis korrelierte mit der Inzidenz proktitischer bzw. urethritischer Nebenwirkungen.

15.2.1 Technik der Implantation

Durchführung der Seed-Implantation

Der Patient, der entweder durch Regional- oder Intubationsanästhesie vorbereitet ist, wird in überstreckter Steinschnittlage gelagert und ein transrektaler Ultraschallkopf im Enddarm platziert. Ein 16 Charriere-Dauerkatheter wird in die Harnblase eingelegt und mit 10 ml Flüssigkeit geblockt. Die Prostata wird in transversaler Schallrichtung in 5 mm-Intervallen vermessen und die Daten auf einem Computer abgelegt. Anhand dieser Bilder wird virtuell die Verteilung der zu implantierenden Nadeln und der Seeds geplant. Die Dosiskurven um die geplanten Seeds sollen die Prostata möglichst komplett umschließen. Erst nach Abschluss der gesamten Planung werden im transversalen Ultraschallbild die Nadeln anfänglich in der Peripherie und später auch im Zentrum der Prostata eingebracht. Danach wird die Planimetrie wiederholt, um eventuelle Lageverschiebungen der

Prostata zu berücksichtigen. Unter Kontrolle des sagittalen Ultraschallbildes werden dann die Seeds durch die Nadeln in der Prostata abgelegt. Die Harnröhre und das Rektum werden mit möglichst geringen Dosen bestrahlt. Nach Abschluss der Implantation wird die Harnblase über den Dauerkatheter mit Kontrastmittel gefüllt und frei in der Harnblase flottierende Seeds mittels radiologischer Durchleuchtung ausgeschlossen. Seeds in der Harnblase werden mittels Urethrozystoskopie entfernt.

15.3 Indikationen/Kontraindikationen

Alleinige Seed-Therapie nur bei lokal begrenzten Prostatakarzinomen

Die alleinige permanente Brachytherapie mit Implantation von Radioisotopen kann aufgrund der physikalischen Eigenschaften der eingesetzten Strahler nur bei lokal begrenzten Prostatakarzinomen kurativ eingesetzt werden.

Aus diesem Grund wurden von einer interdisziplinären Arbeitsgruppe zur Brachytherapie beim Prostatakarzinom, bestehend aus Vertretern der Deutschen Gesellschaft für Urologie (DGU), der Deutschen Gesellschaft für Radioonkologie (DEGRO), des Berufsverbandes der Deutschen Strahlentherapeuten (BVDSt) und des Berufsverbandes der Deutschen Urologen e.V. (BDU), Empfehlungen zur alleinigen, permanenten, interstitiellen Brachytherapie beim lokal begrenzten Prostatakarzinom erarbeitet.

Indikationen zum alleinigen Einsatz der Seed-Therapie

Die Indikation zum alleinigen Einsatz der Seed-Therapie wird folgendermaßen definiert:

- Patienten mit einem klinischen Stadium $\leq$ T2a;
- Gleason-Summe (Maß für die Aggressivität eines Tumors mit einer Skala von 1 bis 10) $<$ 7 in der Histologie der Prostatastanze in nur einer von mindestens sechs Biopsien;
- PSA- (prostataspezifisches Antigen) Wert bei Diagnosestellung $<$ 10 ng/ml;
- Volumen der Prostata $<$ 50 ml;
- Der Schambeinwinkel sollte weit genug für eine perineale Implantation sein.

Empfehlungen zur Vermeidung gravierender Miktionssymptome

Zur Vermeidung von gravierenden Miktionssymptomen wie Harnverhalt, Strang- oder Dysurie oder Harninkontinenz werden ein prätherapeutischer Internationaler Prostata-Symptomen-Score (IPSS) $\leq$ 8, ein Uroflow $>$ 15 ml/sec, eine Restharnbildung $<$ 50 ml sowie ein zeitlicher Mindestabstand zu einer transurethralen Prostataresektion (TURP) von mindestens 6 Monaten empfohlen, wobei der entstandene zentrale Gewebedefekt eine sichere Platzierung der Seeds weiterhin erlauben muss.

In den Empfehlungen der europäischen Gesellschaften für Strahlentherapie (ESTRO), Urologie (EAU) und der EORTC (European Organisation for Research and Treatment of Cancer) werden folgende Kontraindikationen für die permanente Seed-Implantation gesehen:

Kontraindikationen für die permanente Seed-Implantation

- Lebenserwartung des Patienten < 5 Jahre;
- Nachweis von Metastasen;
- eine kürzlich durchgeführte TURP mit persistierendem großen zentralen Defekt;
- Patienten mit Störungen der physiologischen Gerinnung;
- Größe der Prostata > 50 ml wegen möglicher Interferenz mit dem Schambeinwinkel.

Auch in diesen Empfehlungen wird eine Gruppe von Patienten definiert, die insbesondere vom alleinigen Einsatz der permanenten interstitiellen Brachytherapie profitiert.

Das klinische Stadium bei Diagnosestellung sollte ≤ T2a, der Serum-PSA-Wert < 10 ng/ml und die Gleason-Summe der Biopsie ≤ 6 sein.

15.4 Therapieergebnisse

Beurteilung des Therapieerfolges nach interstitieller Brachytherapie durch Beschreibung eines stabilen PSA-Wertes oder durch PSA-Nadir (niedrigster gemessener PSA-Wert)

Die Beurteilung des Therapieerfolges nach interstitieller Brachytherapie erfolgte in den vergangenen Jahren meistens durch die Beschreibung eines stabilen, nicht ansteigenden PSA-Wertes. Nach den Kriterien der American Society for Therapeutic Radiology and Oncology (ASTRO) ist ein serologisches Rezidiv erst durch den dreimaligen konsekutiven Nachweis eines steigenden PSA-Wertes bei einem zeitlichen Mindestabstand von drei Monaten zwischen den Laborkontrollen definiert. Ein PSA-Nadir (niedrigster gemessener PSA-Wert) von < 0,2 ng/ml wurde als alternatives Erfolgskriterium vorgeschlagen.

Eine Langzeituntersuchung mit einem Follow-up von sieben Jahren hat gezeigt, dass die Vorhersage des Therapieerfolges sowohl anhand der ASTRO-Kriterien als auch durch die Beschreibung des PSA-Nadirs gleich zuverlässig möglich ist.

Abfall des PSA-Wertes über vier Jahre möglich

Der Abfall des PSA-Wertes kann sich über eine Zeitspanne von vier Jahren erstrecken. In diesem Zeitraum erleben etwa 35% der Patienten einen temporären PSA-Anstieg von > 0,2 ng/ml, einen so genannten „PSA-bounce“.

Beste Ergebnisse nach interstitieller Brachytherapie als Monotherapie bei Patienten mit niedrigem Risiko

Patienten mit niedrigem Risiko für ein lokal fortgeschrittenes Tumorwachstum oder eine Metastasierung (PSA < 10 ng/ml, Gleason-Summe < 7, klinisches Stadium ≤ T2a) zeigen die besten Ergebnisse nach interstitieller Brachytherapie als Monotherapie. Der Anteil der Patienten ohne serologisches Rezidiv (PSA-rezidivfrei), die ein Follow-up von mindestens fünf Jahren aufwiesen, lag bei 63–93%. In zwei Serien mit einer Nachbeobachtungszeit von 10 Jahren lag die biochemisch rezidivfreie Überlebensrate bei 66–85% (Tabelle 15.1).

Für Patienten der mittleren Risikogruppe (Gleason-Summe = 7 oder PSA ≥ 10– < 15 ng/ml oder klinisches Stadium ≥ T2b– < T3a), die mit einer interstitiellen Brachytherapie als Monotherapie behandelt wurden, lagen die biochemisch rezidivfreien 5-Jahres-Überlebens-

Tab. 15.1: Rezidivfreies Langzeitüberleben nach interstitieller Brachytherapie als Monotherapie

Autor (Publikationsjahr)	Patientenzahl [n]	P/I [a]	% T1/T2	% GS > 6 [b]	medianes PSA	medianes Follow-up [Monate]	Minimum/ Maximum Follow-up [Monate]	% rezidivfreies Überleben (nach Jahren)
Kaye (1995)	45	I	4/96	11	n. g. [c]	24	11/60	97,7
Blasko (1995)	197	I	19/81	0	7,0	36	12/72	93
Wallner (1996)	92	I	37/63	n.g.	9	36	12/84	63
Beyer (1997)	489	I	13/87	12	7,3	34	3/70	67–95
Grado (1998)	392	I/P	6/92	20	7,3	30	1/87	80
Blasko (2000)	230	P	30/70	40	7,3	41,5	n. g. [c]	83,5
Ragde (2000)	147	I	22/78	0	8,8	93	17–144	66
Grimm (2001)	125	I	24/76	0	5,1	78	n. g. [c]	85

[a] Palladium-103 / Iod-125
[b] Gleason-Summe (Maß für die Aggressivität eines Tumors)
[c] nicht genannt

Tab. 15.2: Rezidivfreies Überleben nach interstitieller Brachytherapie als Monotherapie in Abhängigkeit von der Risikoklasse

Autor (Publikationsjahr)	P/I [a]	Risikokategorie	Patientenzahl [n]	medianes Follow-up [Monate]	% rezidivfreies Überleben nach 5 Jahren
D'Amico (1998)	P	niedrig	32	41	88
		mittel	15	41	32
		hoch	19	41	n. g. [b]
Blasko (2000)	P	niedrig	103	48,9	94
		mittel	107	39,5	82
		hoch	20	45,5	65
Zelefsky (2000)	I	niedrig	112		88
		mittel	92		77
		hoch	22		38
Grimm (2001)	I	niedrig	97	36	87
		mittel	27		79

[a] Palladium-103 / Iod-125
[b] nicht genannt

raten bei 32–82 % (Tabelle 15.2). Diese teilweise sehr geringen Tumorkontrollraten haben heute dazu geführt, dass die interstitielle Brachytherapie in dieser Risikoklasse zunehmend in Kombination mit anderen Therapieformen (externe Bestrahlung, Hormonablation) eingesetzt wird. Gleiches gilt für die Patienten der Hochrisiko-Gruppe, bei denen die Tumorkontrollraten nach Monotherapie mit Seeds noch geringer sind.

Teilweise sehr geringe Tumorkontrollraten nach Monotherapie mit Seeds bei Patienten der mittleren und Hochrisiko-Gruppe

- zusätzlich externe Bestrahlung oder Hormonablation nötig

15.4.1 Kombinationstherapie mit neoadjuvanter und adjuvanter Hormonablation

Mehrere prospektiv randomisierte Studien haben gezeigt, dass die Kombination aus externer Hochvoltbestrahlung und antihormoneller Therapie eine Verbesserung des rezidivfreien und tumorabhängigen Gesamtüberlebens bei Patienten mit Prostatakarzinom insbesondere in der mittleren und hohen Risikogruppe bewirkt.

Hormonablation in Kombination mit interstitieller Brachytherapie möglicherweise vorteilhaft für Patienten der mittleren und hohen Risikokategorie

Obwohl ähnlich validierte Daten für die Patienten mit interstitieller Brachytherapie fehlen, wurden analog zu diesen Ergebnissen zahlreiche Patienten mit Prostatakarzinomen in der mittleren und hohen Risikokategorie mit einer Kombinationstherapie behandelt. So berichten Lee et al., dass die Hormonablation in Kombination mit einer interstitiellen Brachytherapie den wichtigsten Prognosefaktor bei Patienten der mittleren und hohen Risikokategorie darstellte. Nach Stratifizierung in Patienten, die eine ausreichend (D90 $\geq$ 140 Gy) bzw. zu niedrig dosierte (D90 $<$ 140 Gy) interstitielle Brachytherapie erhielten, konnte die Hormonablation als unabhängiger Prognosefaktor nicht mehr bestätigt werden.

Eine weitere retrospektive Analyse an 620 Patienten zeigte für keine Risikogruppe einen Vorteil der Kombination einer interstitiellen Brachytherapie mit einer Hormonablation.

Die Kombination einer passageren Androgendeprivation (sechs Monate) mit einer interstitiellen Brachytherapie erscheint nur bei Patienten höherer Risikoklassen einen positiven Einfluss auf das rezidivfreie Überleben und die Anzahl negativer postinterventioneller Stanzbiopsien zu haben.

Strenge Indikationsstellung bei niedrigem oder mittlerem Risiko wegen Nebenwirkungen

Die Indikation zur Kombination beider Therapieformen sollte in der Gruppe von Patienten mit niedrigem und mittleren Risikoprofil sehr streng gestellt werden, da ein schwerwiegenderes Nebenwirkungsprofil und sogar verkürzte Überlebenszeiten für die kombiniert behandelten Patienten beschrieben wurden.

15.4.2 Kombinationstherapie mit externer Bestrahlung

Die theoretische Attraktivität einer Kombinationstherapie mittels interstitieller Brachytherapie und externer Hochvoltbestrahlung liegt in der Hypothese, dass mittels eines solchen Ansatzes sowohl die lokale Therapie des Tumors als auch die Eradikation (völlige Auslöschung) kleinerer Tumorareale außerhalb des Zielorganes möglich sei. Leider existieren auch zu dieser Fragestellung keine prospektiv randomisierten Vergleichsstudien.

Retrospektive Studien zeigen Tumorkontrollraten nach einem Follow-up von 4–10 Jahren von 76–88 % für kombiniert behandelte Patienten.

Tendenziell Vorteil der kombinierten Strahlentherapie für Patienten der intermediären und hohen Risikogruppe, aber höhere Morbidität

Die vorhandenen Daten zeigen tendenziell einen Vorteil der kombinierten Strahlentherapie für die Patienten der intermediären und hohen Risikogruppe. Das scheint dagegen für Patienten mit niedriger Risikoklassifikation nicht zu gelten.

Die Indikation zur Kombination dieser beiden Therapiemodalitäten sollte daher sehr streng gestellt werden, da es auch hier Hinweise für eine höhere Morbidität nach der Kombinationstherapie gibt.

15.4.3 Multimodalitätstherapie in der Kombination aus interstitieller Brachytherapie, externer Radiatio und Hormondeprivation

Die Therapie des Prostatakarzinoms in einer Kombination aus interstitieller Brachytherapie, externer Bestrahlung und passagerer Hormonablation wurde erstmalig von Stock et al. berichtet. Mit einer Kombinationstherapie aus neunmonatiger Hormonablation, Palladium-103-Implantation (90–100 Gy) und externer Hochvoltbestrahlung (konformal 45 Gy) erzielten sie zunächst bei 40, später bei 85 Patienten mit einem Prostatakarzinom des Hochrisikospektrums (PSA > 15 ng/ml, Gleason-Summe ≥ 8, T2c-T3, positive Samenblasenbiopsie) rezidivfreie 3-Jahres-Überlebensraten zwischen 74 und 83 %. Dabei wiesen die Patienten mit einer Gleason-Summe zwischen 8 und 10 und einer Samenblaseninfiltration die höchsten Rezidivraten (45 %) auf.

Therapie des Prostatakarzinoms in einer Kombination aus interstitieller Brachytherapie, externer Bestrahlung und passagerer Hormonablation wird noch untersucht.

Erst prospektiv randomisierte Untersuchungen werden zeigen, ob diese Trimodalitätstherapie Vorteile für die Tumorkontrolle im Vergleich zur Kombination von zwei Behandlungsformen hat.

15.5 Therapiebedingte Morbidität

Die durch interstitielle Brachytherapie induzierte Morbidität kann akut (innerhalb des ersten Jahres nach der Implantation) oder chronisch auftreten (mehr als ein Jahr nach der Implantation) und den Harntrakt, das Rektum oder die sexuelle Funktion betreffen.

Morbidität betrifft Harntrakt, Rektum oder sexuelle Funktion

15.5.1 Akute Morbidität

Die akute Morbidität nach Seed-Implantation ist durch die Bestrahlung und durch das Nadeltrauma bedingt. Die Nadelinsertion kann zur Ausbildung von perinealen Hämatomen oder Schwellungen, Hämaturie und im schwersten Fall zur Blasentamponade führen. Ein Harnverhalt nach Implantation wurde bei 5–22 % der Patienten nach Monotherapie und zwischen 5 und 14,5 % nach Kombinationstherapie beobachtet.

Akute Morbidität:

- perineale Hämatome oder Schwellungen, Hämaturie, Blasentamponade, Harnverhalt

Die Wahrscheinlichkeit für eine komplette Harnretention korrelierte mit der Größe der Prostata, dem prätherapeutischen Internationalen Prostata-Symptomen-Score (IPSS). Diese Nebenwirkung manifestierte sich typischerweise in den ersten sechs Tagen nach dem Eingriff.

- komplette Harnretention in den ersten 6 Tagen möglich

Der überwiegende Teil der behandelten Patienten zeigt akute Miktionsbeschwerden in Form von Dysurie, Pollakisurie, Drangsymptomen, abgeschwächtem Harnstrahl oder Nykturie. Diese Beschwerden bilden sich bei 90 % der therapierten Männer innerhalb des ersten Jahres komplett zurück.

- akute Miktionsbeschwerden

Die Notwendigkeit zur transurethralen Resektion (TURP) bei protrahierten obstruktiven Miktionsbeschwerden wird zwischen 0 und 8,7 % angegeben.

- ggf. transurethrale Resektion nötig

▶ Harninkontinenz

Die Inzidenz einer Harninkontinenz liegt nach Implantation zwischen 0 und 19% und steigt in Kombination mit einer TURP bis auf 22% an.

▶ Tenesmen, Defäkationsreiz

Die akute rektale Morbidität ist gekennzeichnet durch Tenesmen und Defäkationsreiz in Kombination mit der Miktion und limitiert sich bei fast allen Patienten in den ersten drei Monaten nach der Implantation.

15.5.2 Chronische Morbidität

Chronische Miktionsbeschwerden:
▶ irritative oder obstruktive Symptome, Inkontinenz

Chronische Miktionsbeschwerden können sowohl in Form irritativer oder obstruktiver Symptome als auch von Inkontinenz auftreten. Grad III-Miktionsstörungen nach Klassifikation der RTOG (Radiation Therapy Oncology Group) wurden in 1–3% der therapierten Patienten beschrieben und sind häufig auf Überdosierung der Bestrahlung an der Harnblasenbasis oder anhaltende radiogen induzierte Entzündungen der prostatischen Harnröhre zurückzuführen.

▶ Blasenhalsstrikturen

Operative Interventionen an der Prostata vor der Implantation und Seedplatzierungen um die bulbäre Urethra prädisponieren zur Ausbildung von Blasenhalsstrikturen und werden bei bis zu 12% der Patienten im Langzeitverlauf beschrieben.

Chronische rektale Komplikationen:
▶ transanale Blutungen, rekto-urethrale oder rekto-vesikale Fisteln, Proktitis

Chronische rektale Komplikationen können aus einer permanenten Seed-Implantation resultieren. Der Schweregrad dieser Veränderungen variiert zwischen gelegentlichen transanalen Blutungen bis zur Entstehung von rekto-urethralen oder rekto-vesikalen Fisteln. Die Proktitis-Rate nach interstitieller Brachytherapie schwankt zwischen 1 und 21,4% und findet sich häufiger bei Patienten mit kombinierter externer und interner Radiatio.

Keine transrektale Biopsie oder Elektrokoagulation nach Seed-Implantation!

Schwerwiegende rektale Komplikationen wie Ulzera- und Fistelbildung treten vermehrt bei Patienten auf, die sich zur Abklärung oder Behandlung ihrer rektalen Blutabgänge einer transrektalen Biopsie oder einer Elektrokoagulation unterziehen, so dass von dieser Art von Interventionen nach interstitieller Seed-Implantation dringend abgeraten werden muss.

In vielen Fällen Erhalt der erektilen Funktion durch interstitielle Brachytherapie

Der Erhalt der erektilen Funktion ist für viele Männer der Grund, sich durch interstitielle Brachytherapie therapieren zu lassen. Die Wahrscheinlichkeit einer für den Geschlechtsverkehr ausreichenden erektilen Funktion in einem Zeitraum von 1–6 Jahren nach der Implantation liegt bei 53–86%.

Erektionserhalt ist mit präinterventionellem Erektionsstatus korreliert.

Der Erektionserhalt ist signifikant mit dem präinterventionellen Erektionsstatus korreliert. Während 70% der Männer, die vor der Implantation einen uneingeschränkten Erektionsstatus aufwiesen, diesen auch sechs Jahre nach der Seed-Therapie zeigten, lag diese Rate bei Patienten mit eingeschränkter Erektionsfunktion vor der Brachytherapie bei 34%.

Es werden zunehmend Daten publiziert, die eine Abhängigkeit der Erektionsfunktion von der Strahlendosis, die auf den Bulbus penis appliziert wird, zeigen. Eine Limitierung der auf die Crura penis applizierten Strahlendosis ist zur Protektion der Erektion anzustreben.

Die Kombination der interstitiellen Brachytherapie mit der externen Bestrahlung und/oder der Hormondeprivation reduziert die Wahrscheinlichkeit eines Erektionserhalts signifikant. So konnten Potters et al. nach fünf Jahren einen Erektionserhalt bei 76% der Patienten nachweisen, welche die permanente Brachytherapie als Monotherapie erhalten hatten. Diese Rate reduzierte sich auf 56%, wenn eine Kombination aus interstitieller Brachytherapie und externer Strahlentherapie eingesetzt wurde, und auf 29% im Fall einer Kombination aus interstitieller und externer Strahlentherapie mit einer neoadjuvanten Hormonablation.

Kombination der interstitiellen Brachytherapie mit externer Bestrahlung und/oder Hormondeprivation reduziert Erektionserhalt signifikant.

Die Ansprechrate auf eine orale erektionsinduzierende Medikation ist nach interstitieller Brachytherapie signifikant höher als nach dem Einsatz anderer Therapieformen.

15.6 Kosten der Therapie

Die Kostenerstattung für den stationären Einsatz der Therapie erfolgt seit dem 01.01.2004 über die Fallpauschale MO7Z unter einer mittleren Klinikverweildauer von 3,6 Tagen. Die ambulante Kostenerstattung ist bis zum jetzigen Zeitpunkt noch nicht geregelt, da die permanente interstitielle Brachytherapie noch nicht im EBM abgebildet ist. Kostenerstattungen im ambulanten Bereich erfolgen zur Zeit ausschließlich über Einzelfallentscheidungen der gesetzlichen Krankenversicherungen. Die Mehrzahl der Kostenanträge wird allerdings abgelehnt. Zahlreiche Institutionen bemühen sich um Vereinbarungen mit den Krankenversicherungen nach § 116b SGB V, um die ambulante Therapie in Zukunft nach Abschluss von Einzelverträgen abrechnen zu können.

Krankenkasse übernimmt Kosten für stationären Einsatz der Therapie.

Kostenerstattungen im ambulanten Bereich zur Zeit ausschließlich über Einzelfallentscheidungen

15.7 Fazit

Die permanente interstitielle Brachytherapie mit Iod-125 oder Palladium-103 gehört zu den etablierten Therapieformen des lokalisierten Prostatakarzinoms. In der Gruppe der Patienten mit Prostatakarzinomen mit niedrigem Risikoprofil zeigt diese Therapiemodalität auch im Langzeitvergleich Tumorkontrollraten, die denen der externen Bestrahlung oder der radikalen Prostatovesikulektomie entsprechen. Die interstitielle Brachytherapie wird weltweit mit jährlich steigenden Behandlungszahlen eingesetzt. Ursächlich für diesen Trend sind die für viele Patienten attraktiven Konditionen der Therapiedurchführung (ambulanter, einmaliger Eingriff), die kurze Rekonvaleszenzphase und die vergleichsweise geringen Langzeitmorbiditäten. Die nächsten Jahre werden darüber Aufschluss geben, welchen Stellenwert die interstitielle Brachytherapie im Rahmen von multimodalen Behandlungskonzepten von Patienten mit Prostatakarzinomen des mittleren und hohen Risikoprofils hat.

Permanente interstitielle Brachytherapie mit Iod-125 oder Palladium-103 ist etablierte Therapieform des lokalisierten Prostatakarzinoms.

- ambulanter, einmaliger Eingriff
- kurze Rekonvaleszenzphase
- geringe Langzeitmorbiditäten

Literatur

Ash D, Flynn A, Battermann J, de Reijke T, Lavagnini P, Blank L. ESTRO/EAU/EORTC recommendations on permanent seed implantation for localized prostate cancer. Radiotherapy and Oncology 2000;57:315–21.

Barringer BS. The treatment by radium of carcinoma of the prostate and bladder. JAMA 1916;67:1442–5.

Benoit RM, Naslund M, Cohen JL. Complications after prostate brachytherapy in the medicare population. Urology 2000;55:91–6.

Brown D, Colonias A, Miller R, Benoit R, Cohen J, Arshoun Y. Urinary morbidity with a modified peripheral loading technique of transperineal ^{125}I implantation. Int J Radiat Oncol Biol Phys 2000;47:353–61.

Lee LN, Stock RG, Stone NN. Role of hormonal therapy in the management of intermediate- to high-risk prostate cancer treated with permanent radioactive seed implantation. Int J Radiat Oncol Biol Phys 2002;52:444–52.

Merrick GS, Butler WM, Galbreath RW, Stipetich RL, Abel LJ, Lief JH. Erectile function after permanent prostate brachytherapy. Int J Radiat Oncol Biol Phys 2002;52:893–902.

Nag S, Ciezki JP, Cormack R, et al. Intraoperative planning and evaluation of permanent prostate brachytherapy: report of the American Brachytherapy Society. Int J Radiat Oncol Biol Phys 2001;51:1422–30.

Pasteau O. Traitment du cancer de la prostate par la radium. Review Malades Nutrition 1911;[Nr.]:363.

Potters L, Torre T, Ashley R, Leibel S. Examining the role of neoadjuvant androgen deprivation in patients undergoing prostate brachytherapy. J Clin Oncol 2000;18:1187.

Stock RG, Stone NN, Wesson MF, et al.: A modified technique allowing interactive ultrasound-guided three-dimensional transperineal prostate implantation. Int J Radiat Oncol Biol Phys 1995;32:219–25.

Stock RG, Stone NN, Hong S. Is long term hormonal therapy needed with dose escalation in high risk prostate cancer? Results of treatment with 9 months of hormonal therapy, brachytherapy and 3D conformal external beam irradiation. Int J Radiat Oncol Biol 2001;51:2127a.

Watanabe H, Igari D, Tanahashi Y, Harada K, Saitoh M. Transrektal ultrasonotomography of the prostate. J Urol 1975;114:724–39.

Wirth MP, Hermann T, Alken P, Kovacs G, Müller R.-P., Hakenberg OW, Ahlemann L, Schalkhäuser K. Empfehlungen zur Durchführung der alleinigen, permanenten, interstitiellen Brachytherapie beim lokal begrenzten Prostatakarzinom. Strahlenther Onkol 2002;178:115–9.

16 Stereotaktische Bestrahlung und Radiochirurgie mit dem Leksell Gamma-Knife

B. Wowra

16.1 Begriffsdefinition und Behandlungsprinzip

16.1.1 Stereotaxie und Radiochirurgie

Die Stereotaxie (bzw. die stereotaktische Methode) war ursprünglich ein neurochirurgisches Operationsverfahren. Darunter verstand man die intraoperative Zielfindung im Gehirn mit Hilfe eines Koordinatensystems und eines äußeren, fest am Schädel des Patienten befestigten Rahmens. 1951 entwickelte der schwedische Neurochirurg Professor Lars Leksell zusammen mit dem Physiker Professor Börje Larsson das theoretische Konzept der Radiochirurgie für eine „unblutige Neurochirurgie". In der Radiochirurgie sollte stark gebündelte und auf einen sehr kleinen Gewebsbezirk konzentrierte Strahlung das Skalpell des Neurochirurgen ersetzen. Die Strahlendosis wurde dabei in einer Sitzung von außen in den geschlossenen Schädel des Patienten eingestrahlt. Zur Zielfindung diente die stereotaktische Methode, so dass die Radiochirurgie zum Vorläufer aller Varianten der stereotaktischen Bestrahlungen geworden ist. Zwischenzeitlich hat das von Leksell und Larsson entwickelte Verfahren eine über die Neurochirurgie hinaus bis in die Strahlentherapie reichende Bedeutung und Aktualität erlangt.

Stereotaxie: ursprünglich neurochirurgisches Operationsverfahren

Radiochirurgie: „unblutige Neurochirurgie" ohne Öffnung des Schädels:

Stark gebündelte und auf sehr kleinen Gewebsbezirk konzentrierte Strahlung ersetzt Skalpell.

16.1.2 Stereotaktische Strahlentherapie

Unter dem Begriff „Stereotaktische Bestrahlung" werden heute verschiedene methodische Varianten verstanden:

Die Radiochirurgie bezeichnet in der Regel die neurochirurgische Behandlung des Kopfes mit dem Leksell Gamma-Knife (Abb. 16.1), dem modernsten Radiochirurgiesystem, das sich von der ursprünglichen Entwicklung von Leksell und Larsson (der so genannten „Gamma Unit") ableitet. Die stereotaktische Einzeitkonvergenzbestrahlung entspricht dieser Radiochirurgie und verwendet einen speziellen oder einen hierzu adaptierten Linearbeschleuniger.

Varianten der stereotaktischen Bestrahlung:

- Radiochirurgie mit Leksell Gamma-Knife
- stereotaktische Einzeitkonvergenzbestrahlung mit Linearbeschleuniger

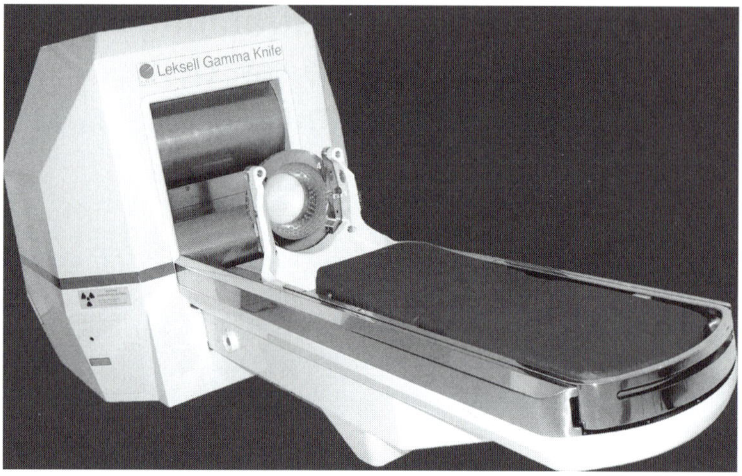

Abb. 16.1: Das Leksell Gamma-Knife (Modell B) besteht aus einer Liege für den Patienten, einem Kollimatorhelm, welcher die Strahlung fokussiert, und dem Körper des Gerätes, in dem 201 Strahlenquellen enthalten sind.

▸ stereotaktische Strahlentherapie: Variante der fraktionierten Radiotherapie

Die stereotaktische Strahlentherapie wiederum ist eine moderne Variante der fraktionierten Radiotherapie, wobei die Strahlendosis, wie in der traditionellen Strahlentherapie, über mehrere Tage oder Wochen in Einzeldosen aufgeteilt abgegeben wird. Dabei wird die stereotaktische Methode zur Zielfindung eingesetzt. Im Unterschied zur Radiochirurgie wird der Bezugsrahmen für das Koordinatensystem hier jedoch nicht fest, sondern reversibel montiert.

Unterscheidung von typischer und atypischer Fraktionierung der Radiotherapie

Hinsichtlich der Fraktionierung (d. h. der Aufteilung der Gesamtdosis in einzelne Portionen) unterscheidet man die typische von der atypischen Fraktionierung. Die typisch fraktionierte stereotaktische Strahlentherapie erfolgt beispielsweise mit 30 Einzelfraktionen von 1,8 Gy über sechs Wochen. Bei atypischen Fraktionierungsschemata hat sich dagegen noch kein vergleichbarer Standard entwickelt. In der Regel wird eine geringere Fraktionszahl (bei höherer Fraktionsdosis) verwendet, weshalb man auch von „Hypofraktionierung“ spricht.

16.2 Gerätesysteme für die Radiochirurgie und die stereotaktische Strahlentherapie

Prinzip der Radiochirurgie und der stereotaktischen Strahlentherapie kann mit unterschiedlichen Geräten realisiert werden.

Das Prinzip der Radiochirurgie und der stereotaktischen Strahlentherapie kann mit sehr unterschiedlichen Geräten verwirklicht werden. In erster Linie sind hier das Leksell Gamma-Knife (Strahlenqualität: Photonen), die verschiedenen Ausführungen der stereotaktischen Linearbeschleuniger (Strahlenqualität: Photonen) und die Teilchenbeschleuniger (Strahlenqualität: Protonen oder schwere Ionen) zu erwähnen.

Gemeinsamkeiten der stereotaktischen Bestrahlungssysteme

Neben dem stereotaktischen Prinzip haben die unterschiedlichen Systeme grundsätzliche Gemeinsamkeiten:

- Die Dosis wird von außen in den Schädel eingestrahlt (so genannte „Teletherapie").
- Die Dosis wird in der Zielstruktur (z. B. Tumor) konzentriert:
  - bei Photonentherapie: Strahlenbündel von 201 Kobalt-60-Strahlenquellen kreuzen sich in einem Punkt. Der Dosisrandabfall ist sehr steil.
  - bei Teilchenbeschleunigern: Die Protonen geben ihre maximale Dosis am Ende ihrer Bahn ab, d. h. dort, wo sie stoppen (am so genannten Bragg-Peak).
- Die Dosisverteilung ist dreidimensional konformal, d. h. sie folgt der räumlichen Form der Zielstruktur. Alle Systeme sind hierzu mit einem spezifischen, computerisierten Planungssystem ausgestattet.
- Die bildliche Darstellung, Identifizierung und Lokalisierung der Zielstrukturen erfolgt auf der Grundlage hoch auflösender digitaler Bilder. Solche Bilder können mit der Computertomographie (CT), der Magnetresonanztomographie (MRT), der digitalen Subtraktionsangiographie (DSA), der Positronen-Emissions-Tomographie (PET) und anderen digitalen Bildgebungsverfahren gewonnen werden.

Unterschiede der stereotaktischen Bestrahlungssysteme

Unterschiede zwischen den stereotaktischen Bestrahlungssystemen bestehen in mehrfacher Hinsicht:

- Die technischen Spezifikationen sind sehr verschieden.
- Der personelle und apparative Behandlungsaufwand ist unterschiedlich.
- Die Fraktionierungsschemata unterscheiden sich erheblich (Einzeittherapie, Hypofraktionierung, klassische Fraktionierung).
- Das eingesetzte Dosisniveau variiert.
- Die Homogenität der Dosisverteilung in der Zielstruktur ist unterschiedlich.

▶ Leksell Gamma-Knife: kleine, unregelmäßige Zielstrukturen in kritischer Lage, multiple Tumoren; nur intrakraniell

▶ stereotaktische Bestrahlungen mit Linearbeschleunigern bei größeren Tumoren; auch extrakraniell

Diese Unterschiede erschweren einen Vergleich der Systeme auch dann, wenn das gleiche Indikationsspektrum analysiert werden soll. Grundsätzlich eignet sich die Radiochirurgie mit dem Leksell Gamma-Knife besonders für kleine, unregelmäßig geformte Zielstrukturen in kritischer Lage und für multiple Tumoren (besonders multiple Hirnmetastasen); stereotaktische Bestrahlungen mit Linearbeschleunigern haben ihre Vorteile besonders bei größeren Tumoren im Bereich der Schädelbasis, extrakraniell und bei manchen gliomatösen Tumoren.

Die spezifischen Eigenschaften können erhebliche Unterschiede im Einsatz der stereotaktischen Verfahren und Gerätesysteme sowie bei den Behandlungsergebnissen zur Folge haben, obwohl es grundsätzlich keine scharfen Abgrenzungen hinsichtlich der Einsatzgebiete der Gerätesysteme gibt (Ausnahme: Das Leksell Gamma-Knife ist ausschließlich für die intrakranielle Radiochirurgie konzipiert).

16.3 Indikationen und Kontraindikationen

Indikationen

Zu den Indikationen der Radiochirurgie und gegebenenfalls der stereotaktischen Strahlentherapie zählen folgende Erkrankungen des Hirns:

- vaskuläre Malformationen;
- benigne (gutartige) Tumoren;
- maligne (bösartige) Tumoren (nur bei bestimmten Indikationen);
- funktionell-degenerative Erkrankungen.

16.3.1 Vaskuläre Malformationen (Angiomatöse Fehlbildungen des Gehirns)

Arterio-venöse Malformation ist eine klassische Indikation der Radiochirurgie.

Unter vaskulären Malformationen versteht man krankhafte Fehlbildungen von Blutgefäßen des Gehirns. Man unterscheidet verschiedene Arten. Im Hinblick auf die Radiochirurgie sind die arterio-venösen Malformationen des Gehirns an erster Stelle zu nennen. Auch bei duralen arterio-venösen Fisteln hat sich die Radiochirurgie bewährt.

Kontraindikation: DVA

Hirnarterien-Aneurysmen radiochirurgisch nicht behandelbar

Der Einsatz der Radiochirurgie bei kavernösen Malformationen (Kavernomen) ist umstritten. Kontraindiziert ist die Radiochirurgie bei den früher als „venöse Malformationen“ bezeichneten sog. „Developmental Venous Anomalies“ (DVA), die heute als atypische, aber funktionell notwendige Drainagesysteme aufgefasst werden. Aneurysmen der Hirnarterien sind radiochirurgisch nicht behandelbar.

Erfolgsquote: 70 – 85 %

Bei arterio-venösen Malformationen des Gehirns liegt die Erfolgsquote der Radiochirurgie zwischen 70 % und 85 % nach zwei Jahren Beobachtungszeit. Diese Erfolgsquote bezeichnet die vollständige radiogene Obliteration (d. h. den vollständigen Verschluss der krankhaften Gefäßkonvolute).

Ziel: Verringerung der Blutungsgefahr und Beseitigung des Blutungsrisikos

Erstes Ziel der Radiochirurgie bei arterio-venösen Malformationen ist allerdings nicht der Verschluss der krankhaften Gefäße, sondern die Verringerung der Blutungsgefahr und schließlich die Beseitigung des Blutungsrisikos. Dieser therapeutische Effekt beginnt bereits nach wenigen Monaten und wird im Vergleich zum vollständigen Verschluss mit einer deutlich höheren Wahrscheinlichkeit von etwa 90 % erreicht.

Nachteil: Wirkungslatenz

Der wesentliche Nachteil der Radiochirurgie bei arterio-venösen Malformationen (und duralen arterio-venösen Fisteln) ist die Wirkungslatenz. Es dauert mehrere Monate bis einige Jahre, bis sich der

Behandlungserfolg dokumentieren lässt. Spezifische Nebenwirkungen nach Radiochirurgie können zerebrale Krampfanfälle oder vorübergehende leichte Durchblutungsstörungen sein. Ihre Häufigkeit ist abhängig von der Lage der arterio-venösen Malformation im Gehirn. Bleibende neurologische Ausfälle werden in weniger als 3 % der Patienten beobachtet.

Nebenwirkungen:

- neurologische Ausfälle bei weniger als 3 %

16.3.2 Gutartige Tumoren

Gutartige (benigne) Tumoren in Bereich von Gehirn, Hirnhäuten und Schädel bedeuten für die Betroffenen häufig keine Lebensgefahr, sondern viel eher eine Gefährdung bestimmter neuronaler Funktionen (z. B. Gehör, Sehfähigkeit) und eine Einbuße an Lebensqualität. Häufig werden solche Tumoren auch in der mittleren Lebensphase manifest und behindern oder gefährden dabei die soziale Integration und berufliche Leistungsfähigkeit der Patienten. Oft sind die Tumoren so klein, dass eine Behandlung mit der Radiochirurgie infrage kommt. In solchen Situationen können die Vorteile der Radiochirurgie (eintägige ambulante Therapie, gute Wirksamkeit, geringes Nebenwirkungsrisiko) daher sowohl im medizinischen wie im sozioökonomischen Sinn besonders wertvoll sein. Dies setzt allerdings die Beachtung besonders hoher Qualitätskriterien und ein entsprechend hohes Standardisierungsniveau sowie eine ausreichende Erfahrung in der Radiochirurgie voraus.

Gutartige Tumoren bedrohen in der Regel nicht das Leben, sondern beeinträchtigen die Lebensqualität.

Behandlung kleiner, benigner Hirntumoren mit Radiochirurgie

Die verschiedenen Formen der stereotaktisch fraktionierten Strahlentherapie sind bei gutartigen Tumoren nur dann sinnvoll, wenn die Tumoren für die Radiochirurgie zu groß sind oder wenn die Tumoren keine ausreichende Abgrenzung zum gesunden Gewebe (z. B. bei infiltrativem Wachstum in die knöcherne Schädelbasis) aufweisen. Bei solchen in der Regel sehr langsam wachsenden Tumoren hat eine Fraktionierung weder theoretisch noch empirisch ein strahlenbiologischen Vorteil. Da die stereotaktisch fraktionierte Strahlentherapie bei kleinen Tumoren (und bei Voraussetzung einer gleichen Wirksamkeit) eine wesentlich höhere Strahlendosis erfordert, ist sie unter dem Aspekt des Strahlenschutzes ungünstiger als die Radiochirurgie.

Stereotaktisch fraktionierte Strahlentherapie nur bei größeren oder nicht scharf abgegrenzten Hirntumoren sinnvoll

Die Erfolgsquote der stereotaktischen Strahlentherapie und der Radiochirurgie bei benignen Tumoren im Gehirn und im Bereich der Schädelbasis wird mit dem prozentualen Anteil der behandelten Tumoren beziffert, der im Verlauf mehrerer Jahre nach einer solchen Behandlung nicht wächst oder sich sogar verkleinert. Eine vollständige Rückbildung solcher Tumoren ist eher selten (und auch nicht notwendig). Typischerweise liegt eine so definierte Erfolgsquote zwischen 85 % und 95 % nach fünf Jahren Beobachtungszeit. Die Nebenwirkungen nach Radiochirurgie bestehen in der Regel in der vorübergehenden Verstärkung der durch den Tumor verursachten Symptome (z. B. Störungen von Hirnnervenfunktionen). Neue neurologische Ausfälle sowie schwere oder bleibende Funktionsstörungen sind selten. Bei unvollständigem Behandlungserfolg kann die Radiochirurgie in der Regel wiederholt werden (bei der stereotaktischen Strahlentherapie ist eine Wiederholung kaum möglich).

Erfolgsquote zwischen 85 % und 95 % nach fünf Jahren Beobachtungszeit

Nebenwirkungen selten

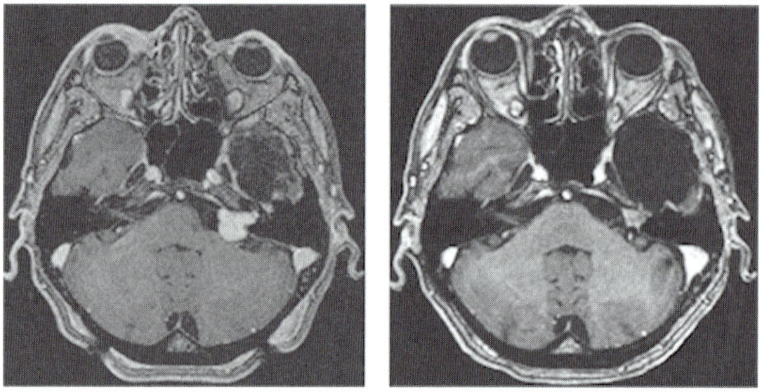

Abb. 16.2: Behandlungsverlauf eines nach Operation rezidivierten Akustikusneurinoms links. Links: Tumor zum Zeitpunkt der Gamma-Knife-Radiochirurgie; rechts: Tumor drei Jahre nach der Gamma-Knife-Radiochirurgie. Der Tumor hat sich deutlich verkleinert.

16.3.3 Schwannome der Hirnnerven (speziell Akustikusneurinome)

Akustikusneurinome sind Schlüsselindikationen der Radiochirurgie.

Zu den wichtigsten Tumoren dieser Indikationsgruppe zählen die Akustikusneurinome (Abbildung 16.2). Sie werden heute besser als Schwannome des Nervus vestibularis (Vestibularisschwannome) bezeichnet. Schwannome sind gutartige tumoröse Wucherungen, die sich von den Hüllzellen (so genannte „Schwann'sche Zellen") des Gehör- bzw. Gleichgewichtsnerven ableiten. Die Standardtherapie dieser Tumoren ist die mikrochirurgische Resektion. Die Radiochirurgie hat sich jedoch zunehmend als minimal-invasive Alternative zur Operation etabliert. Sie erfordert keine Allgemeinnarkose, ist frei von den allgemeinen Eingriffsrisiken der Operation (z. B. Blutungskomplikation) und dauert lediglich einige Stunden. Die Radiochirurgie bei Akustikusneurinomen ist ein rein ambulantes Verfahren, während jede Operation einen mehrtägigen stationären Aufenthalt und mindestens einen Überwachungstag auf einer Intensivstation erfordert. Auch die Rehabilitationsphase nach einer Operation ist wesentlich länger als die vergleichbare Phase nach einer radiochirurgischen Therapie, in der auch eine Symptomverstärkung (insbesondere Schwindel und Tinnitus) beobachtet werden kann. Die Radiochirurgie weist besonders im Hinblick auf unerwünschte Schädigungen der Gesichtsnerven weniger spezifische Risiken auf als die mikrochirurgische Resektion.

Radiochirurgie risikoärmer als mikrochirurgische Resektion

Einsatz von Operation oder Radiochirurgie abhängig von Größe und Situation

Dennoch gehören beide Verfahren gleichwertig zum therapeutischen Standardrepertoire der modernen Neurochirurgie. Es gibt immer wieder Akustikusneurinome, die für die Radiochirurgie zu groß sind und die deshalb unbedingt operativ behandelt werden müssen. Darüber hinaus gibt es Fälle, in denen sich die Operation und die

Radiochirurgie vorteilhaft ergänzen (Kombinationsbehandlung zur Verbesserung des funktionellen Behandlungsergebnisses), so dass mit beiden Verfahren jede Variante des Akustikusneurinoms neurochirurgisch behandelt werden kann. Die stereotaktische fraktionierte Strahlentherapie bleibt bei dieser Indikation eine Reservemethode für große Akustikusneurinome, die operativ wegen eines zu hohen Eingriffsrisikos nicht behandelt werden können und die für die Radiochirurgie zu groß sind. Diese Situation ist ausgesprochen selten.

Stereotaktische fraktionierte Strahlentherapie als seltene Ausnahme

Hinsichtlich der Erhaltung der Hörfähigkeit unterscheiden sich die zur Verfügung stehenden Verfahren (Operation, Radiochirurgie, stereotaktische fraktionierte Strahlentherapie) bei der Indikation der Akustikusneurinome nicht; hier sind es anatomische und biologische Faktoren, welche die Gehörerhaltungsrate wesentlich mit beeinflussen und den Einfluss der Therapieverfahren auf das funktionelle Ergebnis verwischen.

Gehörerhaltungsrate abhängig von anatomischen und biologischen Faktoren

Viel seltener als an Gehör- und Gleichgewichtsnerven können Schwannome auch an anderen Hirnnerven auftreten. Grundsätzlich steht bei diesen Tumoren die Operation an erster Stelle der Therapieverfahren, da diese Läsionen in der Bildgebung allein häufig nicht mit ausreichender Sicherheit zu diagnostizieren sind und einen stärker raumfordernden Charakter aufweisen können. Im Übrigen aber, insbesondere bei postoperativen Resten oder Rezidiven, kann die Radiochirurgie mit vergleichbarer Wirksamkeit wie bei den Akustikusneurinomen eingesetzt werden.

Selten: Schwannome an anderen Hirnnerven

- Operation erste Wahl
- Radiochirurgie bei postoperativen Resten oder Rezidiven

16.3.4 Meningeome

Die gutartigen Meningeome sind Tumoren, die sich von Zellen der Hirnhäute ableiten. Sie unterscheiden sich hinsichtlich ihrer feingeweblichen Merkmale und ihrer anatomischen Lage. Gewöhnlich zeigen sie ein verhaltenes Wachstum. Die Radiochirurgie eignet sich besonders für kleine gutartige Meningeome der Schädelbasis, während die stereotaktische Strahlentherapie für größere Meningeome, für solche, die in das Schädelbasisskelett einwachsen, und für entartete (bösartigere) Tumoren in Frage kommt. Bei Schädelbasismeningeomen sind die Möglichkeiten der vollständigen operativen Entfernung begrenzt, so dass die ergänzende Behandlung dieser Tumoren mit stereotaktischen Bestrahlungsverfahren eine wesentliche Bereicherung des therapeutischen Repertoires darstellt. Oberflächlich gelegene Meningeome können in der Regel operativ vollständig entfernt werden. Hier kommt die Radiochirurgie nur in Betracht, wenn bei einer Operation kleine Tumorreste, z. B. im Bereich wichtiger Blutleiter, belassen werden müssen.

Inoperable Schädelbasis-Meningeome können oft mit Radiochirurgie oder stereotaktischer Strahlentherapie behandelt werden.

Die spezifische Erfolgsquote und das spezifische Nebenwirkungsprofil der stereotaktischen Bestrahlungsverfahren bei Meningeomen wird sehr stark von der Lage, der Größe, der feingeweblichen Struk-

Erfolgsquote und Nebenwirkungen von vielen Faktoren abhängig

Schlüsselindikation der Radiochirurgie: kleine, inoperable Meningeome der mittleren und hinteren Schädelbasis

tur, von dem individuellen Wachstumsverhalten und von eventuellen Begleiterkrankungen der betroffenen Patienten (Diabetes) bestimmt. Die günstigsten Ergebnisse der Radiochirurgie werden bei kleinen, inoperablen Meningeomen der mittleren und hinteren Schädelbasis erzielt, die häufig bei Personen im mittleren Lebensalter manifest werden. Diese Tumoren kann man ähnlich wie die Akustikusneurinome als eine Schlüsselindikation der Radiochirurgie auffassen.

16.3.5 Hypophysenadenome (Tumoren der Hirnanhangsdrüse)

Bei manchen inoperablen Hypophysenadenomen ergänzt die Radiochirurgie die moderne Operation.

Man unterscheidet Hypophysenadenome, die mit einer krankhaft gesteigerten Hormonproduktion einhergehen, von solchen, die keinen Hormonexzess verursachen. Hypophysenadenome kann man heute sehr effektiv und elegant über Zugänge durch die Nase mikrochirurgisch entfernen. Die Radiochirurgie kommt daher nur postoperativ zum Einsatz, wenn inoperable, behandlungsbedürftige Tumorreste oder postoperativ nachgewachsene Tumoren vorliegen. Die besonderen „Mikroprolaktinome“ werden medikamentös erfolgreich behandelt und bedürfen keiner Strahlentherapie.

Einsatz von Radiochirurgie oder stereotaktischer Strahlentherapie abhängig von Situation

Während sich die Wirkung der stereotaktischen Bestrahlungen auf die Wachstumskontrolle bei Hypophysenadenomen nicht von der bei anderen gutartigen Tumoren unterscheidet, wird die Normalisierung eines Hormonexzesses nur verzögert erreicht. Die Radiochirurgie erzielt dabei bessere Ergebnisse als die fraktionierte Bestrahlung. Der Einsatz der Radiochirurgie wird aber durch die Nähe mancher Hypophysenadenome zum Sehapparat (Sehnervenkreuzung) beschränkt, da diese Strukturen sehr strahlenempfindlich sind. Hier bietet die klassische Fraktionierung der stereotaktischen Strahlentherapie eine bessere Möglichkeit, die Sehfähigkeit zu erhalten. Strahlenbedingte Schädigungen der normalen Hypophysenfunktion (d. h. Hormonproduktion) werden bei der Radiochirurgie wesentlich seltener als bei der früher angewandten Strahlentherapie beobachtet. Lähmungen von motorischen Hirnnerven, die zu Schielstellungen der Augen führen, sind bei der Radiochirurgie nicht zu befürchten.

16.3.6 Seltene gutartige Hirntumoren

Seltene Indikationen

Darüber hinaus gibt es eine Reihe sehr seltener Tumore, bei denen in Einzelfällen eine Radiochirurgie oder eine Form der stereotaktischen Strahlentherapie in Frage kommt. Hierzu zählen beispielsweise Kraniopharyngiome, zentrale Neurozytome, Hämangioblastome (Lindautumoren), Glomustumoren, Pineozytome, Plexuspapillome und ähnliche. Bei Chordomen sind die günstigsten Behandlungsergebnisse mit der Ionenbestrahlung publiziert worden.

16.3.7 Hirneigene Tumoren (Gliome, Ependymome, Astrozytome, Glioblastome)

Gliome und verwandte hirneigene Tumoren stellen bislang keine gesicherte Indikation für die Radiochirurgie dar, da sie keine klare Abgrenzung zum gesunden Hirngewebe aufweisen, sondern dieses invadieren und infiltrieren. Einzige Ausnahme sind die seltenen Fälle von pilozytischen Astrozytomen, bei denen die Radiochirurgie insbesondere bei kleinen postoperativen Tumorresten den Behandlungserfolg ergänzen kann. Maligne Gliome und Glioblastome enthalten darüber hinaus Zellklone, die ausgesprochen strahlenresistent sind. Daher stellt die fraktionierte stereotaktische Strahlentherapie für die benignen und semimalignen („halb bösartigen") hirneigenen Tumoren oft eine gute Behandlungsmöglichkeit dar und ermöglicht in der Regel eine mehrjährige Tumorkontrolle. Welchen aktuellen Stellenwert das Verfahren dagegen bei malignen Gliomen und Glioblastomen (unter Umständen mit einer erhöhten Gesamtdosis) hat, ist nicht abschließend zu beantworten. Eine Verlängerung der Überlebenszeit dieser unheilbaren Tumoren um einige Monate erscheint möglich.

Gliome und Glioblastome können mit dem Gamma-Knife nicht behandelt werden.

Fraktionierte stereotaktische Strahlentherapie ermöglicht mehrjährige Tumorkontrolle.

16.3.8 Maligne Hirntumoren und Hirnmetastasen

Hirnmetastasen von Krebserkrankungen (Karzinomen und – selten – Sarkomen) sind eine der jüngsten Indikationen der Radiochirurgie und dennoch bereits zur zahlenmäßig wichtigsten geworden. Der Anteil der Patienten mit Hirnmetastasen liegt in der Radiochirurgie heute zwischen 25 und 40 %. Sie stellen damit eine Schlüsselindikation der Radiochirurgie dar. Hirnmetastasen sind Zeichen eines fortgeschrittenen Tumorleidens und stellen für sich genommen eine kurz- oder mittelfristige Lebensbedrohung dar. Mit der Radiochirurgie können über 90 % der behandelbaren Hirnmetastasen beseitigt werden.

Hirnmetastasen sind eine moderne Schlüsselindikation der Radiochirurgie.

Die radiochirurgische Therapie hat aber weder einen Einfluss auf die Entwicklung des Tumorleidens außerhalb des Gehirns, noch ist sie prophylaktisch gegen neue Hirnmetastasen wirksam. Die Radiochirurgie kann bei neuen Hirnmetastasen erneut eingesetzt werden. Zusätzlich gelten für die radiochirurgische Therapie der Hirnmetastasen bestimmte Grenzen. Die Metastasen dürfen nicht zu groß und zu zahlreich sein, und das Nervenwasser sollte keine Tumorzellen aufweisen. Auch die allgemeine Prognose des Patienten (ohne Berücksichtigung der Hirnmetastasen) darf nicht zu kurz sein; die Lebenserwartung sollte mindestens drei Monate betragen. In einer Sitzung können bis zu 10 Hirnmetastasen mit dem Gamma-Knife behandelt werden. Größere inoperable Hirnmetastasen lassen sich mit der stereotaktischen Strahlentherapie therapieren; dieses Verfahren hat aber darüber hinaus bei der Therapie der Hirnmetastasen keine wesentliche Bedeutung.

Bis zu 10 Hirnmetastasen können mit dem Gamma-Knife in einer Sitzung behandelt werden.

Die Radiochirurgie bei Hirnmetastasen erfordert eine hohe Strahlendosis, um diese Tumoren sicher auszuschalten. Unter dieser Voraussetzung ist sie bei allen Arten von Krebserkrankungen gleich

Zusätzliche fraktionierte Schädel-Ganzhirn-Bestrahlung nach Radiochirurgie scheint nicht ratsam.

wirksam. Obgleich die Frage einer zusätzlichen fraktionierten Schädel-Ganzhirn-Bestrahlung noch kontrovers diskutiert wird, sprechen zahlreiche Veröffentlichungen und die eigenen Daten gegen einen nützlichen Effekt dieser Methode. Eine Schädel-Ganzhirn-Bestrahlung zusätzlich zu einer Radiochirurgie verbessert weder die Überlebensperspektive der Patienten noch die Tumorkontrolle, noch verhindert sie sicher neue Hirnmetastasen. Dagegen wird das Nebenwirkungsrisiko erhöht. Aufgrund der hohen Einzeitdosis muss in etwa 10% der radiochirurgisch behandelten Patienten mit Nebenwirkungen gerechnet werden. Dabei handelt es sich in erster Linie um episodische fokale Krampfanfälle, die medikamentös gut zu beherrschen sind. Schwere oder bleibende neurologische Funktionsstörungen (z. B. Lähmungen von Arm oder Bein) sind selten (unter 1%).

Nebenwirkungen

16.3.9 Aderhautmelanome

Große Aderhautmelanome sprechen gut auf die Radiochirurgie an. Das Auge kann dabei meist erhalten werden.

Melanome der Aderhaut sind seltene, bösartige Tumoren, die im Auge entstehen. Sie bedrohen sowohl die Sehfähigkeit wie auch das Auge als Organ sowie durch Metastasierung den betroffenen Patienten. Die stereotaktische Ionentherapie hat sich bei der Therapie dieser Tumoren bewährt. Als wirkungsäquivalente Alternative dazu bzw. zu einer Enukleation des betroffenen Auges bei großen Aderhautmelanomen wird in den letzten Jahren auch die ambulante Gamma-Knife-Radiochirurgie mit gutem Erfolg eingesetzt. Gegenüber der Ionentherapie ist diese Methode technisch weniger aufwendig und unter Kostenaspekten deutlich günstiger.

16.3.10 Hämangioperizytome

Radiochirurgie erfolgreich bei Hämangioperizytomen

Hämangioperizytome sind seltene, bösartige Tumoren, die sehr stark vaskularisiert sind, häufig rezidivieren und über die Blutbahn und das Nervenwasser metastasieren. Die Radiochirurgie kann bei diesen Tumoren, insbesondere bei Rezidiven, sehr erfolgreich eingesetzt werden.

16.3.11 Trigeminusneuralgie

Die typische Trigeminusneuralgie (Tic douloureux) spricht sehr gut und schnell auf die Gamma-Knife-Behandlung an.

Als Trigeminusneuralgie bezeichnet man chronische oder chronisch rezidivierende Schmerzen im Gesicht, die bei der typischen Trigeminusneuralgie anfallsweise mit heftigster Intensität auftreten und durch verschiedene Reize ausgelöst (getriggert) werden. Bei der atypischen Variante ist der Anfallscharakter und die Triggerbarkeit der Schmerzen weniger deutlich und der Charakter des Schmerzes anders. Bei der idiopathischen Trigeminusneuralgie ist (abgesehen von einer häufig am Nervenhauptstamm vorzufindenden Gefäßschlinge) keine Ursache erkennbar. Man geht von einer degenerativen Nervenerkrankung aus, deren Häufigkeit mit dem Lebensalter zunimmt. Ähnliche Schmerzzustände können auch bei Multipler Sklerose auftreten. Ist eine Ursache der Schmerzen zu erkennen, z. B. ein Schädelbasistumor, spricht man von symptomatischer Trigeminusneuralgie oder Trigeminusneuropathie. Solche Schmerzen werden in der Regel mit der Behandlung der Schmerzursache beseitigt. Für die idiopathische Trigeminusneuralgie einschließlich der Variante bei Multipler Sklerose gibt es medikamentöse und operative Behandlungsverfahren. Bei Patienten, die weder medikamentös noch operativ ausreichend zu behandeln sind, kann auch die Radiochirurgie eingesetzt werden. Die Zielstruktur für die bei dieser Krankheit sehr hohe radiochirurgische Dosis (80 Gy) ist der Hauptstamm des Trigeminusnerven unmittelbar an seinem Austritt aus dem Hirnstamm. Dieser Gewebsbezirk ist mit 3–4 mm Durchmesser sehr klein. Daher sind bei einer solchen Behandlung höchste Anforderungen an die Treffgenauigkeit und die Dosierung zu stellen. Die besten radiochirurgischen Behandlungsergebnisse werden bei älteren Patienten (über 70 Jahre) mit typischer Trigeminusneuralgie erzielt; die Ergebnisse bei Multipler Sklerose und atypischen Schmerzkomponenten sind ungünstiger.

Obgleich die Radiochirurgie bei anderen funktionellen oder degenerativen Erkrankungen (z. B. Morbus Parkinson) international zwar ebenfalls eingesetzt wird, können solche Indikationen bislang nicht als gesichert gelten.

16.4 Wichtige Informationen für den Patienten

Die Radiochirurgie mit dem Leksell Gamma-Knife ist der Prototyp der stereotaktischen Bestrahlungsverfahren. Die Methode kann auf eine 30jährige Entwicklung zurückblicken und hat sich international als Behandlungsverfahren für arterio-venöse Malformationen und gut- und bösartige Tumoren bewährt. Die fraktionierte stereotaktische Strahlentherapie ist jünger und ergänzt die Möglichkeiten der Radiochirurgie. Zusammen lösen die stereotaktischen Bestrahlungsverfahren die klassische Schädel-Ganzhirn-Bestrahlung zunehmend ab. In technischer, logistischer und klinischer Hinsicht sind die Verfahren anspruchsvoll. Dafür sind sie bei korrektem Einsatz wenig belastend und sehr effektiv.

Radiochirurgie hat sich zur Behandlung von arterio-venösen Malformationen und gut- und bösartigen Tumoren bewährt.

16.5 Strahlenbelastung

Da die stereotaktischen Bestrahlungsverfahren nach dem Prinzip der Dosiskonzentration arbeiten, gehen sie grundsätzlich mit einer niedrigeren Dosisbelastung einher als die herkömmliche Strahlentherapie (Ganzhirnbestrahlung). Dieser Umstand ist besonders bei gutartigen Tumoren wichtig, da diese die Lebenserwartung nicht wesentlich beeinträchtigen und häufig im mittleren und jüngeren Lebensalter manifest werden. Die Radiochirurgie ist daher aus Gründen des Strahlenschutzes immer dann einzusetzen, wenn sie mindesten so gut wirksam ist wie andere Bestrahlungsformen.

Strahlenbelastung der Radiochirurgie deutlich geringer als bei herkömmlicher Strahlentherapie

Die Dosisbelastung im Körper außerhalb des Gehirns ist abhängig von Konstruktionsmerkmalen des verwendeten Gerätes, von der ap-

Risiko für Strahlenschäden bei Radiochirurgie vernachlässigbar gering

plizierten Dosis und vom Volumen der Zielstruktur. Beim Leksell Gamma-Knife erreichen zwischen 1,5% (Gesicht) und 0,2% (Becken) der eingestrahlten Dosis andere Regionen des Körpers. Bezogen auf die durchschnittliche natürliche Strahlenbelastung ist der sich daraus ergebende zusätzliche Betrag geringfügig.

Jede Form von Strahlung kann Tumoren induzieren oder malignisieren. Bezogen auf die Radiochirurgie, ist die relative Gefahr für solche Ereignisse allerdings so gering, dass bislang keine eindeutigen Beobachtungen hierzu vorliegen. Im Vergleich mit dem Nutzen der Behandlung ist dieses Risiko vernachlässigbar gering.

16.6 Stand der Forschung und zukünftige Entwicklungen

Automatisierung und Computertechnologie bestimmen Fortschritt in Radiochirurgie

Zunehmend Einsatz im Körper außerhalb des Gehirns

Radiochirurgie und stereotaktische Strahlentherapie sind Verfahren der medizinischen Hochtechnologie. Dementsprechend findet eine kontinuierliche Weiterentwicklung der Gerätesysteme statt, parallel mit der Fortentwicklung der Computertechnik und der digitalen Bildgebungsverfahren. Für das Leksell Gamma-Knife steht ein automatisches Positionierungsverfahren und seine Weiterentwicklung im Zentrum des Fortschritts. Bei den stereotaktischen Linearbeschleunigern werden zunehmend die sog. Mikrolamellen-Kollimatoren eingesetzt. Hinsichtlich der Dosisplanungssysteme kennzeichnen die Begriffe „Dose Painting“ und inverse Dosisplanung die Weiterentwicklung in der Zukunft. Immer mehr werden biologische Parameter, welche die individuelle Strahlensensibilität kennzeichnen, in die Dosisberechnung einbezogen. Schließlich wird das stereotaktische Prinzip auch zunehmend für Strahlenbehandlungen im Körper außerhalb des Gehirns eingesetzt. Besonders interessant ist die Entwicklung des sog. *CyberKnife®*, welches die Vorteile des Gamma-Knife und der stereotaktischen Linearbeschleuniger vereint. Das System benötigt keinen Rahmen. Die Zielfindung erfolgt mit Hilfe eines Roboters.

16.7 Kosten der Therapie

Stationär: Abrechnung wie herkömmliche Strahlentherapie

Ambulant: Abrechnung auf Basis von Einzelfallentscheidungen

Die Abrechnung der stereotaktischen Bestrahlungen ist nicht einheitlich geregelt. Im stationären Versorgungsbereich können diese Leistungen ähnlich wie die herkömmliche Strahlentherapie abgerechnet werden. In welcher Weise sich die Einführung der DRG (Diagnosis Related Groups, Fallpauschalensystem) auf die Kostenerstattung auswirkt, kann zurzeit noch nicht beantwortet werden. Für den ambulanten Bereich hat weder die Radiochirurgie noch die stereotaktische Strahlentherapie die für eine reguläre Kostenerstattung erforderliche formale Anerkennung erhalten. Die ambulante Gamma-Knife-Radiochirurgie wird bislang überwiegend auf der Basis so genannter „Einzelfallentscheidungen“ abgerechnet. Wenn man sowohl das Wirtschaftlichkeitsgebot des Sozialgesetzbuches wie auch die technischen, logistischen und personellen Qualitätsanforderungen berücksichtigt, muss man für die Radiochirurgie (Leksell Gamma-Knife, stereotaktische Linearbeschleuniger) durchschnittlich etwa 7.500 Euro Behandlungskosten ansetzen. Die Kosten für eine 5- bis 6-wöchige stereotaktisch fraktionierte Hochpräzisionsbestrahlung dürften bei etwa 10.000 Euro liegen. Die Kosten für Behandlungen mit den Teilchenbeschleunigern liegen höher (15.000 bis 25.000 Euro).

Radiochirurgie: Durchschnittlich etwa 7.500 Euro Behandlungskosten

Literatur

Gragoudas E, Li W, Goitein M, Lane AM, Munzenrider JE, Egan KM. Evidence-based estimates of outcome in patients irradiated for intraocular melanoma. Arch Ophthalmol 2002;120:1665–71.

Jess-Hempen A, Kreiner HJ, Heck B, Wowra B, Mack A. Bestrahlungsplanung bei kleinen komplex-geformten Läsionen und ihre experimentelle Verifikation. Z Med Phys 2003;13:16–21.

Kondziolka D, Lunsford LD, Flickinger JC. Stereotactic radiosurgery for the treatment of trigeminal neuralgia. Clin J Pain 2002;18:42–7.

Leksell L. The stereotaxic method and radiosurgery of the brain. Acta Chir Scand 1951;102:316–19.

Mack A, Mack G, Weltz D, Hones A, Jess A, Wowra B, Czempiel H, Heck B, Kreiner HJ, Seifert V, Bottcher H. Qualitätssicherung im stereotaktischen Raum. Bestimmung der Genauigkeit von Ort und Dosis bei Ein-Zeit-Bestrahlungen. Strahlenther Onkol 2003;179:760–6.

Muacevic A, Kreth FW, Wowra B, Reulen HJ, Tonn J. Therapeutisches Vorgehen bei zerebralen Metastasen aus neurochirurgischer Sicht. In: Untch M, Sittek H, Bauerfeind G, Konecny G, Reiser M, Hepp H. eds. Diagnostik und Therapie des Mammakarzinoms – State of the Art. München–Wien–New York: W. Zuckschwerdt Verlag, 2002:529–33.

Mueller AJ, Schaller UC, Talies S, Horstmann G, Wowra B, Kampik A. Die stereotaktische Konvergenzbestrahlung grosser uvealer Melanome mit dem Gamma-knife: 3-Jahres-Ergebnisse. Ophtalmologe 2003;100:122–8.

Sheehan J, Kondziolka D, Flickinger J, Lunsford LD. Radiosurgery for treatment of recurrent intracranial hemangiopericytomas. Neurosurgery 2002; 51:905–10; discussion 910–1.

Shepherd SF, Childs PJ, Graham JD, Warrington AP, Brada M. Whole body doses from linear accelerator-based stereotactic radiotherapy. Int J Radiat Oncol Biol Phys 1997;38:657–65.

Smith ZA, De Salles AA, Frighetto L, Goss B, Lee SP, Selch M, Wallace RE, Cabatan-Awang C, Solberg T. Dedicated linear accelerator radiosurgery for the treatment of trigeminal neuralgia. J Neurosurg 2003;99:511–16.

Sturm V, Kober B, Hover KH, Schlegel W, Boesecke R, Pastyr O, Hartmann GH, Schabbert S, zum Winkel K, Kunze S, et al. Stereotactic percutaneous single dose irradiation of brain metastases with a linear accelerator. Int J Radiat Oncol Biol Phys 1987;13:279–82.

Wowra B, Siebels M, Muacevic A, Kreth FW, Mack A, Hofstetter A. Repeated gamma knife surgery for multiple brain metastases from renal cell carcinoma. J Neurosurg 2002;97:785–93.

Internetadressen

http://www.gammaknife.de
http://www.elekta.com
http://www.dgnc.de

http://www.gamma-knife.de
http://neurochir.klinikum.uni-muenchen.de
http://accuray.com

17 Intraoperative Strahlentherapie

M. Niewald, C. Rübe

17.1 Einleitung

Vielfältige Weiterentwicklungen in der Strahlentherapie, insbesondere im Bereich der Therapieplanung und der Bestrahlungsgeräte, haben zu verbesserten Dosisverteilungen im Tumor im Vergleich zu den gesunden Geweben geführt. Bei den meisten Tumorarten wird darüber hinaus durch eine Erhöhung der Gesamtdosis eine verbesserte Tumorheilung erreicht. Die Dosis, die risikoarm gegeben werden kann, ist jedoch limitiert, wenn sich kritische Organe (Lunge, Niere, Leber, Dünndarm, Rückenmark, Gehirn, Nervengeflechte) im Zielvolumen bzw. in dessen Nähe befinden.

Problem bei der Strahlentherapie: kritische Organe im Zielvolumen bzw. in dessen Nähe

Eine Lösung dieses Problems kann die intraoperative Strahlentherapie (IORT) sein. Im weitesten Sinne wird bei dieser Methode während des chirurgischen Eingriffes nach möglichst weitgehender Resektion des Tumors eine hohe und somit biologisch sehr effektive Einzeldosis unter Sicht direkt auf das Tumorbett appliziert. Kritische Organe, wie z. B. der Dünndarm, können leicht aus dem Zielvolumen herausgehalten werden. Die Behandlung wird oftmals durch eine vor oder nach der intraoperativen Strahlentherapie durchgeführte perkutane Radiatio oder Radiochemotherapie vervollständigt. Hierdurch kann eine deutlich erhöhte Dosis auf die engere Tumorregion unter weitestgehender Schonung der gesunden Gewebe appliziert werden. Man erreicht so eine akzeptable Rate an akuten Strahlennebenwirkungen oder Strahlenspätfolgen.

Intraoperative Strahlentherapie:

- Hohe Einzeldosis wird unter Sicht direkt auf das Tumorbett appliziert.
- Kritische Organe können aus dem Zielvolumen herausgehalten werden.

17.2 Technische Möglichkeiten

Eine Bestrahlungstechnik, die als Vorläufer der heutigen intraoperativen Strahlentherapie gelten kann, wurde erstmals 1907 von C. Beck als so genannte „Eventerationstherapie" beschrieben und in den folgenden Jahren von Czerny an einigen Patienten angewandt. Im Rahmen der Operation wurde versucht, den Tumor an die Körperoberfläche zu verlagern und damit einer Orthovolttherapie zugänglich zu machen. Wegen der begrenzten Eindringtiefe der konventionellen Röntgenstrahlen hat sich diese Methode letztendlich nicht durchsetzen können. Danach wurden auch Telecäsium- und Telekobaltgeräte mit geringem Erfolg eingesetzt.

Erst die Entwicklung der Linearbeschleuniger und der Brachytherapie nach dem High-Dose-Rate-Verfahren führten zur heutigen intraoperativen Strahlentherapie.

IORT nutzt Vorteile einer hohen Einzeldosis auf lokal begrenztes Zielvolumen und der besseren Verträglichkeit einer fraktionierten perkutanen Strahlentherapie.

Erste Erfahrungen mit der modernen IORT wurden in den Sechzigerjahren von japanischen und amerikanischen Gruppen publiziert. Hier wurde die intraoperative Strahlentherapie als alleinige strahlentherapeutische Therapiemaßnahme angewandt – dies teilweise in sehr hohen Dosen. Die relativ schlechte Verträglichkeit legte nahe, die intraoperative Strahlentherapie vor allem als Boost, also als relativ kleinräumige Dosisaufsättigung, zusätzlich zu einer perkutanen Strahlentherapie zu einzusetzen. Hierbei konnten sowohl die Vorteile einer hohen Einzeldosis auf ein lokal sehr begrenztes Zielvolumen als auch die bessere Verträglichkeit einer fraktionierten perkutanen Strahlentherapie ausgenutzt werden.

17.2.1 Intraoperative Strahlentherapie mit Elektronen (IOERT)

Schutz der gesunden Gewebe durch Anpassung der Dosisverteilung an anatomische Gegebenheiten

Zur modernen intraoperativen Strahlentherapie stehen Linearbeschleuniger zur Verfügung, die hochenergetische Elektronen einer Grenzenergie von ca. 4–20 MeV produzieren. Dies entspricht einer Eindringtiefe von 1,5 bis 7 cm (bezogen auf die 80%-Isodose). Die Dosisverteilung kann somit leicht an die anatomischen Gegebenheiten (Tumordicke, gesundes Gewebe hinter dem Tumor) angepasst werden. Die Feldgröße und -kontur wird durch zahlreiche Applikationstuben unterschiedlicher Größe ausgewählt. Hierdurch wird auch der Schutz der gesunden Gewebe gewährleistet (Abb. 17.1).

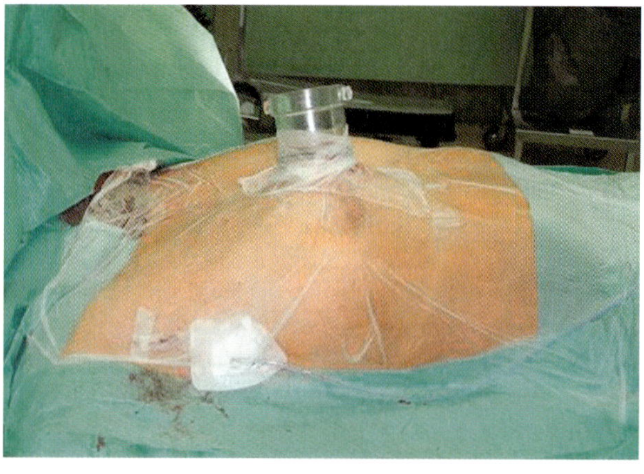

Abb. 17.1: Intraoperative Strahlentherapie mit Elektronen eines Linearbeschleunigers (mit freundlicher Genehmigung von Herrn Prof. Dr. N. Willich, Klinik und Poliklinik für Strahlentherapie – Radioonkologie, Universitätsklinikum Münster).

Prinzipiell bestehen drei Möglichkeiten der Applikation. Im idealen Fall ist ein Linearbeschleuniger im oder in unmittelbarer Nähe des Operationssaales installiert. Der Applikationstubus wird während der Operation unter sterilen Bedingungen und unter direkter Sicht auf Tumor und gesundes Gewebe gesetzt und fixiert. Mittels eines Lafettensystems wird der Patient samt Überwachungsgeräten in einen Nachbarraum verbracht, der den notwendigen baulichen Strahlenschutz aufweist. Der Tubus wird nach entsprechender Absprache zwischen Operateur, Strahlentherapeut und Medizinphysiker sowie Berechnung der Dosisverteilung an den Linearbeschleuniger angekoppelt und die Bestrahlung beginnt. Während der Bestrahlung wird der Patient durch den Anästhesisten telemetrisch vom Nebenraum aus überwacht.

Drei Möglichkeiten der Applikation:

- Linearbeschleuniger im oder in unmittelbarer Nähe des Operationssaales

Logistisch schwieriger ist es, wenn der Patient nach Einsetzen des Bestrahlungstubus vom Operationssaal in die jeweilige Abteilung für Strahlentherapie verbracht werden muss. Hier ist insbesondere darauf zu achten, dass eine Dislokation des Tubus während des Transportes vermieden wird. Die Anforderungen an Anästhesie und OP-Pflegepersonal (Einhaltung der Sterilität) sind ungleich höher.

- Linearbeschleuniger nicht in unmittelbarer Nähe des Operationssaales

In den letzten Jahren sind spezielle fahrbare Beschleuniger für die intraoperative Strahlentherapie entwickelt worden (Novac7®, Mobetron®). Im Gegensatz zu herkömmlichen Linearbeschleunigern produzieren diese Geräte ausschließlich Elektronen. Hierdurch kann der bauliche Strahlenschutz deutlich reduziert werden bzw. ganz entfallen. Die Mobilität dieser Geräte erlaubt prinzipiell den Einsatz in mehreren Operationssälen. Erste Geräte sind bereits im klinischen Einsatz.

- mobile Elektronen-Linearbeschleuniger

Die Methodik, Planung und Durchführung einer intraoperativen Strahlentherapie wird durch die Wahl des Gerätes nicht beeinflusst.

17.2.2 Intraoperative Strahlentherapie mittels Brachytherapie (HDR-IORT)

Bei der Brachytherapie werden die Strahler (meistens kleine radioaktive Drähte, die z. B. ^{192}Iridium enthalten) in oder dicht an den Tumor bzw. das nach Resektion hinterlassene Tumorbett gebracht. Unter IORT-Bedingungen ist vor allem die Bestrahlung von flächigen Zielvolumina nach Resektion von Interesse. Hierzu wird die so genannte „Flab-Methode" angewandt (Abb. 17.2). Eine biegsame Moulage (individuell angefertigter Applikator) aus einem Ölgel (Superflab® oder Silikon) wird mit parallel und in gleichem Abstand (meistens 1 cm) liegenden Kathetern bzw. Nadeln versehen. Nach Resektion des Tumors wird dieser Flab unter sterilen Bedingungen in die Wunde eingebracht und auf dem Wundbett fixiert. Die Katheter werden mit einem Afterloading- (Nachlade-) Gerät mit einem Strahler hoher Dosisleistung (High-Dose-Rate, HDR) verbunden. Die Homogenität der Strahlentherapie wird durch die exakt parallele Lage der Katheter gewährleistet. Die Dosierung erfolgt auf die Flaboberfläche oder bis zu 1 cm Gewebetiefe.

Brachytherapie: Strahler werden in oder dicht an den Tumor bzw. das nach Resektion hinterlassene Tumorbett gebracht.

Intraoperative Strahlentherapie mittels Brachytherapie durch „Flab-Methode"

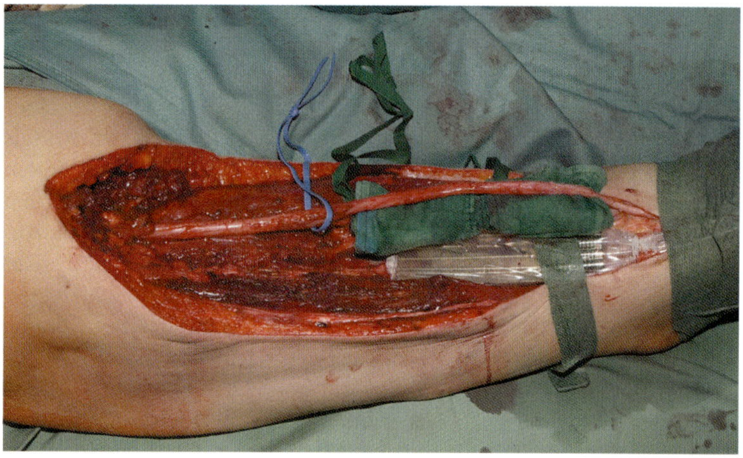

Abb. 17.2: Intraoperative Strahlentherapie nach der Flab-Methode: Situs nach Entfernung eines Weichteilsarkoms der Kniekehle.

17.3 Strahlenbiologische Betrachtungen

Applikation einer hohen Einzeitdosis bei intraoperativer Strahlentherapie:

- hohe lokale Wirksamkeit
- evtl. höhere akute und späte Toxizität
- wichtig: Abschirmung gesunder Gewebe im Zielvolumen

Die Besonderheit der intraoperativen Strahlentherapie liegt aus strahlenbiologischer Sicht in der hohen Einzeitdosis (8–25 Gy), die innerhalb einiger Minuten bis zu einer Stunde appliziert werden kann. Strahlenbiologische Modelle, insbesondere das derzeit am häufigsten angewandte linearquadratische Modell, deuten auf eine 1,5- bis 2,5fach erhöhte Wirksamkeit dieser Einzeitbestrahlung gegenüber einer fraktionierten Strahlentherapie mit gleicher Gesamtdosis hin. Daher ist eine hohe lokale Wirksamkeit anzunehmen, gleichzeitig aber auch eine möglicherweise noch höhere akute und späte Toxizität. Insofern kommt der Abschirmung gesunder Gewebe im Zielvolumen eine hohe Bedeutung zu. In manchen Fällen ist das relativ leicht zu realisieren. Dünndarmschlingen können z. B. durch Distanzieren mit einer genügenden Anzahl von Bauchtüchern von einem Flab entfernt werden. Hinsichtlich der großen Gefäße und der Nervenplexus ist diese Aufgabe deutlich schwieriger, da diese ohne das Risiko direkter mechanische Schädigung während der Operation oft nicht zu schonen sind. Hier ist die Dosis der intraoperativen Strahlentherapie, unter Berücksichtigung einer noch geplanten perkutanen Radiotherapie, zu limitieren. Ausreichende Studienergebnisse am Menschen liegen hier nicht vor. Daten von Experimenten am Hund und die derzeitigen Berechnungsmodelle geben jedoch wertvolle Hinweise.

17.4 Indikationen

Zur Indikationsstellung einer intraoperativen Strahlentherapie sind zu erwartende erhöhte Tumorheilung, Nebenwirkungen sowie logistischer und finanzieller Aufwand gegeneinander abzuwägen. Folgende Voraussetzungen sollten zur Indikationsstellung gegeben sein:

Voraussetzungen zur Indikationsstellung

- Die Operation zur Tumorresektion ist indiziert.
- Eine R1/R2-Resektion ist zu erwarten.
- Die Dosis einer alleinigen perkutanen Strahlentherapie wäre infolge der Nähe kritischer Organe zum Zielvolumen zu limitiert. Intraoperative Strahlentherapie und perkutane Radiatio führen somit zu einer Erhöhung der therapeutischen Breite.
- Die intraoperative Strahlentherapie ist zum Zeitpunkt der Operation möglich.
- Das Fehlen von Fernmetastasen und z. B. einer Peritonealkarzinose.

Als Vorbereitung einer intraoperativen Strahlentherapie wird somit gefordert:

Forderungen zur Vorbereitung einer intraoperativen Strahlentherapie

- detaillierte Anamnese und klinische Untersuchung;
- bildgebende Darstellung des Tumors und der potentiellen Ausbreitungs- und Metastasierungswege;
- Ausschluss von Fernmetastasen (minimal Thorax-CT, Knochenszintigramm, Abdomen-CT);
- hinreichender Allgemeinzustand (Verlängerung der Narkosedauer durch die IORT);
- Aufklärung und Einverständnis des Patienten.

Bei R2-Tumoren möglichst präoperative Radiatio oder Radiochemotherapie

Bei lokal fortgeschrittenen Tumoren, die nach interdisziplinärer Diskussion mit hoher Wahrscheinlichkeit nur R2 (makroskopische Reste) resektabel sind, sollte eine präoperative (neoadjuvante) Radiatio oder Radiochemotherapie überlegt werden. Durch eine Rückbildung des Tumors wird die R0/R1-Resektion oft erleichtert. Strahlenbiologische Befunde deuten darauf hin, dass sich durch die Vorbehandlung auch die Fähigkeit der Tumorzellen zur Implantation und somit zur Bildung von Metastasen vermindern lässt. Das Intervall zwischen intraoperativer Strahlentherapie und perkutaner Radiatio sollte kurz gewählt werden. Nach neoadjuvanter Radiochemotherapie z. B. eines Rektumkarzinoms sollte jedoch ein zeitlicher Mindestabstand von 4–6 Wochen zwischen der intraoperativen Strahlentherapie und der Operation zur Vermeidung von postoperativen Komplikationen wie Anastomoseninsuffizienz eingehalten werden.

Kurzes Intervall zwischen intraoperativer Strahlentherapie und perkutaner Radiatio sinnvoll

Bei einer Vielzahl von Tumorlokalisationen ist die intraoperative Strahlentherapie bisher angewandt worden (Tabelle 17.1). Klassisch und dementsprechend häufig geübt und publiziert ist die IORT bei:

Klassische Indikationen der intraoperativen Strahlentherapie

- Magenkarzinomen;
- Pankreaskarzinomen;
- kolorektalen Karzinomen;
- gynäkologischen Tumoren (insbesondere Beckenwandrezidiven);
- retroperitonealen Weichteilsarkomen.

Tab. 17.1: Ergebnisse der intraoperativen Strahlentherapie

Lokalisation	Dosis (Gy)	lokale Kontrolle	Überleben	rando-misierte Studie	Quelle
Magenkarzinom OP versus OP+IORT/EBRT	20*	9/16 versus 2/25 IORT deutlich besser $p < 0{,}001$	10 % versus 20 %/5 Jahre nicht signifikant	ja	Sindelar et al. Amer J Surg 1993;265:178–97
OP+EBRT versus OP+IORT	20*		50 %/5 Jahre Am Gesamtkollektiv keine signifikanten Unterschiede. Deutlicher Überlebensvorteil bei pT3/4 und pN1	ja	Skoropad et al. Eur J Surg Oncol 2000;26:773–80
Pankreaskarzinom	10–25	0–73 %	Median 12–19 Monate	nein	Literaturzusammenstellung bei: Cienfuegos et al. Eur J Surg Oncol 2000; 26 Suppl. A:S13–S15 und bei Calvo et al.
kolorektale Tumoren, primär	10–17	87–97 %	60–82 %/5 Jahre	nein	Literaturzusammenstellung bei Calvo et al. und Gunderson et al.
kolorektale Tumoren, Rezidive	10–30	7–75 %	12–46 %	nein	Literaturzusammenstellung bei Calvo et al. und Gunderson et al.
gynäkolog. Tumoren, Rezidive	10–20*	40–78 %/ 5 Jahre	0 %/5 Jahre	nein	Del Carmen et al. The Oncologist 2000;5:18–25
Weichteilsarkome	20*	9/15 vs. 4/20 IORT deutlich besser $p < 0{,}05$	38 versus 48 %/5 Jahre nicht signifikant	ja	Sindelar et al. Arch Surg 1993;128:402–10
maligne Gliome	20–25*		18 %/2 Jahre	nein	Rübe et al. Front Radiat Ther Oncol 1999;33:94–9
Kopf-Hals-Tumoren, Rezidive	10–20*	16/67 R2	5–30 %/2 Jahre	nein	Schleicher et al. Radiother Oncol 2001;58:77–81
Mammakarzinome	10–22*			nein	Gatzemeier et al. Strahlenther Onkol 2001;177:330–7
Nierentumoren	15–20	100 %	47 %/4 Jahre	nein	Eble et al. Strahlenther Onkol 1998;174:30–6
kindliche Neuroblastome	7–16*	16/23	2–140 Monate	nein	Haas-Kogan et al. Int J Radiat Oncol Biol Phys 2000;47:985–92

OP = Operation; IORT = intraoperative Strahlentherapie; EBRT = externe Strahlentherapie
* zusätzlich perkutane Strahlentherapie mit Dosen zwischen 45 und 60 Gy

Darüber hinaus finden sich einzelne Publikationen über die Anwendung der intraoperativen Strahlentherapie bei:

Seltenere Indikationen der intraoperativen Strahlentherapie

- Hirntumoren;
- Kopf-Hals-Tumoren;
- Bronchialkarzinomen;
- Mammakarzinomen;
- Gallenwegstumoren;
- Nierentumoren;
- kindlichen Neuroblastomen.

Ob die Kombination IORT/EBRT (intraoperative Strahlentherapie/ externe Strahlentherapie) im Vergleich zur perkutanen Strahlentherapie allein hinsichtlich der lokalen Kontrolle und/oder des Überlebens besser wirksam ist, konnte in vielen Fällen noch nicht bewiesen werden. Es existieren erst wenige randomisierte Studien, meist mit relativ kleinen Fallzahlen. Es zeigt sich jedoch ein Trend in Richtung einer besseren Effektivität bei guter Verträglichkeit.

17.5 Nebenwirkungen

Nebenwirkungen fast ausschließlich Strahlenspätfolgen

Nebenwirkungen nach intraoperativer Strahlentherapie sind fast ausschließlich Strahlenspätfolgen, die per definitionem mindestens drei Monate nach Ende der Strahlentherapie auftreten. Bei der Bewertung der IORT ist allerdings dieses Risiko gegen die Chance erhöhter Tumorheilung und damit möglicherweise verlängerten Überlebens abzuwägen. Nach Meinung einiger Autoren muss ein gewisses Maß von Spätfolgen deshalb zu akzeptieren sein.

Nebenwirkungen abhängig von Lokalisation des Zielvolumens, Dosis und den nahe gelegenen gesunden Geweben

Art und Ausmaß von Nebenwirkungen richten sich nach der Lokalisation des Zielvolumens, der Dosis und den in unmittelbarer Nähe gelegenen gesunden Geweben, nicht zuletzt auch nach der Dosis einer in Zusammenhang mit einer intraoperativen Strahlentherapie geplanten perkutanen Strahlentherapie. Die Daten über die Toleranz gesunder Gewebe hinsichtlich hoher Einschlagdosen stammen überwiegend aus strahlenbiologischen Experimenten an Hunden. Daten von Menschen sind nur sehr spärlich vorhanden und überwiegend retrospektiv.

Klinisch relevant: Toxizität am Nervenplexus bzw. an peripheren Nerven

Kritische Organe mit klinischer Relevanz: Ureter, Ductus choledochus

Selten: Spätfolgen am Knochen

Von klinischer Bedeutung ist die Toxizität am Nervenplexus bzw. an peripheren Nerven, insbesondere am Plexus lumbosacralis bei der intraoperativen Strahlentherapie pelviner Tumoren. Dosisabhängig kann diese im Sinne einer peripheren Neuropathie zu Schmerzen in den Versorgungsgebieten der Nerven, Taubheitsgefühl und Bewegungsstörungen führen, die nicht reversibel sind. Als weitere kritische Organe mit klinischer Relevanz werden der Ureter und der Ductus choledochus angesehen. Hier sind radiogene Fibrosen und Stenosen mit konsekutivem Aufstau der Gallenwege oder der Harnwege beschrieben worden. Deutlich seltener finden sich Strahlenspätfolgen am Knochen in Form einer Wirbelkörperkompressionsfraktur bzw. eine arterielle oder venöse Blutung infolge einer Gefäßschädigung.

Die gewählte Dosis der intraoperativen Strahlentherapie hängt also von der Lokalisation sowie einer durchgeführten oder geplanten perkutanen Strahlentherapie ab. Konkret empfehlen Calvo et al., bei einer Vorbestrahlung in der Größenordnung von 45–50 Gy die IORT-Dosis auf 10–20 Gy zu limitieren. Höhere Dosen sind nur empfehlenswert, wenn die intraoperative Strahlentherapie die alleinige strahlentherapeutische Maßnahme darstellt.

17.6 Kosten der Therapie

Hohe Investitionskosten

Der hauptsächliche finanzielle Aufwand bei der intraoperativen Strahlentherapie beruht auf den hohen Investitionskosten. Sie erfordert, wie bereits ausgeführt, einen speziellen Raum in unmittelbarer Nähe des Operationssaales, der den Anforderungen der Strahlenschutzverordnung genügt. Ein spezieller Beschleuniger oder ein Brachytherapiegerät sind bereitzustellen, wobei die Investitionen für die Brachytherapie im Vergleich zum Beschleuniger deutlich geringer sind.

Einzelne Applikation relativ kostengünstig

Die einzelne Applikation selbst ist dagegen relativ kostengünstig. Kosten entstehen durch Planung und Durchführung der Therapie. Bei der Elektronenbestrahlung sind für die aufwändige Abdeckung der Wunde für den Transport zusätzliche Verbrauchsmaterialien notwendig. Die Flabs für die Brachytherapie sind relativ günstig (einige 100 Euro). Je nach Material sind sie wieder verwendbar. Auch manche Brachytherapienadeln und -katheter sind resterilisierbar.

17.7 Strahlenbelastung

Strahlenbelastung für umgebendes Gewebe und Personal gering

Die Strahlenbelastung beschränkt sich durch den raschen Dosisabfall zur Peripherie bei der Elektronenbestrahlung wie auch bei der Brachytherapie auf das Zielvolumen und dessen unmittelbare Umgebung. Nennenswerte darüber hinausgehende Belastungen des Patienten sind nicht zu erwarten. Bei geeignetem baulichen und gerätetechnischen Strahlenschutz sowie entsprechender Unterweisung bleibt die Strahlenbelastung des Personals gleichfalls sehr gering. Die entsprechenden Vorgaben der Strahlenschutzverordnung hinsichtlich der Überwachung des Personals sind selbstverständlich zu beachten.

17.8 Zusammenfassung

Die intraoperative Strahlentherapie bietet die Möglichkeit einer „konformalen" Strahlentherapie unter den Bedingungen einer Operation. Die direkte Sicht auf das Zielvolumen wird so erst ermöglicht. Ebenso können kritische Organe relativ leicht aus dem Strahlenfeld entfernt werden.

Die einmalige hohe Einzeldosis hat sicherlich den Vorteil einer hohen Effektivität am Tumor. Hinsichtlich eines deutlich intensiveren Effektes am spätreagierenden gesunden Gewebe, das aus anatomischen Gründen nicht aus dem Zielvolumen zu entfernen ist, sind sehr hohe IORT-Dosen jedoch kritisch zu bewerten. Eine moderate IORT-Dosis in Zusammenhang mit einer moderat dosierten perkutanen Strahlentherapie kann dazu beitragen, durch eine Dosisaufsättigung bzw. eine Dosiseskalation das Therapieergebnis hinsichtlich des Tumors deutlich zu verbessern, bei einer guten Verträglichkeit der gesamten Therapie.

Einmalige hohe Einzeldosis:

- hohe Effektivität am Tumor
- kritisch am spätreagierenden gesunden Gewebe

Literaturangaben deuten darauf hin, dass durch die zusätzliche intraoperative Strahlentherapie eine Verbesserung der lokalen Kontrolle bei vielen Tumorarten zu erwarten ist. Ob diese auch in einer Verlängerung der Überlebenszeit resultiert, konnte bisher nicht gesichert werden. Hierbei ist sicherlich auch der Einfluss einer in der Nachbeobachtungszeit eintretenden Fernmetastasierung auf die Überlebenszeit zu berücksichtigen.

Durch zusätzliche IORT Verbesserung der lokalen Kontrolle bei vielen Tumorarten

Letztlich sollte die intraoperative Strahlentherapie ausschließlich an großen onkologischen Zentren mit entsprechender interdisziplinärer Zusammenarbeit mit den diversen operativen Fächern, Anästhesie und Pathologie durchgeführt werden. Strahlentherapeut und medizinischer Physiker sollten unbedingt spezielle Erfahrungen mit der Physik, Biologie und klinischen Anwendung dieser Methode besitzen.

Durchführung der IORT möglichst an großen onkologischen Zentren

Literatur

Calvo FA, Meirino RM, Gunderson LL, Willet CG. Intraoperative radiation therapy. In: Perez CA, Brady LW, Halperin EC, Schmidt-Ullrich RK, eds. Principles and practice of radiation oncology. 4th ed. Philadelphia – Baltimore – New York – London – Buenos Aires – Hong Kong – Sydney – Tokyo: Lippincott Williams & Wilkins, 2003:428–56.

Eble MJ, Dörr W. Intraoperative Strahlentherapie. In: Bamberg M, Molls M, Sack H, eds. Radioonkologie – Grundlagen. München – Wien – New York: W. Zuckschwerdt Verlag, 2003:68–84.

Fantini M, Santoni F, Soriani A, Creton G, Benassi M, Begnozzi L. IORT Novac7: a new linear accelerator for electron beam therapy. Front Radiat Ther Oncol 1997;31:54–9.

Gunderson LL, Willett GG, Calvo FA, Harrison LB. Intraoperative Irradiation. In: Gunderson LL, Tepper JE, eds. Clinical Radiation Oncology. New York – Edinburgh – London – Philadelphia: Churchill Livingston, 2000: 204–16.

Kaiser GM, Frühauf NR, Oldhafer KJ, Zhang HW, Sauerwein W, Broelsch CE. Aktueller Stand der intraoperativen Strahlentherapie in Deutschland. Zentralbl Chir 2003;128:506–10.

Kneschaurek P, Wehrmann R, Hugo C, Stepan R, Lukas P, Molls M. Die Flabmethode zur intraoperativen Bestrahlung. Strahlenther Onkol 1994; 171:61–9.

Kotsch E, Rassow W, Sauerwein W, Eigler FW, Sack H, Stöcker L. Besondere Aspekte bei der Planung und Nutzung einer Elektronenlinearbeschleuniger-Anlage für IORT (intraoperative Strahlentherapie). Strahlenther Onkol 1992;168:541–51.

Pollock EP. American Cancer Society Atlas of Clinical Oncology Soft Tissue Sarcomas. Hamilton–London: BC Decker Inc, 2002.

Valentini V, Balducci M, Tortoreto F, Moranti AG, DeGiorgi U, Fiorentini G. Intraoperative radiotherapy: current thinking. Eur J Surg Oncol 2002; 28:180–5.

Vigneault E, Chan A, Krieg R, RoachIII M, Fu KK, Albright N, Warren R, Singer M, Kaplan M, Powell B, Hsu IC, Jablons D, Phillips TL. Mobetron: Ein mobiler Elektronenbeschleuniger im Operatiossaal. Electromedica 1999;67:95–7.

Informationsmöglichkeiten für Patienten

http://www.degro.org
- Broschüre „Strahlen für das Leben“

http://www.krebsinformation.de

http://www.meb.uni-bonn.de/cancer.gov (in Englisch)

http://www.krebsgesellschaft.de

http://www.krebshilfe.de
- Broschürenserie „Die blauen Ratgeber“

18 Radiotherapie von nicht-malignen Prozessen

M. H. Seegenschmiedt

18.1 Allgemeine Gesichtspunkte

Zahlreiche nicht-maligne Erkrankungen können mit ionisierenden Strahlen erfolgreich behandelt werden. Dabei handelt es sich um sehr unterschiedliche Krankheitsbilder, die teils invasiv und aggressiv, teils kosmetisch und funktionell störend oder entstellend, z. T. aber auch lebensbedrohlich sind und die Lebensqualität deutlich mindern können. Eine Einteilung nach anatomischen und funktionellen Gesichtspunkten ist sinnvoll.

Zahlreiche nicht-maligne Erkrankungen können mit ionisierenden Strahlen erfolgreich behandelt werden.

Für nicht-maligne Erkrankungen ist die Bestrahlung immer dann indiziert, wenn andere Maßnahmen versagt haben, eingreifender sind (z. B. Operation) oder starke Nebenwirkungen erzeugen. Der Nutzen und die Risiken der Strahlenbehandlung sind bei jeder Indikationsstellung sorgfältig abzuwägen, denn die Bestrahlung nicht-maligner Prozesse ist im Gegensatz zur Therapie bösartiger Tumoren eine elektive Maßnahme, die der sehr sorgfältigen Aufklärung bedarf. Es gelten dazu folgende allgemeine Empfehlungen:

Bestrahlung indiziert, wenn andere Therapien versagt haben, eingreifender sind oder starke Nebenwirkungen erzeugen.

- Geeignete Strahlenqualität, Einzeldosis und Gesamtdosis für den jeweiligen Krankheitsprozess auswählen; Nebenwirkungen weitgehend vermeiden.
- Umgebendes Normalgewebe und strahlenempfindliche Organe (z. B. Schilddrüse, Augen, Gonaden, Knochenmark, Brustdrüse) durch Abdeckung und ausreichende Ausblendung schützen.
- Kinder und Jugendliche (bis ca. 20 Jahre) nur in besonderen Ausnahmefällen und nach sorgfältiger Abschätzung des Risikos bestrahlen.
- Während der Schwangerschaft keine Strahlentherapie am Körperstamm wegen einer nicht-malignen Erkrankung durchführen.

Allgemeine Empfehlungen zur Bestrahlung nicht-maligner Prozesse

Trotz dieser Einschränkungen ist die Strahlentherapie ein oft wenig beachtetes, aber dennoch sehr erfolgreiches Therapieverfahren. Der rechtzeitige Einsatz kann z. B. dazu beitragen, teure Medikamente (Antibiotika, Antirheumatika, Analgetika, u. a.) einzusparen, operative Maßnahmen zu vermeiden und langwierige konservative Behandlungen abzukürzen. Die Radiotherapie ist um ein Vielfaches

Strahlentherapie ist wenig beachtetes, aber sehr erfolgreiches Therapieverfahren und kostengünstiger als alternative Therapien.

kostengünstiger als alternative Therapien. Zur Zeit sind aber nur wenige Therapiekonzepte evidenzbasiert. Aktuelle Empfehlungen für Deutschland sind in einer Übersichtsarbeit zusammengestellt (siehe Literatur).

18.2 Wirkmechanismen der Strahlentherapie

Wirkung ionisierender Strahlen

Die Wirkung ionisierender Strahlen beruht bei den verschiedenen Erkrankungen und Dosierungskonzepten auf ganz unterschiedlichen biologischen Effekten:

- Beeinflussung von Entzündungsprozessen,
- Beeinflussung von Schmerzprozessen,
- Beeinflussung von überschießenden Gewebsbildungen,
- Beeinflussung von immunologischen Vorgängen,
- Beeinflussung von funktionellen Störungen.

Neben der bekannten Wachstumshemmung mitotischer Zellen bei Reparaturprozessen (z. B. Fibroblasten: Zerstörung durch Strangbrüche der DNS) spielen eine gesteigerte Kapillarpermeabilität bzw. Durchblutung, die Modulation von Entzündungszellen mit Freisetzung von Zytokinen und proteolytischen Enzymen sowie Veränderungen des Gewebemilieus und Auswirkungen auf das autonome Nervensystem eine wichtige Rolle. Das komplexe Zusammenspiel dieser Prozesse ist noch nicht vollständig aufgedeckt und verstanden.

Kenntnis der für den jeweiligen Krankheitsprozess entscheidenden Zielzellen und pathogenetischen Mechanismen wichtig für Entwicklung neuer (strahlen)biologischer Ansätze und Steigerung der Effektivität

Die Kenntnis der für den jeweiligen Krankheitsprozess entscheidenden Zielzellen und pathogenetischen Mechanismen ist aber wichtig, um neue (strahlen)biologische Ansätze zu entwickeln und die Effektivität der Strahlentherapie bei nicht-malignen Prozessen weiter zu verbessern. Wichtige Parameter für die Optimierung sind dabei der günstigste Zeitpunkt, die Sequenz, die Fraktionierung und die Einzel- und Gesamtdosis der Bestrahlung. Oft fehlt es aber noch an geeigneten strahlenbiologischen Modellen, um die oft nur klinisch beobachteten Effekte besser und grundsätzlicher verstehen zu können. In Zukunft sind daher weiter Grundlagenforschung, klinische Anwendungsbeobachtungen und Therapieoptimierungen erforderlich.

18.3 Relevante klinische Endpunkte

Die Strahlentherapie nicht-maligner Prozesse hat sich über Jahrzehnte entwickelt. In früheren Jahren wurden kaum kontrollierte Studien durchgeführt. Ausnahmen sind die heterotopen Ossifikationen, die endokrine Orbitopathie und die Restenose-Prophylaxe nach Gefäßdilatation. Kontrollierte und randomisierte Studien sind aber heutzutage nötig, um klinisch „etablierte Indikationen" zu validieren, die Radiotherapie mit Standardverfahren zu vergleichen und sie hinsichtlich wichtiger Parameter (wie z. B. Dosis, Fraktionierung) zu

Tab. 18.1: Endpunkte zur Beurteilung der Wirksamkeit der Strahlentherapie

Endpunkt	klinisches Beispiel	Evaluationskriterien: Endpunkte
Organerhalt	Restenose-Prophylaxe (koronar, peripher, Shunts)	Angiographie: Perfusion, Stenosegrad, Offenbleiben von Stents/Shunts
	Ossifikationsprophylaxe an der Hüfte und anderen Gelenken	Röntgenaufnahme und funktionelle Untersuchung des (Hüft-) Gelenkes
	endokrine Orbitopathie, altersbedingte Makuladegeneration, Aderhauthämangiom Morbus Dupuytren	Augenstatus: Orbitopathie-Score, Visuserhalt, Rückgang von Symptomen Erhalt der Handfunktion: Streckdefizit
Funktionserhalt	Keloid Pterygium Bewegungsumfang Hüfte heterotope Ossifikation	Kosmetik und Organfunktion erhalten, subjektive Zufriedenheit, erhaltene Lebensqualität; Photodokumentation
Schmerzfreiheit	Osteoarthrose von Gelenken an Schulter, Hüfte, Knie u. a. Peritendinitis/Tendinopathie: Schulter, Ellenbogen, Ferse heterotope Ossifikation	Schmerz-Score: Schmerzreduktion; gelenkspezifischer Score, bessere Gelenkfunktion, verbessertes Bewegungsausmaß, Belastungsschwelle gesteigert
Vermeidung von Therapiefolgen	Osteoarthrose von Gelenken an Schulter, Hüfte, Knie u. a.	Vermeidung von Operationen und Medikamenten und deren Nebenwirkungen
Vermeidung von Komplikationen	arterio-venöse Malformation	Angiographie: Nidus-Okklusion und Vermeidung von Blutungen
Freiheit von Progression oder Rezidiv	benigne ZNS-Veränderungen: Meningeom, Akustikusneurinom u. a.	MRT/CT: Freiheit von Tumorprogression und Rezidiv, Erhalt neurologischer Funktionen

optimieren. Neben der subjektiven Bewertung durch den Patienten oder Arzt sind dazu auch möglichst viele objektive Endpunkte und Bewertungskriterien anzuwenden (Tabelle 18.1).

18.4 Erkrankungen von Auge und Orbita

18.4.1 Endokrine Orbitopathie

Die endokrine Orbitopathie ist eine Autoimmunkrankheit, die häufig zusammen mit einer latenten oder klinisch manifesten Überfunktion der Schilddrüse vom Typ Morbus Basedow oder selten bei Hashimoto-Thyreoiditis auftritt. Charakteristisch ist das Hervortreten eines oder beider Augäpfel (Protrusio bulbi = Exophtalmus), das auch bei normalen Schilddrüsenwerten (Euthyreose) oder während oder nach Therapie der Hyperthyreose mittels Strumektomie oder Radio-

- Autoimmunkrankheit
- häufig bei Morbus Basedow, selten bei Hashimoto-Thyreoiditis

- Symptome: u. a. Hervortreten der Augäpfel, Augenbrennen, -tränen, Doppelbilder

iodtherapie auftreten kann. Weitere Symptome sind Augentränen und -brennen, Lichtempfindlichkeit, Druck- und Fremdkörpergefühl und Doppelbilder durch Verdickung der Augenmuskeln sowie gestörte Bulbusbeweglichkeit bis hin zur vollständigen Augenmuskelblockade. Dazu kommen Ödeme um die Augen (Chemosis). Bei gestörtem Lidschluss (Lagophtalmus) können eine chronische Hornhautentzündung und dauerhafte Hornhauterosionen bzw. Hornhautgeschwüre entstehen. Histologisch findet sich anfangs eine Entzündungsreaktion aus mononukleären Zellen (Antigen-tragende Makrophagen, T- und B-Lymphozyten). Die immunkompetenten Zellen bilden Zytokine und stimulieren die Produktion von hydrophilen Glykosaminoglykanen, Proteasen und Proteaseinhibitoren. Sie lösen das interstitielle Ödem innerhalb der Orbita aus. Im weiteren Verlauf treten Fibroblasten auf, die zu einer Vernarbung (retrobulbäre Fibrose) führen können. Die Diagnose der endokrinen Orbitopathie wird anhand von Schilddrüsenwerten, Bildgebung (CT, MRT) und einem umfassenden augenärztlichen Status gestellt.

- Diagnose: Schilddrüsenwerte, CT, MRT, augenärztlicher Status

Therapie:

- Korrektur der Hyperthyreose
- ggf. operative Korrekturen an den Augenmuskeln
- Steroide zur Immunsuppression

Anfangs wird eine Korrektur der evtl. auslösenden Hyperthyreose angestrebt. Dazu dienen die Schilddrüsenentfernung, die Radioiodtherapie oder thyreostatische Medikamente. Die operative Dekompression des Retrobulbärraums kommt nur bei unmittelbar drohendem Visusverlust und Versagen anderer Maßnahmen in Betracht. Operative Korrekturen an den Augenmuskeln werden nach dem Rückgang der Erkrankung, aber weiter bestehenden Doppelbildern vorgenommen. Zu Beginn der Erkrankung ist ein Therapieversuch mit Steroiden zur Immunsuppression gerechtfertigt. Dabei wird Kortison zunächst für wenige Tage in hohen Dosen und danach allmählich ausschleichend über mehrere Wochen verabreicht (Kortison-Stoßtherapie).

Indikationen für Bestrahlung:

- Autoimmunerkrankung der Schilddrüse
- Funktionseinschränkungen
- kosmetische „Indikation"

Kontraindikationen:

- stabile Erkrankung
- keine Funktionseinschränkung

Zielzellen für die Strahlentherapie sind Lymphozyten bzw. Antigen-Antikörper-Komplexe und die für die Reparatur zuständigen Fibroblasten. Die Indikation zur Bestrahlung besteht bei manifester Schilddrüsenerkrankung oder Hinweisen für eine Autoimmunerkrankung der Schilddrüse (Nachweis von Antikörpern), bei Nachweis von vergrößerten retroorbitalen Augenmuskeln (CT oder MRT) mit Funktionseinschränkung oder -verlust im Sinne von Doppelbildern sowie zunehmenden Augensymptomen oder bei funktionellen Defiziten trotz konventioneller Vorbehandlung, z. B. mit Kortison. Eine augenärztliche Untersuchung muss zuvor die Progression der Erkrankung bestätigen. Ein drohender Visusverlust oder eine Retinopathie dürfen allerdings nicht vorliegen. Kontraindikationen sind eine stabile Erkrankung ohne Progression, nur geringe Symptome ohne Funktionseinschränkung oder das Unvermögen, eine formale Zustimmung zur Behandlung zu geben. Ziel der Behandlung ist es, die Progression der endokrine Orbitopathie zu stoppen, funktionelle Defizite zu verringern oder zu beseitigen und die äußere Erscheinung zu verbessern (kosmetische Indikation).

Es werden immer beide Orbitae bestrahlt.

Bestrahlungstechnik: Da die endokrine Orbitopathie meistens beidseitig auftritt, werden immer beide Orbitae bestrahlt, selbst wenn ein

Auge mehr als das andere betroffen ist. Die Bestrahlung erfolgt am Linearbeschleuniger (6–10 MV Photonen). Man erfasst die ganze Orbita vom vorderen Ansatz der äußeren Augenmuskeln an, versucht aber, die Strahlendosis im Bereich der Linse und Vorderkammer des Auges zu minimieren. Der Kopf des Patienten wird bei jeder Bestrahlung in einer individuell angepassten Kopfmaske fixiert.

Die Bestrahlung erfolgt mit 10–20 Gy in konventioneller Fraktionierung von 5-mal 2 Gy pro Woche. Bei frühen Formen und geringer Symptomatik können Einzeldosen von 0,2–1 Gy wirksam sein, wobei es in dieser Phase auch zur spontanen Rückbildung der endokrine Orbitopathie kommen kann. Insgesamt erzielt die Strahlentherapie in 60–80 % der Fälle eine Symptombesserung und eine Vermeidung operativer Maßnahmen. Nach drei Monaten erfolgt die erste Auswertung. Erst nach einem Jahr ist eine endgültige Beurteilung möglich. Zu diesem Zeitpunkt sollte eine korrigierende Augenoperation bei persistierenden Doppelbildern geplant werden.

Symptombesserung in 60–80 % der Fälle

ggf. korrigierende Augenoperation

18.4.2 Altersbedingte Makuladegeneration

Die altersbedingte Makuladegeneration ist die häufigste Ursache für eine Erblindung im Alter, bedingt durch Verlust der zentralen Sehschärfe. Sie weist typische Veränderungen am hinteren Augenpol auf: gelbliche Ablagerungen unterhalb des Pigmentepithels (Drusen); Pigmentveränderungen, Atrophie und serös-hämorrhagische Ablösungen des retinalen Pigmentepithels oder der neurosensorischen Retina sowie Gefäßneubildungen der Chorioidea und Vernarbungen im Makulabereich. Klinisch werden zentrale und periphere, foveale, juxta- und extrafoveale sowie trockene und feuchte Formen der altersbedingten Makuladegeneration unterschieden. 80 % der Patienten weisen trockene Formen (mit Drusen und kleinen Atrophien) ohne eine wesentliche Visusverschlechterung auf, 20 % entwickeln die exsudative, feuchte Form mit hohem Risiko für eine starke Sehverschlechterung. Dabei kommt es zu subretinalen Gefäßneubildungen, die unbehandelt eine schlechte Prognose für den Visus haben. Die Erkrankung kann schon im Alter von 40–50 Jahren auftreten. Ihre Inzidenz steigt mit zunehmendem Alter stark an. Der Nikotinabusus ist als Risikofaktor gesichert. Die Diagnose wird mit Fundoskopie und Fluoreszenzangiographie gestellt. Weist ein Auge bereits eine Gefäßneubildung auf, liegt das Risiko für das Partnerauge bei ca. 10 % pro Jahr.

- häufigste Ursache für Erblindung im Alter

Symptome
- Subretinale Gefäßneubildungen haben schlechte Prognose für Visus.
- Inzidenz steigt mit Alter stark an.
- Nikotinabusus als Risikofaktor

Die Therapie zielt darauf, die Ablösung des retinalen Pigmentepithels, Einblutungen und Gefäßneubildungen zu verhindern. Die Laser-Koagulation zerstört die Gefäßneubildungen durch Wärme. Nur wenige Läsionen kommen dafür infrage, und die Resultate sind im Langzeitverlauf ungünstig. Rezidive sind häufig. Die Photokoagulation wird bei der klassischen, aber seltenen extrafovealen Gefäßneubildung eingesetzt. Die irreversible Schädigung der Fovea mit zentralem Sehverlust ist ein hohes Begleitrisiko. Die photodynamische

Laser-Koagulation zerstört Gefäßneubildungen durch Wärme.

Photodynamische Therapie bewirkt Verschluss der Gefäßneubildungen.

Therapie (PDT) mit Verteporfin verursacht eine selektive photochemische Schädigung der Gefäßwand und bewirkt einen Verschluss der Gefäßneubildungen. Meist sind mehrere Sitzungen nötig. Obwohl die PDT eine Erfolg versprechende Methode für die exsudative altersbedingte Makuladegeneration ist, wird der Visus nur selten verbessert.

Klarer Wirkungsnachweis für Radiotherapie steht aus.

Seit Einführung der PDT werden nur wenige Patienten mit feuchter altersbedingte Makuladegeneration zur Bestrahlung überwiesen, da bis heute ein klarer Wirkungsnachweis für die Radiotherapie aussteht. Einzelne Studien zeigten nach sechs Monaten bzw. einem Jahr nach Radiotherapie gegenüber der unbehandelten Kontrollgruppe eine signifikant höhere Rate von Patienten mit stabilem Visus. Möglicherweise gibt es auch eine Dosis-Wirkung-Beziehung, wobei die möglichen Zielzellen (Gefäßendothel, Fibroblasten) je nach Erkrankungsstadium unterschiedlich sind. Die Behandlung mit Protonen und Applikatoren ist wegen des sehr kleinen Zielvolumens vorteilhaft. Empfohlen werden kann in der Frühphase der altersbedingten Makuladegeneration eine Dosis von 8 Gy in vier Fraktionen zu 2 Gy; diese Behandlung kann u. U. auch wiederholt werden. In späteren Phasen der Erkrankung sind möglicherweise höhere Dosen erforderlich, um die Vernarbungen zu verhindern, z. B. 20–24 Gy in 8–12 Fraktionen.

18.4.3 Pterygium

Bindegewebige Wucherung, v. a. in heißen, staubigen und trockenen Regionen

- Sehstörungen, gestörtes Aussehen

Das Pterygium ist eine bindegewebige Wucherung, die sich meist im nasalen Bereich vom Augenwinkel bis zur Kornea ausdehnt. Die Inzidenz ist in heißen, staubigen und trockenen Regionen am höchsten. Wird die Kornea befallen, kommt es zu Sehstörungen. Daneben ist das Aussehen gestört. Pterygia treten oft schon in jüngeren Jahren (20–30 Jahre) auf. Die klinische Diagnose ist so augenfällig, dass sich eine Biopsie erübrigt. Meist wird das Pterygium erst nach der operativen Entfernung histologisch untersucht.

Therapie der Wahl ist vollständige Exzision, aber 50 % Rezidive.

Erfolgreicher: freie Transplantate, Zytostatika

Eine Therapie erfolgt, wenn die Wucherung in Richtung Pupille bzw. Kornea fortschreitet, eine Visusverschlechterung droht oder das betroffene Auge als störend empfunden wird. Therapie der Wahl ist die vollständige Exzision, doch die lokale Rezidivrate erreicht hier ca. 50 %. Freie Transplantate sind erfolgreicher. Adjuvante Maßnahmen zur Rezidivprophylaxe sind die Gabe von Zytostatika wie Mitomycin C und die Bestrahlung.

Radiotherapie mit Strontium-90 selten angefordert

Die Radiotherapie mit Strontium-90 war früher etabliert, wird aber seit Anwendung der medikamentösen Prophylaxe postoperativ nur selten von Augenärzten angefordert. Bei der Bestrahlung werden als einzelne Fraktion 15–25 Gy unmittelbar postoperativ verabreicht. Bei der Mehrfachbestrahlung werden 8–10 Gy pro Fraktion 1–3-mal wöchentlich bis zu einer Gesamtdosis von 30–60 Gy gegeben. Eine höhere Gesamtdosis kann zu Komplikationen am Auge führen. Die Bestrahlung senkt die Rezidivrate auf ca. 10% ab. Bei Rezidiven und erneuter Exzision kann in gleicher Weise bestrahlt werden.

18.4.4 Aderhauthämangiom

Aderhauthämangiome treten an der Aderhaut (= Chorioidea) als benigne Gefäßtumoren lokalisiert (ältere Patienten) oder diffus (jüngere Patienten) auf, z. B. bei einem Sturge-Weber-Syndrom. Die Symptome sind von der Größe und Lage des Aderhauthämangioms abhängig. Aderhauthämangiome wachsen recht langsam und führen neben Sehstörungen zur Netzhautablösung, die unbehandelt zum chronischen Glaukom und Verlust des Auges führt. Mit ophthalmologischen Methoden lässt sich die Diagnose eines umschriebenen Aderhauthämangioms und möglicher Folgeerscheinungen schnell und mit großer Genauigkeit stellen. Die Wahl der Therapie hängt von der Lage des Aderhauthämangioms, dem Schweregrad der Symptome und sekundären Symptomen ab, wie z. B. herabgesetzter Visus, Netzhautablösung und Sekundärglaukom. Die Rückbildung der sekundären Netzhautablösung ist das wichtigste Kriterium für die Wirksamkeit der Therapie.

Symptome:

- Sehstörungen, Netzhautablösung, chronisches Glaukom

Wahl der Therapie abhängig vom klinischen Bild

Die Photokoagulation ist die Therapie der Wahl bei den umschriebenen Läsionen außerhalb des zentralen Sehbereichs. Im Rezidivfall kann die Behandlung wiederholt werden. Meist sind drei bis vier Koagulationen alle vier Wochen zur Tumorinaktivierung und Resorption der subretinalen Flüssigkeit ausreichend. Die Tumorgröße nimmt aber nur geringfügig ab. Die photodynamische Therapie mit Verteporfin ist eine sehr moderne Therapieform, bei der noch Langzeitergebnisse fehlen. Sie führt ohne Nebenwirkungen ebenfalls zur Wiederanlage der Netzhaut und Resorption der subretinalen Flüssigkeit.

Photokoagulation ist Therapie der Wahl bei umschriebenen Läsionen außerhalb des zentralen Sehbereichs.

Die Strahlentherapie ist indiziert, wenn keine Laserbehandlung möglich ist, z. B. bei Nähe zu Makula oder Papille (Gefahr des Zentralskotoms), bei kompletter Netzhautablösung und beim diffusen Typ (Sturge-Weber-Syndrom) des Aderhauthämangioms. Nach der Bestrahlung kann sich die abgelöste Netzhaut wieder anlegen. Die Läsionen werden flacher und die Sehfähigkeit kann erhalten werden. Die Strahlentherapie erfolgt am Linearbeschleuniger mit 5-mal 2 Gy wöchentlich bis zu einer Gesamtdosis von 20 Gy (bei lokalisiertem Befall) oder 30 Gy (bei diffusem Befall). Die Verbesserung des Sehvermögens (durchschnittlich 60–70%) ist von einem möglichst kurzen Intervall zwischen dem Auftreten der Symptome und dem Beginn der Strahlentherapie abhängig. Im Fall der vollständigen Netzhautablösung kann die Strahlenbehandlung den Visus nicht wiederherstellen, jedoch das Auge erhalten.

Strahlentherapie ist indiziert, wenn keine Laserbehandlung möglich ist.

Verbesserung des Sehvermögens abhängig vom Intervall zwischen Auftreten der Symptome und Beginn der Strahlentherapie

Neben der perkutanen Bestrahlung können mit Erfolg auch die Protonentherapie und die Brachytherapie mit speziellen Augen-Applikatoren eingesetzt werden.

18.5 Erkrankungen im Kopf-Hals-Bereich

Diagnose durch spezifische Leitsymptome, Untersuchung, Bildgebung

Nicht-maligne Krankheitsprozesse des Zentralnervensystems können durch ihre lokale Ausdehnung und durch Druck auf Nachbarstrukturen zu lebensbedrohlichen Symptomen führen. Die Diagnose wird durch spezifische Leitsymptome, sorgfältige Untersuchung und Bildgebung (CT, MRT, Angiographie) gestellt. Die konventionelle perkutane Bestrahlung und die Radiochirurgie sind für verschiedene benigne Läsionen des Gehirns sinnvoll und vorteilhaft. Sie können entweder als alleinige Methode oder auch postoperativ eingesetzt werden.

18.5.1 Meningeome

Symptome:

- Kopfschmerzen, Erbrechen, Papillenödem, fokale Krampfanfälle

Totale Resektion oft nicht möglich

Postoperative Strahlentherapie verbessert lokale Tumorkontrolle signifikant.

Meningeome sind benigne, langsam wachsende Tumoren, die oft im 40.–60. Lebensjahr auftreten. Nur 10 % der Patienten entwickeln eine maligne Form. Typische Symptome sind Kopfschmerzen, Erbrechen, Papillenödem und fokale Krampfanfälle. Eine totale Resektion ist häufig nicht möglich, da der Tumor wichtige Strukturen infiltrieren und ummauern kann. Wird keine vollständige Tumorentfernung erreicht, ist die kurative Strahlentherapie unmittelbar nach der Operation indiziert, da der Tumor beim Rezidiv schlechter kontrollierbar ist. Die postoperative Strahlentherapie verbessert die lokale Tumorkontrolle signifikant.

- Erhalt der neurologischen Funktionen

Die Bestrahlung erfolgt in 3D-CT-geplanter, konformaler Technik, meist mit einem Sicherheitsabstand von 1 cm. Bei Einzeldosen von 1,8–2,0 Gy und normaler Fraktionierung wird eine Gesamtdosis von 50–56 Gy verabreicht. Bei sehr kleinen Meningeomen kommt eine stereotaktische Strahlenbehandlung infrage. Die Tumorrückbildung nach Strahlentherapie tritt wie bei anderen benignen intrakraniellen Tumoren nur langsam ein. Ziel der primären Strahlentherapie ist der Erhalt oder die Verbesserung der neurologischen Funktionen und die Verhinderung des weiteren Tumorwachstums.

18.5.2 Hypophysenadenome

Bei Inoperabilität und medikamentös nicht kontrollierbaren Symptomen ist Bestrahlung primär indiziert.

Adenome der Hypophyse zeichnen sich durch expansives Wachstum und/oder eine unkontrollierte Hormonaktivität aus. Für jedes der in der Hypophyse produzierten Hormone gibt es entsprechende Adenome. Die Bestrahlung ist bei invasiven, subtotal entfernten, rezidivierten, inoperablen und refraktären Adenomen sinnvoll. Bei Inoperabilität und medikamentös nicht kontrollierbaren Symptomen ist die Bestrahlung primär indiziert. Sie wird mit Einzeldosen von 1,8–2,0 Gy bis zu einer Gesamtdosis von 45–50 Gy gegeben. Die Tumorkontrollrate nach Radiotherapie erreicht, zum Teil zeitverzögert, 60–90 %.

18.5.3 Kraniopharyngeome

Kraniopharyngeome entstehen meist im frühen Kindesalter (5.–10. Lebensjahr). Symptome sind intrakranielle Drucksteigerung, herabgesetzter Visus und Defizite des antidiuretischen oder Wachstumshormons. Die Nähe des Tumors zu kritischen Strukturen in der Umgebung, wie z. B. Sehnerv, Hypophyse oder Hypothalamus, lassen häufig eine radikale Entfernung nicht zu. Der (sub)totalen Operation sollte deshalb eine postoperative Bestrahlung mit 25–30 Fraktionen von 1,8 Gy bis zu einer Gesamtdosis von 50–55 Gy folgen. Die Rezidiv- bzw. Progressionsrate nach subtotaler Resektion beträgt nach zwei bis drei Jahren 70–90 %. Nach postoperativer Bestrahlung wird dagegen eine Kontrollrate von 80–95 % nach 5–20 Jahren erzielt.

- Symptome: Drucksteigerung, herabgesetzter Visus, Hormonstörungen
- radikale Entfernung oft nicht möglich
- Postoperative Bestrahlung senkt Rezidivrate auf 5–20 %.

18.5.4 Akustikusneurinome

Akustikusneurinome sind benigne Tumoren des 6. Hirnnervens am inneren Gehörgang. Die Verschlechterung des Hörvermögens ist das charakteristische Symptom. Weitere Zeichen sind Schwindel, Defizite anderer Hirnnerven, Ataxie, Koordinationsstörungen und ein Nystagmus. Die Therapiemöglichkeiten umfassen die lokale Resektion oder die stereotaktische oder fraktionierte perkutane Bestrahlung nach subtotaler Resektion. Dadurch kann die Rezidivrate signifikant gesenkt werden. Bei einer Einzeitdosis von 12–14 Gy erreicht die stereotaktische Radiochirurgie eine Heilungsrate von über 80 %.

- Verschlechterung des Hörvermögens u. a. Symptome
- lokale Resektion oder Bestrahlung nach subtotaler Resektion
- Erfolgsrate > 80 %

18.5.5 Arterio-venöse Malformationen

Arterio-venöse Malformationen bestehen aus erweiterten Arterien mit Verbindung zum normalen Kapillarbett. So gelangt oxygeniertes Blut direkt in das venöse System. Die arterio-venösen Malformationen bergen die Gefahr von Rupturen (2–5 % pro Jahr). Hauptsymptome sind Blutungen, Anfälle, neurologische Defizite und Kopfschmerzen. Ziel der Therapie ist die Vermeidung von Blutungen und therapiebedingten Nebenwirkungen. Therapie der Wahl ist die komplette Exzision. Mittels Embolisation können die arterio-venösen Malformationen verkleinert und damit einer besseren Behandlung durch Operation oder Radiochirurgie zugeführt werden. Arterio-venöse Malformationen werden stereotaktisch und mit einer einmaligen hohen Einzeldosis bestrahlt. Die fraktionierte Bestrahlung ist unwirksam. Abhängig von Größe und Lage der arterio-venösen Malformationen, werden 15–25 Gy in der Peripherie gegeben. Ziel ist die Obliteration der arterio-venösen Malformationen. Die Raten kompletter Obliterationen erreichen heutzutage 80–90 %.

- Hauptsymptome: Blutungen, Anfälle, neurologische Defizite, Kopfschmerzen
- Therapie der Wahl ist komplette Exzision (OP oder Radiochirurgie).
- Stereotaktische Bestrahlung erreicht Erfolgsraten von 80–90 %.

18.5.6 Chordome

- Resektion fast nie vollständig
- Verbesserung der Langzeitkontrolle durch postoperative Bestrahlung

Intrakranielle Chordome treten an der Schädelbasis und im Bereich des Clivus auf. Die Resektion ist wegen der Lage schwierig und gelingt fast nie vollständig. Durch eine postoperative Bestrahlung kann die Langzeitkontrolle verbessert werden. Wegen der günstigen Dosisverteilung werden heutzutage Protonen oder eine intensitätsmodulierte Strahlentherapie am Linearbeschleuniger eingesetzt. Für eine Tumorkontrolle sind in der Regel 60–70 Gy und mehr erforderlich Die lokale Kontrolle nach fünf Jahren beträgt 60–70 %. Mit höheren Dosen werden noch bessere Ergebnisse erreicht. Chordome im Zervikal- oder Sakralbereich zeigen die gleiche Problematik.

18.5.7 Glomustumoren/Chemodektome

- Symptome: Schmerzen, Dysphagie, Hörverlust, Tinnitus, Schwindel, erhöhter Hirndruck, Hirnnervenausfälle
- OP selten kurativ
- Bestrahlung vermeidet Tumorprogression und erbringt bessere Ergebnisse als OP.

Tumoren der Glomuskörperchen liegen im Bereich der A. carotis oder entlang der Hirnnerven im Bereich des Temporalknochens. Etwa die Hälfte der Tumoren findet sich in der Fossa jugularis. Sie infiltrieren Knochen, Gefäße, Mittelohr und Hirnnerven. Je nach Lage verursachen sie Schmerzen, Dysphagie, Hörverlust, Tinnitus, Schwindel, erhöhten Hirndruck und Hirnnervenausfälle. Oft bestehen die Symptome schon viele Jahre, bevor die Diagnose mittels CT, Angiographie und MRT gestellt wird. Nur selten ist die Operation bereits kurativ. Nach unvollständiger Operation kann zunächst abgewartet und bei erneuter Progression mit 40–45 Gy Gesamtdosis über 4–5 Wochen bestrahlt werden. Die primäre Bestrahlung von Chemodektomen des Temporalknochens erreicht aber mindestens genau so gute, wenn nicht noch bessere Ergebnisse als die Operation. Meistens bildet sich der Tumor nur langsam zurück und Reste sind noch viele Jahre lang nachweisbar. Ziel der Bestrahlung ist die Vermeidung einer Tumorprogression. Ein Vorbestrahlung mit 45 Gy erschwert eine nachfolgende Operation nicht.

18.5.8 Juveniles Angiofibrom

- führt zum Tod oder zu ernsthaften Symptomen
- Leitsymptome: Nasenbluten und Verlegung der Nase; Hirnnervenausfälle, Hörverlust, Erblindung
- je nach Lage OP oder primäre Bestrahlung indiziert

Juvenile Angiofibrome sind seltene benigne Gefäßtumoren bei Jugendlichen im Alter von 10–15 Jahren. Unkontrolliert führen sie zum Tod oder zu ernsthaften Symptomen. Sie liegen im Bereich der hinteren Nasenöffnung, der Nasenhöhle oder Nasopharynx und dehnen sich in die paranasalen Sinus aus. Nasenbluten und Verlegung der Nase sind die Leitsymptome. Große Tumoren verursachen Hirnnervenausfälle, Hörverlust und Erblindung. CT, MRT und Angiographie führen zur Diagnose. Gut abgegrenzte juvenile Angiofibrome werden nach Embolisation vollständig entfernt. Auch bei lateraler Ausdehnung besteht eine Indikation zur Operation. Bei intrakranieller Ausdehnung, bei unvollständiger Resektabilität oder hohem Blutungsrisiko ist die primäre Bestrahlung indiziert. Das potentielle Risiko für radiogen induzierte Tumoren ist gegen das Risiko eines sofortigen Todes oder schwerwiegenden Symptomen nach Operation abzuwägen. Für eine lokale Tumorkontrolle reichen 30–35 Gy in 4–5 Wochen aus. Initial kann eine Kontrollrate von 80% erreicht werden, etwas mehr ohne vorangehende Therapiemaßnahmen und etwa 70% bei Rezidiven nach Operation.

- Lokale Bestrahlung erbringt Kontrollraten von 80%.

18.6 Erkrankungen der Weichteile

18.6.1 Entzündungsbestrahlung

Bei akuten oder chronischen entzündlichen Prozessen der Weichteile sind normalerweise Antibiotika das Mittel der Wahl. In Ausnahmefällen erfolgt eine chirurgische Inzision, z. B. zur Entlastung von Abszessen. Voraussetzung für eine Bestrahlung ist eine chronisch-rezidivierende oder therapierefraktäre Entzündung, die den Patienten langfristig gefährdet.

- Antibiotika Mittel der Wahl
- chirurgische Inzision bei Abszess

Als mögliche Indikationen kommen infrage: Panaritium (chronische Entzündungen an Fingern bzw. Zehen) und Paronychie (Nagelbettentzündung), Schweißdrüsenabzesse im Bereich von Axilla und Inguinalregion (Furunkel, infizierte Akne), nicht heilende Fisteln, Phlegmonen und Geschwüre, eine Thrombophlebitis der oberflächlichen und tiefen Venen.

Indikationen für Bestrahlung

Prinzipiell gilt zur Strahlentherapie: Je akuter der Entzündungsprozess, desto wirksamer ist die Radiotherapie und desto geringer die erforderliche Strahlendosis. Oft reichen Gesamtdosen von 1–3 Gy (2–6-mal 0,5 Gy) aus. Bei chronischen Entzündungsprozessen sind höhere Einzeldosen (0,5–1,5 Gy), weniger Fraktionen pro Woche (2–3-mal) und eine längere Gesamtbehandlungszeit nötig (Gesamtdosis 5–10 Gy). Idealerweise wird die Entzündungsbestrahlung am Orthovolt-Gerät (je nach Tiefe 50–200 kV) oder an einem Linearbeschleuniger mit Hilfe von Elektronen (3–6 MeV) ausgeführt.

Je akuter der Entzündungsprozess, desto wirksamer ist die Radiotherapie und desto geringer die erforderliche Strahlendosis.

Bei den akuten Prozessen ist die Erfolgsrate relativ hoch und erreicht bis zu 90%, bei den chronischen Erkrankungen ist sie mit bis zu 70% etwas niedriger.

Erfolgsraten: 70–90%

18.7 Erkrankungen der Knochen und Gelenke

18.7.1 Degenerative Gelenkerkrankungen

Bei einigen akuten oder chronischen schmerzhaften Prozessen im Bereich von Knochen, Gelenken und periartikulären Weichteilen wurde in den vergangenen Jahrzehnten die „Reizbestrahlung“ bzw. „funktionelle Strahlentherapie“ mit Erfolg angewandt. Ihr Einsatz ist weniger aus neueren kontrollierten Studien begründet als vielmehr aus guten klinischen Erfahrungen an vielen Tausend Patienten in therapierefraktären Situationen, bei denen die lokale Bestrahlung zur Schmerzbesserung bis zur Schmerzfreiheit geführt hat und operative Eingriffe vermieden oder aufgeschoben werden konnten. Die Strahlentherapie führt dabei nur zur Beseitigung der Symptome und

„Funktionelle Strahlentherapie“ bei einigen akuten oder chronischen schmerzhaften Prozessen im Bereich von Knochen, Gelenken und periartikulären Weichteilen

- Beseitigung der Symptome

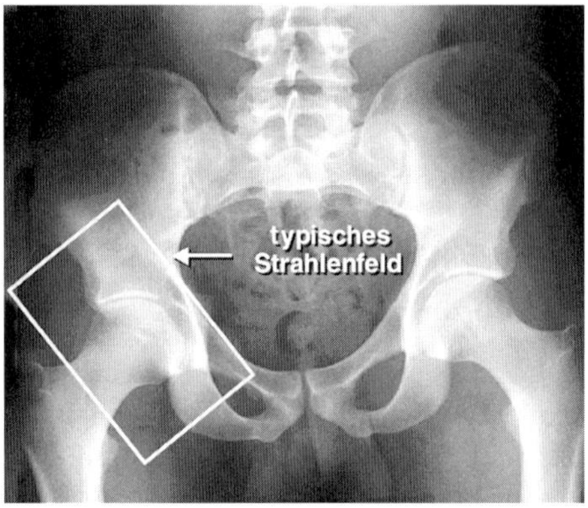

Abb. 18.1: Schmerzen an der Hüfte bei aktivierter Coxarthrose.

- Verbesserung der Gelenkfunktion
- keine Beseitigung der Ursachen

Verbesserung der Gelenkfunktion, nicht aber zur Beseitigung des ursächlichen degenerativen Gelenkumbaus (Abnutzungserscheinungen). Entzündungsreaktionen einschließlich Gelenkergüsse werden z. T. sehr rasch, bereits vorhandene Kalkablagerungen in den Weichteilen eher langsam abgebaut. Das Ansprechen ist umso besser, je früher die Bestrahlung begonnen wird. Folgende Krankheitsprozesse eignen sich prinzipiell für die Bestrahlung:

Indikationen für Bestrahlung

1. Aktivierte Osteoarthrose im Bereich großer Gelenke:
   - Hüftgelenk (Coxarthrose; Abb. 18.1)
   - Kniegelenk (Gonarthrose)
   - Schultergelenk (Omarthrose)
2. Aktivierte Osteoarthrose im Bereich kleiner Gelenke:
   - Daumensattelgelenk (Rhizarthrose)
   - Fingerendgelenke (Polyarthrose)
   - Kleine Hand- und Fußwurzelgelenke (Polyarthrose)
3. Reizzustände/Entzündungen von Sehnenansätzen:
   - Schulterbereich (Periarthropathia humeroscapularis)
   - Ellenbogengelenk (Epikondylopathia humeri radialis oder ulnaris)
   - Fersenbereich (Achillodynie/Calcaneodynie/Fersensporn)
4. Reizzustände/Entzündungen von Sehnenscheiden und Schleimbeuteln:
   - Tendovaginitis
   - Bursitis trochanterica

- Symptome: Schmerzen, Gelenkerguss, Bewegungseinschränkung, Verlust von Alltagsfunktionen
- zuerst konservative Maßnahmen

Typische Symptome degenerativer Gelenkerkrankungen sind Schmerzen, Gelenkerguss, messbare Bewegungseinschränkung und Verlust von Alltagsfunktionen. Vor Beginn der Strahlentherapie sollten andere konservative Maßnahmen versucht werden, so z. B. orale Analgetika und Antiphlogistika. Die Langzeit-Medikation birgt aber auch Risiken für die Nieren und den Gastrointestinaltrakt. Lokalanästhetika und Kortikoide, die lokal injiziert oder systemisch (oral) verabreicht werden, bergen dagegen ein Infektionsrisiko und die Gefahr der lokalen Nekrose. Krankengymnastische und elektrophysikalische (Wärme, Kälte, Ultraschall) Maßnahmen sind im Frühstadium sinnvoll. Eine kurzfristige Ruhigstellung des Gelenkes (Gips, Taping) ist möglich. Chirurgische Optionen kommen erst nach Ausschöpfen der konservativen Maßnahmen in Betracht, vor allem der partielle oder komplette Gelenkersatz. Die Reizbestrahlung sollte daher nach Versagen konservativer Maßnahmen, aber noch vor den invasiven und operativen Maßnahmen zum Zuge kommen. Oft wird sie aber erst nach Monaten und vielen vergeblichen Therapieversuchen indiziert.

- erst dann Bestrahlung
- invasive Maßnahmen als ultima ratio

Radiobiologische Studien zur Prüfung der klinischen Erfahrungen haben mehrere Effekte der niedrig dosierten Strahlentherapie gezeigt: Beeinflussung der Entzündungskinetik, Effekte an mononukleären Zellen (Makrophagen, Lymphozyten) im peripheren Blut und an Endothelzellen sowie Effekte an molekularen Mechanismen, wie z. B. die Expression von Genen und Zytokinen.

Abhängig von der klinischen Ausgangssituation, werden Einzeldosen von 0,5 Gy jeden Tag (akute Entzündung) oder 1 Gy 2–3-mal pro Woche (chronische Entzündung) in ein bis zwei Serien bis zu einer Gesamtdosis von 6–12 Gy verabreicht.

Tab. 18.2: Orthopädische Scores zur Bewertung degenerativer Erkrankungen

Orthopädische Scores zur Bewertung des Erfolges

Gelenk	Score (Autor, Jahr)	Anteil an der Gesamtbewertung (in %)
Schulter	Constant & Murley, 1987	Schmerz (15), Beweglichkeit (40), Kraft (25), Alltags- und Gelenkfunktion (20)
Ellenbogen	Morrey et al, 1985	Schmerz (30), Beweglichkeit (37), Kraft (15), Alltags- und Gelenkfunktion (18)
Daumen	Keilholz, 1998	Schmerz (40), Beweglichkeit (12), Alltagsfunktionen (23), Gelenkfunktion (21)
Hüftgelenk	Harris, 1976	Schmerz (44), Beweglichkeit (9), Alltagsfunktionen (14), Gelenkfunktion (33)
Kniegelenk	Insall, 1989	Schmerz (25), Beweglichkeit (25), Alltags- und Gelenkfunktion (50)
	Sasaki, 1987	Schmerz (30), Beweglichkeit (40), Alltagsfunktionen (10), Gelenkfunktion (40)
	Tegner & Lysholm, 1985	Schmerz (25), Alltags- und Gelenkfunktion (75)
Oberes Sprunggelenk	Seegenschmiedt et al., 1996	4 Schmerzkategorien (44), 5 Schmerzarten (56)
Andere Gelenke	Kellgren & Lawrence, 1957	4 radiologische Grade der Osteoarthrosis

Subjektive und objektive Kriterien zur Beurteilung des Ansprechens

Zur Beurteilung des Ansprechens dienen zahlreiche subjektive und objektive Kriterien. Die Schmerzen werden nach dem Score von Pannewitz subjektiv und qualitativ als „schmerzfrei“, „deutlich oder gering gebessert“, „unverändert“ oder „verschlechtert“ beurteilt. Funktionsstörungen werden dagegen objektiv und quantitativ mit gelenkspezifischen orthopädischen Scores beurteilt (Tabelle 18.2).

Im akuten Stadium bietet sich eine Einzeldosis von 0,5 Gy 5-mal pro Woche bis zu einer Gesamtdosis von 5 Gy an. Im chronischen Stadium gibt man 1 Gy 2–3-mal pro Woche bis zu einer Gesamtdosis von 6–12 Gy (in ein bis zwei Serien). Es bleibt aber in jedem Fall dem Radiotherapeuten vorbehalten, für den individuellen Patienten die Indikation und das jeweils beste Therapiekonzept zu definieren und festzulegen.

Relative Kontraindikation: degenerative Wirbelsäulenerkrankungen

Bei schmerzhaften degenerativen Wirbelsäulenerkrankungen wird wegen der möglichen Leukämieauslösung keine Empfehlung für die Reizbestrahlung mehr ausgesprochen.

18.7.2 Degenerative Sehnen- und Weichteilerkrankungen

Sehnen, Sehnenscheiden und Sehnenansätze am Knochengerüst können durch akute Überbeanspruchung und chronische Belastung gereizt werden und sich lokal entzünden. Aufgrund ihrer geringen Blutversorgung können diese dystrophen Gewebe nur langsam regenerieren und führen bei weiterer Beanspruchung und ohne Therapie zu chronischen Schmerzsyndromen. Die exakte Diagnosestellung erfordert eine sorgfältige orthopädische Untersuchung und gezielte Bildgebung, z. B. mittels Ultraschall oder Kernspintomographie.

Degenerative Veränderungen im Bereich der Schultergelenkkapsel und angrenzender Muskeln

Periarthropathia humeroscapularis. Die Periarthropathia humeroscapularis fasst mehrere degenerative Veränderungen im Bereich der Schultergelenkkapsel und der Sehnenansätze der Musculi supra- und infraspinatus, subscapularis und biceps longus zusammen. Schleimbeutel- und Sehnenscheidenentzündungen können ebenfalls eine schmerzhafte Bewegungseinschränkung im Schultergelenk auslösen. Abzugrenzen sind dabei das Impingementsyndrom, das durch eine Enge zwischen dem Tuberculum majus des Humerus und dem Ligamentum coracoakromiale verursacht wird. Ihm liegen zwei Ursachen zugrunde: Beim „Outlet-Impingement“ liegt anatomisch eine Einengung des Subakromialraum von kranial her vor, z. B. Formvarianten des Akromions, verdickte Sehnen im Bereich des Ligamentum coracoakromiale und kaudale Osteophyten am Akromioklavikulargelenk. Beim „Non-Outlet-Impingement“ wird der subakromiale Raum durch Sehnenverkalkungen, Schleimbeutelentzündungen und eine instabile Rotatorenmanschette eingeengt. Beim Outlet-Impingement bietet die Strahlentherapie keine Option, dagegen sprechen viele Patienten mit Non-Outlet-Impingement auf die Strahlentherapie an.

Strahlentherapie keine Option beim Outlet-Impingement, wohl aber beim Non-Outlet-Impingement

Typische Symptome sind Schmerzen in Ruhe und bei Bewegung und eine schmerzhafte Einschränkung der Armabduktion und anderer Funktionsgriffe (z. B. Schürzengriff). Das Röntgenbild ist häufig unauffällig; nur manchmal zeigen sich Weichteilverdichtungen und Verkalkungen an typischer Stelle. Eine bessere Beurteilung der Weichteilveränderungen erlaubt die Kernspintomographie.

▸ Symptome: Schmerzen in Ruhe und bei Bewegung, schmerzhafte Einschränkung von Funktionsgriffen

Die Bestrahlung erfolgt je nach Symptomdauer (akut, subakut, chronisch) mit unterschiedlichen Konzepten (s. o.).

Epikondylopathia humeri. Unter der Epikondylopathia humeri radialis („Tennisellenbogen") oder ulnaris („Golferellenbogen") versteht man eine schmerzhafte Reizung der Knochenhaut an den Sehnenansätzen am radialen oder ulnaren Epikondylus des distalen Humerus, z. T. mit Beteiligung der jeweiligen Sehnenansätze und Schleimbeutel. Ursachen können ein lokales Trauma, eine mechanische Überlastung (ohne Aufbautraining) oder eine umschriebene lokale Reizung sein (z. B. durch Zug oder Abkühlung), aber auch anatomische Engstellen im Bereich des Ligamentum annulare und umschriebene Nervenreizungen (N. radialis/ulnaris cutaneus).

„Tennisellenbogen" oder „Golferellenbogen"

Typische Symptome sind Schmerzen bei Greifbewegungen und Funktionsgriffen (z. B. Flaschenöffnen). Das Röntgenbild ist meist unauffällig, selten finden sich Weichteilverdichtungen und Verkalkungen an typischer Stelle. Die Kernspintomographie liefert eine bessere Detailbeurteilung.

▸ Symptome: Schmerzen bei Greifbewegungen und Funktionsgriffen

Die Bestrahlung richtet sich nach der Symptomdauer (akut, subakut, chronisch) und erfolgt mit unterschiedlichen Konzepten (s. o.).

Calcaneodynie, Achillodynie, Fersensporn. Hinter dem Begriff Calcaneodynie verbergen sich mehrere Schmerzsyndrome im Bereich der Ferse und ihrer Sehnenansätze. So unterscheidet man die primäre und sekundäre Achillodynie (degenerativ-entzündliche Veränderungen der Achillessehne) ebenso wie die plantare und dorsale Plantarfasziitis, die manchmal auch unter dem Begriff des plantaren und dorsalen „Fersensporns" geführt wird. Typisch sind Schmerzen oder Berührungs-Empfindlichkeit im Bereich von Achillessehne und Fersenbein, zum Teil mit Ausstrahlung in die Wadenmuskulatur bzw. in den Vorfuß. Oft findet man am plantaren (Fußsohle) oder dorsalen Sehnenansatz (Wade) Verknöcherungen der Sehnenansätze, die häufig von einer schmerzhaften Entzündungsreaktion begleitet werden. Radiologisch finden sich typische Weichteilverdichtungen und Verkalkungen am Fersenbein und an der dorsalen Achillessehne; auch die Kernspintomographie liefert eine sehr gute Detailbeurteilung (Abb. 18.2). Die Bestrahlung erfolgt je nach Symptomdauer (akut, subakut, chronisch) mit unterschiedlichen Konzepten (s. o.).

Schmerzsyndrome im Bereich der Ferse und ihrer Sehnenansätze

▸ Symptome: Schmerzen im Bereich von Achillessehne und Fersenbein

▸ Weichteilverdichtungen und Verkalkungen am Fersenbein und an dorsaler Achillessehne

Bursitis, Tendinitis und Tendovaginitis. Schleimbeutel und Sehnenscheiden dienen dem Körper als mechanische Gleitlager bzw. Umlenkrollen für die Zugbewegungen der Sehnen in Verlängerung der zu ihnen gehörigen Muskeln. Auch hier können durch mechanische Überlastung oder eine umschriebene lokale Reizung akute Entzün-

Schleimbeutel- und Sehnenscheidenentzündungen

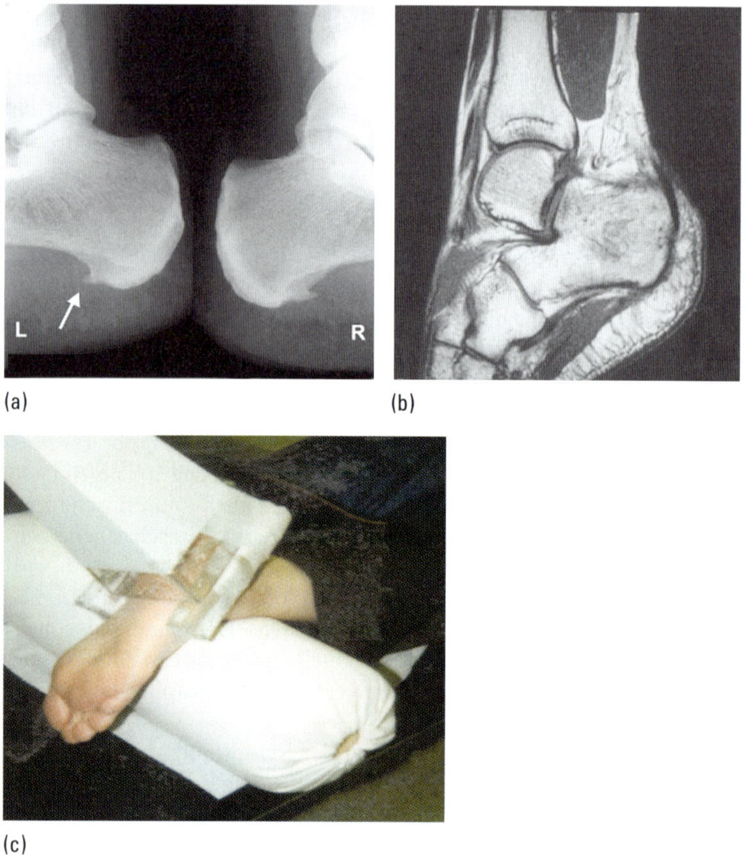

Abb. 18.2: Schmerzhafter Fersensporn: Darstellung im **(a)** Röntgen und **(b)** MRT. **(c)** Orthovolt-Röntgenreizbestrahlung.

Diagnose und Therapie wie bei degenerativen Gelenkerkrankungen

dungen entstehen, die dann als Bursitis oder Tendinitis bzw. Tendovaginitis bezeichnet werden. Schleimbeutel und Sehnenscheiden entzünden sich bevorzugt an mechanisch exponierten Stellen, wie Ellenbogen, Schultergelenk, Achillessehnenansatz, Hüftgelenkbereich etc. Die diagnostischen und therapeutischen Richtlinien gelten dabei wie bei den degenerativen Gelenkerkrankungen.

Typische Indikationen für Reizbestrahlung

Typische Indikationen für die Reizbestrahlung stellen die chronische Bursitis trochanterica und das therapierefraktäre Tractus tibialis-Syndrom dar. Möglicherweise kann auch die Coccygodynie im Bereich des Steißbeines durch schmerzhaft-entzündliche Weichteilveränderung im Bereich der verschiedenen Sehnenansätze ausgelöst werden.

18.7.3 Vermeidung von heterotopen Ossifikationen

Knochenbildung „am falschen Ort“

Heterotope Ossifikationen (= ektope Knochenformationen) sind ausgereifte Lamellenknochen in den Weichteilen und abzugrenzen von periartikulärer Verkalkung und Myositis ossificans. Knochenbildung „am falschen Ort“ kommt prinzipiell überall im Körper vor, meist in Gelenknähe. Heterotope Ossifikationen sind schwere Komplikationen nach Implantation von Totalendoprothesen, aber auch nach Schädel-Hirn-Trauma, Becken- und Ellenbogenfraktur, Weichteilquetschung oder Verbrennung. Am Hüftgelenk bilden sich Knocheninseln, -spangen bzw. -brücken bis zur kompletten Ankylosierung. Pro Jahr sind in Deutschland 30 % der 120.000 Patienten mit neuen Hüftprothesen betroffen. Ohne Therapie bzw. Prophylaxe würden sie starke Schmerzen und Funktionseinbußen bis hin zur vollständigen Gelenksteife entwickeln. Männer sind häufiger als Frauen betroffen (2–3 : 1). Die Genese nach Hüft-OP begünstigen folgende Risikofaktoren:

▸ Komplikationen nach Totalendoprothesen-Implantation, Schädel-Hirn-Trauma, Becken- und Ellenbogenfraktur, Weichteilquetschung, Verbrennung

Risikofaktoren, welche die Genese nach Hüft-OP begünstigen

- hohes Risiko einer heterotopen Ossifikation: bei präoperativ vorhandenen periartikulären Verkalkungen oder heterotopen Ossifikationen der ipsi- oder kontralateralen Seite; bei Patienten mit Morbus Bechterew (ankylosierende Spondylarthritis), Morbus Paget oder diffuser idiopathischer skelettaler Hyperostose;
- mittleres Risiko einer heterotopen Ossifikation: nach ipsilateraler Becken- bzw. Azetabulumfraktur oder posttraumatischer Arthrose; bei hypertroph-degenerativem Gelenkumbau (Osteophyten > 1 cm im Azetabulum-Bereich); bei Zustand nach ein- oder mehrfacher Hüft-OP der betroffenen Seite; bei ausgeprägtem intra-operativem Trauma;
- niedriges Risiko einer heterotopen Ossifikation: bei Dysplasie-Coxarthrose und Osteoporose sowie Patienten ohne die oben genannten Risikofaktoren.

Aus der Funktionseinschränkung bis zur Ankylosierung resultieren Schmerzen ausgehend vom betroffenen Gelenk. Frühindikatoren für die Entstehung von heterotopen Ossifikationen gibt es nicht. Das Röntgenbild zeigt erst 4–12 Wochen postoperativ erste Anzeichen. Zu diesem Zeitpunkt bestehen außer einer Zweit-OP mit Ausräumung der heterotopen Ossifikationen in Muskeln und Weichteilen keine Therapieoptionen mehr. Das Risiko für die Entstehung neuer heterotoper Ossifikationen liegt danach bei ca. 90 %. Nach radiologischer Ausprägung werden am Röntgenbild der Hüfte vier Schweregrade unterschieden (Einteilung nach Brooker):

▸ keine Frühindikatoren

▸ einzige Therapie: Zweit-OP mit Ausräumung

Schweregrade der heterotopen Ossifikationen

- *Grad 0*: keine radiologisch sichtbaren Knocheninseln;
- *Grad I*: sichtbare kleine Knocheninseln in den periartikulären Weichteilen;
- *Grad II*: größere Knocheninseln und -sporne am Becken und am proximalen Femur mit ≥ 1 cm Zwischenraum zwischen Azetabulum und Femur;
- *Grad III*: analog zu Grad II, aber mit einem Zwischenraum von < 1 cm;
- *Grad IV*: Nachweis der Ankylosierung durch Knochenbrücke oder -sprange(n).

Therapie bzw. Prophylaxe bei Risikopatienten:
- postoperative medikamentöse Prophylaxe (Steroide, Antiphlogistika)
- prä- oder postoperative Prophylaxe mittels Radiotherapie

Als Therapie bzw. zur Prophylaxe von heterotopen Ossifikationen kommen bei Risikopatienten zwei Strategien infrage: die postoperative medikamentöse Prophylaxe mit Steroiden oder nicht-steroidalen Antiphlogistika oder die prä- oder postoperative Prophylaxe mittels Radiotherapie. Radiobiologisch wichtige Zielzellen sind die radiosensiblen, pluripotenten, mesenchymalen Progenitorzellen der Osteogenese (Vorstufen der Osteoblasten) und die Osteoblasten selbst, die durch das OP-Trauma zu starker Proliferation und Differenzierung angeregt werden. Schon wenige Stunden nach OP entwickeln sich die ersten Herde der ektopen Knochenbildung, die bei Ausreifung der radioresistenten Osteozyten und beginnender Produktion der Knochenmatrix nicht mehr aufgehalten werden kann. Die Bestrahlung hemmt effektiv die pluripotenten Mesenchymzellen und Osteoblasten, wenn sie innerhalb weniger Stunden vor oder bis zu 72 Stunden nach der Operation verabreicht wird. Damit wird das Risiko bei der Hochrisikogruppe von über 90 % auf ca. 10 % gesenkt. Das Potenzial der medikamentösen Prophylaxe ist zwar ähnlich gut, verlangt aber eine mehrwöchige Einnahme und sehr gute Compliance des Patienten. Außerdem stellt sie ein nicht unerhebliches Risiko (beim älteren, mit mehreren Medikamenten versorgten Menschen) für gastrointestinale Geschwüre, Nieren- und Knochenmarksschädigung dar.

- Radiotherapie senkt Risiko bei Hochrisikopatienten auf 10 %.
- Medikamente mit Nebenwirkungen

Radiotherapietechnik: Die Bestrahlung erfolgt am Linearbeschleuniger mit ausreichender Energie (> 6 MV Photonen) über opponie-

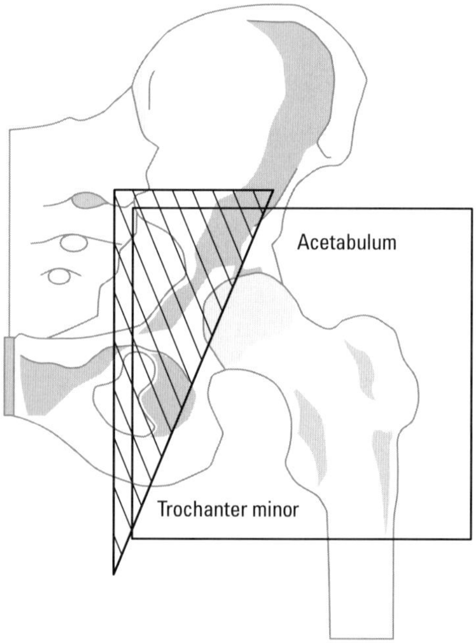

Abb. 18.3: Einstellfeld zur Prophylaxe der heterotopen Ossifikationen im Bereich des Hüftgelenkes.

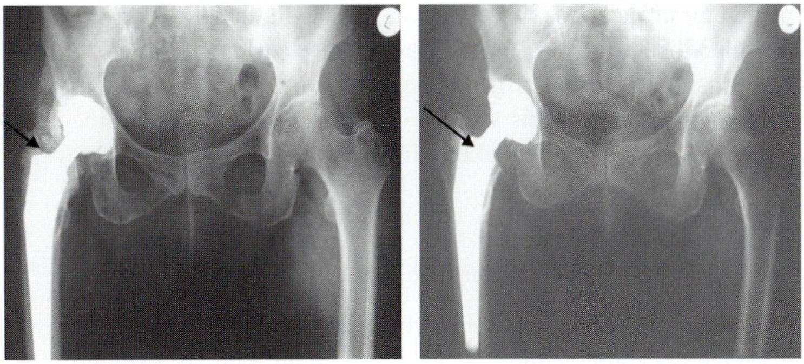

(a) (b)

Abb. 18.4: Heterotope Ossifikationen: Vorbeugende Radiotherapie vor **(a)** und nach **(b)** Operation.

rende Gegenfelder in isozentrischer Technik. Zielvolumen sind die periartikulären Weichteile, insbesondere die mediale und laterale Region zwischen Hüftpfanne und Trochanter minor bzw. major. Die Obergrenze liegt 2–3 cm oberhalb des Azetabulums, die Untergrenze entsprechend unter dem Trochanter minor. Zur Schonung der Beckenorgane erfolgt eine individuelle Kollimierung (Abbildungen 18.3 und 18.4). Die prä-OP-Bestrahlung erfolgt mit einmal 7 Gy etwa 1–4 Stunden vor dem Eingriff. Sie ist aus Sicht des Personals und Patienten ökonomisch, risikoarm und einfach durchzuführen. Die post-OP-Bestrahlung erfolgt ebenfalls mit 7 Gy Einzeitdosis bis zum dritten post-OP-Tag. Ausnahmen sind Patienten mit ipsilateralem Brooker-Grad III und IV. Diese sollten immer post-OP fraktioniert an drei aufeinander folgenden Tagen mit 3-mal 3,5 Gy (Gesamtdosis 10,5 Gy) behandelt werden, da die prä-OP-Bestrahlung signifikant schlechtere Ergebnisse zeigt.

18.7.4 Aneurysmatische Knochenzysten

Pathologische Frakturen, Schädigung von Nachbarstrukturen und Funktionseinbuße sind die klinischen Zeichen von aneurysmatischen Knochenzysten, die bevorzugt bei Kindern und Jugendlichen auftreten. Meist liegen die benignen, vaskulären und zystischen Läsionen in der Metaphyse der Knochen und können die Weichteilgewebe infiltrieren. Eine kurative Behandlung ist vor allem bei Läsionen an der Wirbelsäule indiziert. Chirurgische Optionen (Resektion und Kürettage) kommen infrage, wenn die Funktion erhalten bleibt. Während nach Kürettage bis zu 60 % Rezidive beobachtet wurden, traten nach kompletter Resektion meist keine Rezidive auf.

- bevorzugt bei Kindern und Jugendlichen
- Symptome: Frakturen, Schädigung von Nachbarstrukturen, Funktionseinbuße
- OP nur bei Funktionserhalt

Die Strahlentherapie kommt dann zum Einsatz, wenn keine chirurgische Option besteht, z. B. wegen Größe, Lage, bei Progredienz oder Rezidiv. Zysten an Wirbelsäule und im Becken können auch

- Strahlentherapie bei fehlender chirurgischer Option

- geringere Strahlendosis bei Kindern und Jugendlichen ausreichend

primär bestrahlt werden. Aufgrund des jugendlichen Alters muss die Strahlendosis möglichst niedrig angesetzt werden. Je jünger die Patienten sind, desto niedriger scheint die wirksame Dosis zu sein. Zu empfehlen ist eine Dosis von 10–20 Gy in 1–2 Wochen. Eine langfristige Nachsorge sollte sekundäre Folgen kontrollieren.

18.7.5 Pigmentierte villonoduläre Synovitis

- befällt die Synovia der Gelenke und Sehnenscheiden
- selten
- Synovektomie, in großen Gelenken oft unvollständig

Indikation für Bestrahlung bei Hochrisiko-Fällen

Die seltene pigmentierte villonoduläre Synovitis befällt die Synovia der Gelenke und Sehnenscheiden und zeigt sich in zwei Formen: streng lokalisiert oder diffus. Die Proliferationen gehen immer von der Synovia der Gelenke aus. Die Läsion ist meist auf ein Gelenk beschränkt und kann sich u. U. auf Muskeln, Sehnen, Knochen und Haut ausbreiten. Chirurgisch erfolgt in der Regel eine Synovektomie, die aber in den großen Gelenken (Knie, Hüfte etc.) oft unvollständig ist. Rezidive treten vor allem bei der diffusen Form in über 50% der Fälle auf.

Am Princess Margret-Hospital in Toronto wurde die Bestrahlung bei Hochrisiko-Fällen folgendermaßen indiziert:

- mikroskopische oder makroskopische Läsion,
- große Läsionen (5–10 cm),
- Rezidive und
- Hautinfiltration/Ulzeration.

Es wurden 15–35 Fraktionen bis zu einer Gesamtdosis von 30–50 Gy verabreicht. Nach knapp sieben Jahren waren zwölf Patienten kontrolliert. Zwei erlitten Rezidive, die sekundär kontrolliert wurden.

18.7.6 Vertebrale Hämangiome

- relativ häufig
- betreffen oft nur einen Wirbelkörper
- CT: Rarefizierung der Knochenbälkchen, dichte Trabekel
- meist keine Therapie nötig

Gutartige Hämangiome können überall im Körper auftreten. Im Knochen verursachen sie durch Druck eine Resorption von Knochenbälkchen. Vertebrale Hämangiome sind relativ häufig und betreffen oft nur einen Wirbelkörper. Sie können sich im Laufe des Lebens vergrößern und machen sich oft erst in der vierten bis fünften Lebensdekade mit Schmerzen oder neurologischen Ausfällen bemerkbar. Frauen sind häufiger betroffen als Männer. Im Röntgenbild oder CT der Wirbelsäule finden sich neben der typischen Rarefizierung der Knochenbälkchen als statischer Ausgleich dichte, vertikale Trabekel (Honigwabenmuster).

Die meisten vertebralen Hämangiome bleiben blande und benötigen keine Therapie. Wenn Symptome auftreten oder sich die Läsion zum Extraduralraum ausdehnt, Blutungen oder seltene Kompressionsfrakturen auftreten, die eine Querschnittslähmung auslösen könnten, ist eine chirurgische Entlastung und evtl. Stabilisierung indiziert. Wegen der hohen Blutungsgefahr geschieht dies aber nur ungern, zumal oft nur eine Teilresektion möglich ist. In diesen Fällen ist die postoperative Bestrahlung, bei Inoperabilität sonst auch die primäre Bestrahlung sinnvoll. Als Wirkmechanismus der Strahlentherapie wird eine Obliteration der Gefäße bzw. Gefäßknäuel durch Intimafibrose angenommen, die zu einer allmählichen Schrumpfung des Prozesses führt.

- bei Symptomen OP (hohe Blutungsgefahr)
- prä- oder postoperative Bestrahlung

Die Berichte und Übersichtsarbeiten zeigen keine eindeutige Dosis-Wirkungs-Beziehung zur Strahlentherapie. Behandlungstechnik, Strahlenenergie, Dosis-Referenzpunkt sowie Einzel- und Gesamtdosis variieren erheblich zwischen den Publikationen. Aufgrund der begrenzten Rückenmarkstoleranz empfiehlt sich eine Gesamtdosis von 40 Gy und eine Einzeldosis von 2 Gy. Das Zielvolumen wird eng auf den jeweils betroffenen Wirbelkörper eingegrenzt, eine 3D-CT-Planung und Mehrfeldertechnik ist sinnvoll. Nach Bestrahlung erreichen 50–70% der Patienten eine Schmerzlinderung bis hin zur Schmerzfreiheit. Das Ansprechen kann sich aber über mehrere Wochen und Monate hinziehen.

Die übrigen Hämangiome haben keine Bedeutung für den Einsatz der Strahlentherapie, mit Ausnahme eines therapierefraktären, lebensbedrohlich wachsenden Hämangioms im Kindesalter (Kasabach-Merritt-Syndrom). Dieses wird als Notfall-Indikation angesehen. Bereits Gesamtdosen von 12–20 Gy in mehreren Einzeldosen von 1,5–2 Gy können zu einer rapiden Verkleinerung der Raumforderung führen und somit lebensrettend sein.

Übrige Hämangiome: keine Bedeutung für Strahlentherapie

Notfall-Indikation: Kasabach-Merritt-Syndrom

18.8 Erkrankungen des Binde- und Stützgewebes

18.8.1 Hypertrophische Prozesse des Bindegewebes

Hypertrophische Prozesse des Bindegewebes haben einige pathologisch-anatomische Gemeinsamkeiten. Sie bestehen entweder aus einer Anhäufung kollagener Fasern und sind zell- und gefäßarm (Keloid, Induration penis plastica, Dupuytren-Kontraktur, Desmoid etc.) oder ergeben sich aus einer überschießenden Proliferation von Mesenchymzellen (heterotope Ossifikationen nach Gelenkeingriffen), Myofibroblasten im Bereich von Hohlstrukturen (z. B. Urethra) und Gefäßwänden (Intimafibrose, Stenosen nach Gefäßdilatation) oder Gefäßsprossung (exsudative Makuladegeneration, Pterygium cornae, überschießende Vaskularisation der Hornhaut nach Keratoplastik).

Die Strahlentherapie verzögert möglicherweise die Differenzierung der Fibroblasten zu Fibrozyten bei kleinen Strahlendosen, im Gegensatz zur Beschleunigung bei großen Dosen (Fibrosebildung nach Tumorbestrahlung). Auch die Beeinflussung der Begleitentzündung (Keloid, Morbus Dupuytren) und die Hemmung von Vorstufen der Mesenchymzellen und der Mikroangiogenese kommen als Zielmechanismus infrage. Letztlich sind aber noch viele strahlenbiologische Phänomene ungeklärt.

- wuchernde Narbengewebe nach Operation, Verbrennung, Verätzung, Entzündung oder spontan

Narbenkeloid und hypertrophe Narbe. Keloide sind wuchernde Narbengewebe, die nach Operation, Verbrennung, Verätzung, Entzündung (z. B. Akne) oder spontan entstehen. Sie unterscheiden sich von hypertrophen Narben durch die lokale Infiltration in umliegendes Gewebe, Schmerzen, Entzündung und langfristiges Wachstum. Hypertrophe Narben sind nur verdickt, ohne Umgebungsreaktion und können sich spontan zurückbilden. Der Oberkörper und Regionen mit einer hohen Hautspannung sind oft betroffen: Brustbein, Ohrläppchen, Gelenknähe, Schulterblatt und Wirbelsäule. Die Ursache ist unklar; oft besteht eine genetische Veranlagung. Neben der kosmetischen Entstellung beeinträchtigen lokale Schmerzen, Juckreiz und funktionelle Störungen die Patienten. Als nicht-invasive Maßnahmen kommen Druck- und Silikonverbände, lokale Steroide oder Pflanzenextrakte sowie subkutane Steroidinjektionen bei kleinen Läsionen infrage. Die chirurgische Exzision erfolgt bei kosmetischer Entstellung und funktionellen Störungen. In über 50% der Fälle kommt es danach zum lokalen Rezidiv, unabhängig von der Art der Resektion. Insofern sind adjuvante Maßnahmen notwendig.

- kosmetische Entstellung; Schmerzen, Juckreiz, funktionelle Störungen
- nicht-invasive Maßnahmen
- chirurgische Exzision

Die Indikation zur Radiotherapie besteht postoperativ bei nachgewiesenem Rezidiv oder hohem Rezidivrisiko (knappe Resektion, ungünstige Größe und Lage). Die primäre Bestrahlung ist bei funktioneller Inoperabilität und Symptomen indiziert. Zielzellen sind die proliferierenden Fibroblasten, Mesenchym- und Entzündungszellen. Ausgereifte Keloide sprechen schlechter auf die primäre Bestrahlung an. Die beste Wirkung wird mit der prophylaktischen Bestrahlung sofort nach Exzision des Rezidivs erzielt. Erneute Rezidive nach postoperativer Bestrahlung werden in 20–25% der Fälle beobachtet. Die Strahlentherapie beginnt $\leq$ 24 Stunden postoperativ. Strahlenqualität und -technik sind den jeweiligen anatomischen Bedingungen anzupassen (Elektronen, Brachytherapie).

Primäre Bestrahlung beim ausgereiften Keloid wenig sinnvoll

Prophylaktische Radiotherapie erbringt beste Ergebnisse.

Zielvolumen ist die Narbe plus 1 cm Sicherheitssaum beidseits der Narbe. Bleiabsorber schützen bei Bedarf das Normalgewebe. Neben der Einzeit-Bestrahlung mit 7,5–10 Gy sind fraktionierte Konzepte mit 12–20 Gy Gesamtdosis und 2–3 Gy Einzeldosis effektiv.

Relevante Endpunkte sind eine lang anhaltende Kontrolle bzw. eine geringe Rezidivrate bei gleichzeitig gutem funktionellen und kosmetischen Ergebnis.

- knotige Veränderungen der Palmar- bzw. Plantaraponeurose

Morbus Dupuytren, Morbus Ledderhose. Morbus Dupuytren und Morbus Ledderhose befallen mit knotigen Veränderungen die Palmar- bzw. Plantaraponeurose der Handinnenfläche bzw. Fußsohle. Der Befall der Hände ist fast zehnmal häufiger als der der Füße, zwei Drittel der Patienten sind beidseitig betroffen. Die Erkrankung tritt ab dem 40. Lebensjahr auf. Je nach Region und rassischer Zugehörigkeit sind bis zu 10% der Bevölkerung betroffen (in Deutschland

Tab. 18.3: Stadien des Morbus Dupuytren modifiziert nach Tubiana et al. (1966)

Stadium	Klinische Symptome	Beugekontraktur (Gesamtwinkel in Grad)
N	klinische Symptome, z. B. Knoten, Stränge, Hautretraktion und -fixation ohne Beugekontraktur	(0°)
N / I	klinische Symptome plus Beugekontraktur der Finger	1–10°
I	klinische Symptome plus Beugekontraktur der Finger	11–45°
II	klinische Symptome plus Beugekontraktur der Finger	46–90°
III	klinische Symptome plus Beugekontraktur der Finger	91–135°
IV	klinische Symptome plus Beugekontraktur der Finger	> 135°

1–3%). Risikofaktoren sind eine familiäre Disposition, Alkoholabusus, Diabetes, Epilepsie u. a., doch Ätiologie und Pathogenese sind noch unklar. Die Erkrankung verläuft in drei Phasen:

▸ Risikofaktoren: familiäre Disposition, Alkoholabusus, Diabetes, Epilepsie

Drei Phasen der Erkrankung

1. entzündlich-proliferative Phase mit hoher Fibroblastenaktivität (subkutane Knoten/Stränge; Hautfixation);
2. reparative Phase mit Myofibroblastenaktivität (beginnende Verhärtung/Funktionsstörung);
3. Residualphase mit starker Narbenkontraktur (Kollagenfasern/ Beugekontraktur).

Die Gewebsverhärtung verursacht Beugekontrakturen in den Grund- und Mittelgelenken der Phalangen sowie Funktionseinbußen beim Greifen (Morbus Dupuytren) bzw. Gehen (Morbus Ledderhose). Das Ausmaß der Beugekontraktur bestimmt die klinische Stadieneinteilung beim Morbus Dupuytren (Tabelle 18.3).

▸ Symptome: Beugekontrakturen, Funktionseinbußen

In Einzelfällen ist eine spontane Regression möglich. Ohne Therapie schreitet der Morbus Dupuytren bei über 50% der Patienten fort, so dass nach fünf Jahren Operationen wegen Beugekontraktur nötig sind. Medikamentöse Maßnahmen sind im Frühstadium möglich, bei Progression aber wirkungslos. Die Operation ist indiziert, wenn Beugekontrakturen an Fingern oder Schmerzen beim Laufen bestehen. Neben der lokalen/totalen Fasziektomie kommt die Resektion der Palmar- bzw. Plantaraponeurose in Betracht. Hand- und fußchirurgische Maßnahmen sind aber durch eine hohe Rate an Komplikationen (15–20%) und Progression (30–50% nach 3 Jahren) belastet.

▸ spontane Regression möglich

▸ Medikamente im Frühstadium

▸ OP bei Beugekontrakturen, Schmerzen

▸ hohe Komplikationsrate

Die Bestrahlung bietet im Frühstadium eine gute Chance, die Fibroblastenproliferation zu unterbinden und die Erkrankung zum Stillstand (70–80%) zu bringen. Bei einem kleinen Teil der Patienten (25–30%) bilden sich Knoten und Stränge sogar zurück. Die Strahlentherapie erfolgt am Orthovolt-Gerät mit Photonen (100–150 kV) oder am Linearbeschleuniger mit Elektronen (bis 6 MeV) über Stehfelder unter Schonung nicht betroffener Areale (individuell adaptierter Bleischutz). Sicherheitsabstände von 1 cm nach lateral und 2 cm nach proximal/distal sind wichtig, um Rezidive am Feldrand zu vermeiden. Prinzipiell eignet sich auch die Brachtherapie in Moulagen-Technik, z. B. mit Iridium-192. Konzepte mit einer Gesamtdosis von 20–30 Gy und 2–3 Gy Einzeldosis konventionell oder hypofraktioniert sind klinisch erfolgreich angewandt worden. Dabei können mehrere Serien im Abstand von mehreren Wochen verabreicht werden. Das Essener Konzept umfasst 7-mal 3 Gy oder 2 Serien mit 5-mal 3 Gy.

Ziel der Bestrahlung: Regression von Knoten und Strängen, bessere Funktion und Vermeidung einer Operation

Ziel ist eine Regression von Knoten und Strängen, eine bessere Funktion und die Vermeidung einer Operation. Die Strahlentherapie erreicht eine Stabilisierung der Erkrankung in 70–80 % der Fälle und eine Rückbildung von Knoten und Strängen in 20–30 %. Eine Progression nach Bestrahlung tritt bei 20–25 % auf. Patienten mit Streckdefizit (Stadium I/II), polytopem Befall und Befall der Finger haben eine deutlich höhere Rezidiv- bzw. Progressionsrate.

- chronische Entzündung und Bindegewebswucherung der Tunica albuginea am Schwellkörper des Penis

Morbus Peyronie oder Induratio penis plastica. Die Induratio penis plastica ist eine chronische, ohne Therapie progrediente, lokale oder diffuse Entzündung und Bindegewebswucherung der Tunica albuginea am Schwellkörper des Penis. Sie tritt meist bei Männern im Alter von 40–60 Jahren auf. Die Ursache ist unbekannt. Begünstigend sind eine genetische Disposition, Diabetes mellitus, arterielle und venöse Gefäßleiden u. a. Erkrankungen. Offenbar besteht auch ein Zusammenhang zu anderen Bindegewebserkrankungen (Morbus Dupuytren/Ledderhose). Die knotig-strangförmigen Verhärtungen in den Schwellkörpern des Penis, beginnend an der Peniswurzel bis zum mittleren Penisdrittel, verursachen eine schmerzhafte Erektion (80 %) und Abknickung des Penis (80 %). Dies kann die Kohabitation (30–50 %) beeinträchtigen und zu erheblichen psychischen Störungen führen. Typisch ist ein langsamer, über viele Jahre progredienter Verlauf, bis ein Stillstand der Erkrankung eintritt. Nur selten werden auch spontane Remissionen beschrieben.

- Symptome: schmerzhafte Erektion, Abknickung des Penis
- langsamer, progredienter Verlauf

- Therapie in Frühphase: Medikamente, Ultraschall
- OP erst im fortgeschrittenen Stadium

Vitamin E, para-Amino-Benzoat und Steroide haben evtl. in der Frühphase einen günstigen Einfluss. Auch Ultraschall bzw. Stoßwellen sowie Injektionen mit Kortikoid, Procain und Hyaluronsäure werden in der Frühphase eingesetzt, haben sich aber nicht grundsätzlich als erfolgreich erwiesen. Chirurgische Optionen sind mit Komplikationen behaftet und werden erst im fortgeschrittenen Stadium angeboten. Nach radikaler Resektion können Implantate eingesetzt werden, um die Erektionsfähigkeit zu erhalten. Ionisierende Strahlen können das weitere Fortschreiten der Induratio penis plastica aufhalten, indem sie die Fibroblastenproliferation hemmen und die Begleitentzündung beeinflussen.

- Strahlentherapie nur im Frühstadium sinnvoll

Die Strahlentherapie ist nur im Frühstadium sinnvoll, da im späteren Stadium kaum noch radiosensible Zielzellen (Fibroblasten, Entzündungszellen) vorliegen. Die Indikation ist möglichst früh zu stellen. Die Therapie erfolgt am Orthovolt-Gerät (100–150 kV) oder am Linearbeschleuniger mit Elektronen < 6 MeV plus 5–10 mm Bolusaufbau, immer mit Gonadenschutz (Bleischurz, Hodenkapsel) und Schonung der Glans penis. Großflächige Indurationen können mit Brachytherapie in Moulagen-Technik (Iridium-192) behandelt werden. Die Gesamtdosis beträgt 20–30 Gy je nach Therapiekonzept.

Schmerzen und damit verbundene klinische Symptome nehmen bei bis zu 75 % der Betroffenen ab. Die Angulation (25–30 %) und Dysfunktion des Penis (30–50 %) sprechen weniger an, da diese Symptome oft schon ein Hinweis für ein fortgeschritteneres Krankheitsstadium sind. Endpunkte der Therapie sind die anhaltende Erweichung von Knoten und Strängen, ein Rückgang der Schmerzen und eine verbesserte Funktion. Insgesamt können zwei Drittel aller Patienten im Frühstadium eine Besserung einzelner Symptome erzielen.

Besserung einzelner Symptome bei zwei Drittel aller Patienten im Frühstadium

18.8.2 Aggressive Fibromatose (Desmoid)

Die aggressive Fibromatose ist ein seltener, gutartiger Bindegewebstumor, der von Narben, Muskelfaszien, Aponeurosen und Sehnen ausgeht. Die Neuerkrankungsrate beträgt 2–4 pro 1 Million und Jahr. Das 30.–50. Lebensjahr ist am häufigsten und Frauen mehr als Männer betroffen. Anatomisch und prognostisch werden extra- (ca. 70 %) und intraabdominelle (ca. 10 %) sowie in der Bauchwand gelegene (ca. 20 %) aggressive Fibromatosen unterschieden. Die extraabdominelle aggressive Fibromatose neigt zu Rezidiven, die intraabdominelle ist mit dem Gardner-Syndrom assoziiert. Als Auslöser für die aggressive Fibromatose gelten genetische Faktoren, Trauma oder Operation. Pathohistologisch findet sich eine geringe Mitoseaktivität; zelluläre Atypien sind selten. Das lokal infiltrative Wachstum prägte den Begriff „aggressive Fibromatose". Die Erkrankung kann spontan zum Stillstand kommen oder extrem groß werden und relevante Symptome auslösen. Rezidive nach Resektion sind häufig. In < 10 % führt die aggressive Fibromatose zum Tod. Mittels MRT und CT werden Größe und Infiltration in andere Organe abgeschätzt, die Inzisionsbiopsie sichert die Unterscheidung zwischen benignen und malignen Prozessen (z. B. Granulom, Fibrosarkom, Metastase).

- seltener, gutartiger Bindegewebstumor
- Auslöser: genetische Faktoren, Trauma, Operation

Die R0-Resektion mit 2–5 cm Sicherheitsabstand ist die Therapie der Wahl, was z. T. schwierig sein kann. Nach R0-Resektion erfolgt keine Therapie, auch nach initialer R1-Resektion wird beobachtet, ob Rezidive (ca. 50 %) auftreten, die dann erneut reseziert werden müssen. Die Strahlenbehandlung ist indiziert bei Inoperabilität, nach R2-Resektion und R1-Resektion nach wiederholten Rezidiven. Die Systemtherapie ist im Einzelfall sinnvoll, z. B. bei Progress nach Bestrahlung.

- R0-Resektion ist Therapie der Wahl
- Strahlenbehandlung bei Inoperabilität, nach R2-Resektion und R1-Resektion bei Rezidiven

Die Strahlentherapie hemmt die Bindegewebsproliferation. Lokale Kontrolle und Rückgang von klinischen Symptomen sind das Ziel. Die Rückbildung kann Monate bis Jahre dauern. Die adjuvante Bestrahlung mit > 50 Gy Gesamtdosis senkt die Rezidivrate um 10–30 % im Vergleich zur alleinigen OP. Postoperativ wird eine Gesamtdosis von 50–55 Gy, bei inoperabler oder rezidivierter aggressiver

- Strahlentherapie hemmt Bindegewebsproliferation

Primäre Bestrahlung erzielt ebenso gute lokale Kontrollrate wie adjuvante Bestrahlung.

Fibromatose von 60–65 Gy mit 1,8–2,0 Gy Einzeldosis empfohlen. Die primäre Bestrahlung erzielt eine ebenso gute lokale Kontrollrate wie die adjuvante Bestrahlung. Bei Resttumor oder Rezidiv reichen 55–60 Gy aus, um eine langfristige lokale Kontrolle von 70 %–80 % zu erzielen. Neben der perkutanen Strahlentherapie ist in Einzelfällen auch die lokale Brachytherapie möglich. Die Tumorrückbildung ist erst nach Monaten bis Jahren vollständig. Die Tumorgröße hat keinen prognostischen Einfluss auf die lokale Kontrolle. 90 % der Rezidive treten innerhalb von drei Jahren auf.

18.8.3 Gynäkomastie

- untypisches Wachstum der männlichen Brustdrüsen unter Einfluss bestimmter (endokrinologischer) Krankheiten
- häufigste Ursache: anti-androgene Therapie beim Prostatakarzinom
- Therapie: Mastektomie oder prophylaktische Strahlentherapie

Bei der Gynäkomastie handelt sich um ein untypisches Wachstum der männlichen Brustdrüsen unter dem Einfluss bestimmter (endokrinologischer) Krankheiten, von Tumoren oder iatrogen durch einige Medikamente (z. B. Diuretika, Digitalis). Die hormonelle Stimulation führt zu einem altersuntypischen Wachstum der Brustdrüsen und zu Schmerzen (= Mastodynie). Die zur Zeit häufigste Ursache ist die gegengeschlechtliche Therapie mit Hormonen oder Anti-Androgenen (z. B. Flutamid) im Rahmen der Systemtherapie beim Prostatakarzinom. Differentialdiagnostisch sind die pubertätsspezifische und idiopathische Gynäkomastie, endokrinologisch aktive Tumoren, paraneoplastische Syndrome, Leberzirrhose, Schilddrüsenüberfunktion und chromosomale Defekte abzugrenzen. Statt der möglichen Mastektomie kann die prophylaktische Strahlentherapie die Gynäkomastie mit großer Wahrscheinlichkeit (> 80 %) verhindern. Daneben hat die therapeutische Bestrahlung bei ausgeprägter Gynäkomastie mit Schmerzen (Mastodynie) unter Hormontherapie beim Prostatakarzinom (speziell unter Anti-Androgen) wieder stark an Bedeutung zugenommen.

Radiotherapie: Bei 70–90 % der Patienten können Schmerzen bzw. ein Wachstum der Brustdrüse verhindert werden.

Die Bestrahlung der Brustdrüsen beidseitig erfolgt am Orthovolt-Gerät mit 150–200 kV Photonen oder mit 8–12 MeV Elektronen am Linearbeschleuniger. Ziel ist es, die Proliferation der Duktusepithelien in dem stimulierten Brustdrüsengewebe zu unterbinden. Zur Prophylaxe reichen meist 4–5-mal 3 Gy bis zu einer Gesamtdosis von 12–15 Gy in einer Woche aus. Zur Therapie bereits bestehender Gynäkomastie werden 10–15-mal 2–3 Gy bis zur Gesamtdosis von 20–30 Gy verabreicht. Damit können bei 70–90 % der männlichen Patienten Schmerzen bzw. ein weiteres Wachstum der Brustdrüse verhindert werden. Nur 20 % entwickeln trotz Bestrahlung noch unangenehme klinische Symptome bzw. eine Gynäkomastie.

18.8.4 Plantarwarzen

- schmerzhafte, funktionell und kosmetisch störende Verdickungen an der Fußsohle

Plantarwarzen sind schmerzhafte, funktionell und kosmetisch störende Verdickungen an der Fußsohle. Ihre Genese ist unbekannt. Viren und andere Infektionen werden als Auslöser vermutet. Anfangs werden sie konservativ mit Salizylsäure, Milchsäure oder Kollodion unter langfristiger Abdeckung der Warze behandelt. Die Injektion von Zytostatika (z. B. Bleomycin) ist bei Therapieresistenz indiziert. Chirurgische Optionen sind Kürretage, Desikkation, Kryo- und Lasertherapie, die beim Versagen der konservativen Therapie eingesetzt werden. Die Heilungsdauer ist lang und es bleiben z. T. sehr störende Narben. Die Kontrollrate ist normalerweise recht hoch (75–90%). Die Radiotherapie sollte nur als „ultima ratio" bei Rezidiven und therapieresistenten Fällen eingesetzt werden. Mit Orthovolt-Technik und kurzen Dosiskonzepten (1-mal 10 Gy oder 5-mal 3 Gy) können Kontrollraten von über 80% erzielt werden. Die Warzen fallen nach mehreren Wochen ohne Folgen ab.

▸ konservative Behandlung; Injektion von Zytostatika; OP

▸ Radiotherapie nur als „ultima ratio" bei Rezidiven und therapieresistenten Fällen

18.9 Bestrahlung zur Immunsuppression

Eine Immunsuppression lässt sich durch onkologische Zytostatika, durch Immunsuppressiva und großvolumige Bestrahlung erreichen. Der Einsatz der Radiotherapie bietet in folgenden Situationen eine interessante Behandlungsoption:

Indikationen für Radiotherapie

- vor allogenen Organtransplantationen (vor allem von Spendernieren) zur Verhinderung der Transplantatabstoßung;
- zur Therapie von neurologischen Erkrankungen, die durch Immunsuppression gebessert werden können (multiple Sklerose, chronische demyelinisierte Polyneuropathie);
- zur Behandlung von Autoimmunkrankheiten (primär chronische Polyarthritis, Lupus erythematodes).

Radiotherapie: Nach Nierentransplantation, wenn trotz medikamentöser Immunsuppression Transplantatabstoßung droht, werden 4–5-mal 1,5 Gy auf das tastbare Transplantat und das Transplantatbett gegeben. Bei der systemischen Immunsuppression entspricht das Bestrahlungsvolumen der total-nodalen Bestrahlung bei Morbus Hodgkin oder Non-Hodgkin-Lymphomen. Man gibt eine Gesamtdosis von 20 Gy zuerst auf den unteren, dann auf den oberen Abschnitt, 5-mal 2 Gy pro Woche. Es resultiert ein starker Abfall der T-Lymphozyten und der T-Helfer-Zellen, während die T-Suppressor-Zellen unbeeinträchtigt bleiben.

18.10 Radiosynoviorthese

18.10.1 Definition

Der Begriff der Radiosynoviorthese leitet sich aus dem Griechischen von „Synovia" (Schleimhaut) und „Orthese" (Wiederherstellung) ab. Medizinisch wird darunter ein Therapieverfahren zur funktionellen Wiederherstellung der normalen Gelenkinnenhaut (Synovialis) durch lokale Strahlenanwendung verstanden.

Tab. 18.4: Eigenschaften von Radionukliden zur Radiosynoviorthese

Radionuklid	Halbwertszeit [h]	max. Energie der Beta-Strahlung [MeV]	Penetration [mm] (mittl./max.)	Gelenke	empfohlene Aktivität [MBq]	Intervall zur Re-RSO [Monate]
Yttrium-90-Zitrat/Silikat	64	2,27	3,6/11	Knie	185–275	6 (bei Erguss: 3)
Rhenium-186-Kolloid/Sulfid	89	1,07	1,2/3,7	Hüfte, Schulter Ellbogen, Hand OSG, USG	110–185 74–111 37–92	6
Erbium-169-Zitrat	226	0,34	0,3/1,0	MCP, MTP, PIP, DIP	18,5–37, 9–18,5	6

OSG/USG: oberes/unteres Sprunggelenk; MCP: Metacarpophalangealgelenk; MTP: Metatarsophalangealgelenk; PIP/DIP: proximales/distales Interphalangealgelenk; RSO: Radiosynoviorthese

18.10.2 Prinzipielle Anwendungsweise

Bestrahlung der entzündeten Synovialis mit radioaktiven Nukliden
- Zerstörung der oberflächlich veränderten und z. T. stark hypertrophierten Schichten
- keine Beschädigung des Knorpelgewebes

Mit bestimmten radioaktiven Nukliden (Tabelle 18.4) wird die entzündete Synovialis bestrahlt, so dass die oberflächlich veränderten und z. T. stark hypertrophierten Schichten zerstört werden, ohne dass auch das Knorpelgewebe angegriffen wird. Durch Injektion kann das Radionuklid in nahezu jedes Gelenk mit intakter Gelenkkapsel eingebracht werden. Die emittierte Beta-Bestrahlung bleibt auf die Synovialis beschränkt, da die maximale Reichweite wenige Millimeter beträgt. Das kolloidale Radionuklid wird von den oberflächlichen Synovialzellen phagozytiert, führt dort zur Strahlenreaktion mit Nekrosen und zu einer langsamen Vernarbung der Synovialis mit Rückgang der Proliferation und Entzündung in der Gelenkinnenhaut. Die in der Synovialis verabreichte Strahlendosis hängt von der Aktivität, Energie und Halbwertszeit des verwendeten Radionuklids ab. Je nach Dicke der Synovialis werden unterschiedliche Radionuklide eingesetzt (Tabelle 18.4). Die Höhe der verabreichten Aktivität richtet sich bei intraartikulärer Injektion nach der Größe des Gelenkes und dem Ausmaß der entzündlichen Aktivität, was klinisch und gegebenenfalls auch mit weiteren Verfahren zu beurteilen ist.

18.10.3 Prätherapeutische Maßnahmen

Ausführliche und gezielte Anamnese nötig

Vor Anwendung der Radiosynoviorthese erfolgt eine gezielte Anamnese. Neben dem klinischen Befund ist die Sonographie des Gelenkes zum Ausschluss von rupturierten Zysten und gegebenenfalls zum Nachweis eines Ergusses sowie zur Höhenbestimmung der Synovialis wichtig. Daneben sollte eine aktuelles (maximal sechs Monate altes) Röntgenbild des Gelenkes in zwei Ebenen (u. a. zum Ausschluss von Knochentumoren) vorliegen. Differentialdiagnostisch sind manchmal auch spezielle Untersuchungen erforderlich (z. B. Skelettszintigraphie, CT, MRT).

18.10.4 Indikation, Aufklärung und Einverständnis zur Radiosynoviorthese

Indikationen zur Radiosynoviorthese

Die Indikation zur Radiosynoviorthese wird gemeinsam und interdisziplinär mit einem rheumatologisch kundigen Arzt (internistischer/orthopädischer Rheumatologe) gestellt. Bei entzündlich-rheumatischen Erkrankungen sollte eine sechsmonatige konservative Therapie der Radiosynoviorthese vorausgehen. Nach Strahlenschutzverordnung trägt der Nuklearmediziner die Verantwortung für die Therapie. Eine therapiebedürftige chronische Synovialitis mit wiederholten Gelenkergüssen kann bei folgenden Erkrankungen vorliegen:

- rheumatoide Arthritis,
- seronegative Spondylarthropathie,
- aktivierte Arthrose,
- Kristallarthropathie,
- villonoduläre Synovitis,
- Arthropathie bei Hämophilie,
- nach arthroskopischer Synovektomie.

Kontraindikationen:

- Schwangerschaft, Laktationsphase; blutige Gelenkergüsse, lokale Infektionen, rupturierte Poplitealzyste
- jugendliches Alter, Gelenkinstabilität

Absolute Kontraindikationen sind Schwangerschaft und Laktationsphase, massive blutige Gelenkergüsse, lokale Infektionen und/oder Hauterkrankungen im Bereich der Einstichstelle oder eine rupturierte Poplitealzyste. Relative Kontraindikationen sind jugendliches Alter (unter 20 Jahre) und eine weitgehende Gelenkinstabilität mit Knochendestruktion. Alle Patienten müssen vor der Radiosynoviorthese über die Art und die Nebenwirkungen der Therapie einschließlich der Risiken für eine intraartikuläre Punktion und Injektion sowie über die Notwendigkeit der Ruhigstellung des zu behandelnden Gelenkes aufgeklärt werden. Aufklärung und Einverständniserklärung sind schriftlich zu dokumentieren.

18.10.5 Technische Rahmenbedingungen und Vorbereitung

Es gelten die aktuellen Bestimmungen des Strahlenschutzes.

Es gelten die aktuellen Bestimmungen des Strahlenschutzes zu Umgangsgenehmigung für die Radionuklide, Überwachung auf Kontamination, Lagerung und Abfallbeseitigung sowie zur Strahlenschutzüberwachung. Die Therapieräume müssen von der Aufsichtsbehörde zugelassen sein. Intraartikuläre Punktionen sind unter Einhaltung strenger hygienischer Anforderungen durchzuführen (regelmäßige Reinigung und Desinfektion, reduziertes Personal). Die Punktionsstelle ist sorgfältig zu desinfizieren. Nach hygienischer Händedesinfektion wird mit sterilen Einmalhandschuhen, sterilen Einmalkanülen und -spritzen gearbeitet. Die Aktivität des jeweiligen Radionuklids wird im Gelenk über das Volumen berechnet. Eine geeignete Abschirmung der Spritze (z. B. Plexiglas) wird bereitgehalten.

18.10.6 Praktische Durchführung

Die Radiosynoviorthese kann ambulant durchgeführt werden, bis auf Fälle, in denen eine Ruhigstellung des behandelten Gelenkes nicht sichergestellt werden kann. Die Injektion des Nuklids erfolgt erst nach radiologischer oder sonographischer Dokumentation der Lage der Nadel im Gelenk. Bei größeren Gelenken werden Kortikosteroide zusätzlich verwendet. Die Injektionsstelle wird mit sterilem Wundverband abgedeckt. Um das Abströmen der Aktivität über die Lymphbahnen zu verhindern, wird aus strahlenhygienischer Sicht das Gelenk mit Hilfe einer Schiene oder eines Tutors für ca. 48 Stunden immobilisiert. Es ist aber keine strenge Bettruhe erforderlich.

Nach Applikation von offenen Radionukliden muss mit der Gammakamera die regelhafte intraartikuläre Nuklidverteilung dokumentiert und eine extraartikuläre Verteilung ausgeschlossen werden.

18.10.7 Nebenwirkungen

Nebenwirkungen:
- entzündliche Reaktion in behandelten Gelenken
- periartikuläre Nekrosen
- selten: Fieber, Lymphödem

Manchmal kann es nach intraartikulärer Injektion des radioaktiven Arzneimittels zu einer schmerzhaften entzündlichen Reaktion in den behandelten Gelenken kommen. Bei nicht-intraartikulärer Nuklidinstillation können periartikuläre Nekrosen auftreten. Selten wird eine fieberhafte Reaktion nach Injektion des radioaktiven Arzneimittels beobachtet. Selten kommt es zum Lymphödem der behandelten Extremität. Eine genaue Dosimetrie ist nicht möglich. Die absorbierte Dosis ist nicht nur abhängig vom verwendeten Radionuklid und der applizierten Aktivität, sondern auch von der intraartikulären Nuklidverteilung und der Synovialisdicke. Die adäquate Aktivität für die Radiosynoviorthese kann daher nur empirisch an den einzelnen Gelenken ermittelt werden.

18.10.8 Ergebnisse und Nachsorge

- meist hohe Ansprechrate

Wegen der verzögerten Wirkung der Radiosynoviorthese ist der Erfolg erst nach Monaten zu beurteilen. Eine homogene Nuklidverteilung vorausgesetzt, ist ihre Ansprechrate meist hoch. Bei fortgeschrittenen Gelenkveränderungen ist die Nuklidverteilung aber nur sehr inhomogen; daher ist auch die Erfolgsrate reduziert. Je nach Gelenk sind bei 40–80 % der Patienten innerhalb von 3–4 Monaten eine subjektive Besserung und ein Rückgang der entzündlichen Symptome zu erwarten.

- Wirkung erst nach Monaten

Die Nachsorge erfolgt zusammen mit einem internistischen oder orthopädischen Rheumatologen. Der Patient sollte bei vermehrten Beschwerden im behandelten Gelenk unverzüglich den behandelnden Nuklearmediziner aufzusuchen. Auch im Notfall sollte die behandelnde Einrichtung für den Patienten immer erreichbar sein. Eine erste ambulante Nachschau zur Beurteilung von Nebenwirkungen erfolgt meist 4–6 Tage nach der Therapie, eine weitere ambulante Kontrolluntersuchung zur Beurteilung des Therapieerfolges nach 4–6 Monaten.

Literatur

Alberti W, Seegenschmiedt MH. Nichtmaligne Erkrankungen. In: Bamberg M, Molls M, Sack H, eds. Radioonkologie, Band 2, Klinik. München–Wien–New York: Zuckschwerdt Verlag, 2004:319–70.

Deutsche Gesellschaft für Rheumatologie, Kommission für Qualitätssicherung, eds. Qualitätssicherung in der Rheumatologie. Darmstadt: Steinkopff Verlag, 1997.

Micke O, Seegenschmiedt MH. German Working Group on Radiotherapy of Benign Diseases: Consensus guidelines for radiation therapy of benign diseases: a multicenter approach in Germany. Int. J. Radiat. Oncol. Biol. Phys. 2002;52:496–513.

Mödder G. Die Radiosynoviorthese. Meckenheim: Warlich Druck und Verlagsges. mbH, 1995.

Order SE, Donaldson SS. Radiation Therapy of Benign Diseases – A Clinical Guide, In: Brady LW, Donner MW, Heilmann H-P, Heuck F, eds. Medical Radiology – Diagnostic Imaging and Radiation Oncology. 2nd ed. Berlin–Heidelberg–New York: Springer Verlag, 2001.

Rosenthal S. Benign Diseases. In: Leibel SA, Phillips TL, eds. Textbook of Radiation Oncology. Philadelphia–London–Toronto–Montreal–Sydney–Tokyo: W. B. Saunders Company, 1998:1203–19.

Savaser AN, Hoffmann K-T, Sörensen H, Banzer DH. Die Radiosynoviorthese im Behandlungsplan chronisch-entzündlicher Gelenkerkrankungen. Z Rheumatol 1999;58:1–8.

Seegenschmiedt MH, Katalinic A, Makoski H-B, Haase W, Gademann G, Hassenstein E. Strahlentherapie von gutartigen Erkrankungen: eine Bestandsaufnahme für Deutschland. Strahlentherapie und Onkologie 1999; 175:541–7.

Serber W, Brady LW, Zhang M, Hoppe RT. Radiation treatment of benign diseases. In: Perez CA, Brady LW, Halperin EC, Schmidt-Ullrich RK, eds. Principles and practice of radiation oncology. 4th ed. Philadelphia–Baltimore–New York–London–Buenos Aires–Hong Kong–Sydney–Tokyo: Lippincott Williams & Wilkins, 2003:2332–51.

19 Brachytherapie der Herzkranzgefäße

W. Sauerwein

19.1 Einleitung

Erkrankungen der Koronararterien gehören zu den Haupttodesursachen in den Industrienationen. Jährlich werden in diesen Ländern mehr als eine Million invasiver kardiologischer Eingriffe durchgeführt, um arteriosklerotische Verengungen zu beseitigen. Nach alleiniger Ballondilatation (perkutane transluminale koronare Angioplastie, PTCA) tritt eine erneute klinisch relevante Stenosierung je nach Patientenkollektiv in 30 bis 70 % der Fälle auf. Diese Restenose wird durch folgende Mechanismen verursacht:

Erkrankungen der Koronararterien eine der Haupttodesursachen

In 30–70 % Restenose nach Ballondilatation

Ursachen der Restenose

1. Elastische Rückstellkräfte führen zu einer sukzessiven Lumenreduktion.
2. Eine perkutane transluminale koronare Angioplastie führt zu einer kontrollierten Verletzung des stenosierten Gefäßsegmentes. Dadurch wird eine Narbenbildung ausgelöst, die zu einer Intimaproliferation führt.

Durch den Einsatz koronarer Stents kann den elastischen Rückstellkräften wirksam begegnet und die Restenoserate um ca. 30 % reduziert werden. Der Mechanismus der Intimaproliferation konnte bislang jedoch weder durch interventionelle Techniken noch durch Medikamente oder molekularbiologische Manipulationen entscheidend bekämpft werden. Die Einführung beschichteter Stents, die über einen längeren Zeitraum proliferationshemmende Medikamente lokal freisetzen, stellt zwar einen gewissen Fortschritt dar, jedoch ist die Restenose nach perkutaner koronarer Intervention nach wie vor das größte Problem der interventionellen Kardiologie. Die Rezidivrate der In-Stent-Restenose nach perkutaner transluminaler koronarer Angioplastie liegt sogar zwischen 50 und 70 %, so dass bei vielen Patienten letztlich eine Bypassoperation erforderlich wird.

Koronare Stents wirken elastischen Rückstellkräften entgegen.

Intimaproliferation konnte bislang nicht sehr wirksam verhindert werden.

In der Strahlentherapie bestehen langjährige Erfahrungen zur Prophylaxe der Entstehung hypertropher Narben und Keloiden. Das führte zu Untersuchungen, ob die Restenosierung von Gefäßen durch eine Bestrahlung vermieden werden kann. In Tiermodellen konnte gezeigt werden, dass die Applikation ionisierender Strahlen nach Ballondilatation die Proliferation von Zellen der Gefäßwand hemmt und die Fibrosierung im Bereich der Adventitia im Rahmen

Tiermodell: Vermeidung der Restenosierung von Gefäßen durch Bestrahlung möglich des späten Remodelings verhindert. Im Schweinemodell führte eine Bestrahlung sowohl nach alleiniger perkutaner transluminaler koronarer Angioplastie als auch nach Stentimplantation zu einer signifikanten Reduktion der Neointimaformation.

Intrakavitäre Brachytherapie: Strahlenquellen werden unter Benutzung anatomischer Hohlräume in unmittelbare Nähe des Zielvolumens gebracht.

- hohe Strahlendosis im Zielvolumen
- Schonung des angrenzenden Gewebes

Als Bestrahlungstechnik kommt eine Weiterentwicklung der intrakavitären Brachytherapie zum Einsatz. Bei der intrakavitären Brachytherapie werden Strahlenquellen unter Benutzung anatomischer Hohlräume in unmittelbare Nähe des Zielvolumens gebracht. Die kurze Distanz zwischen Strahler und Zielvolumen bewirkt, dass die Dosisverteilung im Wesentlichen durch das Abstandsquadratgesetz bestimmt wird und Strahlenqualität und -energie eine untergeordnete Rolle spielen. Dies bedeute einerseits immer einen steilen Dosisgradienten in unmittelbarer Nähe des Strahlers (d. h. im Zielvolumen), andererseits aber auch die Möglichkeit, daran angrenzendes Gewebe zu schonen. In der Kardiologie wird die Strahlenquelle über einen speziellen Katheter bis an den Ort des kardiologischen Eingriffs gebracht. Dort verweilt sie mehrer Minuten und wird dann wieder entfernt. Die in der klinischen Praxis genutzten Systeme verwenden alle Afterloadingverfahren (Nachladeverfahren), die entweder rechnergesteuert sind oder vom Arzt manuell bedient werden (Beta-Cath^{TM}-System). Zur Anwendung kommen Beta- (Sr-90, P-32) oder Gamma-Strahler.

Bestrahlt wird mit Beta-Strahlen im Afterloadingverfahren.

19.2 Indikationen, basierend auf Ergebnissen kontrollierter Studien

19.2.1 Behandlung der In-Stent-Restenose

In-Stent-Restenose größtes Problem der interventionellen Kardiologie

Da die In-Stent-Restenose das größte Problem der interventionellen Kardiologie darstellt, haben sich die meisten bisher veröffentlichten Studien mit diesem Thema beschäftigt.

Die SCRIPPS I-Studie war die erste prospektive, doppel-blinde, randomisierte Studie zur Behandlung restenotischer Läsionen mit Gamma-Strahlen (^{192}Ir). Bei 55 Patienten wurde ein manuelles, nicht-zentriertes Afterloadingverfahren mit einer Dosis von 8–30 Gy verwendet. Die Revaskularisation der Zielläsion (Target Lesion Revascularization, TLR) konnte in der bestrahlten Gruppe um 68 % (44,8 % versus 15,4 %) gesenkt werden, der zusammengefasste klinische Endpunkt (Tod, Myokardinfarkt, TLR) um 58 %. Auch nach drei Jahren war die angiographische Restenose mit 33 % weiterhin besser als in der Placebo-behandelten Gruppe mit 64 %.

Signifikante Reduktion der angiographischen Restenoserate durch Bestrahlung

Die GAMMA I-Studie konnte als erste multizentrische Studie die Ergebnisse der SCRIPPS I-Studie an 252 Patienten bestätigen. Die Resultate nach 6 Monaten zeigten eine signifikante Reduktion der angiographischen Restenoserate um 39 % und der klinischen Ereignisse um 47 %. Ähnliche Ergebnisse zeigte die WRIST-Studie an 130 Patienten, in der auch 30 Patienten mit Bypassgefäßen mit einer festen Dosierung von 15 Gy im Abstand von 2 mm von der Strahlenquelle behandelt wurden. Die Restenose-Rate lag mit 19 % in der bestrahlten Gruppe signifikant niedriger als in der Placebo-behandelten Gruppe mit 58 %.

In der PREVENT-Studie wurden 105 Patienten mit einer zentrierten, 27 mm langen Phosphorquelle behandelt. Die applizierten Dosen betrugen 16, 20 und 24 Gy in einer Entfernung von einem Millimeter von der Quelle. Eine angiographische Restenose trat deutlich geringer in der bestrahlten Gruppe auf (8 % versus 39 %). Auffällig waren jedoch die ausgeprägten „Kanteneffekte". Sie sind auf die zu kurze Quellenlänge zurückzuführen, die keine ausreichende Erfassung des Zielvolumens in der Längsausdehnung erlaubte.

Die START-Studie konnte als erste große Studie (244 Patienten) die Wirksamkeit der Beta-Bestrahlung bei In-Stent-Restenosen nachweisen. Je nach Gefäßdurchmesser wurden 16 Gy bzw. 20 Gy 2 mm von der nicht-zentrierten Quelle entfernt abgegeben. Die Zielgefäß-Revaskularisationsrate (TVR) lag nach 8 Monaten in der bestrahlten Gruppe niedriger als in der Placebo-Gruppe (16 % versus 24 %). Auch bei einer kurzen Quellenlänge von 30 mm führten Kanteneffekte zu einer Erhöhung der Restenoserate, die dennoch deutlich niedriger lag als in der Placebogruppe (29 % versus 45 %).

Kanteneffekte (zu kurze Quellenlänge verhindert ausreichende Erfassung des Zielvolumens) führen zu einer Erhöhung der Restenoserate.

Die INHIBIT-Studie (332 Patienten) bestätigte die START-Ergebnisse. Dabei wurde eine zentrierte Phosphorquelle mit einer Dosis von mehr als 20 Gy in 1 mm Gewebetiefe verwendet. Auch hier wurde die Restenoserate (16 %) hauptsächlich im Stent-Segment reduziert. Zwar schmälerten Kanteneffekte erneut das Ergebnis, dennoch schnitt die bestrahlte besser als die Placebogruppe ab (26 % versus 51 %).

19.2.2 Behandlung von de-novo-Läsionen

Condado wandte 1994 in Venezuela erstmals die intrakoronare Gamma-Bestrahlung bei 21 Patienten mit de-novo-Läsionen an. Nach zwei Jahren lag die angiographische Restenoserate bei 27 %. Bei teilweise sehr hohen Dosen (bis 55 Gy) traten bei zwei Patienten Pseudoaneurysmen und bei zwei Patienten echte Aneurysmen der Koronararterien auf, ohne dass schwere koronare Ereignisse beobachtet wurden. Auch die Beta-Bestrahlung brachte bei de-novo-Läsionen bereits zu Beginn enttäuschende Ergebnisse mit Restenoseraten von 24 % in der BERT-Studie bzw. 33 % in der Genfer Pilot-Studie. Diese Ergebnisse wurden auf eine zu niedrige Dosierung von < 16 Gy in 2 mm Abstand von der Strahlenquelle zurückgeführt.

Bestrahlung bei de-novo-Läsionen:

Daher wurde eine doppel-blinde Multizenterstudie konzipiert, welche den dosisabhängigen Effekt von 9, 12, 15 und 18 Gy in 1 mm Gewebetiefe untersuchte. Es fand sich ein deutlicher dosisabhängigen Effekt der Bestrahlung mit einer Restenoserate von 4 % bei den Patienten, die mit 18 Gy bestrahlt waren, gegenüber 28 % in der 9 Gy-Gruppe, der auch noch nach einem Jahr nachweisbar war. Die relativ kleinen Untergruppen, die zusätzlich mit Stent behandelt wurden, zeigten dagegen keinen dosisabhängigen Effekt.

Effekt ist deutlich dosisabhängig; zu geringe Strahlendosen verhindern Restenose kaum.

Es verwundert nicht, dass die Ergebnisse der großen randomisierten Beta-Cath-Studie (1000 Patienten) bei de-novo-Läsionen wiederum enttäuschend waren, da erneut eine zu geringe Dosis verwendet und das dilatierte Segment unzureichend mit der Strahlenquelle („geographic miss“: 40 %) abgedeckt wurde.

19.2.3 Behandlung von Problemläsionen

Rezidivrate steigt linear mit Länge der Läsion.

Lange Läsionen. Die Rezidivrate steigt linear mit der Länge der Läsion, so dass vor allem lange und diffuse In-Stent-Restenosen lange Zeit therapeutisch kaum mit gutem Ergebnis behandelbar waren. Die LONG-WRIST-Studie (Ir-192; 14–15 Gy) schloss 120 Patienten mit In-Stent-Restenosen einer mittleren Läsionslänge von 31,7 mm ein. Nach sechs Monaten zeigte sich in der Therapiegruppe eine signifikante Reduktion der Revaskularisationsrate im Zielgefäß um 45 %, eine signifikante Reduktion kardiovaskulärer Ereignisse um 37 % und eine signifikante Reduktion der Restenoserate im gesamten analysierten Segment um 54 %. Die LONG-WRIST-HIGH-DOSE-Studie, mit 60 Patienten und einer Dosis von 18 Gy im Abstand von 2 mm von der Strahlenquelle, erbrachte eine weitere Reduktion der Restenoserate im Analysesegment und sukzessive eine deutlich niedrigere Rate an erneut notwendigen Revaskularisationen im Zielgefäß (33,3 % versus 21,7 %; p = nicht signifikant). Ähnliche Ergebnisse erbrachten Subanalysen aus GAMMA I (> 25 mm) und START (> 15 mm).

Bestrahlung bewirkt Reduktion der Restenoserate und kardiovaskulärer Ereignisse.

Hohe Restenoseraten in kleinen Gefäßen

Kleine Gefäße. Auch Interventionen in kleinen Gefäßen sind mit einer hohen Restenoserate behaftet. Das gilt sowohl für de-novo- als auch für restenotische Läsionen. Die Ergebnisse von Studien zur Stentimplantation in kleinen Gefäßen sind eher ernüchternd ausgefallen. Subanalysen aus START und WRIST zeigen einen signifikanten Vorteil der Brachytherapie gegenüber der alleinigen perkutanen transluminalen koronaren Angioplastie bei Interventionen in kleinen Gefäßen.

Brachytherapie bringt signifikanten Vorteil.

Diabetiker. Zu der besonderen Problematik von Interventionen bei Diabetikern liegen derzeit lediglich Subanalysen aus prospektiven, randomisierten Studien vor. Diese zeigen, dass Diabetiker mindestens genauso (START), oder sogar signifikant mehr (GAMMA I) von einer Brachytherapie profitieren als Nicht-Diabetiker. In Anbetracht der schlechten Ergebnisse von Diabetikern in früheren großen Interventionsstudien ist dies als Erfolg der Brachytherapie zu werten.

Diabetiker profitieren von Brachytherapie.

Eingriffe an aorto-koronaren Bypässen. Es liegen mittlerweile die Daten einer prospektiven und placebokontrollierten Studie vor (SVG WRIST; 60 Patienten mit Ir-192-Bestrahlung; 60 Patienten mit Placebo). Es konnte eine deutliche Überlegenheit der Brachytherapie gegenüber der alleinigen perkutanen transluminalen koronaren Angioplastie gezeigt werden, mit einer Reduktion der Restenoserate im gesamten Analysesegment um 53% ($p < 0,005$), einer Reduktion der Revaskularisationsrate im Zielgefäß um 66% ($p < 0,001$) und einer Reduktion der kardiovaskulären Ereignisse um 64% ($p < 0,001$).

Deutliche Überlegenheit der Brachytherapie gegenüber der alleinigen PTCA bei Patienten mit aorto-koronaren Bypässen

19.3 Nebenwirkungen

19.3.1 Kanteneffekte als mögliche Ursachen erhöhter Restenoseraten

Als „Edge"-, „Candy-Wrapper"- oder „Kanten"-Effekt werden Stenosen bezeichnet, die meistens am proximalen und distalen Ende des bestrahlten Segments auftreten. Sie werden durch eine verstärkte Intimaproliferation hervorgerufen und sind am ehesten auf eine Unterdosierung im Zielvolumen durch den Dosisabfall an den Quellenenden oder gar eine Fehlplatzierung im Gefäßverlauf zurückzuführen. Diskutiert wird aber auch die Möglichkeit einer Progression der Grunderkrankung an den Enden des behandelten Bereichs.

Kanten-Effekt: Stenosen am Ende des bestrahlten Segments durch Unterdosierung im Zielvolumen

19.3.2 Späte Thrombosen nach intrakoronarer Bestrahlung

Das Problem der späten akuten Thrombose ist in den Anfängen der klinischen intrakoronaren Strahlentherapie unterschätzt worden, da es in den kurzen Nachbeobachtungsphasen der Tierexperimente nicht auftrat. In den ersten klinischen Studien wurde lediglich eine vierwöchige antiaggregatorische Kombinationstherapie aus Acetylsalizylsäure und Ticlopidin oder Clopidogrel verschrieben. Relativ rasch wurde ersichtlich, dass unter diesem Therapieregime eine unakzeptabel hohe Rate von subakuten Thrombosen von bis zu 10%, insbesondere nach Absetzen des ADP-Antagonisten, auftreten kann. In retrospektiven Analysen konnte eindeutig gezeigt werden, dass die erhöhten subakuten Thromboseraten vor allem mit der Implantation eines neuen Stents verbunden waren. Späte akute Stentthrombosen wurden zwar auch nach Stentimplantationen ohne begleitende Brachytherapie beobachtet, jedoch war die Inzidenz hier bedeutend niedriger . Es ist davon auszugehen, dass die späten Stentthrombosen nicht per se durch die Strahlentherapie hervorgerufen werden, sondern durch die Verzögerung der Neoendothelialisierung bzw. Neointimabildung mit sukzessiven freiliegenden Stentstreben oder durch verzögert abheilende Dissektionen. Auch bei pharmakologisch beschichteten Stents, die ebenfalls eine Verzögerung der Neoendothelialisierung bewirken, wurden bereits späte akute Stentthrombosen beobachtet. Durch die Verlängerung der antiaggregatorischen Kombinationstherapie auf mehr als acht Wochen konnte die späte Thromboserate bei den Patienten mit neu implantiertem Stent deutlich ge-

Erhöhte subakute Thromboseraten nach Implantation eines neuen Stents

Späte Stentthrombosen durch Verzögerung der Neoendothelialisierung mit sukzessiven freiliegenden Stentstreben oder verzögert abheilende Dissektionen

Empfehlung für bestrahlte Patienten: zwölfmonatige Einnahme von Acetylsalizylsäure und Clopidogrel

senkt werden. Derzeit wird für alle bestrahlten Patienten eine zwölfmonatige Einnahme von Acetylsalizylsäure und Clopidogrel empfohlen.

19.4 Zusammenfassung

Therapie von de-novo-Läsionen:
- Brachytherapie am besten im Rahmen einer Studie
- medikamentenbeschichtete Stents in Erprobung

Intrakoronare Brachytherapie zur Senkung der Rezidivrate nach Intervention von In-Stent-Restenosen Methode der Wahl

Im klinischen Alltag möglichst keine Implantation neuer Stents im Zusammenhang mit einer Bestrahlung

Ausreichende Quellenlänge bei Bestrahlung wichtig!

Die vorliegenden Daten mit einer Nachbeobachtungszeit von bis zu fünf Jahren zeigen nachdrücklich, dass die intrakoronare Brachytherapie ein sicheres und effektives Verfahren zur Reduktion der Restenoserate nach koronaren Interventionen darstellt. Obwohl die Brachytherapie bei der Behandlung von de-novo-Läsionen in den ausreichend bestrahlten Segmenten ebenfalls eine signifikante Reduktion der Restenoserate erreichen kann, sollte eine Therapie von de-novo-Läsionen im Rahmen kontrollierter Studien erfolgen. Zudem gibt es mit medikamentenbeschichteten Stents weitere Verfahren, um die Restenoserate bei de-novo-Läsionen zu senken. Daten, die eine Effektivität dieser Stents bei In-Stent-Restenosen, kleinen Gefäßen, Bypassinterventionen oder Diabetikern nachweisen, stehen aber noch aus. Derzeit ist die intrakoronare Brachytherapie das einzige Verfahren, mit dem effektiv eine signifikante Reduktion der Rezidivrate nach Intervention von In-Stent-Restenosen erzielt werden kann, wobei dies auch bei langen und diffusen Läsionen möglich ist. Für diese Indikation ist, auch nach den Empfehlungen der Kommission für klinische Kardiologie der DGKHK (Deutsche Gesellschaft für Kardiologie, Herz- und Kreislauferkrankungen), die intrakoronare Brachytherapie die Therapie der Wahl. Ebenfalls viel versprechend sind die Ergebnisse zu Problemläsionen wie Bypassinterventionen, Interventionen in kleinen Gefäßen und bei Diabetikern. Obwohl nicht zu allen Indikationen Daten aus prospektiven, randomisierten Studien vorliegen, können die vorhandenen Ergebnisse dazu dienen, die Indikation zur perkutanen, transluminalen Intervention dieser Risikopatienten zu stellen. Erste Daten aus dem RENO-Register (European Surveillance Registry with the Beta-Cath™-System), in dem die ersten 1098 in Europa mit dem Beta-Cath™-System behandelten Patienten eingeschlossen sind, zeigen, dass auch im klinischen Alltag den Studien vergleichbare gute Ergebnisse erzielt werden können. Im klinischen Alltag sollte die Implantation neuer Stents im Zusammenhang mit einer Bestrahlung möglichst vermieden werden. Auf jeden Fall sollte die antiaggregatorische Kombinationstherapie ausreichend lange fortgesetzt werden, um die Gefahr später Thrombosen zu minimieren. Nach der aktuellen Datenlage ist nach intrakoronarer Brachytherapie generell eine Fortführung der antiaggregatorischen Kombinationstherapie aus Clopidogrel und Acetylsalizylsäure über zwölf Monate zu empfehlen. Die zu erwartenden Thromboseraten liegen damit im Placebobereich. Bei der Bestrahlung ist auf eine ausreichende Quellenlänge zu achten, um in jedem Fall im intervenierten Bereich die therapeutische Dosis zu applizieren und Unterdosierungen im Randbereichen zu vermeiden. Unklar ist allerdings nach wie vor, ob Patienten, bei denen nach Bestrahlung eine Rezidivstenose auftritt, erneut bestrahlt werden können. Erfahrungen auf diesem Gebiet liegen bisher nur als Einzelfallberichte verschiedener Zentren vor. Im Falle einer zweiten Bestrahlung ist, bei fehlender Evidenz, in jedem Falle eine strenge Indikationsstellung erforderlich.

Erneute Bestrahlung nur nach strenger Indikationsstellung

Die intrakoronare Brachytherapie ist eine relativ junge Therapieform, die in den letzten Jahren eine rasante Entwicklung vollzogen hat. Derzeit ist sie die einzige Therapie, die eine effektive Reduktion der Rezidiv-Stenoserate nach Intervention von In-Stent-Restenosen gezeigt hat. Gegenüber beschichteten Stents ist sie deutlich kostengünstiger.

Kostengünstiger als beschichtete Stents

Literatur

Baumgart D, Sauerwein W, Naber C, Kaiser CA, Meusers P, Quast U, Langner I, Flühs D, Stuschke M, Erbel R. Strahlentherapie der Herzkranzgefäße. Neue Wege zur Behandlung der Restenose nach perkutaner, koronarer Intervention. Dtsch Arztebl 2002;99:A2252–6.

Coen V, Serruys P, Sauerwein W, Orrechia R, Von Rottkay P, Coucke P, Ehnert M, Urban P, Bonan R, Levendag P, on behalf of the RENO investigators. RENO, a European postmarket surveillance registry, confirms effectiveness of coronary brachytherapy in routine clinical practice. Int J Rad Oncol Biol Phys 2003;55:1019–26.

Condado JA, Waksman R, Gurdiel O, Espinosa R, Gonzalez J, Burger B, et al. Long-term angiographic and clinical outcome after percutaneous transluminal coronary angioplasty and intracoronary radiation therapy in humans. Circulation 1997;96:727–32.

Dietz R, Silber S, Baumgart D, Hehrlein C, Tebbe U. Positionspapier zur intrakoronaren Brachytherapie. Z Kardiol 2001;90:875–80.

Leon MB, Teirstein PS, Moses JW, Tripuraneni P, Lansky AJ, Jani S, et al. Localized intracoronary gamma-radiation therapy to inhibit the recurrence of restenosis after stenting. N Engl J Med 2001;344:250–6.

Liistro F, Colombo A. Late acute thrombosis after paclitaxel eluting stent implantation. Heart 2001;86:262–4.

Naber CK, Kaiser CA, Sauerwein W, Meusers P, Eggebrecht H, Haude M, Erbel R, Baumgart D. Brachytherapie nach koronaren Interventionen: aktueller Stand und Zukunftsperspektiven. Z Kardiol 2003;92:1–15.

Raizner AE, Oesterle SN, Waksman R, Serruys PW, Colombo A, Lim YL, et al. Inhibition of restenosis with beta-emitting radiotherapy: Report of the Proliferation Reduction with Vascular Energy Trial (PREVENT). Circulation 2000;102:951–8.

Teirstein PS, Massullo V, Jani S, Popma JJ, Russo RJ, Schatz RA et al. Three-year clinical and angiographic follow-up after intracoronary radiation: results of a randomized clinical trial. Circulation 2000;101:360–5.

Verin V, Popowski Y, De Bruyne B, Baumgart D, Sauerwein W, Lins M, Kovàcs G, Thomas M, Calman F, Disco C, Serruys PW, Wijns W. for the Dose-Finding Study Group. Endoluminal beta-radiation therapy for the prevention of coronary restenosis after balloon angioplasty. N Engl J Med 2001;344:243–9.

20 Radioimmuntherapie von niedrig malignen Non-Hodgkin-Lymphomen mit Yttrium-90-markierten anti-CD20-Antikörpern*

K. Scheidhauer

20.1 Einleitung

Hohe Ansprechraten bei der Immuntherapie mit monoklonalen Antikörpern (vornehmlich anti-CD20-Antikörper wie Rituximab) und die inhärente Strahlensensitivität von Lymphomen machen die Kombination dieser beiden therapeutischen Interventionen (Antikörper und systemische Strahlentherapie = Radioimmuntherapie) zu einer interessanten und viel versprechenden Therapieoption. Mit einem systemisch applizierten Radiopharmakon kann antikörpergesteuert die gezielte Behandlung von disseminierten Erkrankungsstadien mit niedrigen Strahlendosen und damit entsprechend geringer Toxizität für gesundes Gewebe durchgeführt werden. Die Entwicklung von geeigneten Radioimmunkonjugaten bedeutet daher einen großen Fortschritt bei der Behandlung rezidivierter und refraktärer, indolenter Non-Hodgkin-Lymphome. Mit Ibritumomab-Tiuxetan (Zevalin®) steht für die Behandlung von Non-Hodgkin-Lymphomen seit Anfang des Jahres 2004 erstmals in Europa ein zugelassener Antikörper zur radioaktiven Markierung in Kit-Form kommerziell zur Verfügung.

Antikörper und systemische Strahlentherapie = Radioimmuntherapie

- gezielte, antikörpergesteuerte Behandlung
- niedrige Strahlendosen

Ibritumomab ist ein monoklonaler muriner anti-CD20-IgG-Antikörper. CD20 findet sich auf reifen B-Zellen und den meisten B-Zell-Lymphomen, nicht aber auf hämatopoetischen Stammzellen, Pro-B-Zellen und Plasmazellen. Über den Chelator Tiuxetan (= MX-DTPA) ist radioaktives Yttrium-90 (^{90}Y) stabil an den Antikörper gekoppelt. Das Radioisotop Yttrium-90 ist ein reiner, hochenergetischer β-Strahler mit einer mittleren Reichweite im Gewebe von ca. 5 mm.

Ibritumomab-Tiuxetan:

- monoklonaler muriner anti-CD20-Antikörper
- Markierung mit Yttrium-90

^{90}Y-Ibritumomab-Tiuxetan bindet spezifisch an CD20-exprimierende Zellen. Die lokale Emission der ionisierenden β-Strahlen tötet dabei auch durch den so genannten „Kreuzfeuereffekt" Zellen ohne Zielantigen in der Nähe des gebundenen Antikörpers.

* Dieses Kapitel ist erst nach Redaktionsschluss beim Verlag eingegangen und erscheint deshalb an letzter Stelle.

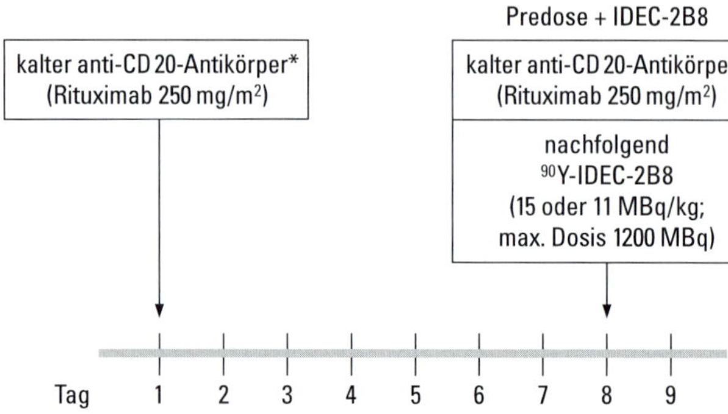

Abb. 20.1: Therapieschema für eine Behandlung mit ^{90}Y-markierten Ibritumomab-Tiuxetan (IDEC-2B8).
* Kalter anti-CD20-Antikörper zur Verbesserung der Biodistribution.

Einsatz mit Rituximab (anti-CD20-Antikörper)

^{90}Y-Ibritumomab-Tiuxetan wird gemeinsam mit Rituximab eingesetzt. Zunächst erfolgt eine Vorbehandlung mit Rituximab (250 mg/m^2 am Tag 1 und 8). Dieser Antikörper blockiert teilweise die CD20-Bindungsstellen auf den zirkulierenden B-Zellen aus dem Blut (Abb. 20.1). Dadurch kann Ibritumomab-Tiuxetan am Tag 8 das Radionuklid effizienter an die Lymphome heranbringen. Rituximab und Ibritumomab-Tiuxetan werden intravenös injiziert (Dosis: 15 MBq/kg). Die mittlere effektive Halbwertszeit im Serum liegt bei 28 Stunden. Eine vorausgehende Bildgebung oder Dosimetrie ist nicht erforderlich.

Keine Bildgebung oder Dosimetrie nötig

20.2 Indikationen/Kontraindikationen

Indikation:

- CD20-positives follikuläres Non-Hodgkin-Lymphom vom B-Zell-Typ in 3. Therapielinie

^{90}Y-Ibritumomab-Tiuxetan ist bisher ausschließlich zur Behandlung des CD20-positiven follikulären Non-Hodgkin-Lymphoms (NHL) vom B-Zell-Typ zugelassen, wenn sich eine Behandlung mit Rituximab als refraktär erwiesen oder sich nach der Therapie mit Rituximab ein Rezidiv entwickelt hat. Diese Indikationsstellung in der 3. Therapielinie stellt durchaus eine Selektion prognostisch ungünstiger Patienten dar. Ausgiebige Vorbehandlungen bedeuten stets ein höheres Risiko für Hämatotoxizität. Zudem ist zu erwarten, dass sich die Rate kompletter Remissionen bei den Rituximab-refraktären Patienten erniedrigen wird. Die Anwendung für weitere NHL-Subgruppen wird zur Zeit in mehreren klinischen Studien geprüft.

Kontraindikationen:

- Thrombozytopenie, Neutropenie
- nach Knochenmarks- oder Stammzelltransplantationen

Kontraindikationen für die Anwendung von ^{90}Y-Ibritumomab-Tiuxetan resultieren aus dem Risiko der Knochenmarkdepression und betreffen Patienten mit einer Thrombozytenzahl unter 150.000/µl (Dosisreduktion) bzw. unter 100.000/µl (Ausschluss), mit einer Neutrophilenzahl unter 1.500/µl sowie nach Knochenmarks- oder Stammzelltransplantation. Patienten, bei denen mehr als 25% des Knochenmarks mit Lymphomzellen infiltriert sind, oder solche, bei denen mehr als 25% des aktiven Knochenmarks extern bestrahlt wurden, sollten mit Ibritumomab-Tiuxetan nicht behandelt werden, da bei diesen die Sicherheit noch nicht hinreichend belegt ist.

20.3 Nebenwirkungen

Nebenwirkungen:

- erhöhte Knochenmarktoxizität

Im Allgemeinen ist die Verträglichkeit von ^{90}Y-Ibritumomab-Tiuxetan gut und ähnlich wie bei nicht radioaktiv markierten CD20-Antikörpern (Rituximab), mit Ausnahme einer erhöhten Knochenmarktoxizität. In Studien wurden keine signifikanten Hypogammaglobulinämie und kein erhöhtes Infektionsrisiko gefunden. Bei Patienten mit erniedrigter Thrombozytenzahl wird daher eine niedrigere Aktivitätsmenge pro kg Körpergewicht (11 MBq/kg) bis zu einer Maximaldosis von 1200 MBq verabreicht.

- hämatologische Nebenwirkungen

Mit einem Maximum hämatologischer Nebenwirkungen ist nach 7–9 Wochen zu rechnen. Neutropenie Grad IV ist bei 30 %, Thrombozytopenie Grad IV bei 10 % und Anämie Grad IV bei 4 % der Patienten beschrieben worden. Diese gehen einher mit einer Infektion Grad III/IV bei 5 % und einer Blutung Grad III/IV bei 2 % der Patienten. Die konsequente Nachsorge setzt eine gute Mitarbeit und Information der Patienten voraus. Die notwendigen wöchentlichen Kontrollen des Blutbildes sind bei Thrombozytenzahlen unter 50.000/µl (bis 90 % der Patienten) auf bis zu drei Kontrollen pro Woche auszudehnen. Eine signifikante Abhängigkeit vom Alter der Patienten (über/unter 65 Jahre) wurde nicht beobachtet.

- allergische bis anaphylaktische Reaktionen, Fertilitätsstörungen, Zweitneoplasien

Weitere mögliche Nebenwirkungen sind allergische bis anaphylaktische Überempfindlichkeitsreaktionen (die allerdings überwiegend Rituximab-assoziiert sind), Fertilitätsstörungen (ggf. Samenspende), Zweitneoplasien (die vor allem durch die Kombination verschiedener durchgeführter Behandlungen begünstigt sind) und mögliche lokale Strahlenreaktionen bei versehentlichem Paravasat.

- Strahlenreaktionen

20.4 Wichtige Informationen für den Patienten

Hervorzuheben ist bei der Radioimmuntherapie mit ^{90}Y-Ibritumomab-Tiuxetan:

- die relativ einfache Handhabung der einmaligen Strahlenapplikation; (▸ einfache Handhabung)
- die im Vergleich zu den meisten Chemotherapieregimen gute Verträglichkeit; (▸ gute Verträglichkeit)
- der (teilweise in Deutschland noch notwendige) kurze stationäre Aufenthalt; (▸ kurzer stationärer Aufenthalt)
- die gute Effektivität bei chemo- und immunotherapierefraktären und Rezidiv-Patienten, auch mit dauerhaften Remissionen; (▸ gute Effektivität)
- die insgesamt relativ milden und reversiblen, zumeist hämatologischen Nebenwirkungen. (▸ milde Nebenwirkungen)

- Strahlenschutz und Kontrazeption nötig

Über geeignete Strahlenschutzmaßnahmen nach Applikation der Radioaktivität ist der Patient schriftlich aufzuklären. Hierbei steht der

Umgang mit Körperausscheidungen im Vordergrund, z. B. auch die Notwendigkeit der Kontrazeption.

20.5 Strahlenbelastung

Strahlenbelastung für Milz und Leber am höchsten

Die Strahlenbelastung bei der Radioimmuntherapie mit ^{90}Y-Ibritumomab-Tiuxetan ist für die Milz und die Leber am höchsten und beträgt 9,4 bzw. 4,8 mGy/MBq. Die Dosis für das Knochenmark beträgt 1,3 mGy/MBq und für den Gesamtkörper 0,5 mGy/MBq. Bei einer maximalen applizierten Aktivität von 1200 MBq ergeben sich damit Dosen von 11,3 Gy für die Milz, 5,8 Gy für die Leber, 1,6 Gy für das rote Knochenmark und 0,6 Gy für den Ganzkörper. Entsprechend sind leichte hämatologische Nebenwirkungen häufig (siehe oben). Das eigentliche „kritische" und damit bei einer Hochdosistherapie mit Stammzelltransplantation aktivitätslimitierende Organ ist jedoch die Leber, da die Milz häufig ohnehin therapeutisches Zielorgan ist.

20.6 Ergebnisse des Verfahrens

Indikationsstellungen haben sich aus Studien ergeben.

Ausgehend von Phase I/II- und Phase III-Studien und unter Einschluss eines randomisierten Therapievergleichs haben sich die bisherigen klinischen Indikationsstellungen über die therapeutische Effektivität von ^{90}Y-Ibritumomab-Tiuxetan ergeben. Zusätzliche Erkenntnisse stammen aus einer Subgruppenanalyse für Rituximab-refraktäre Non-Hodgkin-Lymphome und für Patienten mit einer milden Thrombozytopenie.

Ansprechrate von ^{90}Y-Ibritumomab-Tiuxetan bei etwa 80 %

Nachdem in der Phase I/II-Studie zur Dosisfindung die Therapieansprechrate (overall response rate, ORR) 67 % betragen hatte, konnte in der Phase III-Studie mit einer Aktivität von 15 MBq/kg Körpergewicht ^{90}Y-Ibritumomab-Tiuxetan die Ansprechrate auf 80 % gesteigert werden. Die entsprechende ORR für den nativen Antikörper Rituximab betrug dagegen 56 %. Davon kamen 34 % der Patienten mit ^{90}Y-Ibritumomab-Tiuxetan bzw. 20 % der Patienten mit ausschließlich Rituximab in eine Vollremission. Erwartungsgemäß lag in einer weiteren Phase III-Studie unter Einschluss der prognostisch ungünstigen Rituximab-refraktären Patientengruppe die Therapieansprechrate mit 74 % etwas niedriger. Es wurde hier eine partielle Remission bei 59 % der Patienten erzielt, die Rate der Vollremissionen sank auf 15 %. Allerdings ist hervorzuheben, dass gerade für die Patienten mit gegenüber Chemotherapeutika und Rituximab-refraktären Non-Hodgkin-Lymphomen der zumeist palliative Charakter der Radioimmuntherapie einen erheblichen Gewinn bedeutet. Entscheidend sind dann Nebenwirkungsarmut und Dauer der Remission. Die mittlere Remissionsdauer lag in der randomisierten Phase III-Studie bei 12–15 Monaten. Sie verkürzte sich in der Rituximab-refraktären Subgruppe auf 6 Monate. Auch unter einer geringgradigen Thrombozytopenie ist ^{90}Y-Ibritumomab-Tiuxetan in der reduzierten Dosierung von 11 MBq/kg Körpergewicht einsetzbar.

Partielle Remission bei ca. 59 %, Vollremission zwischen 15 und 20 %

Bei refraktären Non-Hodgkin-Lymphomen palliativer Charakter der Radioimmuntherapie wichtig

Remissionsdauer mindestens 6 Monate

Hier ist mit einer Therapieansprechrate von 83% und einer Vollremission von 40% bei einer Remissionsdauer von 12 Monaten zu rechnen.

20.7 Perspektiven, Therapiekonzepte

Der frühere Einsatz von ^{90}Y-Ibritumomab-Tiuxetan in der 2. anstatt in der 3. oder höheren Therapielinie erhöht nach vorläufigen Daten die Therapieansprechrate von 72% auf 86% und die Vollremission von 28% auf 49%, was zudem mit einer längeren mittleren Remissionsdauer verbunden ist, die im Falle einer Vollremission 24 Monate beträgt. Noch günstigere Werte ergeben sich bei Fokussierung auf die Patienten mit follikulärem Non-Hodgkin-Lymphom, für die eine Vollremissionsrate von 55% beschrieben wurde.

Einsatz von ^{90}Y-Ibritumomab-Tiuxetan in 2. Therapielinie erhöht Therapieansprechrate auf 86%, Vollremission auf 49% und mittlere Vollremissionsdauer auf 24 Monate.

Bereits in eine Phase I/II-Studie eingebunden ist ein Hochdosis-Konzept mit ^{90}Y-Ibritumomab-Tiuxetan, kombiniert mit einer Hochdosis-Chemotherapie und einer Stammzelltransplantation bei Patienten im ersten Rezidiv. Hierbei ist allerdings eine vorgeschaltete Dosimetrie mit ^{111}In-markiertem Ibritumomab-Tiuxetan obligat. Als Zieldosis dürfen 10 Gy an Normalorganen nicht überschritten werden. Dosislimitierend ist die Leber. Nach vorläufigen Daten ergibt sich bei der Hochdosis-Radioimmuntherapie eine hohe Schwankungsbreite zwischen 1,26–3,88 GBq ^{90}Y-Ibritumomab-Tiuxetan. Gegenüber dem nicht-myeloablativen Konzept erhöht sich die maximale Aktivität im Mittel auf 30 MBq/kg statt 15 MBq/kg Körpergewicht. Als Zeitspanne zwischen der Hochdosis-Radioimmuntherapie und der Stammzelltransplantation sind 14 Tage erprobt. Ob eine Verkürzung auf 10 Tage möglich ist, wird in klinischen Studien zu prüfen sein.

Hochdosis-Konzept mit ^{90}Y-Ibritumomab-Tiuxetan, kombiniert mit Hochdosis-Chemotherapie und Stammzelltransplantation bei Patienten im ersten Rezidiv ist in Phase I/II-Studie eingebunden.

Die Anwendung von ^{90}Y-Ibritumomab-Tiuxetan in der 1. Therapielinie bei Patienten mit follikulärem Non-Hodgkin-Lymphom in den Stadien III und IV mit partieller Remission oder kompletter Remission nach initialer Chemotherapie und Rituximab ist Gegenstand einer laufenden prospektiven, europäisch-multizentrischen, randomisierten Phase III-Studie.

Anwendung von ^{90}Y-Ibritumomab-Tiuxetan in 1. Therapielinie wird getestet.

20.8 Kosten der Therapie

Die Kosten für ^{90}Y-Ibritumomab-Tiuxetan belaufen sich in Deutschland auf ca. 15.000 Euro (Stand 8/2004). Aufgrund der strahlenschutzrechtlichen Bestimmungen (Richtlinie Strahlenschutz in der Medizin, Neufassung 2002) ist in Deutschland derzeit noch eine mindestens 48-stündige Hospitalisierung erforderlich. Im europäischen Ausland sowie in den USA wird diese Therapie auch ambulant durchgeführt. Die erste Antikörpergabe am Tag 1 kann in jedem Fall ambulant/teilstationär durchgeführt werden. Eine ambulante Behandlungsmöglichkeit in Deutschland wird derzeit vom Bundesamt für Strahlenschutz geprüft.

Kosten für ^{90}Y-Ibritumomab-Tiuxetan ca. 15.000 Euro

20.9 Zusammenfassung

^{90}Y-Ibritumomab-Tiuxetan wirksam bei Rituximab-refraktären und rezidivierten sowie vorbehandelten chemosensitiven und chemorefraktären Patienten

Hohe Ansprechraten bei follikulären Non-Hodgkin-Lymphomen und frühzeitigem Einsatz

^{90}Y-Ibritumomab-Tiuxetan ist bei Rituximab-refraktären und rezidivierten Patienten sowie bei vorbehandelten chemosensitiven und chemorefraktären Patienten wirksam. Besonders hohe Ansprechraten wurden bei follikulären Non-Hodgkin-Lymphomen und bei frühzeitigem Einsatz beobachtet. Die Therapie führt dabei zu einer hohen Rate langandauernder Remissionen. In Kenntnis der Ansprechraten, der Dauer der Remission und der Hämatotoxizität sollte der Einsatz von ^{90}Y-Ibritumomab-Tiuxetan nicht zu spät erfolgen. Die laufenden Studien über einen initialen Einsatz von ^{90}Y-Ibritumomab-Tiuxetan zur Konsolidierung der Primärbehandlung, über einen Einsatz im ersten Rezidiv und über die Kombination mit einer Hochdosis-Chemotherapie/Stammzelltransplantation bieten vielfältige und Erfolg versprechende weitere Ansätze.

Literatur

Fischer M, Behr T, Grünwald F, Knapp WH, Trümper L, von Schilling C. Guideline for radioimmunotherapy of rituximab relapsed or refractory $CD20^+$ follicular B-cell non-Hodgkin's lymphoma. Nuklearmedizin 2004; 43:171–6.

Wiseman GA, Gordon LI, Multani PS, Witzig TE, Spies S, Bartlett NL, Schilder RJ, Murray JL, Saleh M, Allen RS, Grillo-Lopez AJ, White CA. Ibritumomab tiuxetan radioimmunotherapy for patients with relapsed or refractory non-Hodgkin lymphoma and mild thrombocytopenia: a phase II multicenter trial. Blood 2002;99:4336–42.

Witzig TE, Flinn IW, Gordon LI, Emmanouilides C, Czuczman MS, Saleh MN, Cripe L, Wiseman G, Olejnik T, Multani PS, White CA. Treatment with ibritumomab tiuxetan radioimmunotherapy in patients with rituximab-refractory follicular non-Hodgkin's lymphoma. J Clin Oncol 2002;20:3262–9.

Witzig TE, Gordon LI, Cabanillas F, Czuczman MS, Emmanouilides C, Joyce R, Pohlman BL, Bartlett NL, Wiseman GA, Padre N, Grillo-Lopez AJ, Multani P, White CA. Randomized controlled trial of yttrium-90-labeled ibritumomab tiuxetan radioimmunotherapy versus rituximab immunotherapy for patients with relapsed or refractory low-grade, follicular, or transformed B-cell non-Hodgkin's lymphoma. J Clin Oncol 2002;20:2453–63.

Witzig TE, White CA, Gordon LI, Wiseman GA, Emmanouilides C, Murray JL, Lister J, Multani PS. Safety of yttrium-90 ibritumomab tiuxetan radioimmunotherapy for relapsed low-grade, follicular, or transformed non-hodgkin's lymphoma. J Clin Oncol 2003;21:1263–70.

Witzig TE, White CA, Wiseman GA, Gordon LI, Emmanouilides C, Raubitschek A, Janakiraman N, Gutheil J, Schilder RJ, Spies S, Silverman DH, Parker E, Grillo-Lopez AJ. Phase I/II trial of IDEC-Y2B8 radioimmunotherapy for treatment of relapsed or refractory CD20(+) B-cell non-Hodgkin's lymphoma. J Clin Oncol 1999;17:793–3803.

Internetadressen

http://www.nuklearmedizin.de/
http://www.med.tu-muenchen.de/
http://www.schering.de/scripts/de/index.php

Sachregister